U0337273

回家吃饭的智慧

的智慧 上

四代中医传下来的养生救急食方

陈允斌

著

吉林科学技术出版社

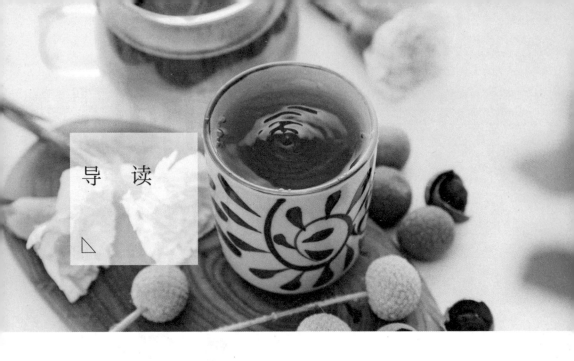

　　人一生中，需要吃的东西那么多，但很多人都搞不懂"什么环境应该吃什么，什么季节应该吃什么，什么人应该吃什么，怎么吃，什么时间吃，吃多少合适，什么症状应该吃什么……"这些问题。可能大家都觉得不需要搞懂这些也能活得好好的，但是，为什么现在食物极大丰富，人们却越来越容易得病？并且，一经发现就是无法治愈，且只能终身靠药物控制的常见病，甚至绝症。

　　实际上，很多病都是在日常生活中被一口口吃出来的。吃出来之后，我们大多数人只能把健康交给医院与药物控制，听天由命。

　　西方医学之父希波克拉底说过一句名言："要让食物变成你的药物，不要让药物变成你的食物。"但是，我们中国人往往做反了。

　　只有健康了，我们才能随心所欲，才能最终掌控自己的命运，如何把健康掌握在自己手中，时光不饶人，只需要我们掌握回家吃饭的智慧，就能保自己和他人平安无虞！

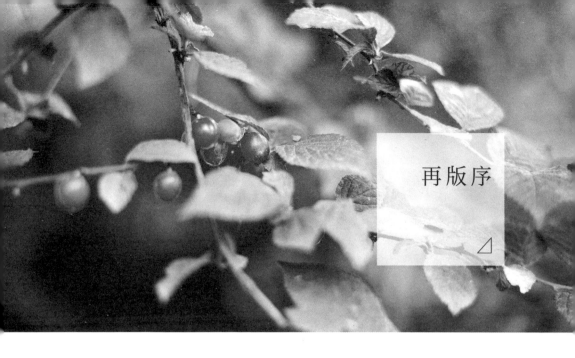

感谢对自然和生命的尊重

《回家吃饭的智慧》系列自 2010 年出版第一部以来，承蒙读者朋友们的厚爱，在微博、博客、贴吧、论坛、邮箱、微信等各个平台给我写了上百万条留言和书信。不能逐一地回复，我一直深感不安。

所幸留言中有许多热心的老读者，把自己使用书中各种食方的实践经验分享给新读者，帮助他们解决了问题。

这些分享的经验和心得非常宝贵。编辑花了很大力气，将能找到的部分留言整理、归类，选取具有普遍性的放在新版书中，供广大读者参考。

对于读者咨询的问题，也选取了有代表性的在书中进行了解答。

相对于原版，本书新增的内容主要有以下几项：

1. 为重点食方录制了制作视频，您只需要用手机扫一下每个食方下的二维码，就可以观看从食材的选择、清洗到制作过程中的每个步骤和要点的视频。

2. 增加了食材的彩图：对于南北名称差异较大的食材，专门拍摄了实物图片。

3. 每一章节后面增加了读者对食方效果的反馈。

4. 每一章节后面增加了对读者提问的解答。

5. 将所有食方按功效和食材分类做成了三大张速查表，方便急用时查找。

6. 增加了部分文字，对重点食方和食材的选择进行了补充说明。

感谢编辑和我一起对将近30万字的原稿逐字逐句地审阅，重新编排，将书中的200多个食方，按适用人群、保健功效、食材种类等划分章节，以方便读者快速查找相关内容。

感谢亲爱的家人，特别是我的父母和姨妈们，带我走入传统养生的宝库，无私地分享家传之学。感谢你们对生命和自然的尊重、对生活细致入微的体验和实践，感谢你们给予我来自民间的智慧。

感谢亲爱的读者，是你们的信任和关注给我坚持的动力。

谢谢大家一直以来的陪伴！

陈允斌

2016 年 5 月于北京

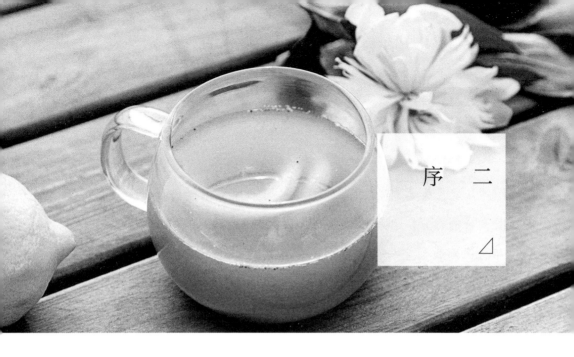

灵丹妙药，自在家常便饭间

一直相信：生命和财富都不能长久，唯有文字可以永远流传。

数年前，经过家中长辈的首肯，我开始着手将家传的饮食保健经验和偏方整理成书，并陆续予以公开。祖辈多年实践的心血结晶，在我这一代能以这样的方式传承下去，比起口口相授，我想可以帮助到更多的人。

这部书讲述如何通过一日三餐来养身、养颜、养心。采用的都是在我们厨房中随手可得的食材，特别是食物的边角余料，它们是食物中功效特别好的部分，但往往被人随手丢弃了。

其实，大自然创造的每一样东西，都是刚刚好的，绝不会生长多余的部分。食物的边角余料，也许不那么好看，不那么好吃，却是保养我们生命的宝贝。不管是甜的，还是苦的，都有它存在的价值。

人们总向往传说中的仙丹，而忽略了身边这些俯拾即是的健康之宝。

生活中不缺少良药，只缺少发现良药的眼睛。生命中不缺少幸福，只缺少发现幸福的智慧。当我们时刻怀着一颗惜物、惜福的心，就可以点石成金，变废为宝，留住健康，留住生命中点点滴滴的幸福。

陈允斌

2011 年 7 月于北京

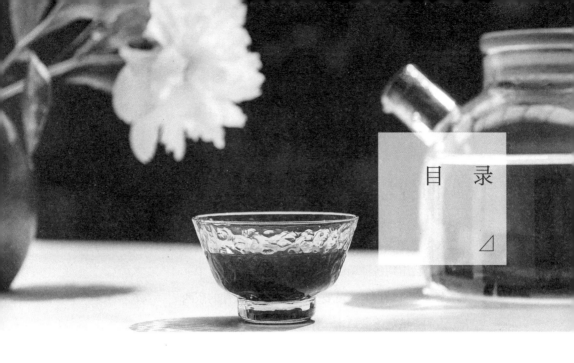

第　一　章

回家吃饭，吃对家常便饭

"应该不吃什么"比"应该吃什么"重要 100 倍　_002

吃对了，才有不生病的能力　_004

再好的东西，吃下去也要看身体接不接受　_004

健康饮食之道：利用食物的阴阳来纠正人体的阴阳失衡　_005

吃什么，吃多少，都要看自己的本钱——阳气足不足　_007

怎样知道自己阳气足不足呢　_007

哪些食物能给人添加阳气　_009

当你吃了阴性较强的食物后，一定要吃点阳性食物　_010

阳性食物对人体"补"后，都需用阴性食物来补充营养　_011

四种简单的方法最快帮你区分阳性、阴性食物　_013

要想身体好，就要多吃弱阴性的食物　_016

吃食物不能掐头去尾、抽筋剥皮　_018

第 二 章

烹调的智慧——不仅是为了好吃

为什么人类要把食物做熟了再吃　　_022

为什么做菜会用到各种调料——不仅仅是好吃　_024

一个季节什么脏腑最旺，就要少吃跟它同样属性的东西　　_026

春天，人的心情应该像草木一样舒展　　_028

春吃甘，脾平安　　_029

春天一定要少吃酸味　　_032

夏季是生长的季节，正是养心的关键时期　　_034

夏吃辛，养肺金　　_035

夏天不要多吃苦味　　_037

长夏时节，脾最容易受伤　　_038

秋天，好好养肺　　_040

秋吃酸，护肝胆　　_041

秋天不适合多吃辛味　　_044

冬天，保存人体实力的好季节　　_045

冬吃苦，把肾补　　_047

少吃咸，能延年　　_050

第 三 章
家是最好的疗养院

全家几代人都在用的退烧方——蚕沙竹茹陈皮水 _056

感冒不是小病，处理不好会变成各种病的源头 _070

调治感冒的四大误区 _071

    误区一：过度发汗——不是所有感冒都要发汗 _071

    误区二：一感冒就用抗生素 _072

    误区三：进补后身体能快点好 _075

    误区四：治不治，感冒总要七天才能好 _076

一年四季如何不得感冒 _078

    春天如何不得感冒——喝甘草薄荷茶 _078

    夏天如何不得感冒——喝荷叶扁豆粥 _080

    秋天如何不得感冒——喝银耳百合羹 _081

    冬天如何不得感冒——喝生姜红薯汤 _082

感冒要分类型治，食方一用见效快 _084

    三个分辨风寒和风热感冒的小窍门 _085

    专调轻、重风寒感冒的食方：去皮姜汤、葱姜陈皮水 _086

    专调轻、重风热感冒的食方——萝卜皮、白菜根熬水，牛蒡汁 _088

    专调肠胃型感冒的食方：香菜陈皮姜水 _090

    专调气虚型感冒的食方：生姜大枣粥 _091

出门在外，感冒初起时如何就地取材 _094

    感冒嗓子疼，吃糖拌西红柿 _095

    适合多种感冒的救急食方——葱花豆豉汤 _095

不能一咳嗽就马上去止咳——调理各种咳嗽的食方　_099

专调感冒后咳嗽和小儿咳嗽的食方——陈皮加姜、梨皮加白萝卜皮　_100

没有感冒，突发干咳的食方：鱼腥草加梨皮煮水　_101

慢性咽喉炎引起的咳嗽，用罗汉果煮水喝　_103

百病多由痰作祟：简单、奇妙的祛痰食方　_105

治白痰的食方——陈皮橘络茶　_105

治绿痰（脓痰）的食方——橘叶炖肺　_106

治黄痰的食方——鱼腥草加梨皮　_108

我家专调慢性胃病的食方——何香猪肚汤　_110

我家预防脑卒中的食方——每年吃四五次香菜炒鹅蛋　_115

肾盂肾炎病因不在肾，消炎祛湿就可以　_118

第 四 章

难言之隐，家里就有救急食方

牙疼还真是病：各种牙痛的速效止痛食方　_124

蛀牙疼，口含白酒煮花椒的水止疼快　_125

风火牙痛，白酒泡蜂蜡外敷，牛蒡汁内服　_126

虚火牙痛，吃胡椒炖鸡蛋　_126

调理牙痛反复发作的秘方——野蜂窝炖豆腐　_128

智齿疼先分虚火、实火，再对症下药　_132

调治便秘，自有良方　_133

便秘严重，要喝桃花茶　_133

高龄体虚人可以用的便秘食方——蜂蜜香油水　_136

吃香蕉一定能治便秘吗　_138

口腔溃疡，涂蜂蜜加板蓝根愈合得快　_140

得了慢性咽炎，喝蜂蜜绿茶可以缓解　_142

生菜籽油加盐，治烫伤不留疤　_144

你的小便正常吗　_147

调理尿频、小便疼痛、尿不尽的食方——金钱草水　_148

专调起夜频、夜尿多的食方——糯米糊　_148

突然尿频，可能是感冒前兆，喝醪糟水和吃橘子皮　_149

拉肚子不是小事　_151

吃生冷后拉肚子的食方——姜丝绿茶　_151

调湿热腹泻的食方——生拌马齿苋　_152

吃多了油腻之物拉肚子怎么办？吃山药莲子羹　_153

老在天不亮时拉肚子，用山药莲子荔枝核煮粥喝　_153

大便时干时稀，要喝酸梅甘草汤　_154

出汗多并非排毒多——专调汗多症的食方　_156

出汗多了，就会伤血　_156

专调睡觉时爱出汗的食方——乌梅大枣汤　_157

幼儿睡觉时爱出汗怎么办　_158

调理前胸总是出汗的食方——莲子糯米粥　_159

调理一动就出汗的食方——黄芪大枣煮水　_159

"蒸笼头"，罗汉果煮水喝　_160

手脚心爱出汗，吃大蒜能缓解　_161

专调各种口渴问题的食方　_163

经常口干舌燥，尿频，吃菠菜根、葛根粉　_163

治爱喝热水的口渴症食方——生姜大枣茶　_164

假性口渴，喝荷叶陈皮水　_164

口干舌燥却不想喝水，炖莲藕汤来调理　_165

有一种口渴，可能跟糖尿病有关　_166

睡不着，因为心神不宁　_167

痰湿重引发的失眠，把甜杏仁打成汁喝　_168

肝火重引发的失眠，用干玫瑰配柠檬片泡水喝　_169

阴虚火旺引发失眠，喝小麦糯米糊　_171

睡眠浅、易惊醒，喝桂圆莲子茶　_173

加班、玩乐后兴奋失眠，用葡萄酒或苹果放松一下就好　_175

减轻熬夜伤身程度的食方——清炖墨鱼干　_176

调理关节冷痛的简便方——鸡蛋热敷　_180

第 五 章

小食材，大进补

黄芪粥，三伏天的进补食方　_184

三伏天，是防病养病的上佳时机　_184

黄芪粥，家家都能做　_185

黄芪有什么强大功效　_187

哪些人适合吃黄芪　_188

黄芪对不同人群的保健作用　_189

当归炖鸡蛋，贫血的人可经常吃　_193

当归各个部位的作用和使用方法　_195

甜黄泥，做给孩子和孕妇吃 _198

　　甜黄泥，增长孩子智力的甜品 _198

　　怀孕后吃甜黄泥，能促进胎儿的大脑发育 _200

　　有口角炎和口腔溃疡，可以吃甜黄泥调理 _201

　　老人不宜吃甜黄泥 _202

鸡酪汤——孝敬老人的补气养神汤 _204

十全大补酒糟鸡，立秋之后贴秋膘 _207

养阴圣品——冰糖银耳羹，从中秋开始吃起 _211

青青荷叶粥，伴你度长夏 _217

会喝米粥，性命无忧 _220

吃面要喝面汤，安神、养胃、降肝火 _223

病邪在身，可求艾蒿 _225

　　端午前后的艾蒿，药性甚好 _225

　　艾灸，"无一症不可治" _226

　　下焦湿寒，用艾蒿泡澡 _227

苦蒿煮水洗澡，专祛湿热之毒 _230

第　六　章

让孩子吃得香、身体好、更聪明

宝宝长湿疹，用金银花藤煮水泡澡 _236

孩子感冒咳嗽、积食，就吃"火烧红橘" _243

孩子胃口差、爱生病，吃炒连贴拌饭 _247

孩子挑食，给他喝姜枣饴糖水　_248

让孩子健康地吃甜食——消食防病的橘皮糖　_251

调理小孩子遗尿的食方——豇豆干炖黄牛肉　_256

给孩子补脑的食方——麦芽糖蒸核桃　_258

第 七 章

让孩子中考、高考顺利的食方

备考期间食方（大考前一年开始）　_262

　　增强记忆力的家传补脑菜——"赛蟹黄"　_262

　　孩子备考太疲劳，喝蜂蜜醋水减压　_263

　　备考复习到深夜，夜宵吃什么　_264

孩子中考、高考当周前别进补，饮食要清淡　_266

调理考前心烦紧张睡不好的饮方——莲子甘草茶　_268

孩子考试当周的食方　_269

　　早餐吃什么　_270

　　午餐吃什么　_272

　　晚餐吃什么　_273

女生考试痛经吃什么——核桃红糖茶　_274

考场提神小妙方　_276

　　在嘴里含一小片人参　_276

　　吃香蕉，给大脑充电　_277

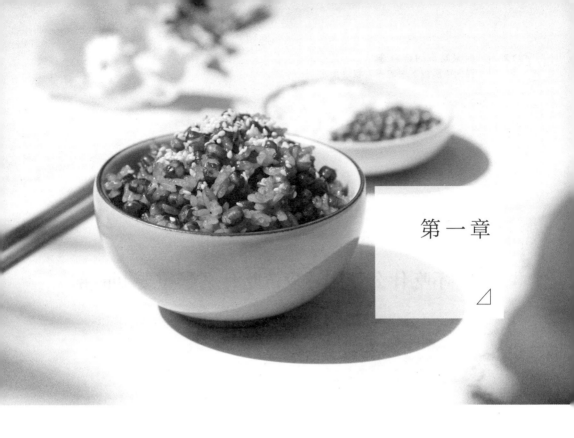

回家吃饭，吃对家常便饭

人吃五谷，生百病。有太多太多的毛病都是我们
自己吃出来的。要想调理好身体，首先需要考虑的，
不是"我应该吃什么"，而是"我应该不吃什么"。

"应该不吃什么"比"应该吃什么"重要 100 倍

有时候看到一些朋友的来信，我真替他们着急。为什么？他们问的问题惊人地一致，都是问："我有什么什么毛病，我应该吃什么？"我想反问他们："你平时一直在吃什么？你有没有分析过它们跟你的病有没有关系？"

人们愿意花很多精力去了解吃什么来进补的问题，却很少花时间去审视自己每天正在吃的东西，有没有对身体健康不利的？有没有不适合自己体质的？有没有不适合当季的？

人吃五谷，生百病。有太多太多的毛病都是我们自己吃出来的。要想调理好身体，首先需要考虑的，不是"我应该吃什么"，而是"我应该不吃什么"。

吃补药是锦上添花，这种"补"只是"补充"。而找出伤害你身体的东西，尽量地少去吃它，是亡羊补牢，这种"补"才是首先要考虑的"补"。

所以说，**吃什么还不是最麻烦的问题。最麻烦的是，什么不宜吃？**

尤其是小孩子和老年人，如果身体不好，先不要急于去想应该吃什么，而是应该先判断正在吃的东西有没有不适合的。为什么？因为小孩和老年人的脾胃都比较弱，禁不起折腾。

就拿孩子来说吧。好多妈妈特别关心宝宝咳嗽应该吃什么。没错，很多药大人吃了问题不大，孩子就受不了，所以孩子生病最适合用食疗，安全平和，不伤身体。不过，即使你真不知道应该给孩子吃什么，也不是最要紧的事。小孩阳气旺，身体的自我修复能力是最强的，哪怕什么都不吃，一般的咳嗽也能自己好。最要紧的事情是，你要帮助孩子排除得病的因素，这样孩子才能好得快，而且不容易留下病根。

什么是最容易导致孩子咳嗽的因素呢？不是寒，不是热，而是吃。

小儿咳嗽，绝大部分是吃出来的毛病。饮食不节制，伤了脾，生出了痰湿。这时候，控制一下孩子的饮食，让孩子吃得清淡一点，哪怕饿一两顿都没关系，特别是一定不要吃糖，过两天，孩子自己就会好了。

有的妈妈问，都说冰糖炖梨能止咳，我天天给孩子吃怎么不管用呢？

要知道，咳嗽分好多种。冰糖炖梨是治燥咳的，对寒咳会起反作用。孩子是什么类型的咳嗽得先搞清楚，才能知道适不适合吃。不吃还好点，小孩的脾本来就娇气，吃多了糖，更伤脾，痰湿更多，更不容易止住咳。

不仅是小孩，大人也一样。每个人的身体状况不同，适合吃的东西自然也不同。就算一样东西再补，如果不适合自己的体质，也可能有害。

适合你的东西就是补药，不适合你的东西就是毒药。不把这个问题弄明白，吃再多营养品也难以看到效果。

吃对了，才有不生病的能力

吃饭也是有讲究的，吃什么，怎么吃，吃多少，什么时候吃，这都有说道。吃对了，身体舒服，百病不生；吃不对，各种毛病都会找上门来。那么，有没有简单的方法，可以让我们学会搭配、烹调食物呢？有！那就是给食物分阴阳，利用食物的阴阳属性来纠正人体的阴阳失衡，这其实就是传统健康饮食之道的奥秘。

再好的东西，吃下去也要看身体接不接受

我曾经写过一篇文章，提倡"药补不如食补"的观念。有热心读者在文章后面留言说："用食物代替药物来调理身体，您说得太对了，但我们无从下手啊。"她这句话真是说到点子上了。吃药简单，可以到医院找医生开方，可是每天吃的饭找谁开方去？无奈之下，有些人只能盲目跟风，今天听说吃红枣长寿，就大把地嚼干红枣，明天听说吃

阿胶补血，就天天吃阿胶。可问题是，再好的东西，也得要看是不是适合自己的体质，还得要看怎么吃，否则就有可能起不到相应的作用，甚至适得其反。

就说红枣吧，它能补血，可同时它也能生湿热，痰湿体质的人会越吃越胖。如果直接吃生枣，吃多了还会伤牙。中医认为，齿为肾之标，伤牙就会伤肾，肾伤了还能长寿吗？

咱们平常吃的东西那么多，什么环境应该吃什么，什么季节应该吃什么，什么人应该吃什么，还有怎么吃，什么时间吃，吃多少合适，什么症状应该吃什么……这些问题都需要搞清楚。

听起来，这的确是一件很复杂的事。但是，越是复杂的事情，我们就越应该用简单的方法把它梳理清楚。什么是最简单的方法呢？就是把食物分阴阳。

有了阴阳这双筷子，就可以帮我们从满桌佳肴中找到适合我们的菜了。

健康饮食之道：
利用食物的阴阳来纠正人体的阴阳失衡

食物与人体是阴阳对应的关系：所谓的健康饮食之道，不外乎就是利用食物的阴阳属性来纠正人体的阴阳失衡。

在食物和人体这一对关系中，人体为阳，食物为阴。因此，对于人体来说，所有的食物，它们的基本特质都是阴性的。也就是说，阳是生命，阴是维持生命的营养。人体有了营养，才会有活得快乐的动力，也才会有与疾病斗争的能量。

越是营养丰盛、热量高的食物，比如说肉类、奶类、糖类，阴性的特质就越强。

为什么要强调这点呢？因为这是帮助我们奠定健康饮食原则的基础。

"动能生阳"，也就是说运动、活动可以滋生阳气。野生的动物很少得脂肪肝、高血压这些流行在人身上的病。为什么呢？因为它们活动量大，所以阳气特别足，吃多少肉都不怕阴气伤身。

相反，现在的人爱动脑子不爱动身体，身体活动少，阳气一般就不足，这时候，您还盯着营养丰富的阴性食物不放，就容易阴阳失衡，很多怪病就找上门来了。

吃什么，吃多少，都要看自己的本钱
——阳气足不足

怎样知道自己阳气足不足呢

一直以来，传统的养生观念都强调"早吃饱，午吃好，晚吃少"，为什么呢？

因为，食物属阴，需要阳气来消化才能转换为能量。

白天属阳，人体与自然界相感应，人体的阳气也是在白天比较旺盛。尤其是早上到中午这段时间，是一天中人体阳气最足的时候，这时候吃什么都好消化。

夜晚属阴，晚上是人体阴气旺阳气弱的时候，此时，吃下去的东西不容易被消化，那自然就变成废物在体内堆积起来。

阳气足的人，比如小孩，或是身体强壮喜欢运动的人，吃肥甘厚味是可以的。你看武松打虎前，一口气将 5 斤熟牛肉吞入肚子，都因他身体阳气旺，足以克化得动这"劳什子"，而一般人要这么吃，非出大事不可。

怎样知道自己阳气足不足呢？你看三个方面就可以了。

一、你的年龄

随着年龄的增长，你身体的阳气会逐渐减少。

二、你的运动量

平时很少运动的你，阳气一定不足。

三、是否怕冷

你越是怕冷，身体的阳气越不足。

想一想，为什么我们伤风感冒以后嘴里没有味，一点都不想沾油腻的东西？这就是身体的本能反应，它在警告我们。外面的风寒阴邪已经进门来了，就不能再吃阴性重的食物了，这样就能避免阴邪里外夹攻。

另外，冬天的天时属阴，人体的阳气都藏在体内，相对较盛，这时候，可以多吃一些营养丰富的阴性东西来平衡。夏天的天时属阳，人体的阳气都浮在身体表面，体内阴气盛，此时就最好吃得清淡一点。

还有，白天属阳，夜晚属阴，所以人一般要在白天吃饭，夜里睡觉。而现在很多人睡前都吃东西，美其名曰夜宵。对此，我外婆有个形象的说法，叫"压床脚"。就是说这时候吃下去的东西不但不能给人增加营养，反而还会给床增加负担。为什么佛门弟子讲究"过午不食"，想来是很有道理的。

总之，阳气就是身体的本钱。你能吃什么，吃多少，都要看看自己这个钱包鼓不鼓再说。不顾自己的本钱多少盲目地吃，是很多人得慢性病的根源。

哪些食物能给人添加阳气

在食物与食物之间，也分阴阳。有一些食物，具有比较明显的扶助人体阳气的作用，我们就把它们统称为阳性食物（当然，这种阳性是建立在食物阴性基础上的偏阳性），而除此之外的其他食物，则把它们叫作阴性食物。

怎么区别阴性食物和阳性食物呢？阴性食物是给人体补"水"和补充营养的，使能量往人体的下部走。阳性食物是促进我们身体新陈代谢的，使能量往人体的上部走。

举例来说，使人发胖的食物是阴性的，使人"长气力"的食物是阳性的；能使人情绪平静的食物是阴性的，能使人精神振奋的食物是阳性的；降火的食物是阴性的，祛寒的食物是阳性的。

以下是一个简单的关于食物及其他常见事物的阴阳特性分类表。

阴	阳
食物	人体
水	火
冬天	夏天
黑夜	白天
下午	上午
寒凉、平和食物（梨和柿子）	温热的食物（龙眼和荔枝）
圈养/笼养的动物（猪肉、甲鱼）	放养/散养的动物（羊肉、鲫鱼）
起沉降作用的食物 （咸、酸、酸甜、苦涩味的食物）	起升浮作用的食物 （辛香、麻、辣味的食物）
水分多的食物 （例如：新鲜的香菇）	水分少的食物 （例如：晒干的香菇）

当你吃了阴性较强的食物后，
一定要吃点阳性食物

从中医食疗的角度讲，阴性食物、阳性食物对人体的作用如下表。

阴性食物主要功效	阳性食物主要功效
滋养	推动
镇静	兴奋
清凉	温热
去火	祛寒
收敛	发散
泻下	行气

从"补"和"泻"这个角度来分，阴性食物和阳性食物的作用也不同。

	阳性食物	阴性食物
补	促进人体的新陈代谢，加速能量转换。	营养和滋润脏腑，抑制能量过度消耗。
泻	发散和渗透，通过发汗和利尿来排出病邪。	软坚和泻下，通过消痰和通便来排出病邪。

关于阴阳食物"补"的作用的不同，我举个例子：

如果一个人血虚，需要补血，吃什么效果最好？我问过的女性朋友中，十个有九个都会想到阿胶和当归。大家认为这两样东西都是补血上品，所以好多女性挺喜欢吃。

其实，阿胶和当归的作用，区别太大了，如果吃得不对，可能会适得其反。

阿胶是阴性食物，有止血作用，所以它的"补"，是补营养，补造血的材料，也是补"漏洞"，防止人体失血。但是它的阴性很强，难于消化，脾胃虚寒的人吃了很容易损伤肠胃，造成消化不良，反受其害。有些人把阿胶用开水化了直接服用，这样效果是不好的。服用阿胶一定要用黄酒来蒸。黄酒是阳性的，这样才能缓和阿胶的阴性。

同样的道理，当你吃了任何阴性比较强的食物，一定要吃点阳性食物，给人体补充消化这种阴性食物的动力，这样才不会被食物的阴性所伤。

当归是阳性食物，有活血作用，它的"补"，并不是补造血的材料，而是打通血液运行的通道，从而激发人体的造血功能。所谓"旧的不去，新的不来"，陈旧的瘀血一旦被化掉，自然就刺激人体制造新的血液。

阳性食物对人体"补"后，
都需用阴性食物来补充营养

如果说阿胶是给人体补充造血的原料，那么当归就是给人体补充造血的能量。所以说，要补血光吃当归行不行？不行。还得配上营养丰富的食物。

有一个年轻的女孩，本来身体不错，几年前由于减肥心切，听人说了一种方法，连续十多天只喝汤，不吃饭，结果减肥没成功，反而把身体搞坏了，好几年也没恢复过来。

根据她的体质特点，我告诉了她一个用当归食疗的方法。她吃了一个月后很高兴地说："有效果，不舒服的症状消除了。"但我却摇摇头说："不对，没有达到我预想的效果。你脸上的气色还是不太好。"

她很奇怪："可是我每个星期都坚持在吃当归啊？"我问："你最近吃饭规律吗？"她说："最近忙，经常每天只吃一两顿饭。"我说："这就难怪了。吃饭是最重要的，只有补药，没有营养，人体怎么造血呢？不好好吃饭，吃再多的当归也补不了血。"

不仅是当归，所有的阳性食物对人体"补"后，都需要阴性食物来补充营养才能发挥效果。

四种简单的方法最快帮你区分阳性、阴性食物

如果你阳虚，请多吃阳性食物，比如胡椒、胡萝卜、羊肉、鲫鱼；如果阴虚，你就该多吃阴性食物，比如醋、白萝卜、柿子、甲鱼。如果外感风、寒、湿这些阴邪，你就吃一些阳性食物来平衡，比如葱姜陈皮水；如果外感暑、燥、火这些阳邪，那就吃一些阴性食物来补救吧，比如冰糖炖梨水。

摆在我们面前的食物种类太多太多了，要掌握它们所有的功效真的很难，那么，有没有简单一点的方法让我们一下就能掌握呢？

有！只要您记住以下四种分法，马上就行。

一、按食物的寒热之性（阳主热，阴主寒）来分性质寒凉的食物属阴，性质温热的食物属阳

性质寒凉的食物属阴，比如梨和柿子；性质温热的食物属阳，比如龙眼（桂圆）和荔枝。还有一些不太凉也不太热，就称为性平的食物。其实，它们中的大多数也有略偏凉和略偏温的差别，其中除了略偏温

的是阳性食物外，其他的都可以归类为阴性食物。例如萝卜是性平的，但是萝卜缨却略偏温，是阳性食物，而萝卜肉则略偏凉，是阴性食物。

二、按食物含水分的多少（水火——阳主火，阴主水）来分含水分多的食物偏阴，干燥的、晒干的食物则更偏阳

比如白萝卜水分多，胡萝卜比较干，所以白萝卜属阴，胡萝卜属阳。同一种食物，鲜品比干品偏阴。新鲜的香菇属阴，晒干的香菇属阳。

三、按喜动和喜静的特性来分（阳主动，阴主静）

喜静的动物属阴，喜动的动物属阳。圈养的动物属阴，放养的动物属阳。比如猪肉属阴，羊肉属阳；甲鱼属阴，鲫鱼属阳；关在笼子里饲养的洋鸡属阴，散养的柴鸡属阳。

有一点要注意，现在动物饲料中添加剂太多，会影响肉类食物的阴阳。但不论是阴是阳，这些添加剂对人体的阴阳只会起扰乱作用，既伤阴又伤阳。

四、按食物的味道（升降沉浮——阳主升浮，阴主沉降）来分

"升降沉浮"是中医描述药物作用的术语，沉降是往下走，向内收敛，可以滋阴、降火、清热、通便；升浮是向上走，向外升发，可以升阳、提神、发汗、散寒。这些作用跟食物的味道有关系。

一般味道辛、香、麻、辣的，就有升浮（往上走）作用；而味道咸、酸、酸甜或者苦涩的，有沉降（往下走）作用。

如此，我们就可以根据食物的味道来鉴别食物的阴阳了。比如，家里常要用到的葱、姜、蒜、花椒、胡椒这些调料是属阳的，而盐、醋、酱油则是属阴的；香椿有浓烈的香气，是属阳的，苦瓜有苦味还有涩味，是属阴的；再比如，橘肉是酸甜的，属阴，橘皮是辛辣的，属阳。分清了阴阳，也就等于分清了寒热，我们就可以判断出橘肉是偏凉性的，而橘皮是偏温性的。

掌握了区分食物阴阳的方法，我们吃饭的时候就能做到心中有数了。阳虚的人多吃阳性食物，阴虚的人多吃阴性食物。

只要分清食物的阴阳，就能把身体调理得健健康康。

要想身体好，就要多吃弱阴性的食物

五谷杂粮多属弱阴性的食物，肥甘厚味是比较偏阴性的食物，相比于偏阴性的生蔬菜而言，煮熟的蔬菜是弱阴性的，所以健康饮食第一原则就要多吃主食和煮熟的蔬菜。

健康的饮食之道，就是把握饮食的阴阳平衡。怎么平衡呢？不是说今天你吃的这顿饭，有几种菜，它们互相之间平衡就可以了，而是指你吃下去的所有东西跟你的身体都要阴阳平衡。

为了达到这个平衡，要以阴性食物为主，阳性食物为辅。

为什么不是一半一半呢？因为相对于食物来说，人体为阳，阴性食物的分量当然要超过阳性食物才能与人体达到阴阳平衡。而阴阳食物之间的比例，就要根据个人体质来掌握了。

对于大部分人来说，要想保持身体的阴阳平衡，应该多吃弱阴性的东西，少吃太偏性的东西。

为什么我们要以米和面为主食？就是因为它们是弱阴性的，最容易与人体达成和谐。

为什么说养生最忌讳肥甘厚味？因为它们都是比较偏性的。越是营养丰盛、热量高的食物越偏阴性，油腻的、甜的饮食都属于强阴性食物，而麻辣辛香这些调料又属于强阳性食物。所以说饮食宜清淡，不宜味道太浓重。

哪些食物是弱阴性的呢

味道清淡的，气味清淡的，颜色清淡的，不寒不热的……具有这些比较平和性质的食物就是弱阴性的。五谷杂粮基本上都是弱阴性食物，大部分蔬菜生的时候比较偏阴性，煮熟以后就阴阳调和了。

哪些食物是偏性的呢

味道浓烈的，气味大的，颜色鲜艳的，寒性的，热性的……具有这些特殊性质的食物一般不是偏阴就是偏阳。盐、酱油、醋、葱、姜、蒜、胡椒等各种调料都是，酒、咖啡、浓茶也是。蔬菜中的茴香、韭菜、黄瓜、西红柿，水果中的榴梿、芒果、柿子、李子等，相对于一般的水果、蔬菜来说，偏性就要重一点。

弱阴性	偏性（强阴性／强阳性）
味道清淡的，气味清淡的，颜色清淡的，不寒不热的。	味道浓烈的，气味浓烈的，颜色浓烈的，寒性的，热性的。
五谷杂粮（米、面），油。	盐、酱油、醋、葱、姜、蒜、胡椒等各种调料；酒、咖啡、浓茶；茴香、韭菜、黄瓜、西红柿；榴梿、芒果、柿子、李子，这些相对于一般的水果蔬菜来说，偏性就要重一点。
大部分煮熟的蔬菜。	大部分生蔬菜。

弱阴性的食物是营养的根本，偏性的食物是营养的补充。人可以不吃偏性的食物，但没有弱阴性的食物就不会健康。所以，健康饮食的第一原则，就是一定要吃主食和蔬菜。

吃食物不能掐头去尾、抽筋剥皮

大自然是最神奇的创造者，它为我们提供的每一样食物本来都是阴阳俱足的，可惜，我们往往把它们掐头去尾、抽筋剥皮来吃，不经意间就放大了食物的偏性。有时候，我们丢弃的甚至是食物最有价值的部分，真有点买椟还珠的意思。

橘子就是一个典型的例子。实际上，橘皮对人体健康的好处远胜于橘肉，可除了中医把橘皮当药材，一般人吃完橘子就把皮给扔了。好多人吃橘子总喜欢把介于皮与肉之间那些白色的筋络剥掉，其实，那是一味对身体挺好的中药啊，它叫橘络。吃橘子的时候，一定要连着橘络一起吃，这样才不会上火。

其实，食物的各个部位也都有阴阳之分，像食物的皮与肉是一对阴阳，它们之间有互补的作用。如果没有时间和条件去搭配一日三餐的阴阳，你至少要坚持这个简单的方法：那就是尽量吃完整的东西，能吃的部分都一起吃。

比如说大米，大米为阴，能滋补脾胃；米糠皮为阳，能散气消积食，所以吃糙米比精米更养生。

比如说生姜，姜皮为阴，性凉能止汗；姜肉为阳，性热能发汗。做菜放姜的时候，记得不要去姜皮，这样做出来的菜才不会过于辛热。

比如说荔枝，果壳为阴，味苦性凉；果肉为阳，味甘性温。血热的人吃荔枝容易上火甚至流鼻血，用荔枝壳泡水喝就可以调理这种情况。

比如说鲤鱼，鱼皮和鱼鳞为阴，能收涩止血；鱼肉为阳，能利尿消肿。平时吃鱼尽量不要去鳞。而如果入药，比如用鲤鱼煮汤调理肾炎、肝腹水造成的浮肿，就一定要去鳞才行。

比如说驴，驴皮为阴，驴肉为阳。驴肉可以补气强身；驴皮经过熬制，就是大名鼎鼎的补药阿胶，它能滋阴补血。

比如说花生，它具有两对阴阳关系。花生米为阴，花生壳为阳。花生米本身又分阴阳：花生仁为阴，花生红衣为阳。花生米含油脂丰富，而花生壳是降脂的良药。花生仁补血，花生红衣止血，而花生壳活血。花生米润肺，调理燥咳无痰，而花生壳敛肺，调理气喘咳痰。

鸡蛋也有两对阴阳关系。蛋壳为阳，蛋清、蛋黄为阴。蛋壳能缓解吃鸡蛋或者其他蛋白质类食物过多引起的湿疹、哮喘、消化不良、泛酸和蛋白质过敏等症，同时还有补钙壮骨的作用。

蛋清和蛋黄也是一对阴阳关系。蛋清为阴，性凉，能补气、提神；蛋黄为阳，性温，能补血、安神。所以蛋清蛋黄一定要一起吃才能阴阳平衡。有些朋友害怕蛋黄胆固醇高不敢吃，这是误解。只要你蛋清、蛋黄一起吃，不仅不会升高血脂，反而有降低血脂的作用。

请注意，阴阳是个相对的概念。一种食物的皮与肉如果形态比较类似，它们的阴阳性质差别就小，作用会比较相近，可以起相互补充、促进对方的功效；一种食物的皮与肉的形态差别越大，它们的阴阳性质也差别越大，作用就会相反，可以相互平衡、中和对方的偏性。

读者评论

1.我因肾功能障碍，很多药都不敢用，最近两三年一些小病小痛都是按陈老师书里教的食疗方法来调理，效果真的很好。————夏草

2.当年就是看了《回家吃饭的智慧》，让我喜欢上了药食同源的食材，继而喜欢上了中医，用自己的所学帮助家人和朋友调理身体，简单又实惠。————雪儿

3.我家人一直看您的书，我妈妈看您的书都越来越自信了，因为她的姐妹们会经常请教她。————红豆苗

4.陈老师，我几年前偶然买过您的《回家吃饭的智慧》一书，受益匪浅，书中的方子基本是用一个灵一个，后来四本都买了，几年来不知少吃了多少药，推荐了十几人买您的书，目前我也迈入了食疗养生的大门，免费为大家讲课，讲的很多方子都是您书中我使用过的，非常感谢！————张智颖

5.老师出的书全部都买了，还买了多套送给亲人，每本书都很实用。这几本书都成了我家的家庭医生，太感谢了！————Fenny

6.鱼腥草四季常备消炎药；泡菜之美，茄蒂之奇效，各种小茶包的大智慧……陈老师让我们知道了生活处处都能发现宝贝，简单的食材随手可用，陈老师带领我们走进了食疗的大门，开启了养生的智慧！感恩！————王倩

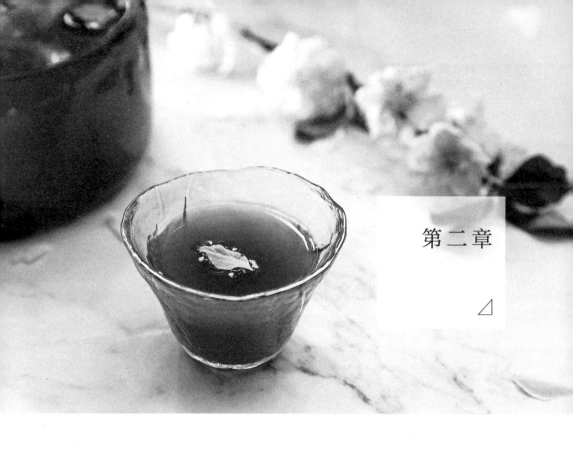

第二章

烹调的智慧——不仅是为了好吃

自然界的动物只懂得吃原生态的食物，而人真是无比聪明的生物，独创烹调之道，用有限的原料调和出了无限的可能。

为什么人类要把食物做熟了再吃

多年前开春的一天，我跟两位长辈聊天，他们问我："知不知道现在流行一种喝果蔬汁的疗法，提倡蔬菜要吃生的，打成汁大量地喝，说是可以排毒养生？"我说："我有时也喝自制的果蔬汁，但不是为了代替吃菜，而是当作热天的饮料少量地喝一点。现在还是初春，天气冷，您二位又是老人，喝这个恐怕太寒凉。"

他们说："对啊，我们那天喝了以后就觉得不舒服。"

也曾经有一位年轻的读者朋友说，他参加了一个"自然疗法"活动，一天喝好几大杯果蔬汁，结果胃严重受寒，回家以后难受了好些天。

其实，这种喝果蔬汁和一种提倡所有的菜都生吃的疗法，全是从国外传过来的，并不是什么新鲜的发明。二十几年前，我读过美国权威的自然疗法专家写的著作，上面就有相关的内容。由于人种、饮食、运动方面的原因，多数美国人先天阳气比较旺盛。这些方法对他们来说，确实比较好，能帮助他们清热降火。

我认识一位美国朋友，他告诉我，他就几乎不吃熟的蔬菜，全部生吃，连土豆、茄子都是生吃的。这位朋友是从军队里出来的，快 50 岁了，身强体壮，声音洪亮有力，面色发红，典型的阳亢体质，他吃生菜当然没事，而且对调节他的体质还有好处。

咱们中国人跟他们人种不同，体质还是很有差异的，大多数中国人阳气都没有那么旺盛。尤其是中老年人，肠胃一般都比较虚弱，老是吃生的东西，很容易吃出病来的。

有没有人想过这个问题：所有自然界的动物都吃生的食物，包括原始人，一开始也是茹毛饮血的，为什么后来人类要把食物做熟了再吃呢？

大自然这样安排是有道理的。动为阳，动物大部分时间都处于动的状态，所以它们的阳气足，多吃阴性食物才可以达到阴阳平衡。

但是，人类进化的趋势是动脑越来越多，身体动得越来越少，所以阳气就不如动物那么足了。这种情况下，如果总是吃生的食物，阴气过度，人就受不了，所以才需要用烹调来调和阴阳。

烹调不外乎水火。火为阳，用火把食物做熟，就可以给它增加阳性的特质，减弱它原有的阴性。这是烹调的基本作用。

为什么做菜会用到各种调料——
不仅仅是好吃

　　除了用火，做菜还会用到各种调料。实际上，这也是调和食物阴阳的手段。通过添加不同性质的调料，我们就可以改善食物的阴阳性质，使它们更适合我们的体质。

　　盐是咸味的，阴性很强，菜里放一点点就足以调和阴阳。为什么干重活的壮劳力吃得比较咸？他们动得多，动为阳，就可以多吃点盐。为什么老年人要少吃盐？因为阳气不足了。

　　葱、姜、蒜是辛辣的，属阳。为什么我们做荤菜少不了葱、姜、蒜？因为肉类的营养丰富，阴性特质强，所以要放些阳性的东西来中和。

　　辣椒也是阳性的，以前是西南地区的人吃得多，因为那边湿气重，湿为阴，所以要吃辣椒。现在全国人民都在吃。为什么？肥甘厚味吃得太多，耗伤阳气，就会想吃辣了。

　　有朋友问，做菜还要用到油，油又是什么性质的呢？其实，油不是调料，而是辅料，和水一样。烹调用到水和油，是为了与烧菜用的火来平衡的。一般做菜常用的油都是弱阴性的。

调料的作用，不仅是调和菜的味道，更是调和菜的阴阳。记住这一点，我们就可以用相同阴阳属性的调料来相互替换了。

比如说，炖肉的时候，一般要用到葱、姜。如果不能吃葱、姜的时候怎么办呢？可以多放陈皮。陈皮也是阳性的，同样可以平衡肉类的阴性。比如说，如果不想多吃盐，而又希望增加菜的阴性，那就放些醋，醋也是阴性的调料。

自然界的动物只懂得吃原生态的食物，而人真是无比聪明的生物，独创烹调之道，用有限的原料调和出了无限的可能。

一个季节什么脏腑最旺，
就要少吃跟它同样属性的东西

食物有酸、苦、甘、辛、咸五味。酸包括酸味和涩味，苦分为苦寒和苦温，甘包括淡味和甜味，辛是辛香、麻味和辣味，咸包括咸味和鲜味。

这些味道分别入五脏六腑，各有其药理作用。

五 味	脏 腑	作 用
酸	肝、胆	收敛固涩
苦	心、小肠	燥湿泻下
甘	脾、胃	补中益气
辛	肺、大肠	发散行气
咸	肾、膀胱	软坚散结

五味入五脏，并非越多越补。用得好，补益的作用最强；用得不好，损害的作用也最强。这跟人与人之间的关系是一个道理：只有最亲近的人才可能让一个人感受到最大的伤害，因为彼此太熟悉了，一

出手就能点中对方的死穴。

一年四季中，五脏各有其旺盛的季节，那是不是在这个季节就应该多吃跟它同一五行属性的味道才对身体好呢？

恰恰相反，**一个季节什么脏腑最旺，就要少吃跟它同样属性的东西。**

为什么？因为，五味入五脏，起到的是"泄"的作用。这里所说的"泄"，是与"补"相对而言的。"补"是补这个脏腑之所长，也就是加强它的特性；而"泄"是指补这个脏腑之所缺，也就是抑制它的特性，保持阴阳的平衡。

五味养生之道，第一是适度。再好的东西，都不能过量，否则就会打破人体阴阳的平衡。

第二是全面。**我们都知道，生活的精彩就在于五味俱全。**为什么泡在蜜罐里长大的年轻人会因为一点小事轻生，而历经战乱的老人却能乐观地活下来？只有品尝过痛苦的滋味，才能体会出幸福的甘甜。养生之道也是如此，只有调和五味，才能激发出生命的活力。食物的味道越丰富，就越能汲取各种五行属性的精华。中国人做菜，讲究五味俱全，将阴阳五行之道，运用到一粥一饭之中，这就是养生的最高境界。

要了解五味的五行属性，下面就先从五脏的五行以及四季如何饮食、保健这方面来谈吧。

春天，人的心情应该像草木一样舒展

肝和胆组成肝系，是属木的，在一年四季中，**春天是万物萌发的季节，属木，是肝气最旺的时候。那人的心情也应该像草木一样，舒展开来，尽情地沐浴阳光雨露，这就是最自然的养肝之道。**

这个季节，如果你心里有所喜，就尽量不要去压抑它。想做什么事，就大胆地去做，不要瞻前顾后。想吃什么东西，就大胆地去吃，不要担心发胖，因为你的心情舒展了，顺应了春天的生发之气，新陈代谢就会加速的，吃下去的东西会更多地转换成能量，让你精神十足。

春吃甘，脾平安

甘味属土，土地养育万物，甘味的食物是我们主要的营养来源。

如果你觉得身体虚弱需要补，不要急于去买补药，首先看看一日三餐，甘味的食品吃得够不够，最重要的是，有没有吃足够的主食。

甘味不单指甜味，也包括淡味，就是没什么味道的东西，比如说米、面这些主食。

甘入脾胃，甘味的食物有补中益气、调和脾胃的作用，米、面、糖类，各种淡水鱼虾、牛肉、玉米、白薯等都是甘味食品。

甘味中的甜味能缓解疼痛和痉挛，虚寒腹痛、胃痛、头痛、抽筋的时候，喝点糖水就会感觉好些。

甘味中的淡味能利尿渗湿，比如说薏米，眼泡肿或是小腿浮肿的人就可以多吃一些。

甘味还能缓和药物的毒性。为什么说喝中药不能放糖，就是怕糖解了药性。而药方中，如果有些药物比较峻烈，就得放一点甘草进去调和一下。

土生金，肺属金。所以甘味的东西对肺特别好，能润肺、补肺气、滋肺阴。肺是统管人一身之气的。气虚的人，中气不足、气短懒言、爱出汗、爱疲劳，吃点甘味的东西就有补益的作用。

甘为土，土应四季之气。所以，无论哪个季节，都要以吃甘味食物为主。特别是春天，更要多吃。原因有二：春天是生发的季节，生长需要能量，甘味食品最能补气血；春天肝气旺，木克土，容易伤脾，甘味是脾的正味，能补脾。

甘味中，淡味或是微甜的食物是我们应该常吃的。适当的甘味补脾，但过甜则太腻，反而阻滞脾的功能。孩子的脾通常比较弱，需要吃甘味的东西补一下，但千万不能多吃甜食，吃多了，反而伤脾。孩子应该多吃米饭、面条、粗粮等，这些才是真正养脾、养身体的。

过甜的食物除了伤脾之外，还会伤肾。为什么？因为土克水，肾为水脏。吃甜食太多，会使人肾虚，容易得腰椎病和颈椎病。你看一般小孩都特别爱吃甜的，而长大以后就相对地吃得少一点了。这是人的本能选择，因为人小的时候脾弱，需要吃甜的；成人后，脾功能成熟了，肾却开始衰弱。

甘味属阴还是属阳呢？纯粹的甘味是中性略微偏阴的。但你别忘了，甘属土，是女性的象征，甘味跟别的味道搭配，就会随之而变换阴阳属性，有点"嫁鸡随鸡，嫁狗随狗"的意思。

甘味与酸味在一起，就转化为阴性，有滋阴的作用，比如酸甜味儿的水果；甘味与辛味在一起，就转化为阳性，有助阳的作用，比如做菜用的大料。

甘味又是以柔克刚的。它会缓和酸味、辛味的偏性，而助长它们的补益作用。

甘属土，土的性格是厚德载物，它是最能包容的。甘味也是如此，它可以调和一切味道，不管是酸的，还是苦的、辣的，放些糖进去，口感就会好许多。做菜的时候，只要放很少一点点糖，出来的味道就会不一样，而吃的人根本品不出甜味，只觉得好吃，这就是烹调的高级境界。

春天一定要少吃酸味

春天属木，肝属木，酸也属木。所以，春天一定要少吃酸味。为什么？春天是养肝的季节，但养的是肝阳，肝气升发，把冬天潜伏在体内的病邪宣泄出去。所以，对于一般人而言，反而要少吃些酸的才好，以免收敛过度，把病邪关在了体内。

所以，**普通体质的人在春天可以适当减少摄入酸味食物，因为这是肝旺脾虚的季节。**

读者评论

1.感谢允斌老师的立春养生食疗方，指导和帮助我们祛除浊气，生发阳气，养好身体，迎接春天！
————沂灵

2.人在大自然面前太渺小了，应顺从自然，不生气，不动肝火，快乐过好当下，幸福每一天，感恩老师！
————杨爱莲

允斌解惑

1. 问：陈老师，阳虚的人春天饮食要注意哪些？如何调理？还有想长胖吃什么？

允斌答：阳虚的人春天多吃温暖肾阳的蔬菜，比如韭菜、香椿。

2. 问：因为我肝火旺，黑眼圈、眼袋比较重，而且晚上特别多梦。春天吃什么会比较好，能祛除这些呢？

允斌答：夜里多梦与肝火有关系，可以喝三花舒肝解郁茶。原料：月季花6朵，玫瑰花6朵，茉莉花12朵，沸水冲泡。功效：舒肝理气，活血通脉，解忧郁，预防黄褐斑，调理肝火引起的睡眠问题。

3. 问：南方春天气温较高，降燥热吃啥好？

允斌答：可以喝大麦杏仁粥来润燥清热。

4. 问：请问春季容易干燥上火，有没有什么食材可以养胃润肺，最重要的是去火？谢谢您！

允斌答：可以喝黄豆萝卜汤来养胃润肺，清除燥火。

5. 问：想问下允斌老师，能否推荐几种适合整个春天吃的食物？谢谢您了！

允斌答：春天适合多吃两类食物：甘味食物和香味食物。五谷杂粮全部都带有甘味，特别是大米，所以春天应该多吃两碗饭。蔬菜中，多吃甘味的根和茎。肉类中，多吃牛肉和有鳞的鱼，比如鲤鱼和鲫鱼。香味食物，比如陈皮、玫瑰花、韭菜、芹菜、香菜、香椿等。

夏季是生长的季节，正是养心的关键时期

中医认为，心和小肠组成心系，属火。因为有心火温暖血液，推动血液循环；小肠把食物转化成营养精微，这样人体才能够吸收。

在四季中，夏天是属火的，人的心火也最旺，这是养心的关键时期。

夏季是生长的季节，心火需要烧得旺一点，以促进新陈代谢。但心火过旺，人的血液循环就会加快，出汗又多，心脏负担比较重。

为什么人在夏季最想午睡呢？就是因为午睡是最养心的。午后是人体气血循行心经的时间，这时候休息一下就能养好心神。所以，老年人最好每天都睡个午觉，以保护心脏。如果是年轻人，虽然平时你不睡午觉关系不大，但夏天你最好要争取睡一会儿，哪怕趴在办公桌上打个盹儿也好。

父母往往发现，经过一个夏天，孩子猛然长高了一头。这是因为夏天人的小肠功能旺，人体吸收营养多，是小孩长身体最快的时候。但夏天热，人又容易没胃口，所以，夏天要注意给孩子吃些开胃的东西，保证营养的吸收。

夏吃辛，养肺金

辛味，实际上包含了好些不同的味道，麻味、辣味、辛香味，都属于辛味，它们共同的特点就是气味浓烈。葱、姜、蒜、辣椒，各种香料，还有许多气味独特的中药，都带有辛味。

辛味属金。五行中金有沉降肃杀的特性，但辛为阳金，反而有上升发散的作用，就像烧红的铁锅，洒点水进去马上就蒸发了。

辛味最突出的就是它的气味，辛香四溢，它是往外散的。辛味的作用就是行气、发散、活血、化瘀，能促进气血流通，也就是促进人体的新陈代谢。凡是需要祛除外感病邪，或是调理气血瘀滞、虚寒，都会用到辛味的药物。

辛味入肺和大肠，能宣发肺气。气行则血行，气血瘀滞的人就要用辛味让气血流动起来，一潭死水变成活水，才能有生机。

肺系的病，最常见的就是感冒，而感冒是必用辛味药物来治疗的。风寒感冒需要用辛温的药物来发汗，喝点葱姜水也可以；风热感冒需要用辛凉的药物来解表，比如银翘解毒片，吃白萝卜也有用，而且要带皮，因为皮的辛味更浓。

注意：辛味属阳，不补肺阴，所以肺阴虚的人，比如肺结核，就不要多吃辛味。

辛味入大肠有燥的作用。特别是辛温的食物发汗作用强，吃多了就会耗伤津液。大便干燥的人不要吃太多麻辣的东西，以免加重肠道缺水的状况，造成便秘。

辛属金，金生水，所以辛味能补肾。辛为阳金，补的是肾阳。肾阴虚的人，也就是夜里盗汗、总觉得手心脚心发热的人，不要多吃辛味。而肾阳虚的人，也就是体质虚寒、手脚冰凉、特别怕冷的人，可以用辛味来补。

哪个季节最适合吃辛味呢？夏季。

一般人认为夏天热，不能吃辛辣的食物，其实不然。夏天人体毛孔张开，最容易感受外邪，辛味是发散的，能帮助我们祛除表邪，不让它们停留在体内作怪。还有，夏季热，人体的阳气都浮在表面，脾胃相对是寒的，这时候吃点辛辣开开胃，促进脾胃的功能再好不过。而且，辛味有发汗作用，能帮助人体散热。

从五行生克来说，夏天属火，火克金，也就是克肺，肺主皮毛，肺气受制，就容易外感病邪。辛味入肺，就能助肺气，发散解表。

辛味的药物也很多。在补药中，大家最熟悉的补血药当归就是辛味的，当归辛温，补血作用很强。菊花茶也是辛味的，菊花辛凉，能散风明目。

辛味在三餐中，以调料居多。各种香辣调料像葱、姜、蒜、花椒、胡椒、辣椒、大料、陈皮，都带有辛味。**现在爱吃辣的人越来越多，甚至许多人无辣不欢，这跟人们普遍体质偏虚、体内湿气重很有关系。你看小孩就不爱吃辣的，因为他们自身的阳气已经很足了。**

夏天不要多吃苦味

夏天属火，人的心火也旺，这个季节是不是应该多吃苦味的东西呢？不是的。除了长夏之外，夏天反而不要多吃苦味，除非你确实出现了心火的症状。

为什么？夏季心火旺是正常的生理现象。夏天是生长的季节，心火就是要烧得旺一点，才能给身体多提供一些动力，才能促进新陈代谢。

苦味是泻的，通过泻下的作用来降心火，相当于釜底抽薪。正常的心火，就是心阳，是人体最宝贵的热能来源，岂能随便泻？

夏天如果害怕心火过盛，不要急于吃苦味的泻火药，可以先吃一点酸味。为什么？酸味平心火，不是靠泻，而是靠补。补的是肝阴，肝阴足了，心阴就足，就不怕心火烧过头。这相当于在锅里多加点水，下面的火再大也不会把锅烧干了。**传统的消暑饮料酸梅汤就有这个妙用。**

长夏时节，脾最容易受伤

人体的脾和胃组成脾系，属土，因为吃下去的食物都由它们受纳、消化，再化生为气血。

脾胃又分阴阳，脾为阴土，胃为阳土。

阴土好比河滩地，最怕洪水淹没，所以脾喜燥恶湿。**人体内要是有多余的水分排不出去，就会造成脾湿，影响脾的功能。**而阳土好比旱地，需要适时灌溉，所以胃喜湿恶燥。有胃病的人宜多吃稀饭就是这个道理。

广东人很懂养生之道，吃饭时必定首先喝一碗汤，这是特别养胃的。

有人说，那我喝点水行不行？不行。你别忘了胃喜湿，可是脾喜燥。**汤跟水的性质截然不同，它是营养液，喝下去以后能起到开胃的作用，其中的营养又能被脾消化吸收。**而清水只会稀释胃液，影响消化，多余的水分还会给脾带来负担。喝含糖的饮料那就更不好了，败胃口，过甜又会伤脾。

土养育万物，所以它统管四季，无论什么时候养脾胃都是保健的第一要务。

古人说，人有胃气则生，无胃气则死。又说，脾为后天之本。

这些话，都是提醒我们脾胃的重要性。一个人，不管他年龄多大，身体多么不好，只要胃口好，能吃能消化，那就不会有大事。

四季都要养脾胃，而一年中又有一个特殊的时期，是最需要养脾的时间，那就是中医所说的长夏。每一年的农历七月是长夏。这个月份特别湿热，湿气困脾，人没有胃口。除了环境的湿气，人在夏天一般吃的生冷食物比较多，体内的湿气也很盛，内外交困，脾的功能受制，使人消化不良甚至腹泻。所以长夏时节要特别注意保护脾，多吃一些健脾利湿的东西，可以用荷叶煮粥来喝，效果特别好。

读者评论

陈老师，谢谢您和大家分享了这么多的好方法，我从去年夏天开始跟着您的步骤按照时令搭配饮食，身体状况得到了改善，往年经常感冒的我，今年在周围的同事纷纷病倒的情况下，我居然没什么大事，少有的小问题通过您的小偏方也都一两天就康复了。

——veronica240

允斌解惑

问：陈老师，我一年四季就按照您的食谱吃，但是我有时不清楚自己的体质，比如银耳，吃过后就痰多，红枣也是，吃完嗓子就有不清爽的感觉，那我就再也不能吃了吗？好可惜哦。

允斌答：这说明夏季祛湿工作没有做好啊。

秋天，好好养肺

肺和大肠组成的肺系属金，就是因为它们有肃降的功能。肺气应该是往下降的，如果肺气不降，反而往上跑，人就会咳嗽；大肠管排泄，也是往下走的。

金以越纯越好，所以肺容不下杂质。有时候人忽然咳嗽了，不一定是着凉，有可能是灰尘通过气管直接进肺，肺受不了，就要想办法把它咳出来。

秋天属金，秋风一刮，无边落木萧萧下，一派肃杀、沉降的景象。秋天是收获的季节，人体也要贮备营养准备过冬，所以秋天要进补。补什么呢？

初秋要补肺气，肺气足了，才能把营养往下输送到肾，化为精气贮藏起来。这时，你可以多吃一些补气的东西，比如鸡蛋、杏仁，平时就气虚的话，还可以用黄芪煮粥来喝。

深秋要润肺滋阴，保养好人体的精气，不让无端的虚火给消耗掉。要多吃一些养阴的东西，比如银耳、枸杞子。

秋吃酸，护肝胆

酸泛指酸味和涩味， 它们对于人体来说，有收敛的作用。

五行中，木有舒展升发的特性，酸属木，却主收敛。这矛盾吗？不矛盾。酸味和涩味是阴性的，它们是阴木，不是阳木。

如果把木比作树木，那么阳木好比树木的枝干，舒展向上；而阴木好比树木的果实和种子，精华内敛。

大多数树木的果实和种子都带有酸味或涩味，它们往往是植物最富有营养的部分，有收敛的作用，能帮助人体吸收和储存营养，保护精气不外泄，特别适合体质虚弱的人。

酸属阴，酸味入肝胆，补的是肝胆之阴。 阴代表水液，也就是说，酸味能促进肝血和胆汁的生成。

酸味入肝，能平息肝火，有利于疏泄肝胆湿热。酸味补肝血，所以孕妇喜欢吃酸的，因为肝主生机，肝血是胎儿生长的营养来源。

酸味入胆，促进胆汁分泌，可以解油腻、降血脂。 肝阳上亢、高血压、高血脂、肝炎、性情急躁外向的人可以多吃些酸的，而肝气郁结、气滞血瘀、忧虑内向的人就不能多吃。

还有什么人适合吃酸味？心阴虚的人。

如果你手心脚心发热，心胸烦热，又常感觉心悸、心烦、失眠、多梦，那么你就可以吃些酸味的东西。

比如说酸枣，就是一味很好的安神养心的药。因为木生火，心属火，酸为阴木，可以养心阴。心阴足了，就不怕心火过旺。

注意：酸养心阴，不养心阳，心阳不振，感觉心胸憋闷、心悸不宁的人，不要吃太多。

什么人不能多吃酸味？脾虚的人。

怎么判断自己是不是脾虚呢？最简单的办法就是看大便。如果大便总是比较稀，不成形，这种人一定脾虚。脸色发黄的人也是脾虚。

为什么脾虚的人不能多吃酸味？因为木克土，而脾胃属土。酸为阴木，胃为阳土，阴阳互补。对胃来说，有酸味克制是好事，适当的酸味能起到开胃的作用。而脾为阴土，所以，脾最怕酸多，酸会抑制脾的功能，影响营养的运化。脾虚的人要少吃酸。

什么季节最适合吃酸味的食物？秋天。

酸属木，秋天属金，金克木，其实就是说秋天肺气旺，可能克伐肝木，而酸味入肝，是肝的正味，这时候就应该用酸味来养肝。所以，秋季是最缺木的季节，可以多吃些酸的东西。

我们吃的东西很少有纯粹的酸味，它往往跟涩味或是甜味夹杂在一起。大多数种子类食物，比如莲子、菟丝子、山萸肉、芡实等偏于酸涩，大多数水果则偏于酸甜。

酸味和涩味都是阴木，二者相合，收敛的作用就加倍了。

久病体虚的人，身体不能固摄精气，常出现各种滑脱的症状，如长期咳喘、慢性腹泻、尿频、遗尿、遗精、崩漏，或是出汗多、各种出血症等，这时，就要用性味酸涩的药物来调理。

虽然，酸涩味入药疗效显著，但收敛性强，平常食用太多有过偏之弊。所以，酸涩味的药物不少，而酸涩味的食物品种不多。一般人都不太爱吃口感酸涩的东西——这是人类的自我保护功能进行筛选的结果。

而酸甜味的东西，爱吃的人就多了。为什么？酸味属木，甜味属土，木和土是相克关系。酸味和甜味放在一起，能抑制彼此的偏性，比较平和，适宜常吃。所以，酸甜口味的食物相对就比较多。

酸味生津止渴，又能化解甜味的滋腻；甜味补益中气，又能缓解酸味的收涩之性。所以凡是酸甜口味的东西，都是滋阴的。

你看中餐里边，吃油炸的肉或鱼时，多半要浇上糖醋汁。为什么？因为油炸的东西属于热性，配上有滋阴作用的酸甜味的糖醋汁，吃完以后就不容易上火和口干了。

秋天不适合多吃辛味

秋天不适合多吃辛味，因为辛味能助肺气，秋天肺气已经很旺了，再吃辛味，肺气过于上升，就削弱了其肃降的作用。肺气上逆会引起咳嗽，而且往往是燥咳。

另外，辛味发汗，秋天干燥，人体发汗过多就缺水，也就是伤阴了。

肺为金，肝为木，金克木，肺气太旺，对肝不利。所以，爱吃辣的人，秋天一定要克制一点。

古人说，一年之中，秋不食姜。这不是指一点不能吃，而是指不能专门去吃姜，像姜茶、姜糖什么的，秋天就最好免了。当然，做菜的时候，姜是调料，该放还得放，跟别的食物一搭配就平衡了。

读者评论

我周围好多朋友都出现秋燥现象，我都建议他们按照陈老师的方法食疗。我用过陈老师好多食方效果都很好，推荐！

——清风等待你来

冬天，保存人体实力的好季节

中医认为，肾和膀胱组成的肾系属水。肾藏精，肾精化为肾阴，也就是肾水，滋养全身脏腑。膀胱排泄水液，也是靠肾的作用。肾虚，肾水不足，不是尿频就是小便不利。不只是影响生殖功能，全身脏腑功能都会减退。

肾水往上走滋养全身，靠肾阳的温热气化作用。所以，补肾不是吃点六味地黄丸那么简单。不能只补阴，一定要根据程度的轻重，平补阴阳。

冬天属水，是养肾的季节。此时天寒地冻，水面凝结成冰，保持水底的温度，鱼儿才能过冬。人体的肾精也应顺应时节封藏在体内，保存实力。所以，冬天养肾，最关键的是不要过劳，少让肾的精气外泄。还要早睡晚起。

一些壮阳药、激素类药是靠透支人体元气来达到效果的，冬天请尽量避免服用。

　　做到了以上这些之后，再来考虑补肾，才可能补得进去。

　　从五脏的阴阳中，我们已经看出脾和肾是五脏中最需要补的两脏。冬季需补肾，长夏需补脾。因此，从季节上来说，养生最重要的时间，就在于一冬一夏。冬病夏治，夏病冬治。一冬一夏养好了，整年就不容易生病了。

冬吃苦，把肾补

五行中，火有温暖升腾的特性，苦味属火，但苦味又属阴，它是阴火，就像炉膛里烧剩下的灰烬，有余温的时候有一点烘干的作用，完全冷却以后如果不把炉灰掏空，新火就烧不起来。

所以，**苦味的东西分两类：**

一类是苦温的，例如咖啡、红茶，祛除湿气的作用比较强，就是中医所说的"燥湿"；

另一类是苦寒的，例如莲子心、绿茶，有清热、泻下的作用。

苦味入心和小肠，能泻心火和小肠火。

凡是清热泻火的药，都有苦味，最为大家熟知的，就是苦瓜和黄连，专门解决口舌生疮、心烦失眠这类心火上炎的问题。小肠火其实也是心火所致，其过程为心火下注到小肠，传到膀胱，导致小便黄、疼痛。这种情况小孩身上比较常见，也要用苦味的药来治，比如黄连。

火生土。苦味属火，而脾胃属土。苦为阴火，脾为阴土，所以**苦味对脾有好处，尤其是苦温的食物。**脾怕湿，苦温的东西正好可以燥湿。

用火烧过的食物就会变苦，而且是苦温的，这种食物就能健脾消积食。

有一个著名药方叫作焦三仙，是把山楂、麦芽、神曲这三味药炒焦后制成，调理积食特别灵验。还有焙过的鸡内金、烤馒头片、锅巴等，这些用火烤过的东西，都是苦味的，都有健脾助消化的作用。

什么人不能多吃苦味？胃液不足的人，比如萎缩性胃炎患者。没有胃病的人，大吐大泻之后，或者吃了过多的辛辣食物，也有可能导致胃液不足。于是胃部有虚火，使人感到胃里隐约有火烧一样的痛感，这种人常口干舌燥，爱喝凉水。

胃液不足的人，要少吃苦味。因为苦为阴火，胃为阳土，苦味会抑制胃液的分泌，而胃喜润恶燥，所以，苦味的东西吃太多会败胃口，伤胃津，甚至引起胃痛。如果遇到这样的急性胃痛，马上喝点糖水就能缓解。长期胃液不足的人，吃微甜味的食物可以滋养胃液，比如银耳羹或者麦冬粥，都是很好的选择。

火克金，肺和大肠属金。苦味入肺和大肠，起到泄的作用，清热降火。如果肺热咳嗽，苦味可以止咳平喘，比如百合和苦杏仁等。苦味入大肠，能泻大肠湿热，缓解便秘，比如大黄。

什么季节最适合吃苦味呢？是冬季。

因为水克火，冬季属水，是最缺火的季节。冬天当养肾，苦温主坚，燥湿利水，吃点苦温的东西，有强壮肾脏的作用。比如羊肉就是苦温的。

苦温又是阴火，不会灼伤肾阴。就像把捏好的泥人放在烧过的炉膛里慢慢地烘干，既不会烧焦，又能把泥人烧硬，还不会变形。

良药苦口利于病。但在日常饮食中，苦味太重的东西，不宜多吃。

事实上我们每天所吃的食物，单纯是苦味的也极少。也许只有咖啡和茶是个例外。咖啡和茶，也不是纯粹苦味的，只是苦味相对比较重。为什么可以天天喝呢？这是因为咖啡和茶是必须要冲泡的，用的量很少，喝的时候还加了大量的热水。

苦有燥湿的作用，加水一起喝就能避免伤津；苦还有清热的作用，用热水冲泡就减少了寒凉。明白了这个道理，你就掌握了喝咖啡和茶的学问。如果你阴虚火旺，体内缺水，就要少喝咖啡，更不要喝浓咖啡；如果你体质虚寒，就要少喝绿茶，更不要喝冰绿茶。

单纯苦味的东西不多，但我们每天吃的苦味可不少，大多数食物都带有一点苦味。**苦味最适合与别的味道掺和在一起，发挥协同作用。**这不仅能增强养生的功效，有了苦味打底，更能凸显其他味道的香浓。

凡是烧得好吃的菜，你细细地去品，多半能品出一丝苦味来。一道真正的美食，只有香、辣、甜、酸这些讨人喜欢的味道是不够的，必须要掺杂一点苦味，滋味才会醇厚，才会让人有余味绵长的感觉。

少吃咸，能延年

咸味是至阴之味，越是咸的东西，阴性越强。 而养生讲究的是阴阳平衡，所以咸味宜少不宜多，是五味中最应当谨慎食用的一味。

五味中，咸味实际上是指咸味和鲜味两种味道，所以咸味食品不一定都是口感咸的，也包括所有鲜味的东西。像黑豆、猪肉、螃蟹并不咸，也归属于咸味食品一类。味精、鸡精也是咸味食品。

海产品大多都是咸味食物，如紫菜、海带、海参、海蜇、蛤蜊、墨鱼等。

血是咸味的，凡是动物的血都是咸味食品，比如猪血、鸡血、鸭血、鹿血等。

咸属水，水为至阴之物，咸也是至阴之味，所以它与水的阴气相通，可以滋养人体的水液，通泄大小便，还能软坚散结，也就是软化和消散体内的结节和肿块。

五脏六腑中肾和膀胱属水，所以咸为肾和膀胱之正味。

咸入肾，其中鲜味重的食物补肾阴，咸味重的食物耗肾精。 为什么有这么大的区别呢？

鲜味重的东西，含有大量的蛋白质和氨基酸，这些营养是人体血液和体液的来源，所以鲜味能养血养阴。

阴虚的人，体内虚火旺，常感觉手心脚心发热、心烦、口干，就可以吃些海产品，例如常用墨鱼干、海蜇来补一补，阴液足了，就不会产生虚火。

而咸味重的东西，含有大量的盐分。盐是一把双刃剑，凡是有生命，都离不开盐。生命的活动，全赖精气维持，人体的精气藏于肾中，必须靠盐来把它调动出来，才能转化为生命的动力。

凡是入肾脏的药，古代都讲究要用淡盐水送服，引药入经才能提高疗效。比如著名的中成药六味地黄丸，如果不用淡盐水来送服，效果就会大打折扣。

人每天都需要一点盐，才能保证能量来源。越是强体力的活动，越需要调动肾精。你看农村的壮劳力，他们吃得就很咸，不吃咸的就会觉得浑身没劲。

可是如果吃盐太多，调动的肾精过多，等于寅吃卯粮，提前透支人体的元气，人就会早衰，甚至得慢性病。现在，许多老年人有高血压、糖尿病、冠心病等，就跟他们年轻时营养不良又吃得过咸有关系。

咸入膀胱，膀胱属阳，而咸味属阴，阴阳相反，起泄的作用。膀胱经是人体最大的排毒通道。咸味能软坚散结，实际上就是排毒。一般消除肿瘤，会用咸味的药物来软化硬块。

咸味能泻下通便，还有排毒的作用。

有的人肠道积热，大便坚硬干燥得如同石头，几天排不出来，十分痛苦。中医在药方里加上咸味的芒硝，一剂就能见效。如果是小孩，或者症状比较轻，喝些盐水也管用。

最极端的例子，就是吃了不洁之物，可以用大约15克盐，两杯温水，搅拌两分钟，等盐充分溶解以后，一次喝下，让盐水清洗肠胃，通过大便把毒素排出体外。对于产生恶心症状的人，盐水还有催吐的作用。

咸味属水，苦味属火，按五行生克来说，咸味可以克制苦味。凉拌苦瓜用盐先腌一下，就不那么苦了。

咸味有这么多重要的作用，因此咸味是人体必需的，但它毕竟是至阴之味，所以宜少不宜多。

水克火，心属火。**咸味吃多了对心脏特别不好，容易得心血管疾病，老年人一定不要多吃咸**。心与大脑相通，所以，咸味吃多了影响智力、记忆力，小孩子的大脑正在发育中，更要吃得淡一些才好。

一年四季都不能多吃咸的。冬季属水，水克火，人的心气最弱。这个季节尤其要少吃咸味，才能保护心脏功能。

咸味食品中，特别要注意盐和味精，这两样是咸味中的极品，阴中之阴。

现在人普遍阳虚，能少吃一点盐和味精就少吃一点。

读者评论

1. 老师的四本书我都买了，平时在家里谁有小病小痛的都不去医院，先把老师的书拿来找方法学着做，每个季节也会学着老师方法养生。有老师真好！

——谁是谁的谁

2.回家吃饭的智慧，看似平常的食材因为有了老师的方法，"因时而用"，变得神奇！

——馨泽

3.陈老师你好，自从 2012 年看你写的书，按照你说的吃饭，我们这个大家庭受益匪浅，我代表我们这个大家庭感谢你。

——君子兰

4.感恩老师！您的书我都有，经常翻看，从中找到适合自己的所有方法。嗓子不舒服时用鱼腥草泡茶喝，家人也受益了。去年的姜枣茶从未间断，我的体会是手脚冰凉的毛病大大地改善了，我今年还要坚持。已经习惯了您每到季节的提醒，感谢您！

——wxj

5.去年用了大半年的时间把四本书买齐，没办法，太畅销总没货。自己时常在家学习，邻里都笑我为神医。跟着书上教的什么季节就吃什么。身体好些了，手指都有八个小月牙了。很喜欢陈老师，我们家都是受益者。

——虹虹

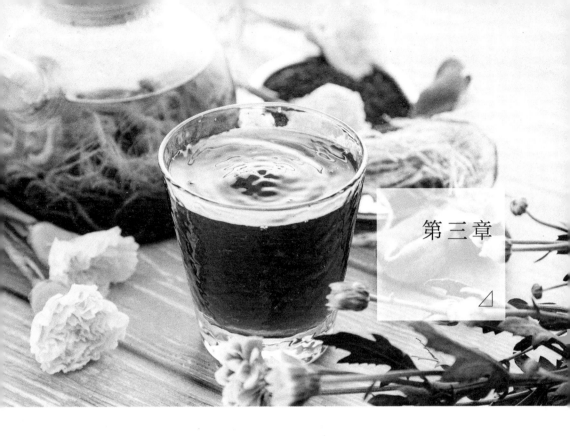

第三章

家是最好的疗养院

这些祖传的秘方烂在家里太可惜。作为后代儿孙，传承、发扬它们，是我义不容辞的责任。若能让更多的人免除疾病的痛苦，那真是功德无量。

全家几代人都在用的退烧方——
蚕沙竹茹陈皮水

我的外曾祖父传下来一个退烧的秘方，全家几代人一直在用，效果十分神奇。

儿子上学时，老师夸他身体好，不请病假。其实，小孩子哪有从不发烧咳嗽的？他也生病，只不过药对症，好得快就是了。

记得他五岁时得了一次严重的感冒，夜里烧到 39℃，吃什么吐什么，给他喝了一小杯家里自己配的退烧水，第二天早上一点事没有了，很精神地上学去了。

母亲年轻时候，有一次因为急事徒步走了三十多里路，当时正好是冬天，吹了一路冷风，回家就发高烧了，头暴疼。那时，父亲还在跟母亲谈恋爱，见她烧得厉害十分着急，外婆很镇定地煮了一杯退烧水给母亲喝，第二天早上她就神清气爽了。

父亲亲眼目睹此事，感觉不可思议，从此以后对我们家的祖传医术深信不疑。母亲常常得意地跟我们说："这么多年来，不管我给你父亲端上一碗什么东西，他问都不问，就一口喝下去，因为他太相信我们家的医术了！"

这个退烧的药方其实很简单，一共只有三味药：蚕沙、竹茹和陈皮。

蚕沙虽然是中药，但是日常生活也常用到。它可以做成蚕沙枕头，商场里边都有卖的。睡觉用这种枕头可以清肝明目。蚕沙枕头里边装的一粒粒黑色的像小沙粒一样的东西就是蚕沙。

蚕沙又叫作蚕矢，就是蚕的粪便。听起来有些不洁，其实养过蚕的人都知道，蚕是非常干净的动物，它们的一生都待在养蚕的竹匾里，只吃新鲜的桑叶，完全不沾人间尘土。所以蚕沙其实就是桑叶的残留物，没有什么异味的。

蚕沙入肝经，可以祛风、活血；入脾经，可以燥湿、止泻；入胃经，可以和胃、化浊。这些作用综合起来，在这个方子中，就能退烧、止吐，还能解除由于感冒发烧引起的头痛和全身疼痛。

竹茹，一般人可能听着陌生，其实它就是竹子的中间层。把竹子最外面一层绿色的皮刮掉，露出里边青白色的部分，把它一条条刮下来晾干就是中药竹茹了。

竹茹的作用是清火，而且是清上焦的火。**竹茹可以清心火，凉血；可以清肺火，化痰；可以清肝火，除烦；可以清胃火，止吐。**用在这个方子中，有加强退烧、止吐的作用。

而陈皮呢，它能解表、温中散寒，就是说，它既能散风寒、化痰、止咳，调理上呼吸道感染，又能温胃、止吐，缓解消化不良。

竹茹是偏凉的，配上温性的陈皮，寒热就平衡了。

不知你有没有注意到，这三味药有一个共同点，那就是可以止吐。

其实，它们是通过各自不同的药性，来帮助脾胃恢复其功能的。

轻微的感冒，只出现上呼吸道症状，病在肺。而到了发高烧的程度，病已经深入一步，到了胃。发高烧的时候，人一般都没有食欲，感觉胃里不舒服，甚至恶心、呕吐。这时退烧并不是关键，关键是治疗脾胃，把病邪驱赶出去，这样烧自然就退了。

竹茹、蚕沙、陈皮都是常用中药，随便找个药房都可以买到，陈皮还可以自制。这三味药都耐贮存，可以放很久也不变质。可以提前买回来，放在家里长期备用，一般的感冒发烧不用去医院，自己煮点水就可以了。

蚕沙竹茹陈皮水

材料：蚕沙、竹茹、陈皮各 30 克（幼儿减为 10 克）。

这三味药相对平和，多一点也没关系。我家常年备着这些药，以前都是用麻袋装的，急用的时候就各抓一大把来煮水，并没有精确到克。

做法：把陈皮洗净，和蚕沙、竹茹一起放入锅中，加冷水煮。水开以后再煮 3 分钟。

服法：感冒高烧时（成年人发烧超过 38.5℃，儿童超过 39℃）服用。

一般的人喝一次就可以退烧。严重的可以喝两到三次，退烧以后就不用再喝了。

太小的婴儿，一次喝不了太多药水。最好是少放点水，煮得浓一些。分成几次喂，每 3 个小时喝一次，至烧退为止。

> 这个方子中的几味药物都相当安全，小孩、老人都可以放心地使用。
>
>
>
> 扫一扫，即可观看蚕沙竹茹陈皮水的制作视频。

重要提醒：如果感冒未发高烧，只是低烧，此时不要急于退烧，要按风寒、风热等辨证食疗。只有发高烧，说明病已深入脾胃，不是单纯的外感了，才能用这个方子。

大人用这个方子基本上也是一剂见效。几十年来，我们给许多发烧的人用过这个药方，几乎没有超过 3 剂的，比吃退烧药和输液的效果都好，又没有西药的不良反应。

几年前，母亲到上海探亲。有一天在南京路上走了走，那天空气很脏，不小心呛了一下，当时就咳出血来了，回去就病倒了，头疼、发高烧，烧得昏昏沉沉的，起不了床。上海的家人吓坏了，用轮椅把她推到医院检查。医院诊断为肺炎，给她用青霉素输液，连输了几天都没能退烧。

过了几天，母亲清醒一些了，自己到中药房买了点蚕沙、竹茹和陈皮，吃了一剂烧就退了，又吃了两次巩固了一下，就完全好了。

有一天，母亲无意中说起这件事。我一边责怪她当时没有通知我，一边奇怪她为什么一开始没用家里的方子。她开朗地一笑："以前我就说过嘛，老师教不了自己的孩子，医生治不了自己的病。当时，我烧得头都昏了，完全没有意识，只能任由人家摆布了。"

我却沉思起来：母亲用这个药方调好了许多人，关键时刻自己却没用上，白白在医院受了几天罪。如果把秘方公布出来，让大家都了解这个药方的神效，人人都能用，这事就不会发生了。这些祖传的秘方烂在家里太可惜。作为后代儿孙，传承、发扬它们，是我义不容辞的责任。若能让更多的人免除疾病的痛苦，那真是功德无量。

新版书补记

自从几年前公布这个家传秘方之后，这方子广为传播。很多读者用了之后感觉效果很神奇。喝一次这个方子，不仅一夜退烧，连咳嗽也治愈了。

在读者反馈中，我发现，有一些朋友买到的陈皮质量不过关，因而影响了这个方子的疗效，例如退烧速度变慢，需要服用多次，且不能同时止咳。

这里提醒大家，陈皮是这个方子的关键材料。一定要买正宗的陈皮，才能保证这个方子的疗效。

读者评论

1. 这个妙方已经在我周围人中广为流传。在女儿身上试过，很神奇，第二天早上女儿烧就退了，上学了。于是我到处传播这个方子，我的同事还把它抄下来贴在办公桌上，好多朋友的小孩一发烧就来问我这个配方。这个方子真是帮助了不少人，积大德了！

——木子丰色

2. 感谢陈老师！我家宝宝也是用这个方子退烧，感冒也是用这个方子，现在宝

宝已经4岁了，感冒生病的情况很少，谢谢！　　——小秋伊人

3. 昨天老公感冒发热，喝了两碗。今天就神清气爽去上班了。女儿小时候感冒发热一直用，非常灵。以前去趟医院停个车还要10元呢，吃药、挂水一周，几百元不说，关键孩子受罪。现在用这三味药成本几毛，且半天就能恢复。　　——坐看潮起又潮落

4. 陈老师，真的很感谢您，用您的方子治了我好多病，太神奇了。我有过敏性鼻炎，只要感冒就要拖几个月，有一次发烧煮了蚕沙竹茹陈皮水，喝完竟然很快就好了。我会永远支持您，向您好好学习。　　——美丽的小小猫

5. 陈老师，你好。我尝试过您推荐的退烧良方——蚕沙竹茹陈皮水，我推荐给周围的人，非常管用。　　——静67468

6. 风热感冒也管用，我小孩都是喝这个退烧药长大！风热感冒配上鱼腥草好得更快，扁桃体发炎就配上牛蒡。　　——YaQi崀

7. 神奇退烧药对着凉引起的发烧很有效，呼吸道感染引起的发烧要用鱼腥草茶才有效，我试过几次了。　　——Moneyjoan

8. 这个方子对感冒发烧屡试不爽，对积食发烧无效，谢谢陈允斌老师帮我和孩子还有朋友们解决大问题。　　——luna

9. 陈老师，小女早上发烧至39℃，用了您的退烧方，下午退烧。晚上又升至39℃左右，又煎服一剂，两天过去了，体温没有再回升，这方退烧效果真心不错！　　——暖暖小厨娘

10. 昨晚儿子发烧到38.6℃，没去医院，给他熬了陈老师教的蚕沙竹茹陈皮水，宝宝喝了小半碗，今天起来神清气爽，一点都不烧了！　　——浪子情缘2048531252

11. 陈老师，我娃两岁，昨晚发烧39.6℃，用了您的竹茹方子，喝了两小杯，今早退烧了，感谢您的无私分享。　　——Linda格格巫

12. 竹茹10克，陈皮10克，蚕沙10克（用纱布包好），三样药材简单洗下就好。加一碗多冷水一起煮，水开后再煮3～5分钟。凉温后，喝半碗，小猴子喝过后，果然退烧了。两服药1.8元，纱布块7.5元/包。　　——猴王妈

13. 陈老师，我是你的粉丝。你的书我都买了，包括《外公家书》。有一次我儿子发高烧，我用了你介绍的竹茹、陈皮、蚕沙煮水给我儿子喝，我儿子高烧马上退了，非常感谢陈老师。　　——榕树花满香

14. 老师的蚕沙竹茹陈皮水退烧效果是很明显的，身边有两个人的孩子感冒，知道我一直喜欢研究老师的食疗小方，都不愿意给孩子吃药，来问我怎么退高烧。我把这个方子告诉她们，小孩喝了马上退烧了，很感谢老师的方子。我身边现在也有一批因为我的不经意传播开始喜欢老师的食疗的人。

——厘厘子 Coco

15. 陈老师的书每本都收藏，成了家里人生病的治疗查阅资料。我孩子两岁，上次高烧近40℃，就用蚕沙竹茹陈皮方子，煎了2服，只用了1服就恢复常温了，还剩了1服没用。治病又不吃药，简直太好了。

——宝儿2014

16. 老师的书我都有！爸爸妈妈现在习惯看着《吃法决定活法》安排一天的饮食，这是我最欣慰的。另外，蚕沙竹茹陈皮的退烧方在我们家屡试不爽，从此再没用过西药。这个方儿也被我普及给了周围有孩子的妈妈们。

——小小虫儿

17. 蚕沙竹茹退烧方让我知道了陈老师，从此一发不可收，陈老师的每本书都拿着细细读，身体有点小情况就去翻书，好多方子都用到过，非常好用！感谢陈老师！

——吕 mm

18. 家里最实用的方子：退烧剂！对我来说感触太深，给家里大人小孩都用过。第一次用小孩才两岁，效果真好！再没去过医院。我还把这个方子给了很多父母。每次看到他们孩子一发烧就挂盐水，心情真的很复杂。只有自己切身体会才知道！每一个换季我都是跟着老师的食方走，搞得身边的人都喊我小中医了。我爱中医，更爱陈老师。

——迷迷谜

19. 使用陈老师治发烧的方子，宝贝快两岁了没有进过医院，身体底子也很好。当时还特意买了两年的新会陈皮，价格不菲，但很值得，去年在陈老师的推荐下果断买了四川正宗大红袍。现在二宝也出生了，这些好方子对我来说真是宝贝。还有乳腺炎引起的高烧，喝荠菜水、鱼腥草水，也不知道是哪种水的效果，反正就是神奇退烧了，也没有耽误母乳喂养，开心。

——言吾丹乡

20. 陈老师的书都买了，我家小孩从小用里面的退烧方，鱼腥草，还有很多，生病从来没有住过医院，特别感谢。我和周围的人都是按照书里的提示养生，效果很好。

——笑笑

21. 孩子发烧，用了陈老师的竹茹、蚕沙、陈皮方退烧，只喝了两次就退烧，真是太神奇了。谢谢陈老师的方子！

——婷婷~菇娘

22. 允斌老师，因为您的许多分享，我这个老病号及家人朋友都很久不用跑医院啦，有点情况都自己解决。那个蚕沙竹茹陈皮的退烧方简直是百试百灵，中医果然博大精深，您的工作太有意义了！感恩允斌老师，分享下自己的个人感受给几位宝妈，老师在《回家吃饭的智慧》中有关于蚕沙竹茹陈皮退烧的具体讲述，适用何种发烧、用量等，年轻妈妈抓紧学习。有关如何煎制，请严格按照陈老师书中所写，时间绝不可长，水也不能多放。我的心得是煎制方法也很重要，煎得好立见奇效。某次服了没效果，困惑中重新认真煎一次，立马就退烧了，注意这个细节后就没有出过问题。另外，要搞清楚年幼的宝宝是何种原因引起的发烧，勿一概套用，热度特高要去医院！读允斌老师的书最大收获是明白中医的巨大价值，个体差异如此大，只有自己最了解自己当下的真实情况，所以我们最要紧的是拿起老师的书。

——住于清凉慧

23. 陈老师的这个秘方真的太管用了，我家小孩用了两次，我弟的儿子也用，我还推荐我身边的朋友用了，都非常有效。陈老师太有爱了，无私地奉献了秘方。

——ruru009

24. 超级有用！上周五我发烧 38.5℃，全身恶寒酸痛。然后买了这三味中药，结果忘记成人的具体剂量了，就选择了最轻的——每味药材 10 克，结果两剂喝下去就退烧了。

——liselene_yang

25. 昨天孩子发烧，用了陈老师的竹茹、蚕沙、陈皮方退烧，38.5℃只喝了一次就退烧，真是太神奇了。

——枫叶

26. 我的外孙三次发高烧 39℃ 多，我都是用陈老师的蚕沙方子，再加上按摩，都挺管用的，几天就好了。谢谢陈老师给我们提供这么多好的方子。还有什么季节要吃些什么，等等，我都会跟着做。谢谢陈老师。

——梦雅

27. 上周五因为着凉发了高烧，38.5℃，后来上网搜到了陈老师的偏方：蚕沙、竹茹、陈皮各 10 克，两剂喝下去就退烧了。以后决定好好研究陈老师的书，争取做个养生达人。

——liselene_yang

28. 陈老师你好！我父亲 89 岁，前一段时间因为感冒发烧 39℃，还打寒战，我准备带他到医院输液或打针，他死活不去，我就照老师书里说到的到药店买了竹茹、蚕沙，再加上自制的陈皮煮水给他喝，三四个小时后他的烧退到了 38℃。晚上又喝了一次，第二天早晨体温正常了。非常感谢陈老师的大爱无私，让我们大家受益。

——夏草

29. 谢谢美女老师，您的退烧方让我不怕儿子发烧了。每次都用这个方子，还不会反复地烧，非常感谢您。 ——小地主

30. 我家的孩子也是一直用老师这个方子退烧，马上五岁了，抵抗力不错。 ——李秋燕

31. 这个方子我也用过，在电视节目里看到陈允斌老师说过的，效果确实很好。 ——惊喜的遇见

32. 陈老师的“回 1”“回 2”都看了，学到了很多知识，特别是退烧的那个方子很管用，非常感谢陈老师，期待陈老师的新书。 ——筱筱

33. 我和孩子发烧时，也用了老师的退烧方，每次才喝一次就退了烧，很感恩陈老师的无私分享！ ——静待花开

34. 宝宝发烧，之前都是喝布洛芬退烧，现在如果方便，我就煮蚕沙竹茹陈皮水给她喝。 ——虹虹

35. 陈老师说的那个陈皮我也在网上买来自己弄，外面买的真的都不是陈皮，完全不一样！ ——宝贝

36. 孩子被诊断为肠系淋巴结膜炎，最怕突然高烧，第一次病时挂了一个星期的消炎吊瓶。看了陈老师的书后，这次腹痛发烧马上给她用了竹茹蚕沙陈皮水。孩子闹着不想喝，勉强喝了估计一百多毫升，大概一小时后孩子就不闹了，想喝水，高烧也逐渐退了，腹部也不痛了。医生让吃一星期的头孢消炎，比起上次闹了三天两夜简直好几千倍，太神奇了！庆幸自己买了能买到的所有书。 ——靳可心

37. 陈老师的退烧方子一试一个灵，还有红眼病方子也特见效，我们全家都受益匪浅，有才貌双全的陈老师陪伴，生活会越来越幸福，陈老师太有爱，满满的爱，永远支持您！ ——棒棒猫

38. 神奇退热水百试百灵的。 ——锦上添花

39. 陈老师您好！我使用过您的竹茹、蚕沙、陈皮治疗自己的发烧，一服见效。还有鱼腥草，去年冬天吃了很多，今年春天没有以往的大感冒。谢谢老师！

——Fine

40. 从"回1"开始，陈老师的全套书我都买了，退烧方是我家用得最多的，上个礼拜我发烧将近 39℃，睡觉前喝了一剂，夜里温度就下去了，真的特别感谢陈老师！让我们少受了不少罪！

——王倩

41. 女孩14岁，4月23日中午放学回来发烧了，38.5℃，有点冷，发烧、头痛得不能站立，我煮了葱姜陈皮水（陈皮没有，用今年买的川红橘干皮代替了），晚上还未见好转，没胃口。给孩子背部做了刮痧，吴茱萸贴涌泉穴（老师说引火下行）。22：30 给孩子喝蚕沙竹茹陈皮各10克煮水（用干川红橘代替），睡觉。4月24日早7：00 孩子醒了，一摸头不烧了，坐起来高兴地说："妈妈，不头晕了。"太神奇了！而且胃口大开，好了。孩子同学家长很惊奇，这样重感冒她家孩子怎么也得5天才能好，还得吃一大堆药。感恩，感谢陈老师。还给大嫂推荐了三花茶、麦枣安心粥，大嫂坚持快1年了反馈睡眠好多了。买了您5套书送给家人、朋友，他们也是您的超粉。书上的小方简单实用，书就在手边没事就翻翻看。玫瑰醋做爽肤水，经济实惠，解酒方等好多小偏方只要材料对屡试不爽哈。

——内蒙 相逢

42. 前几天儿子夜里发高烧，家里什么都没准备，半夜里他爸跑去买退烧药，吃了一次只退了一点点，我感觉不行，后来让他去药店买蚕沙竹茹陈皮煮水给儿子喝，喝了一次就明显退烧，隔4个小时再喂他喝的时候就已经不发烧了！

——杨琳

允斌解惑

问： 陈老师，姐姐家孩子发烧，高时快39℃了，推荐陈皮竹茹蚕沙水，第二天就好了。看你以前的文章，要发烧一段时间，到39℃再用，否则不要用。为什么呢？这个方子不是很安全吗？发烧第一天用可以吗？

允斌答： 只要是感冒引起发高烧就可以用，有的人感冒后一开始只发低烧（此时不要退烧而是应该治疗外感），过一两天才会高烧（此时才需要退烧水）；而有的人（主要是小孩）一开始就会高烧，所以用的时候根据各人情况有早有晚。

《退烧良方》
—— My 枕日速写帖

昨天早上十点前，木朵都在发烧……

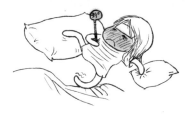

前一天晚上收到了好多朋友的留言，给了我好多建议……

其中，好几个朋友不约而同地给了我同一个退烧方子，如下：

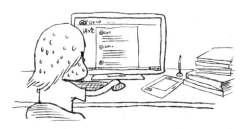

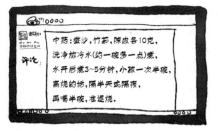

中药：垂沙，竹茹，陈皮各10克，洗净放冷水（约一碗多一点）煮，水开后煮3~5分钟，小孩一次半碗，高烧的话，隔半天或隔夜，再喝半碗，准退烧。

于是一大早就抱着试试的心态跑去药房……

一共花费： +

陈皮 10克　　　竹茹 10克　　　蚕沙 10克

为了长知识，研究了一下，它们究竟都是神马……

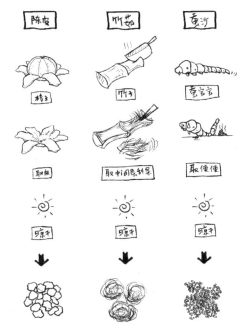

然后，根据教程开始加工……

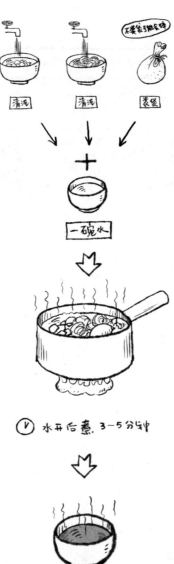

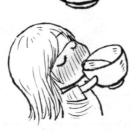

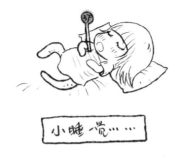

小睡一觉……

睡了一个多小时，起床吃了个午饭……

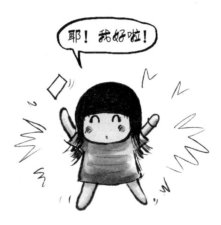

耶！我好啦！

整个下午和晚上，再也没烧起来……

网友朋友告诉我，这个方子出自陈允斌女士的《回家吃饭的智慧》一书，是家传退烧秘方，感谢这么好的东西能拿出来跟大家分享。中医，你信不信？反正我信！

2012/05/31，昨天木朵的烧退了，感谢给我提供了各种方案的朋友们，更感谢把家传秘方拿出来跟大家分享的陈允斌女士，好的东西就该让大家都知道。在六一儿童节前夜，希望每个小朋友都健康平安。

——速写本子

感冒不是小病，
处理不好会变成各种病的源头

从小到大，几乎所有人都得过感冒，但是好多人都没有搞清楚感冒是怎么一回事。感冒了，有的人不辨类型，随便找点药吃；有的人则认为"是药三分毒"，感冒了便扛着；严重了，就急忙去医院输液打针。

其实，感冒不是小病，不能随意地处理，处理不好会变成各种病的源头，容易引起一系列的并发症和后遗症，而且不仅仅限于引起像咽炎、咳喘、支气管炎等这些呼吸系统方面的问题，可以说全身各处都可能受到牵连，比如说，引发心肌炎、肾炎、中耳炎和风湿性关节炎等。

不好好调治感冒，最容易受到影响的是肺和心脏。对小孩和年轻人来说，其危害可能要十几年、二十年后才显现；对老年人来说，感冒了更不能掉以轻心，容易引起并发症，后果可能十分严重。年龄大的人，感冒次数越多，标志着身体的抗病能力越差。

调治感冒的四大误区

感冒要怎么调理呢？首先要记住调治感冒的四大误区。

误区一：过度发汗——不是所有感冒都要发汗

有的人感冒了，就盖上大被子使劲捂汗。其实感冒有很多种，**不是所有的感冒都需要发汗。只有受凉以后的感冒，才需要用发汗的方法来散寒，而且只要适当地出一点汗把风寒散出来就行，没有必要大量出汗。**

中医讲"汗血同源"，这个汗就是血，出汗多了会消耗人体的正气，抵抗力也随之下降。而且，出汗过多特别伤心脏。

感冒发高烧，吃退烧药也要谨慎。

有些退烧药就是发汗药，靠发汗来把体温降下去。如果感冒的病根没去除，过几个小时还会发烧。有的人觉得自己吃了退烧药还反复发烧，以为是药效不够，于是加倍吃退烧药，这样更加伤身。

有一位电视台的导演，年轻人，一次感冒发高烧了。一开始他想硬扛着，扛了两天还没退烧，第三天有重要的工作，他心里很着急，想快点退烧，医生就给他开了双倍的退烧药。他回家把药吃下去，很快就出汗了，本来体温39.7℃，不到20分钟就降到了36.5℃。高烧是退了，但是他觉得非常难受，晚上睡觉一直出冷汗，冷得直打哆嗦。穿上厚睡衣，盖两层被子，还是感觉全身冰凉。第二天早上起来，他一量体温，39.5℃，退烧药白吃了。

他告诉我当时的感觉：整个人跟虚脱了似的，腰和腿也感觉很不舒服。头一动就疼，稍微咳嗽一下就疼得要命。一两个星期之后，他还感觉心脏时不时有些难受，心跳有点乱。夜里有时会惊醒，感觉心脏跳得很重、很慢，很不舒服。我见到他的时候，他的气色不好，伸出舌头来一看，舌苔发黑。

这些都是过度发汗造成的后果。所以，**不管什么药，如果吃了以后一直出汗就要特别注意**。

误区二：一感冒就用抗生素

据电视报道，在中国，聋哑儿童中有1/3是因为滥用抗生素造成的。据统计，7岁以下的儿童，由于不合理使用抗生素造成耳聋的数量达到了30万。

很惊人的数字吧！这说明抗生素是一把双刃剑，它在杀灭细菌的同时，也在伤害人体。

抗生素会伤害我们的肾脏

肾开窍于耳，耳朵就首当其冲了。我们的耳朵对抗生素最敏感，抗生素会影响听觉神经功能，损害听力。轻者出现耳鸣，重者就是药物性耳聋了。特别是很小的孩子和年纪大的老人，更容易受害。

抗生素会损害我们的肝脏

肝脏是人体的解毒器官，药物要通过肝脏来代谢。滥用抗生素使肝脏不堪重负，肝脏功能就下降了。特别是小孩，肝脏的解毒功能比较弱，更容易受伤。

抗生素会降低我们的免疫功能

人体内的细菌有坏的也有好的，比如肠道内有帮助消化的好细菌。而抗生素对待细菌往往不分好坏，统统杀灭，这样就会造成人体内菌群失衡。首先受影响的就是消化系统，体内菌群失衡使我们的消化吸收能力变差了，特别是影响到维生素的吸收，这样人体的抵抗力就下降了。体内菌群失调的情况下，一旦身体有什么地方发生了感染，就更容易恶化。

很多人的习惯是一感冒就用抗生素，其实大多数情况下是没有用的。

因为感冒大多都是病毒引起的，用抗生素是无济于事的。只有感冒合并细菌性感染的时候，用抗生素才有效。

哪种情况下是细菌性感染呢？一般来说，如果扁桃体发炎溃烂了，有黄色的浓痰、浓鼻涕的时候，才有可能是细菌感染。没有这些症状，就不要随便用抗生素。

如果出现了细菌性感染的症状，除找医生治疗之外，在家里怎么用饮食调理呢？可以多吃新鲜的鱼腥草，它是天然的抗生素，对人体各处的炎症和感染都有调治效果。

切记：一定要吃新鲜的鱼腥草，效果才好。把鱼腥草用盐腌 20 分钟，拌上糖和醋，当凉菜吃就可以了。如果吃不惯鱼腥草的味道，可以用鱼腥草煮水喝。每次用 500 克鱼腥草，水开后下锅煮 5 分钟，然后喝这个水，能把煮过的鱼腥草吃掉更好。

读者评论

1. 昨晚吹空调受凉了，发烧 37.7℃，就按允斌老师说的，鱼腥草煮水喝了半碗，今天早上就退烧了，特神奇。　　　　　　　　　　——郁金香美妆

2. 月初重感冒，咽痛鼻塞，低热咳嗽。试了各家招数，后来就用允斌老师书中写的鱼腥草水，喝了一天咳嗽和咽痛就好多了，喝了两天低热就退了。总共喝了 5 天，才花了 10 块钱。想起几年前因为感冒在区级医院用了 4 种抗生素，前后花了 2000 块大洋！感恩陈老师。花美人更美，美在医者仁心。　　——住于清凉慧

3. 宝宝发烧一天就好了。昨天用鱼腥草煮水兑在面条里，吃了两顿，又给她做按摩，昨晚就不烧了。谢谢陈老师，生命中的贵人。　　　——恬淡心缘

4. 非常感谢陈老师的书。我女儿都 5 岁了，从没用过抗生素，老师的方子都很棒！谢谢啦。　　　　　　　　　　　　　　　　　　　——梁英

5. 鱼腥草水对于治喉咙痛、热感症状的感冒效果相当好。喉咙痛喝一天鱼腥草水就见效了。小朋友偶尔发烧了，看着不是风寒所致的感冒，直接煮鱼腥草喝，一般喝一天就好了。味道也不难喝，给小朋友几小块冰糖含着就乐意喝了。亲身体验哦！推荐鱼腥草水，消炎抗病毒，简单有效哦！　　　　　　——炫舞精灵

6. 陈老师每一本书都买了，孩子今天 7 岁了，从出生到现在从未打过点滴，感冒发烧都是用陈老师的方子，特管用！　　　　　　　　　　——YaQi

7. 陈老师您好！自从您 2013 年到海口讲座，我就开始关注您了，您的书我全都买了，我几乎是按照您的食谱提示吃的，效果相当好，现在生病都不用上医院去打

点滴了，感谢您给我们提供这么好的方子！

——等爱的女人

8. 自从看了老师的书，受益匪浅，我家小孩扁桃体发炎引起的高烧也是喝鱼腥草汁，鱼腥草兑点凉开水榨汁，加点白糖，喝起来像饮料，孩子比较容易接受。

——燕

9. 小偏方太多啦！春季我们一家人都感冒咳嗽，老公赶紧买了感冒药吃，我不喜欢吃药，就熬了鱼腥草水喝了两天，咳得没那么严重了。老公一直吃了两周的药才好，他说："你那个怎么比药还灵啊？"我心想："陈老师给的方子当然有效啊！"

——小小花卷

10. 陈老师出的几本书，我全部买来收藏了，平时只要有空就会拿出来翻看，一到换季，或是有什么健康问题的总爱先翻陈老师的书寻求方子。陈老师推荐的许多食疗方子，好多都超家常、超实用，特别是那个鱼腥草，家里老小有什么问题都会想喝点鱼腥草水消炎，为此我家菜地种了一整片的鱼腥草！还有治感冒的小方子，都特别管用！自从知道了陈老师的书，家里大人孩子感冒都很少用药了，很多在感冒初期就运用老师教的食疗方子控制住了！感谢美女老师，给我们分享这么多的传世珍宝，让我们能轻松地学到那么多养生知识！

——Helen 海

11. 女儿经常喉咙痛，咳嗽，原来吃阿莫西林，自从买了陈老师的书就没吃过药，而且每次就吃鱼腥草和陈皮泡水，一喝就好。我还买了陈老师说的川红橘，自己做陈皮……现在我的朋友们都跟着买陈老师的书。我姐夫病了天天吊点滴，病老也不好，按照陈老师的方法泡脚，吃鱼腥草立马好。感谢陈老师的辛勤付出！

——如果的事

误区三：进补后身体能快点好

有的人觉得感冒了身体虚，是不是吃点补药补一下，身体能快点好？这种想法其实是错的。

感冒是外邪入侵人体了，我们要想办法把病邪驱赶出去，所以要保持人体发散的通道畅通。而补药是"关门"的，它是通过固表的作用，加固人体对外的防线，防止病邪进入。在体内已经有病邪的情况下，门一关上，就把病邪封闭在体内了。

这种情况，中医有一个形象的说法，叫作"闭门留寇"。盗贼进门了，我们应该把他们赶走。如果把门关上，盗贼出不去，就会在你家里铤而走险、胡作非为。

感冒了，不仅是补药，一些特别补气的食物也尽量不要吃，比如说鸡肉和鸡蛋。

鸡肉和鸡蛋都是补气的，平时吃可以增强抵抗力，但是感冒了最好暂时不要吃。

一次跟几个朋友聊到这个话题，一个广西的女孩说："难怪我们老家有个说法，叫'感冒吃鸡，神仙也难医'。"这句话说得太好了。

为什么？因为再好的食物，用在不恰当的时机，也会变成不好的东西。有的人觉得感冒喝鸡汤管用，那除非你买的是违规饲养的鸡，体内抗生素等药物超标了，那或许有用。不过，我们都知道，饲养动物用的药比人吃的药等级低多了。谁会愿意吃动物药呢？所以不管哪种情况，感冒时都请尽量不要吃鸡为妙。

误区四：治不治，感冒总要七天才能好

感冒是分不同类型的，调理时一定要对症下药。如果用错药，不仅没有效，还可能起反作用。

有一个说法，叫作"感冒七天好"，意思是感冒总要7天才能好。有的人就觉得感冒不管怎么调治，都得一个星期才能好。其实这是一种误解。

"感冒七天好"的意思是：病毒引起的感冒，人体自身的免疫力是可以对抗的。如果不用药，一般的人一个星期也可以自愈。因此，在国外，大夫对于普通感冒的病人，一般不给开药，就是建议他们回家休息，多喝水，等待感冒自愈。

实际上，如果在感冒初起的时候及早、正确调治的话，可能一两天就没事儿了，有的甚至当时就好了。如果你用了很多方法调治，还是超过7天才好，那就说明你用错药了。

大家记住，普通的感冒是急性病，来得快去得也快。不管什么方法，如果说连续用了好几天都不见效，就要考虑是不是用的药不对路。

读者评论

　　昨天我低烧了一天，喝了些姜糖水，又喝了些米汤后，慢慢地烧就退了，今天准备再喝点鱼腥草水。很感恩您带给我们的养生知识，感恩您教会我们健康地生活，我明显感觉到人的身体真的有自愈能力。
——q-cinderrella

一年四季如何不得感冒

春天如何不得感冒——喝甘草薄荷茶

春天是刮风的季节，我们通常受风比较多。春天的感冒，一般偏向于风重，其表现就是头晕。

春天的感冒容易转化为风热感冒。这是因为，冬天天气寒冷，很多的火压在体内。而我们冬天吃的又都是口味比较重、营养比较丰富的东西，相对不易消化，所以胃里边往往会有一些积食，这些积食也会变成内热。

到了春天，气候一变暖，外界的阳气就把人体的内热勾出来了。所以，春天我们一旦出门吹了点风，一感冒，很快就变成风热了。春天，预防感冒主要是防风。怎么防呢？要重点保护身体的两个部位。

一、保护头部

春天在刮风时出门最好戴上帽子，特别是小孩和老人更要戴。风气轻，往上走。所以古人说，伤于风者，上先受之。风邪袭人，人体最上面的头部首当其冲。所以，我们要保护好头部，不要让头吹到风。

二、保护鼻子

春天是感冒最容易传播的季节。感冒病毒离开人体以后，还能活3天。它们残留在各种公共场所，也附着在灰尘上。如果我们手上沾染了感冒病毒，无意中摸了鼻子，或者是带有病毒的灰尘进入了鼻孔，就会传染到感冒病毒。刮风沙的天气，回家后可以用医用棉签蘸上酒精，清洁一下鼻孔，给鼻子消毒。别小看这个简单的动作，它对于预防感冒传染很有用。

有一年春天，北京刮沙尘暴了。孩子顶着风走路回家，我马上用酒精棉给他的鼻孔消了毒，第二天他身体好好的。而和他从学校同路回来的邻居小伙伴，第二天就咳嗽发烧了。

春天，我们可以喝点甘草薄荷茶来疏散风邪，预防风热感冒。

> **做法：**用一小把薄荷叶，加上两小片甘草，用开水冲泡10分钟就可以喝了。
> 新鲜的薄荷叶更好。如果用鲜薄荷叶，可以先用开水冲泡甘草，盖上杯盖闷几分钟，等水温凉到60℃~70℃时，放入薄荷，不要盖杯盖，过几分钟就可以喝了。

薄荷甘草茶对嗓子也很好，常喝可以预防咽炎。它的用量没有太多讲究，想喝的时候，泡一杯当茶喝就行了。

夏天如何不得感冒——喝荷叶扁豆粥

夏天最常见的是肠胃型感冒，这种感冒跟湿有关。这个湿来自两个方面：一是外湿，是夏天的潮湿天气；二是内湿，吃了生冷或不易消化的东西。

湿气重，往下走。伤于湿者，下先受之。所以，湿气重的时候，感冒病毒会直接往下伤到我们的肠胃。伤到胃，就会引起恶心、呕吐；伤到肠，就会引起腹痛、腹泻。再重了，还会伤到肾。肾主骨，所以如果感冒夹有湿气的话，人就会觉得浑身从骨头里往外透着酸痛。

夏天怎么防湿呢？空气中的湿虽无处躲避，但我们可以从饮食上来调节。

夏天，不要吃太多生冷和不好消化的东西。

大家都知道夏天吃多了生冷的东西对肠胃不好，雪糕冷饮之类的不用说了，一些特别寒凉的水果比如梨就不适合夏天吃。还有太过滋腻的东西也不适合夏天吃，同样容易生内湿，比如阿胶。夏天是人的胃口比较弱的时候，最好吃得清爽一点。

夏天可以喝荷叶扁豆粥健脾祛湿，预防肠胃型感冒。

> **做法：** 取一小把白扁豆用淘米水泡涨，然后跟大米一起熬粥，粥快熟的时候打开锅盖，把一张新鲜的荷叶洗净后倒扣在粥面，再煮5分钟就可以起锅了。如果没有新鲜的荷叶，也可以用干荷叶，在粥快熟的时候放在粥里一起熬熟。

夏天特别闷热、潮湿的时候，每天喝荷叶扁豆粥，既能祛湿又能解暑。它是提气的，早上喝能帮助我们保持头脑清醒。

秋天如何不得感冒——喝银耳百合羹

秋天的感冒，不论风寒还是风热，往往带一个"燥"字，一般都会感觉呼吸道有点干，咳嗽大多是干咳，有痰也比较黏，不容易咳出来。

秋天天气干燥，而且天凉了，人体的毛孔一收缩，分泌物也减少了，所以内外都燥。燥邪伤人，肺是首当其冲的。肺特别怕干燥，一燥就容易产生各种问题，影响呼吸道，也影响皮肤和肠道。人往往觉得特别干，皮肤干、大便干、嗓子干、鼻子也干。鼻子和咽喉干燥，缺乏滋润，病毒就容易长驱直入呼吸道。

秋天防感冒，就要注意防燥。怎么防呢？还是要从饮食上来调节。

不要吃太多辛辣的东西，它们会使肺更燥。为什么说秋不食姜呢？就是要防止辛味太重伤肺阴。

要多吃一些滋润的东西，不仅要润肺，还要补肾阴。肺就像植物的叶子，它的根在肾。我们给叶子浇水只是表面功夫，把水浇在根部，才能从里而外地滋润肺脏。

秋天可以喝银耳百合羹来防燥，既润肺又补肾阴，能预防感冒和气管炎。

做法：把银耳撕成小朵，跟干百合一起放进保温瓶，冲入开水，泡一晚上。早上倒锅里煮十几分钟，加冰糖起锅就可以喝了。

百合比较凉，用量大约是银耳的1/5就好，不要太多。大便稀软的人不要用百合，可以用莲子代替。

银耳百合羹既清热又滋补，有养颜的作用，还能防止大便干燥。秋天坚持每天喝，皮肤会比较滋润，嘴唇、鼻腔也不会干燥难受了。

读者评论

陈老师，我看过您的书后，去年整个冬天都在吃银耳，皮肤真的好起来了，嘴唇不起皮了，斑也淡化很多。我婆婆有支气管炎，吃了银耳后，感觉也好多了，谢谢老师！

——婷婷~菇娘

冬天如何不得感冒——喝生姜红薯汤

冬天的感冒以风寒感冒居多。冬天的感冒偏向于寒重，表现就是头疼、脖子僵硬、胃口差。

寒冷是最伤人体阳气的。阳气一伤，脾胃就虚弱了，抵抗力也会下降。

冬天防寒，就要保养人体的阳气，特别是脾胃的阳气。可以喝生姜红薯汤。

做法：将250克（半斤）红薯切成小块，冷水下锅煮开，放3片带皮的生姜进去，一起煮20分钟就可以起锅了。

喝这个汤可以补气血、润肠胃，让全身都暖起来，不怕冷。这个保健的方子中，用生姜的方法跟调治感冒的姜汤是不一样的：一是姜不去皮，二是煮的时间比较长。**生姜煮的时间短，作用是走表，偏于发汗；而煮的时间长，作用是走里，偏于暖胃。**

读者评论

看了陈老师的视频，四五年都没打过吊瓶，真给力。陈老师，您是中华民族的正能量。

——杜锋

感冒要分类型治，食方一用见效快

有的人可能觉得小小的感冒还要分类型，很麻烦，怎么调治应该是医生的事。但是，**感冒是特别常见的病，即使是找医生开了药，家里的饮食没有配合好，也会影响疗效，甚至会起反作用。**

要想感冒来临时不慌张，就要正确对待。花一点时间去了解清楚感冒的基本知识，明确怎样根据不同的感冒类型来调理，我觉得是很必要的一件事。建议大家不要嫌麻烦，它关系到我们后半辈子的健康。对于有孩子的父母来说更是重要，不要让感冒影响到孩子的成长。

感冒调理好，不留后遗症，就是给孩子一生的健康打下一个好的基础。

感冒是有不同类型的，调理方法不对就可能适得其反。

中西医对感冒都有很细致的划分，对一般人来说可能比较难完全了解。我们在家调理感冒，可以大致按照调理方法的不同，简单分为这几种类型：风寒感冒、风热感冒、肠胃型感冒、气虚感冒。

对付感冒，我们首先要分清寒热，这个绝不能错，否则就会南辕北辙。

有很多中成药都能治疗感冒，但不能抓到什么用什么。要仔细看看说明书，到底这个药是适用于风寒感冒，还是风热感冒。

三个分辨风寒和风热感冒的小窍门

风寒感冒和风热感冒其实有很大区别，我告诉大家 3 个分辨风寒和风热感冒的小窍门。

分辨风寒感冒的小窍门

一、看嗓子：嗓子发痒，一般是风寒感冒。

二、看分泌物：如果有痰或者鼻涕，白色清稀的，属于风寒感冒。

三、看体温：风寒感冒发烧慢，温度不高。

分辨风热感冒的小窍门

一、看嗓子：嗓子很疼，一般是风热感冒。

二、看分泌物：如果有痰或者鼻涕，黄色浓稠的，属于风热感冒。

三、看体温：风热感冒一开始就容易发烧，而且温度比较高。

现在治感冒的中成药，针对风热感冒的比较多。

其实，**多数情况下，感冒都是从风寒感冒开始的，风热感冒很多也是从风寒感冒转化的。很多人吃错感冒药就是在感冒初起的时候。一开始错了，以后调理就难了。**

所以，感冒初起的时候，一定要分辨清楚才用药。

大家要注意，感冒是会转化的。风寒感冒到后期有些就会转化为风热感冒。如果你一开始知道自己是风寒感冒，调理了两三天没有完全好，还继续用同一个方法，那就可能是不对的。

感冒，往往容易在气温高的时候从风寒转为风热。对于年轻人和小孩来说，体内的阳气足，也很容易从风寒感冒转化为风热感冒，所以你要随时观察自己身体的表现。

专调轻、重风寒感冒的食方：去皮姜汤、葱姜陈皮水

风寒感冒可以分阶段，按轻重程度来调理。

一、风寒初起——姜汤

受凉以后，感觉怕冷，有点头痛、流清鼻涕，也就是我们通常所说的伤风了，这时候马上喝姜汤就可以解决。

煮姜汤要注意：姜要去皮，这样才能起到发汗的效果。生姜不要久煮，要在水开后下锅，煮 3 分钟就好。

煮的时间长了，姜发散风寒的效果就差了。凡是调治感冒、散风寒，姜煮的时间要短。如果是暖胃、祛胃寒，姜就可以多煮一会儿。

二、重感冒——葱姜陈皮水

风寒感冒到了一定的程度，就会开始发低烧了，感觉怕冷、不出汗、头痛、鼻塞，这就是重感冒。

得了重感冒，人会感觉十分难受。如果不调治，拖延好几天也不容易好，还可能会咳嗽一两周。对付这种感冒，我家有一个小方子，效果很好——就是在姜汤里加葱和陈皮来调理。

葱姜陈皮水

原料： 3 片去皮生姜，3 个葱白连着根须，1 块陈皮。

做法： 1. 陈皮要先煮，葱姜要后下锅。用一块陈皮，跟冷水一起下锅。煮开以后，再放入 3 片去皮生姜，3 个葱白连着根须，煮 3 分钟起锅。

2. 趁热喝，如果能吃得下去，就可以把葱白和葱须一起吃掉，效果更好。想吃姜的人，可以连姜片一起吃。

3. 平时有胃热的人，不要把姜片吃掉，以免上火。陈皮的味道有点苦、有点辣，就不用吃了。

喝了葱姜陈皮水，人会出汗。记住这时候一定不能受风，否则寒气又会进去。

注意：风寒感冒调理的重点是让人出汗，通过发汗把风寒散出去。 所以，葱姜陈皮水只要喝一两次，最多三次，出了汗、散了寒，感觉好转了，就可以了。剩下的事情，就是多休息，吃点泡菜，用清淡的饮食慢慢调养，让身体自己恢复。不要为了巩固疗效一直喝，造成出汗过多，没有必要。

读者评论

1. 您的葱姜陈皮水，让我这个冬天少吃了很多感冒药。　　——Enne

2. 感冒用了陈老师讲的葱姜水，第二天就好了，真是灵验啊！　——tangrenlz.

3. 有一年除夕，儿子烧 38.6℃，我按书中煮了葱姜水给他喝，后来一晚也没再烧起来。谢谢陈老师！　　——知难而退

4. 前几天感冒也用了葱姜陈皮水，没有吃药。感冒后嗓子不舒服，现在一直在喝鱼腥草水，效果很好。

——斐斐 fei

5. 治风寒感冒的陈皮葱姜水效果好神奇。特别喜欢陈老师。

——cy

6. 孩子感冒初期，用过陈老师的陈皮加姜和葱须，屡试不爽，真的不错。胃不舒服，用的是陈皮水加蜂蜜，居然不用吃药就好了。

——kezhi

7. 陈老师您好，我们家人看了您的书后受益很多。有一次，我妈妈吃药吃得发烧了，就不吃了。然后用您的陈皮葱姜红糖水的饮方，早晚各喝一次，就喝了一天，发烧就好了。非常感谢陈老师。

——小天

8. 大宝感冒喝葱白连须红糖姜水，回回有效。

——纳西田野山货行小二

9. 很喜欢允斌老师，你的书我全部都买了，而且受益匪浅，觉得学医都没看老师的书有用，感冒喝葱姜陈皮水不超过三天就好了，我同事都觉得太神奇了，每次咳嗽按老师的方子不超过一个星期就好了。

——艾向晴

允斌解惑

问：陈老师，妈妈昨天发烧 38.6℃，冷，白痰，头痛全身痛。煮了蚕沙竹茹陈皮水喝了 4～5 次了，38.2℃。怎么回事？我发烧时，喝了一晚上蚕沙竹茹陈皮水就好了。

允斌答：像这种低烧发冷全身痛，是典型的风寒重感冒，应当用葱姜陈皮水。

专调轻、重风热感冒的食方——
萝卜皮、白菜根熬水，牛蒡汁

风热感冒也可以分两个阶段来调理。

一、热伤风——萝卜皮、白菜根熬水喝

轻度的风热感冒，**有些头晕，嗓子疼，咳嗽，口渴想喝水**，这就是

俗称的热伤风。可以用两样做菜剩下的边角料来调理：萝卜皮和白菜根。

> **做法：**将一个萝卜皮切成丝，加三四个白菜根，水开后下锅，煮 10 分钟起锅，趁热喝下去。一天喝 3 次。

如果同时还伴有鼻塞的话，就在萝卜皮菜根水中加两根连须葱白，一起煮水喝。

二、继发咽扁炎——牛蒡汁

如果风热感冒比较重了，还伴有咽喉肿痛，扁桃体也发炎了，就可以喝牛蒡汁来消炎。

牛蒡是一种蔬菜，长长的，有点像山药。

> **做法：**把新鲜的牛蒡仔细地洗刷干净，不用去皮，切成小块，放在榨汁机里加点水打成汁，直接喝就可以了。

如果没有榨汁机，直接吃也是可以的。一定要用生的牛蒡，消肿的作用才强。如果是炖熟了以后再用，它消肿的效果就减弱了，更适合用来润肠、通便、排毒。

读者评论

1. 神奇，昨晚只照方子煮了一壶，症状马上好转，今早起来就不再流鼻涕，准备今天继续巩固。　　　　　　　　　　　　　　　　——小抢爱

2. "回 1""回 2"我和妈妈一人一本，葱白连须加白萝卜皮，对付风热感冒初期很有效。　　　　　　　　　　　　　　　　　　　　　　　——楣

3. 我今天给妹妹煮了萝卜皮白菜根水，治好了她的感冒。她平时对这种事一点都不感兴趣，今天她倒是对我竖起了大拇指，这都是陈老师的功劳。——愿望很小

4.牛蒡汁治咽喉痛屡试不爽。我从小感冒就会咽喉发炎，认识老师，知道了牛蒡的功效，榨汁加白糖喝可以调理咽炎。前几天早上起来嗓子里咳出黄痰了，吞口水都痛，马上一杯牛蒡汁下肚，第二天全好，吃什么辣的、烤的都没问题。记得去年冬天嗓子发炎没有时间去买牛蒡，从一开始吞口水痛到后面变成干咳，咳了半个月才好。我的经验之谈，凡是咽喉炎症初起，只要喝一次牛蒡汁，就不会发作。

——湖南 繁缕

允斌解惑

问：陈老师，实践证明喝鱼腥草水对风热感冒很有用，是我办公室必备的良品，而且就像您书里写的，鱼腥草水对咽炎也很有用。周围抽烟的朋友试了后也觉得有效果。想问下如果小孩是风热感冒，可以给小孩泡水喝吗？

允斌答：可以的。不过小孩风热感冒最好还要加上带皮萝卜一起煮水。

专调肠胃型感冒的食方：香菜陈皮姜水

夏天有的人感冒以后，感觉头晕头痛，还恶心、呕吐、肚子痛甚至腹泻，这就是肠胃型感冒。即肠胃受寒了，也可以说是肠胃"感冒"了。当我们吹空调受了点凉，或是淋了雨，同时又吃了生冷瓜果或是难消化的食物，就有可能得肠胃型感冒。

这种情况，可以煮香菜陈皮姜水来喝。

香菜陈皮姜水

原料：3片带皮的生姜，1个陈皮，1小把香菜。

做法：1.把香菜根切下来，单独切碎，香菜叶子也切碎。

2. 锅里放水，先把陈皮下锅煮，水开后放香菜根、姜片，煮5分钟，再把香菜叶子撒进去，关火起锅。

3. 喝煮好的汤水，并把香菜吃掉。

4. 如果有的人同时还有鼻塞、流鼻涕的情况，可以在这个药茶里放上3根葱白（连须）一起煮，就能通鼻塞了。

扫一扫，即可观看香菜陈皮姜水的制作视频。

肠胃型感冒和急性肠炎要区分开

急性肠炎是细菌感染，是吃了不洁食物引起的，可以用新鲜的马齿苋生拌了吃。而肠胃型感冒是病毒感染，是肠胃受了寒湿引起的。

急性肠炎腹泻比较严重，而肠胃型感冒有的并不腹泻，而且多少会有一点感冒的症状。

专调气虚型感冒的食方：生姜大枣粥

得了风寒感冒，由于风寒闭塞了毛孔，人就出不了汗，所以要想法来发汗。风热感冒能出一点汗，可也不太畅通。但有一种人，**他得了感冒以后，却一直出汗，而且还特别怕风，嘴里觉得很淡，吃东西没有味道，浑身没力气，这种情况就是气虚型感冒。**

平时身体比较弱、气虚的人，经常反复感冒的人，就会得这种感冒。

遇到这种情况，你不能用普通的感冒退烧药，因为退烧药大多是发汗的。气虚型感冒本来汗就多，再一发汗，就更虚了。虚就更容易受风，会落下很多病根。

如果你发现自己老是反复感冒，要观察一下是不是出汗比较多。如果总出汗，而且觉得口淡、吃什么都没胃口，甚至是感觉浑身无力，那就可能是气虚型感冒。

气虚型感冒要怎么调理呢？可以喝生姜大枣粥。

生姜大枣粥

原料：半个生姜，6个大枣。

做法：1. 半个生姜不要去皮，切成丝。

2. 取6个大枣掰开，和大米一起煮粥。

3. 粥熟以后，把姜丝撒进去起锅。

姜肉发汗，姜皮止汗。**所以，气虚感冒的人用姜不要去皮，避免出汗更多。**气虚型感冒的人体质比较虚，所以一定要用大米熬粥，这样既能散寒又不伤气，还养脾胃，可以提高人体的抗病能力。

如果身体很虚的人得了气虚型感冒，可能同时还会感觉气短、咳嗽，这时候可以在姜枣粥中加一个鸭蛋。

> **做法：**6个掰开的大枣和大米一起煮粥，快煮熟的时候打一个鸭蛋进去搅散，把姜丝撒进去起锅。

请注意，煮这道粥时不要用鸡蛋，鸭蛋和鸡蛋的作用不一样。鸭蛋有清肺的作用，能止咳，而鸡蛋会影响感冒的治疗。

读者评论

1. 陈老师，每当家人感冒咳嗽，我按您所说的去辨证和治疗，都能取得很大的效果，大部分都可以治愈，且很少吃西药。特别是红枣大米粥，每当家人气虚感冒的时候，吃了这个，病情逐渐转好。

——mingchiu 闯天涯

2. 我跟陈老师学的，现在立夏的时候都会喝生姜红枣红糖茶，夏天喝祛寒效果比较好。我去年喝了一个月，感觉还真不错，冬天基本上没感冒。——写意生活中

3. 首先要表达对您的感谢，很真诚的！生姜红枣茶喝了两次解决了老公的风寒感冒。从此，"陈老师说的"（这几个字），在我家，很好用！ ——楣

4. 我妈妈感冒，喝大枣鸭蛋姜丝粥效果好。 ——纳西田野山货行小二

5. 我家里病孩多，两胎三个儿子，其中老三特别容易气虚感冒，我用的就是陈老师的生姜红枣粥调理，他每每感冒，喝两天红枣粥，感冒基本能痊愈，我们家再也不用跑医院，省下来好多看病的钱，我真的很感激陈老师，虽然一直没能亲眼见到陈老师，但想趁这个机会向陈老师说声，谢谢！感恩有您！

——脑瘫双胞胎家长

允斌解惑

1. **问**：陈老师，看了您在《家政女皇》的节目终于明白自己的感冒原来不是风寒也不是风热而是气虚型。每年起码气虚感冒三次，以前都要在床上躺小半月，反复发烧。自从上次用了红枣姜大米粥以后就好多了，感谢您。有两个问题就是气虚感冒退烧后的咳嗽该怎么治疗？是用治寒咳的方子吗？还有经常气虚感冒的人，平时有何调理方法吗？

允斌答：如果嗓子不疼，就用祛寒咳的方子。气虚体质平时调理可以喝黄芪粥。

2. **问**：我一年四季手脚凉，经常感冒，大便呈粒状。虽然想吃东西，但吃点就胃胀嗳气，吃两片生姜就好很多了。这要如何调理？喝姜枣茶有效吗？

允斌答：会有一定效果的。

出门在外，感冒初起时如何就地取材

出门在外，遇到天气不好，或是特别劳累，出现感冒前兆的时候，如果不方便治疗，就不要硬扛着，可以就地取材，先用一些小方法调理一下，可以防止感冒发展。

首先你要分清自己是受凉了还是受热了。

如果是受凉了，想办法祛祛寒就可以。如果你当时在餐厅吃饭，就可以来碗热汤面，加些辛辣的调料，比如葱、姜、蒜等，它们都有祛寒的作用。你也可以在汤里撒一些胡椒粉，喝下去。

如果感觉受热了，就可以喝些绿豆粥。假如觉得有点头晕，还可以喝一点菊花茶。

许多蔬菜都有抗感冒病毒的作用，比如圆白菜、萝卜、白菜，你可以点这些来吃。

如果是旅途劳累引起的感冒，感觉胃口不好，甚至恶心，可以点一些泡菜来吃，泡姜、泡萝卜、泡圆白菜都很不错。

给大家推荐几个我自己调治感冒的小方法。

感冒嗓子疼，吃糖拌西红柿

风热感冒一般是从嗓子疼开始的。当天气忽冷忽热，我们觉得有点不适应，嗓子也开始疼起来，就要提防得风热感冒。这个时候，有个简单的小方法：马上吃些糖拌西红柿。

做法：把西红柿切成小块，拌上点白糖，搅出汁，喝下去就可以。

这个汁酸酸甜甜的，很好喝。

西红柿是凉血的，白糖是清肺热的。**注意：不可以用红糖，一定是用白糖。**因为红糖是温性的。

读者评论

陈老师，我儿子退烧了，因为没什么症状，估计就是你书里所说的单纯的热伤风吧！我今天就煮鱼腥草让他当水喝，饭后吃点糖拌西红柿，烧真的退了！太高兴了！再次感谢陈老师！

——心雨咚咚

适合多种感冒的救急食方——葱花豆豉汤

一次去南方某电视台录节目，当时是初冬，那里的白天挺暖和，阳光下晒得人直冒汗。没想到夜里气温下降，酒店的房间没有暖气，非常冷。冻了一夜，早上我觉得昏昏沉沉的，起床有点困难，全身酸痛，没力气，嗓子也有些哑。一摸额头，发烧了。

由于前一天还受了热，这不是单纯的风寒感冒，所以发烧来得快，而且温度也比较高。因此，不是一碗姜汤散寒能完全解决问题的。

白天还有重要的工作，怎么办呢？我试着去酒店的早餐厅看看。早餐是自助式的，都是常规的鸡蛋、包子、香肠、水果之类的。转了一圈，突然看见角落里有现煮米粉的明档。我过去一看米粉的调料，有豆豉，有葱花，高兴了。我马上跟两位煮米粉的大师傅说："我要一碗米粉，但是不要加粉，只要汤，放半碗葱花，两勺豆豉。"大师傅觉得很奇怪，但还是给我盛了一碗热气腾腾的汤。

我把这碗汤趁热喝下去，前额出了一点细汗，头就清醒多了，那感觉真痛快。我拿着碗又回去了，说："麻烦你再给我来碗这样的汤，多放点调料。"这一回，两位大师傅再也忍不住了，两个人都笑了："从来没见过吃米粉不要粉，光吃调料的啊！"

喝了汤，我回房间睡了 1 个小时，等出的汗收了，烧也退了。再出门感觉神清气爽，感冒的症状都消失了。这时才刚早上 8 点，电视台编导来接我去工作地点，他们完全没有看出来一个小时前我还是个病号。

我配的这碗汤，可以把它叫作葱花豆豉汤。它其实是感冒时一个救急的好方法，对于一般的感冒早期都有效。

一般治风寒感冒的药都偏于辛热，而治风热感冒的药偏于寒凉。葱花和豆豉，则相对温和，所以普通的感冒在早期阶段可以用这个方法通治。它们都有一个"通"的作用。葱能通气，能帮助我们把身体所受的风散出去；豆豉也是通的，它疏通的是经络，可以疏通淤在经络里边的病邪之气。

出门在外，天气忽冷忽热，既受了热又受了寒的时候，如果感冒了，有人可能会觉得自己各种感冒症状都有一点，分辨不清楚，这时候喝一碗葱花豆豉汤是比较保险的方法。

这个汤取材方便，一般的餐厅都有这两样调料，你可以请厨师做一下就行了。

做法： 1. 用两大勺豆豉，清水泡洗一下，去掉一些咸味。
2. 加冷水下锅煮开几分钟后，加一把葱花起锅。

豆豉要多放一点，不能少于 60 粒。

如果没有条件做汤的话，可以点一碗热粥，把葱花和豆豉放进去一起吃。如果连粥都没有，你就用开水冲泡葱花豆豉吃也管用。

葱花豆豉汤有发汗的作用，气虚型感冒的朋友要慎用。

喝了这个汤，人会出一点汗，这个时候注意不要出门吹风。

这个汤只需要喝一两次，发出汗来就不用再喝了。

读者评论

1. 现在我家基本上就没什么感冒成药了，有我晒干的葱须，还有豆豉，感冒的时候很管用的。
————写意生活中

2. 关注陈老师好多年了，只要是陈老师的书都买，有空就好几本书一起看，想到什么看什么。从小就是用陈老师方法治疗女儿感冒发烧的，女儿 9 岁了，除了一次特别严重脱水上医院输液一次，基本在家按老师说的调理。感谢遇见陈老师。
————一杯茶

允斌解惑

问：允斌姐，我有一个疑问，老分不清风寒感冒风热感冒的区别。我吹空调感冒了，嗓子超痛，但流的是清鼻涕。我昨天喝了一天葱根生姜茶也没改善。今早起嗓子痛爆了，吃了你介绍的糖拌西红柿，喉咙缓解好多了，但还是不停地打喷嚏，流清涕。这到底是风寒感冒还是风热感冒呀？

允斌答：嗓子痛就是有风热。夏天吹空调感冒后嗓子痛，这种情况属于热伤风，用豆豉葱花汤加牛蒡效果好。

不能一咳嗽就马上去止咳——
调理各种咳嗽的食方

从小到大，谁没咳嗽过呢？每次做讲座的时候，一说到咳嗽的话题，听众发言特别踊跃，似乎每个人都有一部辛酸史。

的确，不管是小孩、年轻人，还是中老年人，许多人都被久治不愈的咳嗽困扰过。我们都听说过一句话，叫作"外科不治癣，内科不治喘"。

因为咳嗽的原因非常复杂，涉及五脏六腑。不光是肺的问题，哪一个脏腑有问题，都可能引起咳嗽。

肺的问题引起的咳嗽比较好处理，其他的就麻烦了。

调理咳嗽时，有一个大原则大家一定要记住：不能一有咳嗽就马上想到去止咳，这是最重要的一点。

咳嗽是人体的一种自我保护的反应，是通过咳嗽的动作把体内的脏东西排出来。如果一有咳就去止的话，可能当时不咳了，但是病进入肺里头去了。

过两天，它发作出来，可能会变得更厉害，这时候再调理就比较麻烦。久而久之，就可能演变成慢性咳嗽。

专调感冒后咳嗽和小儿咳嗽的食方——
陈皮加姜、梨皮加白萝卜皮

1. 如果感冒后咳嗽，吐的痰是白的，那就是风寒咳嗽，可以用陈皮加姜煮水喝。

> **做法**：3 个陈皮放锅里加水煮开，放入 9 片去皮的生姜（姜片切厚一些，不要太薄）一起煮 5 分钟关火。倒出药汁，趁热喝下。煮过的材料，还可以再次加水，再煮一次。

2. 如果感冒后咳嗽，吐的痰发黄，那就是风热咳嗽，可用梨皮加白萝卜皮煮水喝。

> **做法**：用一个梨的皮和半个白萝卜的皮，加冷水下锅，煮开后再煮七八分钟关火。
> 如果还有鼻涕多的症状，建议再加一段葱白。

只有找到原因，咳嗽才好调治。比如调治风寒咳嗽，陈皮能化痰、散寒；治风热咳嗽呢，萝卜皮和梨皮都能祛风热，简单的食物就能派上大用场。

小孩的咳嗽，最常见的原因是积食。所以小孩咳嗽的时候，首先要想到是否积食了，给他消消食。特别是小孩夜里老咳，还带着痰鸣音，这跟积食的关系很大。

如果是肉吃多了，你就给他喝点山楂水；要是吃米面多了，可以喝点炒麦芽泡水或者给他吃烤焦的馒头片。如果积食消掉了，就不会生痰，孩子自然就不咳嗽了。

读者评论

1. 遵照陈老师的医嘱，我和儿子苦苦地吞饮了达半个月之久的萝卜梨皮汤。谢天谢地谢善人，终于成功彻底杀毒！儿子又恢复了活蹦乱跳，而且，无论桂圆汤、胡椒炖蛋汤，还是罗汉果香汤，只要说是陈老师推荐的，他都麻利地、甜美地一扫而光！　　　　　　　　　　　　　　　　　　　　——从未走远

2. 我四岁半的小侄子前几天糖果吃多了上火咳嗽，用萝卜皮梨皮熬水喝，才喝了两天，真的很见效！非常感谢陈老师！　　　　　　　——心雨咚咚

3. 陈老师，梨子皮加萝卜皮的方子对我女儿的感冒咳嗽太管用了！最近几次感冒都是用这个简易方子，孩子不遭罪，大人也轻松。谢谢！　　——瑾瑾

4. 陈老师，我之前在湖南卫视台《百科全说》看过关于您的专集后，买了两本《回家吃饭的智慧》，很是受用，小孩有什么头疼咳嗽从来不用去医院，我也很庆幸得到了两本好书。　　　　　　　　　　　　——用户2954639170

5. 谢谢陈老师，风热感冒用梨皮加白萝卜皮给我们家小孩煮水喝，效果很明显。

——青青

没有感冒，突发干咳的食方：鱼腥草加梨皮煮水

有一种咳嗽，发病很突然，没有感冒，就觉得嗓子发痒，突然咳起

来了，而且是干咳，严重的可能会一下子咳出血丝来。

遇到这种情况不要慌张，这可能是你一不小心把空气里的脏东西吸到肺里去了。要知道，我们的肺是一个很娇气的内脏，它特别爱干净，哪怕沾上一点点脏东西，它也一定要把它咳出来。像这种咳嗽，你千万别急着去止它。

你注意观察，家里有小孩子的带着孩子出门逛马路，孩子回家以后，往往会咳几声。这就是吸了脏东西在肺里，咳出来就没事了。

刮风的天气，有些朋友出门回家也容易出现这种干咳。这时候如果急于止咳，就把脏东西留在肺里了，容易引起炎症。本来是干咳，过几天就生出痰来了，这更麻烦。严重的，还可能造成肺炎。

遇到这种情况，不要盲目止咳，可以观察几天，让它自愈，同时用鱼腥草加上梨皮一起煮水喝，清一清肺，帮助身体把炎症消掉。如果吃不下去新鲜的鱼腥草，就用干的。干的鱼腥草煮完水后，样子有点像红茶，这种味道一般人都是可以接受的。

做法：用 500 克（1 斤）新鲜的鱼腥草，1 个梨的皮，水烧开后，一起放入锅里，煮几分钟就可以喝了。

如果用干鱼腥草，就要和冷水同时下锅，等水开以后，再煮1 分钟赶紧起锅。方法跟泡茶差不多，不要煮太长时间。

读者评论

1.老师，我已经咳嗽一周了，就在我的肺快要咳出来时，果断用您家的鱼腥草梨皮茶，感觉像在变魔术，喝三次就好了。这么简单的食材比老中医开的大包药有效，感激！

——会发光的 Star

2. 之前每次感冒都会咽喉痛得睡不着，有了折耳根梨皮水，从此告别咽喉肿痛啦！

——榴

3. 小孩吃了烧烤，晚上就开始干咳，第二天一大早我就用了鱼腥草加梨皮煮水，喝了一天，我都不敢相信，晚上居然不咳了，第三天，因为上班忙，没有煮水，晚上又咳了，第四天又赶紧煮水，喝了两三天就好了。这要是在以前肯定是吃药、输液。

——用户 5809147953

4. 陈老师您好，我是您的粉丝。鱼腥草的特殊气味一开始只限于泡水喝，渐渐地就开始喜欢它了。秋天起我做了那个鱼腥草雪梨汤，我儿子每周喝一杯。年初我在超市买回来的鱼腥草没吃完自己发芽了，我就种在楼下树后面，要吃就去摘、挖，今年每天早晨起来都不咳嗽了。

——陈小华

慢性咽喉炎引起的咳嗽，用罗汉果煮水喝

有慢性咽喉炎的人，往往在感冒后发作，留下个咳嗽的"尾巴"，时不时地咳几下，嗓子里总有点痰。

咽喉部是肾经通过的地方。如果你有长期的慢性咽炎，就可能是肾有问题。有一些人从事的职业需要长时间说话，比如主持人和老师，话说得太多，就会耗气伤肾；有些人经常熬夜，容易上火，也会伤到肾。这些人容易得咽喉炎。

这样的情况，可以经常煮罗汉果水来喝。

很多人只会把罗汉果拿来泡茶，其实，罗汉果泡茶药效不能完全出来。所以，最好把它煮 20 分钟以上再喝。请记住，要把罗汉果压破，连皮带核一起煮。

因为罗汉果的皮走的是肺经和胃经，而它的核走的是肾经。要连核一起煮，才能补肾气。

读者评论

1.我家宝宝前几天嗓子有疱疹喝罗汉果水好的，谢谢陈老师。　　　　——宝

2.一直在关注陈老师，老师说的治咳嗽方子我们一直在用，每次家里人咳嗽都用罗汉果煮水，有炎症时也用鱼腥草煮水，喝完后奇迹般地好了。谢谢老师无私分享，期待你的新书。

　　　　　　　　　　　　　　　　　　　　　　　　　　　　——周舟

百病多由痰作祟：简单、奇妙的祛痰食方

百病多由痰作祟。痰多，是典型的亚健康信号。

如果一个人认为自己好好的，什么事儿都没有，但就是每天早晨起来，嗓子里老有一口痰想吐出来，那还是说明体内有垃圾。

痰分为急性和慢性。急性的，比如说感冒咳嗽了才有痰；慢性的就是身体虽没什么病，但还老是有点痰。这种痰就代表我们体内有垃圾，不是多余的水分，就是多余的脂肪，或者是毒素。比如抽烟的人，肺里面有热、有炎症，所以就会生出痰来，而且痰的颜色很难看。

痰的颜色不同，说明病因不同，所以，祛除的方法也不一样。

治白痰的食方——陈皮橘络茶

如果吐出来的痰是白色的，就表示是寒痰，可以喝陈皮橘络茶来祛痰。

做法：用 3 克橘络，加 12 克陈皮一起煮水喝，或者直接用开水冲泡。

陈皮有化痰止咳的作用，橘络是通经络的，能排除体内最细小的脉络里边的淤阻，可以清除毛细血管里面的垃圾。

治绿痰（脓痰）的食方——橘叶炖肺

如果痰是绿色的，或是黄绿色的，那是脓痰，就说明肺里有急性化脓性的炎症，可以吃橘叶炖肺来调理。

脓痰引起的咳嗽属于肺热咳嗽。这个方子专门调理肺热咳嗽，特别是对有黄绿色脓痰的严重肺热咳嗽有特效。

做法：选新鲜的动物肺，猪肺或牛肺都可以，不要用羊肺，太热性。把肺用清水冲洗，直到洗成白色。然后切成小块，再清洗几遍，沥干。放入锅中，加凉水，大火烧开后，转小火炖到七八分熟的时候，放入橘叶一把，炖熟。然后喝汤吃肺，橘叶不用吃。

可以放少许盐调味，不放盐更好。

注意：肺一定要彻底洗白。不洗白的话，煮出来是黑色的，那是肺泡里还残留有血，凝结之后就变黑了。这种含有血污的肺吃起来有腥味。好多餐厅做出来的都是如此。

母亲有一个很巧的方法，既洗得特别干净又不费力：首先，在买的时候一定要选一副整肺，带喉管的那种，没有喉管的，或是划破了都不行。洗的时候，把喉管的部分套在水龙头上扎紧，在肺叶下方轻轻地划几道小口，放水冲洗，让水从小口流出来，直到血水冲净，流出清水为止，这时肺就变白了，煮出来也是白的，而且吃起来是香的，没有腥味。

千万不要怕炖汤麻烦，而改成单喝橘叶水，那效果是很不一样的。橘叶和动物肺在一起炖，才能发挥协同作用。在这个药膳方中，动物肺的作用主要有两个：第一，猪肺、牛肺本身就具有补肺虚、止咳的作用；第二，动物肺入肺经，在方中起到药引子的作用，能引药入肺经，直接作用于病灶，使橘叶的药性能充分发挥。

记住：所有的药膳方，起作用的不仅是药材，也包括与之搭配的食材。为什么说药补不如食补？这是一个很重要的原因。

读者评论

1.我没放盐，有股淡淡的橘叶的香味，我儿子喝这个都不会拒绝，不难喝，炖多少就给他当水喝。
——心雨咚咚

2.我家人和朋友都试过橘叶炖肺，对热咳最有效，屡试屡中。谢谢美女陈老师。
——年年有余

3.为了做橘叶炖肺这个汤，我妈去水果摊找小贩要了很多橘叶，晒了满满一蛇皮袋。这汤味道果然不错，现在居住的城市雾霾很大，时时喝一次感觉比较舒服。还有很多，这里不一一细说了，希望你能多出新书，跟我妈分享更多的食疗方和生活乐趣。
——湖南省长沙市 王嫚

治黄痰的食方——鱼腥草加梨皮

如果痰是黄色的，那是热痰，就是有炎症，要吃鱼腥草来消炎。

如果痰黄又黏，很难咳出来，就可以用前面讲过的突发咳嗽的方子：鱼腥草加梨皮一起煮水喝。

切记：调治痰的过程中，不要急着去润肺和吃补药。

因为痰多，相当于肺里面有一汪脏水。这个时候润肺，等于再往肺里注入新水，在肺里面脏水没有清理的情况下，你倒入多少干净的水，最后还是混合成了一潭脏水。所以，得把原先的脏水清干净了才行。

至于吃补药，更不是时候。补是一个关门的作用，好比补墙上的漏洞。墙里边已经有一堆垃圾了，你不去清理垃圾，而是先把墙补了、把门关了，这就等于把垃圾留在家里了，会招来更多的苍蝇和病菌。

所以针对痰多这个问题，要注意两个禁忌：一是不要着急润肺，二是不要着急进补。等把痰清掉以后再食补，再吃一些润肺的食材。

其实，不是能吐出来的痰才是痰。很多时候，我们身体有无形的痰，自己看不到。比如像高血脂病人，就是血管里面有痰。

实际上，**一些顽固的疑难杂症，还有长期肥胖等，这些都是无形的痰在作祟。**

所以，如果我们能够让身体里面没有痰的话，那么很多的慢性病就可以消除了。

读者评论

1. 鱼腥草对黄痰、黄脓鼻涕很有效，我妈感冒了，就是吃鱼腥草好的，因为其他都忘记了，就只记得鱼腥草。陈老师说鱼腥草还有抗辐射的功效，更要好好爱它。其实鱼腥草没什么腥味，至少不是很浓，我们用新鲜的煮水喝的。 ——tangrenlz

2. 前些日子感冒咳嗽一直不好，我买了鲜鱼腥草榨汁喝，喝了一次就咳出好多痰，转天就好了。 ——默默的希希

3. 嗓子里有痰，我就喝了一整天的鱼腥草，感觉痰都咳清了，感谢老师！ ——BlackStonesNANA

4. 2013年我的女儿咳嗽了3个月，她那时才8个月，在广州看了好多家医院都看不好，药也吃了不少可就是咳嗽不断，趴在她的胸口能听到肺的痰音，医生说是支气管炎，无奈之下我带她回娘家看中医。在家里无意间我看见了妹妹买的《茶包小偏方》和《回家吃饭的智慧》，发现书中的药材都很家常，我对着症状煮了鱼腥草给她喝，那天她喝了2次，第二天本来准备带她看中医，可是发现她不咳嗽了，趴在胸口也没听到那声音了，真的太神奇了，从此我对这些书爱不释手，非常信任陈老师，太感谢陈老师了！ ——天鑫化工

允斌解惑

问：想问下陈老师，透明的痰是不是就是白痰？还是白色的才是白痰？
允斌答：透明也属寒痰。

我家专调慢性胃病的食方——何香猪肚汤

　　得了慢性胃病是个很麻烦的事，吃什么都得小心翼翼的，有时候发作起来还很痛苦。母亲教给我一个调理慢性胃病很灵的药膳方，一般的胃病吃几次就会觉得有效果。

　　母亲用这个方子给人调理过胃病。其中一位中年女性特别典型，她的胃病是从小得的。每年秋天，天气转凉时，必然发作，几十年来，年年如此。发作时胃痛不止，有时吐酸水，有时又恶心呕吐，茶饭不思，十分痛苦。吃了这个药膳一个月后，困扰了她半辈子的胃病减轻不少，加之特别注意养胃，从此以后到换季的时候再也不用受罪了。平时偶尔有几次胃不舒服的现象，喝点热热的糖醋水下去，马上就没事了。

　　这个药膳是用何首乌、茴香炖猪肚，我们称之为何香猪肚汤。

何香猪肚汤

原料：小茴香籽 30 克，生首乌 60 克，猪肚 1 只。

做法：把小茴香籽与生首乌放入猪肚内，用棉线把猪肚缝合起来。加冷水下锅，用大火烧开后，再转小火炖 4 到 6 个小时。

切记：

1. 生首乌对肠胃有刺激性，不要单独吃，一定要用整只猪肚、足量的小茴香与首乌一起炖，并且要久炖，炖的时间长一点更好。

2. 若是对生首乌不耐受的人，可以换用制首乌，但效果会弱一点。并且最好是自己用黑豆来炮制制首乌，比较放心。

3. 不要放任何调料。

服法：吃肚喝汤，如果不怕苦，连首乌一起吃更好。小茴香籽不用吃。炖一只猪肚分两天吃完。一个星期炖一次，直到身体感到舒适为止。一般的胃病连吃三个星期，身体就会感觉很舒服了。

注意：要用砂锅炖，因为何首乌忌铁器。另外，调理期间不要吃萝卜，以免影响效果。

胃病有不同的种类和表现。有的是胃酸分泌过多，有的是分泌过少，还有的是分泌失调，时多时少。但除了胃火炽盛的类型之外，只要是慢性的胃病，这个药方基本上可以通用。因为它的调节机制是激发胃的自愈能力。

胃喜温恶寒，小茴香籽散寒暖胃，大补肾阳，能从根本上改善虚寒体质。

生首乌能去毒消肿，促进溃疡愈合，又能补虚补血，调节胃功能。

猪肚的作用也很重要。一是提供营养，补益中气；二是调和药性，保护肠胃；三也是最重要的，是引药归经，猪肚是入胃经的，使茴香和首乌的药性能够直达病灶。

慢性胃病，从西医的角度解释，多为幽门螺杆菌感染所致，茴香籽和首乌，都有杀灭病菌的作用。

从中医的角度来看，慢性胃病多由寒凉伤胃、脾胃虚寒、肝气犯胃这几个因素共同作用形成的。茴香既发散寒气，又温煦脾胃，而首乌入肝经，祛肝风，补肝血。

所谓的肝气，多半由不良情绪引起。而绝大多数的胃病，都跟情绪有很大关系。胃神经官能症的人最典型，没有明显的器质性病变，但一生气或者紧张就会胃痛，这就是肝气犯胃。

大部分的胃病，其实都是心病。在调理期间，一定要保持心情愉快，不能生气，否则再好的药也无济于事。

再说一下首乌。有朋友拿这个药方去药店，被告之生首乌有毒，熟的没毒，搞得他十分疑惑，不知道到底买哪种为好。

首乌入药分两种，一种是生品，叫生首乌；一种是用黑豆汁蒸制过的，叫制首乌。

这两者的作用是有差异的，一般不宜互相代替。制首乌主要是补益肝肾，而生首乌还有祛风解毒、润肠通便的作用。

上面的这个方子，一定要用生首乌效果才好。因为生首乌在其中不仅起补的作用，也起"泄"的作用。

何首乌历来被认为是延年益寿之品。现在讲生首乌有毒，一说是因为有人大量服用后产生了呕吐、腹泻等不良反应；一说是因为伤肝。

据最新的科研报道，何首乌对正常人并不会造成肝损伤，仅对个别特异性体质的人有伤害。此问题还有待科学界进一步研究。

其实凡是药，都不宜大量服用。如果没有把握，一定要先咨询医生。

不问药理，不辨体质，滥用、误用，好东西也会伤人。正如大枣补脾，可吃多了又伤脾，这是人之过，不是食物的错。

读者评论

1. 陈老师，我有老胃病。你介绍喝猪肚汤，我连续喝了几次。半年了，我的胃都没有不舒服。好厉害呀。谢谢!
——猪猪爱吃牛奶糖

2. 陈老师，您好。我之前有胃病，看过多家医院不好，用您的何香猪肚汤，喝了5周多的时间，就完全好了。鱼腥草治疗感冒也特别好。
——宣宣 o_o

3. 陈老师，您好! 我朋友患有严重的胃病，喝了几次何香猪肚汤，现在已经很少发作了，非常感谢!
——手机用户1102247342

4. 陈老师的方子用过好几个，都特别有效。何香猪肚汤治胃病特别有效，以前每次吃饭我非得泡开水才吃得下，后来用了何香猪肚汤后，不仅不用泡开水，连皮肤都变好了。我妈妈每天都喝胃药，后来给妈妈买了食材后，妈妈也做了吃，现在都不用吃药，胃也不难受了，很感谢陈老师!
——xi'xi

5. 您的何香猪肚汤，治好我痛了十多年的胃病。以前一吃错东西，要不便秘，要不拉稀，有时候痛得晚上都在床上打滚，一直吃西药都不好。后来试了一下您的何香猪肚汤，喝了3次，明显感觉好多了，后来还特意去医院检查了下，确定好了，我那个高兴啊，因为我知道肠胃好吃东西才能吸收，作为女人，脸色才会好。
——enne

6. 老师好! 忍冬藤、何香猪肚汤、鱼腥草茶我都试过了，效果都立竿见影，超喜欢。
——何平蔓

7. 我十多年的胃病吃了何香猪肚汤已经差不多好了，以前吃了很多药都没用，感恩!
——小确幸

8. 陈老师的何香猪肚汤治好了我十几年的胃痛病，无比感谢啊！——美丽心情

9. 跟进陈老师的食疗已经有一年多了，受益匪浅，特别是用"何香猪肚汤"调理我妹妹的胃病，之前妹妹只要空腹吃了寒凉的食物或者难消化的东西，胃痛必定发作，服用此汤 3 次效果明显。　　　　　　　　　　　　　——华如

10. 美丽的陈老师！我是您忠诚的崇拜者。妙方"何首猪肚汤"治好我丈夫的胃病，很感激您。　　　　　　　　　　　　——蒙娜丽莎的微笑魔力

11. 两年前，胃胀得很难受，去医院做胃镜得出的结果是胃炎，吃了医生开的药方，没有丝毫好转。突然想到陈老师的何香猪肚汤，就连续吃了 4 个星期，胃炎就好了，到现在没复发过。　　　　　　　　　　——静待花开 =^_^=

允斌解惑

问：陈老师，听说您的何香猪肚汤治疗胃病屡试不爽。我是回族，请问其中的猪肚能换成牛肚或者羊肚吗？

允斌答：可以换成羊肚，将小茴香籽减去 1/3，加胡椒 10 克。

我家预防脑卒中的食方——
每年吃四五次香菜炒鹅蛋

我们家有一个传统的小偏方，用香菜来炒鹅蛋吃，它是预防脑卒中的。

家里老一辈的人从小就养成了习惯，每年一定要吃四五次香菜炒鹅蛋。外婆的家族里，没有一个人中过风，靠的就是这个方法。

香菜炒鹅蛋的做法，跟香椿炒蛋的做法差不多。

做法： 1. 在碗里打入两只鹅蛋，加少许盐，几滴白酒，打成蛋液。

2. 将100克（二两）香菜（连根）洗干净，切成碎末，放入蛋液里，搅拌均匀，然后下锅炒熟就可以了。

这里还有一个秘诀：要用老香菜，并且要连根一起用，药效才好。

香菜在这个偏方里起什么作用呢？

一是宽心阳，也就是改善心脏的供血功能，有疏通心血管，防止血

管产生淤阻的作用。

二是祛风邪，能防止病毒、风寒等影响心肺功能。

三是与鹅蛋的配伍作用。鹅蛋偏油性，香菜能解油腻、助消化。鹅蛋补气，香菜通气，这样就补而不滞了，消化功能不强的人也可以吃。

这道菜不仅可预防脑卒中，还能改善心肺功能，对心脑血管方面的亚健康问题有调理的作用。

香菜炒鹅蛋，在天冷的时候吃，还有预防感冒咳嗽的作用。

过敏体质的人，吃了这道菜之后，几个小时内最好避免在阳光下暴晒。

因为香菜有光敏作用，如果吃香菜后晒太阳，可能诱发日光性皮炎。香菜是发物，过敏体质的人要特别注意。

我在电视讲座中介绍这个小偏方的时候，强调要鹅蛋，大家都觉得很新奇。因为现在好多人都没有吃过鹅蛋，也不知道上哪里去买。

其实，以前南方人是吃鹅蛋的，像鸡鸭鹅这些家禽，农村都会养的。可能是工业化的养鸡场兴起之后，鸡蛋产量增加了许多倍，随时随地都可以买到，而鹅蛋相对产量低，所以销售的渠道就少多了，但在农村一般都有。

鹅蛋有腥气，不像鸡蛋那样随便炒一炒都好吃，会做的人才能做出好味道。所以，这道菜就奇在用香菜来炒鹅蛋，可去除鹅蛋的腥味。你做一次试试就知道了，炒出来味道是不错的。

鹅蛋与鸭蛋、鸡蛋的功效有区别。鸡蛋是平性的，鸭蛋是凉性的，而鹅蛋是温性的。鸡蛋养脾胃，鸭蛋养肺肾，而鹅蛋养心肝。鹅蛋入心能增强心脏运送血液的功能，入肝能改善肝脏调节血脂的功能，所以这个偏方能调理心脑血管的问题。

有人认为，鸭和鹅都是水禽，所以功效也差不多。其实不然，鸭和鹅的习性是很不一样的。鸭爱吃鱼虾，鹅爱吃青草；鸭的胆子很小，鹅的胆子大；鹅是可以看家护院的，陌生人来了，鹅会大声叫，还会啄人；鸭的性质是偏于阴性的，而鹅的阳气更足，所以勇敢好斗。

鹅有这样的习性，营养作用自然也跟鸭不同。鹅是补五脏阳气的，老年人、体虚的人可以吃鹅肉和鹅蛋来补养。鹅蛋与其他蛋类相比之下，要平和一些，除了内热重、火大的人，一般的人包括小孩、老人都可以吃。但鹅肉是发物，湿热重的人不要多吃，有皮肤病的人也要避免吃它。

读者评论

允斌老师的书不仅让我懂得了不少医理，而且对食材也有了更全面的了解。过去丢弃的菠菜根、香菜根之类的，原来又有营养又好吃，茄蒂炒青椒，香菜炒鹅蛋也非常好吃。

——蜗牛漫游绿野仙境

肾盂肾炎病因不在肾，消炎祛湿就可以

　　有一天，朋友的夫人从千里之外发来信息，说朋友昨晚发烧，去医院急诊，诊断为肾盂肾炎。

　　这位朋友身强体壮，喜爱运动，生活讲究，这病来得有些突然。原来他两星期前就发过一次烧，尿中带血，当时并未在意，也没告诉家人。之后再次发烧，这才去了医院。

　　朋友听到这病沾上一个"肾"字，心里不免有些打鼓，跟夫人念叨："会不会引起肾虚啊？"

　　他的太太在电话里把这个问题丢给我，我跟她说："你们放宽心，在中医看来，肾盂肾炎不是肾病，而是膀胱系统的问题。一般来说，女性得肾盂肾炎的比较多，因为女性的生理构造特殊，如果沾染了不洁之物，就会使膀胱系统受到外来细菌或病毒的感染。而男性相对来说，不太容易受到外部的感染。"

　　问了病情才知道，朋友的症状还挺严重，发烧、尿痛尿频，尿液混浊、淋漓不尽，叩击双侧腰部有痛感，左侧更甚，而后腰正中不痛。

血常规检查白细胞增加，尿常规检查红白细胞 +++。这些都符合肾盂肾炎的症状。

我通过电话问了他目前的身体情况，同时让朋友夫人帮助检查了腰部和舌头，回复说：腰痛喜按，食欲尚可，稍有便秘，面色发白。舌尖和左侧舌根部都正常，而右侧舌根部舌苔厚腻。

综合这些情况分析，应该是肝胆湿热，下注膀胱引起的。

果然，他太太说他上周下巴长了些好像湿疹一样的东西，位置在嘴角左边及左下方，右边也有一点。看来身体早就发出了警报，提示下焦受到湿毒侵扰。

我分析他的病，多半是从饮食上来的。大概是多喝了些酒，吃了些鱼、虾、蟹类食物，体内产生了湿热浊毒。发病前可能疲劳过度，或是受了些风寒，身体抵抗力下降，湿毒乘机侵袭下焦，导致发病。

我问了一下，的确如此。两周前朋友去法国巴黎出差，那个城市素以美酒和美食著称，他自然不会错过。回家后他又马不停蹄地飞回老家省亲。亲人朋友见面，又是一番豪饮，还吃了大量的海鲜。上周末还坚持去公园跑步，天热，跑得满头大汗，回来狂吹电扇。

饮食失调，奔波劳累，感受热邪风寒。如果是肠胃虚弱的人，病邪在中焦的时候就早生病了。这样倒好，通过腹泻呕吐可以将病菌毒素排泄出去。

他的身体强壮，一开始表现不出症状，直到病邪侵犯下焦，才发病。治疗又不及时，导致肾气受损。

好在这次生病，主要是外因引起。只要治疗得当，后期好好调理一下，应该不会转为慢性病。

我和他们说，用食疗方法也可以调理。去菜市买一些新鲜的鱼腥草（折耳根），凉拌生吃，吃几天就能缓解。

如果买不到新鲜的鱼腥草，上药店买干品也可以。每天煮水或是用开水冲泡当茶喝，效果也不错。

鱼腥草清热解毒，可以消炎、抗病毒，对付白细胞值升高，是天然的抗生素，而且它的药性上中下三焦都到。母亲说以前他们只要遇到风热感冒，或是泌尿系统感染，一定会用鱼腥草来调理。

在饮食上，肾盂肾炎的病人可以多吃点利尿的食物，尽快把湿毒给排出去。如果小便刺痛的，食物要选偏碱性的，因为小便痛是尿酸过多，刺激的结果，用碱性食物调节体液，就会缓解了。

同时，我也提醒朋友，这次的病并不算大事，未来他还要警惕一个更严重的问题，就是痛风。

中医的一大优势就是非常注意未病先防和既病防变。所谓既病防变，就是说不单治疗现在的病，还要考虑到由这个病可能引起的其他病症。

在都市白领中，生活方式类似这个朋友的大有人在。对于这类人群来说，不仅要注意预防急性肾盂肾炎，更要小心痛风的危害。

为什么呢？因为过食肥甘厚味，长期湿热内蕴，很容易发生痛风病。就拿这位朋友来说，从小生长于海边，曾长居海外某滨海都市，吃了几十年的海鲜，又爱喝酒，属于高危人群，一定要提前预防。这次的肾盂肾炎正是身体给他的一个预警。

膏粱厚味令人病，粗茶淡饭宜长生。古圣所传，的确是至理名言。

读者评论

1.感谢陈老师让我们学到了这么多知识，我不吃鱼腥草，但得了泌尿系统的疾病特别难受，试着煮水逼自己喝下，连续喝了四天，没吃药还真好了。

——天天

2.婆婆尿道炎，我煮了新鲜的鱼腥草给她喝，三天就好了。　　　　——虹虹

3.上个月尿道感染，连着吃了四天新鲜的鱼腥草就好了，我当零食那样吃。还有，治感冒咳嗽的方子也很有效。　　　　　　　　　　　　　——哈雅儿

4.知道并喜欢上陈老师还是在妈妈的影响下呢，妈妈是陈老师的忠实粉丝。妈妈以前只要一感冒就吃药，而且一次比一次吃多些才管用，自从知道陈老师后，妈妈感冒再也不吃药了，都是按照老师的方子来。家里小侄子、小侄女生病了都是照老师的方子来治疗。我经常去野外扯了鱼腥草晒干留着，还介绍给邻居，治好她的尿路感染呢，真是太棒了！　　　　　　　　　　　　　——哆来咪

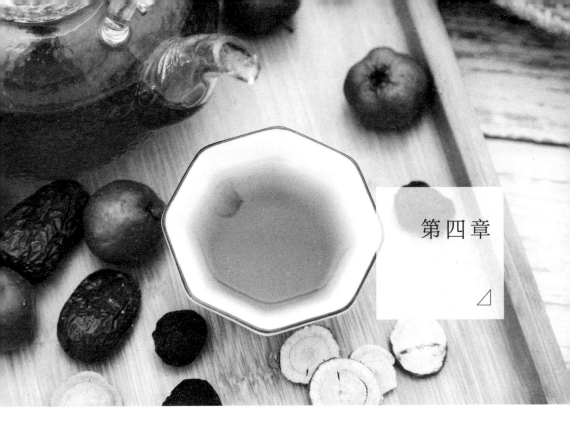

第四章

难言之隐，家里就有救急食方

我们的身体经常会有点小问题，这时不能忽略它，因为小问题可能代表着身体里存在大隐患。

牙疼还真是病：各种牙痛的速效止痛食方

俗话说，"牙疼不是病，疼起来真要命"。其实，牙疼还真是病，有可能是肾虚的标志。

如果说一个人长了一口好牙，就表示他先天体质好，他的肾精比较足。

牙齿好不好，关键是看结实不结实。每个人的先天体质是不一样的，所以，造成他们的牙齿的结实程度也不一样。

你看，有的人吃很多糖，平时也不太注意特别去保护牙齿，但他就不生蛀牙；有的人吃糖很少，也很注意口腔卫生，却满口蛀牙。

这不是说牙齿结实就不用刷牙了，定期清洁牙齿还是很必要的。如果口腔老是处于不干净的状态，多好的牙齿也经不起折腾。只是说，同样的条件下，如果牙齿的钙质比较疏松，底子比较差，它就更容易被蛀。如果你是肾气很足、牙齿很结实的那种人，蛀虫就拿你没办法。

蛀牙疼，口含白酒煮花椒的水止疼快

蛀牙引起的牙痛，会让人痛得很难受，因为伤到神经了。这时候，要想马上止痛，可以嚼几粒花椒。花椒有杀菌的作用。

有人会问，大蒜也是杀菌的，牙疼能不能嚼大蒜呢？实践证明，它没有花椒效果好，而且弄不好还可能引起风火牙痛。而花椒是麻的，还有止痛的效果。

老一辈的人牙疼，有的人会喝一口烈酒，把酒含在嘴里，目的也是杀菌消炎。如果不怕酒精的人，就可以用白酒来煮花椒，然后含在嘴里，那样效果会更好，但风火牙痛的人不要这样做。

不过，花椒能让你当时舒服一点，对于有蛀牙的人来说，还要进行一项长期的工作，那就是补肾、补钙。**把肾补好了，牙自然就不容易被蛀了。**炸蚕蛹就是补肾的佳品，你可以多吃。

另外，如果想补钙，不一定要吃钙片。我们平时吃的食物含钙量一般已经足够了，关键是钙的吸收率有高低。可以多吃含钙量高的蔬菜，比如说莴笋。

莴笋是护牙的好帮手，它所含的植物钙是比较容易吸收的，对牙齿特别好。

读者评论

儿子蛀牙疼，让他嚼几粒花椒，马上就不疼了，真好，只是嚼完舌头好麻。

——哈雅儿

风火牙痛，白酒泡蜂蜡外敷，牛蒡汁内服

还有一种"疼起来真要命"的牙痛，那就是风火牙痛。症状是除了牙疼，牙龈还肿大得非常厉害，又红又肿，有的人连腮帮子都肿起来了。这是牙床有炎症的表现。

这种牙疼往往还伴有实火的症状，比如说口臭啊，便秘啊，一派的热象。另外，牙疼的时候，有很多人特别喜欢用冰去敷，觉得用冰凉的东西敷着就舒服点，这个就叫风火牙痛。

风火牙痛，可以用白酒泡蜂蜡来外敷。

做法：准备 1 份蜂蜡，5 份白酒。白酒煮热，把蜂蜡放进去化开，然后敷在牙龈肿痛处。一般情况下，40 分钟就可以止痛了。

白酒泡蜂蜡，既能止痛，又能杀菌解毒，帮助牙床消炎、消肿。

光止痛还不够，还要清除内热，才能彻底解决问题。这种情况可以喝牛蒡汁。

做法：把生的牛蒡切片打成汁来喝。牛蒡是清胃热的，通便的效果也很好。便秘一通，胃热消除了，牙痛自然就缓解了。

虚火牙痛，吃胡椒炖鸡蛋

与风火牙痛相反的另一种牙痛，就是虚火牙痛。

虚火牙痛是受寒凉引起的。身体受了寒，把体内的阳气逼上来了，到了头面，从头部薄弱的地方发出来，有的人会长痘，有的人就会牙痛。

虚火牙痛往往没有实火牙痛那么厉害，一般就是觉得牙根那儿隐隐地作痛，红肿也不严重。同时，人并没有内热的现象，可能还觉得自己并不怕热，而是有点怕冷。还有，牙疼的时候，不愿意用冰去敷。

我家有一个小秘方，对虚火牙痛特别管用，就是胡椒炖鸡蛋。

> **做法：** 锅里加水烧开，打一个鸡蛋进去，煮成荷包蛋。起锅的时候撒一些胡椒粉，然后喝汤吃鸡蛋，吃一两次就见效了。

公布了这个秘方之后，有些读者问我：上火为什么要吃胡椒粉呢？那样不是火上浇油了么？

其实，调理虚火牙痛，吃清热的药会让身体更寒凉。我们只需要祛寒，把虚火引回到它原来的位置（引回到肾）就好了。

而胡椒粉正好能够起到引火归原。把这把火引到它该去的地方，发挥它该发挥的作用。

读者评论

1.陈老师，有一次牙龈刚有点儿痛，我就按照您说的做了胡椒炖鸡蛋，吃了真有效。

——梅秀

2.我妈妈自从做过乳腺癌手术后，牙龈总是反复红肿发炎，试过很多办法都不行，用了陈老师您说的荷包蛋加胡椒粉后真的就好了。坚持吃了一段时间，现在完全好了。

——善良的吃货

（**允斌回复：** 建议她平时喝汤也可以放少量胡椒粉。）

3. 胡椒荷包蛋，效果很好。

——桃心儿

4. 允斌老师，我的嘴经常发干、发硬，颜色比较深，有时疼得连说话都张不开嘴，已有5年多了。去年吃了胡椒炖鸡蛋半个月后就慢慢好了，现在都没有发硬、痛的情况，感谢您！

——小谢小谢2014

5. 陈老师书里的方子简单又实用，特别是胡椒煮蛋，我们全家都是受益者。记得有一年我们周围朋友很多都由于感冒后咽喉肿痛去打吊针，我的家人听了我的吃胡椒煮蛋都好了。

——紫舟

6. 用过陈老师的何香猪肚汤治胃病，萝卜皮梨皮煮水治咳嗽，退烧剂，蜂蜜蒸桂圆肉补血，白胡椒鸡蛋治牙痛都特灵验！

——榴莲香

7. 这几年一直按陈老师书上写的方子去注意饮食。我是阴阳两虚的体质，夏天手脚发烫，冬季手脚冰冷。夏天用了陈老师的方子：胡椒粉鸡蛋，手脚发烫的感觉就好了！引火归元真好。冬天怕冷我就吃了荠菜汤。经常吃，而今也不怕冷了！

——上海 梅子

调理牙痛反复发作的秘方——野蜂窝炖豆腐

有的人牙痛很严重，反复发作。发作起来牙龈红肿，非常难受，难以根治。严重的情况下，牙龈反复发炎肿痛，害得牙齿也松动了。有人才40多岁，满口牙都松了，他还以为自己肾虚，实际上是因为他的火太重了。

针对这种情况，我们家有一个小秘方，那就是用野蜂窝炖豆腐。

野蜂窝，不是家养的蜜蜂的蜂巢，而是野生的各种蜂的蜂巢。它是民间用来调理风湿的药。

上哪里去买野蜂窝呢？你可以到中药店去买一味药，叫作露蜂房，那就是马蜂的窝。或者到中小城市找民间卖草药的地摊买，有一些卖山蜂蜜的农民也会卖。现在网络这么发达，在网上也能买到。

野蜂窝炖豆腐

做法： 1. 用一块野蜂窝（跟自己手掌大小那么大的一块儿），500克（1斤）豆腐（用卤水点的豆腐，不要用内脂豆腐），一起放冷水下锅煮开，开锅后炖20分钟，什么作料都不要放。

2. 炖好以后，把豆腐和汤在一天之内吃完。蜂窝不要吃。

特别提醒：

1. 一定要把豆腐和汤在一天之内吃掉，否则没有效果。

2. 野蜂窝是有一点小毒的，一定要跟豆腐一起炖，才能解毒，并且不要吃这个蜂窝。

扫一扫，即可观看野蜂窝炖豆腐的制作视频。

野蜂窝用多少呢？

蜂窝是有大有小的。如果是小的蜂窝可以用整个，大的蜂窝就要掰开。你要比一下自己的手掌，用跟自己手掌大小那么大的一块儿，10厘米左右，就是正好的量。

野蜂窝有杀虫解毒的作用，还能祛风湿、止痒。它可以调治痢疾、遗尿、百日咳和慢性气管炎。豆腐是清热解毒的，还有消肿的作用。

野蜂窝炖豆腐，调治风火牙痛效果特别好。

家里一些亲戚朋友，还有邻居，都用我介绍的这个方法治好了牙痛。

我的小姨夫年轻时经常牙痛。小姨就做这个野蜂窝炖豆腐给他吃。当时买到的是黑白杂色的小蜂窝，是野蜜蜂窝。他一个星期吃 3 次就好了，以后再也没有复发过。

2002 年，一个安徽的男性朋友来玩。他才 43 岁，但牙龈已经松了，满口牙基本都能摇动了。小姨让他一个星期吃了 6 次野蜂窝炖豆腐，之后，牙不痛了，也变结实了。直到现在，他给小姨打电话过来还会说："我真的太感谢你了，我的牙再也不松了！"

说起来，这位朋友真是挺幸运的。一开始两次，他吃的野蜂窝是在市场上买的。后来是在我们家里发现的。我小时候住的卧室由于长期没有人住，窗框右上方，挡雨板的上面，长了一个黄黑色的、篮球大小的马蜂窝。里面的马蜂过了季节都飞走了。小姨用一个大塑料袋套住就摘下来了。她把这个蜂窝掰开，给那位朋友吃了 4 次。这样的马蜂窝，调治效果是比较好的。

野生的蜂有很多品种，无论哪一种野蜂窝都可以用。一般棕红色的、黄黑色的马蜂窝效果最好。表面带有白色的是野蜜蜂窝，效果要差一些。

三姨说，她曾经采到过葫芦形的马蜂窝，很漂亮，最大的直径有 1 尺，蜂房外表有像灵芝切开断面一样的纹路。

家蜂的窝是用木头做成一块块的蜂箱。而野蜂的窝完全是自己做成的，常年在外面经风吹日晒，它们采蜜，而且采的是山花，所以野蜂窝才有特别的效果。

在卖草药的地摊上，很容易买到野蜂窝。十几年前，两三块钱就可以买一个 100 克左右的野蜂窝。现在贵了，最近小姨买了一次，是 40 块钱 500 克。

但是，相对于各种调治牙痛的成药来说，野蜂窝还是很便宜的。因为野蜂窝非常轻，小姨一次给我买了 2 千克，整整装了一麻袋呢！

特别提醒一下：有几种常用的中药是跟野蜂窝相克的。如果你正在吃中药，要停用了以后，才可以吃野蜂窝炖豆腐。

这几种中药是：丹参、芍药、黄芩和牡蛎（牡蛎的壳）。还有，吃野蜂窝炖豆腐的当天，最好不要吃姜。否则，会影响疗效。

读者评论

1. 我看陈老师的书养生有两年了，之前总失眠但现在好多了，皮肤也比以前好了很多，蜂窝炖豆腐对牙疼也有帮助。谢谢陈老师，期待您的新书！ ——xin

2. 您的好多方子我都用过，野蜂窝炖豆腐治好了我的牙疼，鱼腥草治好了我的子宫血肿，神奇的退烧水孩子大人发烧都会喝它，桑葚膏樱桃泡都特别管用……谢谢老师，爱你！ ——一切都好

允斌解惑

问：牙很疼，牙龈也肿了，我用您家的秘方野蜂窝炖豆腐，效果很好，三天就好了很多，牙龈也消肿了，白天牙不疼了，就是夜里还有点疼。我还用继续吃野蜂窝炖豆腐吗？用嫩豆腐和老豆腐有区别吗？

允斌答：可以继续吃几天。要用老豆腐，而且要用卤水豆腐。

智齿疼先分虚火、实火，再对症下药

长智齿，有时候也会很痛，有的人就想把它拔掉，其实，从中国人传统的观念来看，智齿是没必要去拔的。长智齿为什么会痛呢？因为智齿穿破牙床往外生长时容易感染，是身体的薄弱环节，一旦上火，这里就首当其冲了。所以，智齿牙痛不是智齿本身的错，而是像中医说的"是我们身体的问题"，或者是有虚火，或者是有实火。

中医认为，齿为肾之标。如果盲目地去拔牙，是很伤肾的。

据我的观察，**长智齿的牙痛，以虚火的牙痛居多**。因为长智齿的时候，它有一点小的伤口，如果人一受寒，抵抗力一下降，它就痛起来了。

虚火引起的智齿牙痛，可以吃胡椒炖鸡蛋来调理。

一般来说，特别年轻的人会长智齿，尤其是比较容易有胃热的年轻学生，可能是实火牙痛。如果在牙痛的时候还有便秘，就更是体内有实火了。

有实火的智齿牙痛，就用白酒泡蜂蜡来外敷，还可以喝一些牛蒡汁。

读者评论

去年牙齿疼，医生拔掉了我的智齿，谁知这一拔不但没好，反而更严重了：一边的脸都肿了，一天比一天严重，回去找医生他说正常。给我开了消炎药，吃了两天一点效果都没有，嘴巴肿得无法说话，无法张开嘴巴，喝水都疼，疼痛难忍去别的医院打吊针，可是也不见好。求医无望我想到了陈老师的书，对照症状我买了一根牛蒡榨汁喝，喝了一杯，2个小时后奇迹发生了——我能说话了，再喝一杯就完全好了，真的太神奇了。简简单单的方子治好了我的病，真的太感谢陈老师了！

——天鑫化工

调治便秘，自有良方

便秘严重，要喝桃花茶

"桃之夭夭，灼灼其华。"桃花在中国人的文化历史中无处不在。

在古典诗词中，没有桃花的春天不是春天。在传统文人的想象中，远离尘世，如同天堂一般的地方，是开满了桃花的桃花源。在中国人的眼里，桃花代表美丽的女性。而在中医的眼里，桃花是一味调理女性身体的良药。

"人面桃花相映红。"**桃花有一个美容的作用，就是祛斑。**有的女性，尤其是中年以上的女性，脸上会长黄褐斑，严重的颜色会非常深。这是血瘀引起的，可以通过喝桃花茶来慢慢调理瘀血，让斑逐渐变浅，阻止它进一步发展。

女性血瘀严重引起闭经的，中医也常用桃花配药来调理。

血瘀体质的人，一般脸色总是比较暗，嘴唇也发乌甚至发黑。这种体质在中年女性里容易出现。如果你有这样的情况，可以适当喝一点儿桃花茶，脸色会变得通透，嘴唇的颜色也能好看一些。

桃花有一个很厉害的作用：通便。

桃花通便的作用可以说是立竿见影，对于大小便不通都有效，而且效果不是一般的强。对于顽固的习惯性便秘，以及那种大便特别干燥，严重到排便呈羊粪状的便秘，它都能起作用。

桃花茶

适应症：肠胃有热、积食造成大便严重干结。

做法：用 1 克到 3 克桃花煮水或用开水冲泡喝下去，一般当天就能见效。

扫一扫，即可观看桃花茶水的制作视频。

玫瑰是理血的，桃花则是破血的，而且作用非常强。桃花之所以能通便秘就是因为它有破血的作用。我们都知道，人大小便是为了让身体排毒，尤其是当血里边有毒时，就更要从大便排出去了。如果长期大便不正常，血里就会积存很多的毒，而且血会淤阻。这个时候用桃花把血一破，让血活起来，大便自然就畅通了，这就是桃花通便的原理。

桃花和桃仁是一家子，功效也类似，都能破血、通便。相比而言，桃仁破血的作用更强，而桃花通便的作用更强。**严重的便秘可以用桃**

花救急，如果是长期的便秘，可以用桃仁来治本，桃仁有滋润肠道的作用。

桃花通便的作用非常强，所以用量就要有讲究了。每次用量不要超过3克，否则你就可能从便秘变成腹泻了。而且，你不要贪多求好，不要把它当成一个日常饮用的饮品，喝一两次见效后就不必再用了。

血瘀体质的人，经常大便干燥、脸色暗黑又有斑的人，如果想用桃花祛斑，可以先喝一段时间桃花茶，但是用量要小，每天1克就足够了。但脾胃虚寒的人不能用，否则可能会拉肚子。

还有一种情况可以用到桃花，那就是吃桃子过量的时候。

桃花和桃子可以说是一对母子，但它们的性格不同。桃花苦，桃子甜。桃花偏寒，桃子偏温。**吃桃子出现问题，就可以用吃桃花来解决。**

桃子营养特别丰富，但是吃多了会觉得腹部很饱，有的人还容易上火。假如你吃桃子上火了或者觉得胃部饱胀，喝少量桃花茶就能缓解了。

用桃花要特别注意：桃花不宜多服；孕妇不能用桃花；体质虚弱、便溏的人，不要喝桃花茶，否则容易引起腹泻。

玫瑰可以当作保健茶喝，而桃花是调理疾病的，要对症才能用。

我建议大家：第一，不要没事儿经常食用桃花；第二，在不懂医理的情况下，不要随意拿桃花跟其他东西搭配。因为，桃花是一个破血很强的东西，没有补的作用，如果搭配错了就可能出问题。

比方说，如果喝桃花茶再加点儿茶叶，有可能就太寒凉了。因为茶叶有利尿的作用，而桃花是通大小便的，如果把茶叶和桃花一起喝，泻的作用就太强了，所以用桃花的时候一定要特别谨慎。

读者评论

1. 买了老师所有的书，台湾版的、大陆版的，每本都在看。桃花茶的方子治好了母亲多年的便秘。其他方子还在陆续实验中。在当下这个健康越来越被重视的社会，感恩陈老师的方子。

——Csettle

2. 陈老师，这几天在重新看您的书，然后去买了些桃花，两天内喝了三杯桃红通便茶，然后就，果真很猛啊！不过感觉人蛮舒服的，对于肝火旺的我来说真是救星。

——蓝珍珠真是好土的名字

高龄体虚人可以用的便秘食方——蜂蜜香油水

很多老年人都有便秘的困扰，但老年人便秘跟年轻人不同。年轻人便秘多半是火大等原因引起的，而老年人的便秘往往没有实火。这是因为人上了年纪后，气血就比较虚了，所以肠道蠕动就慢，排便没有力气。再一个，老年人便秘的原因是肠道不够润滑。人老了往往会血虚、阴虚，体内的水液不足，所以肠道就会比较干燥。

上年纪的人脾胃比较虚弱，不能随便用强力通便的药，所以应尽量通过饮食来调理。

调理老年朋友的便秘，我们家一直采用一种传统的小方法——喝蜂蜜香油水。它相当安全，不伤身体正气，无论多大年纪的人都可以使用。

做法：每天早上和晚上空腹的时候，取一勺蜂蜜，加一勺香油，把它们调和在一起，然后冲一点点温水喝下去。

注意：水量不要太多，最多小半杯就够了。水温不要超过 40℃，但也不要太低，跟人的体温差不多最好。冰凉的水虽然可以刺激肠胃，有通便的作用，但也伤胃，不适合老年人。

这个小方子对调理老年人因气血不足造成的习惯性便秘很有帮助。

蜂蜜和香油加在一起非常润滑，对于肠燥型的便秘是最管用的，而且制作起来也非常简单。

这个方子体虚的人都可以用。有些产妇产后气血很虚弱，排不下大便，又担心药物的副作用会影响到母乳的质量和宝宝的健康，就可以用这个方法来调理。香油还有帮助乳汁分泌的作用。

如果你在春天感觉大便不是很通畅，那不妨每天早起后喝一杯蜂蜜香油水，既能调理便秘，还能帮助肠道排出身体积存了一个冬天的毒素。

冬天的时候，天气冷，大家吃得又多，积累了一个冬天，肠胃里头是有一些积热的。这时候我们喝一点儿蜂蜜香油水，就可以把这些积压的内热和毒素温和地、慢慢地排出去，过完一整个春天，我们的身体就会感到很轻松了。

这个方子中的香油是个好东西。香油是什么榨的？芝麻。那芝麻是补什么的？是补肾的。蜂蜜补脾，芝麻补肾，加在一起脾肾就都补了。

对老年人来说，身体最虚的两个部分就是脾和肾，例如糖尿病实际上就是脾和肾过于虚弱造成的，所以，只要平常多注意补脾和肾，对于预防慢性病就有很大的帮助。

吃香蕉一定能治便秘吗

说到香蕉的通便作用，要澄清一个误区：很多人认为香蕉通便，不管什么类型的便秘患者都吃香蕉，但有时却发现没有什么效果。

香蕉很寒凉，它是调理热性便秘的。如果是体内有实火、大便干结、小便发黄的人，用香蕉通便比较合适。

但很多人的便秘并不是因为热重，而可能是气虚或者是血虚。如果没有火，大便并不干结，只是排便困难，用香蕉的效果就不好了。

其实，香蕉是双向调节的。不仅能通便，也能止泻。

体内有火的人，如果火是在肺上，会引起干咳、热性便秘，这时候吃香蕉就可以止咳、通便。

如果火是在脾上，那么有可能会引起热性腹泻。这种腹泻相当于肠炎，大便气味特别重。治这样的腹泻也可以吃香蕉，能清热止泻。如果连皮一起加水煮熟来吃，把煮的水也一起喝下去，效果更佳，因为香蕉皮还有消炎的作用。

生活中，我们别吃不成熟的香蕉，这种香蕉反而容易造成便秘。

允斌解惑

1. 问：我感觉我下巴上起粉刺有可能与便秘有关系，我吃过一些市场上卖的通便茶，但吃着很好，停用后就又恢复原来的样子，很是苦恼。您说的要用食补养气血，什么食物能养气血呢？我最近在喝一些桃花、枸杞、当归和红花配在一起的茶，这些是养气血的吗？

允斌答：一般的通便茶多半是大寒之物，只能收一时之效，不适合长期服用。按你的体质，吃点红枣能改善便秘，也能养气血，而且很平和。桃花破血的作用很厉害，不是养气血的，也不要长期服用。当归是可以的，可以每周吃一次当归炖鸡蛋，早上吃，会有帮助。

2. 问：我是一名28岁的女士，每天都会坐在办公室里，所以便秘比较严重，腹部赘肉多（身体其他部位都很匀称），脸色黑黄，有斑点，易怒，而且我的月经量很小，现在我该怎么做呢？急求！

允斌答：从您所说的情况看，您有肝郁肾虚之象，便秘还不是最麻烦的，您更需要特别关注的是乳腺保健，日常保健建议以舒肝补肾为主。可以用陈皮煮水加一点蜂蜜，每天早上空腹喝一杯，然后做瑜伽的鸭步式（蹲下，两手抓住脚踝往前走），5～10分钟，至有便意为止。早饭可以吃当归煮鸡蛋。便秘实在严重的时候，就喝一两次桃花茶（见前文的方子）。好转即停，不要长期吃。

3. 问：我想问一下，孕妇便秘怎么办呀？太难受了想排排不出来，真难受。现在都用开塞露，希望老师支点招儿。

允斌答：牛蒡调理便秘的效果很好。平时注意经常吃红薯，不仅能预防孕期便秘，对于孕妇还有滋补气血的功效。

4. 问：陈老师你好，我是成年人，我的大便很硬，很难拉出，要很用力，而且全是一粒一粒的，黑色的，已经有一个月了，我经常吃水果、青菜，喝蜜糖水和酸奶，但是还是拉不出，请问有什么更好的方法吗？期待您的回复。

允斌答：吃生牛蒡试试看。如果实在严重，可以喝桃花茶（见前文的方子）。

口腔溃疡，涂蜂蜜加板蓝根愈合得快

有的人口腔溃疡，吃东西、喝水都疼。有一个方便的小方法可以缓解疼痛，帮助口腔溃疡愈合：

做法： 1. 去药店买一包板蓝根冲剂。

2. 取出一点，加上小半勺蜂蜜调匀，涂在口腔溃疡处。

板蓝根是清热解毒的，蜂蜜可抗菌、消炎、止痛。两者调在一起，既保护了溃疡的地方不受到刺激，又能防止溃疡处进一步感染，蜂蜜的黏性还能让板蓝根颗粒覆盖在溃疡处，使皮肤吸收到板蓝根的药性，这样就可以快速消肿了。

读者评论

1. 用板蓝根颗粒和蜂蜜调好涂上，口腔溃疡一会儿就不痛了，挺管用的。

——红霞7881

2. 上次按陈老师的方法治疗口腔溃疡，蜂蜜加板蓝根，不到3天就痊愈了，非常感谢！

——学习成就未来

3. 我自己口腔溃疡，按照老师的方法，用棉签蘸了蜂蜜涂在溃疡处，仅一天溃疡就好了。我把这个好法子推荐给我身边的人，他们都说比吃药还管用。

——_杨冰慧

4. 我曾用老师说的这个方法治疗口腔溃疡，效果很好，现在几乎没有再犯此病。谢谢老师！

——心亦莲2013

5. 自从我看了陈老师在《百科全说》里的节目，就爱上了养生。用了鱼腥草退烧，玫瑰茶、玫瑰醋，溃疡止痛膏等。每次把溃疡膏介绍给朋友，都说很好用又简单。真心感谢陈老师把这么简单的健康方法带给大家。

——幸福很简单

6. 陈老师的蜂蜜加板蓝根治疗口腔溃疡疗效立杆见影，两天就好了。

——学习成就未来

7. 用了老师的方法治疗口腔溃疡的效果太好了，板蓝根加蜂蜜！　——sunny

允斌解惑

问：老师你好，请问一下口疮有什么食疗的办法吗？可能是这些天上火了，长了口疮越来越大，同时还有嘴唇干裂的问题，已经一个星期了。

允斌答：是口腔溃疡吗？

问：是的，口腔溃疡，开始绿豆那么大现在变成黄豆大小了，伴有便秘。

允斌答：去药店买吴茱萸打粉，用胶布敷贴在脚心涌泉穴，24小时一换。如果溃疡很疼可以用蜂蜜调板蓝根涂抹来缓解。

得了慢性咽炎，喝蜂蜜绿茶可以缓解

我在一次现场讲座中谈到了蜂蜜，有位爱喝茶的朋友问，喝蜂蜜与喝茶会不会有冲突？

我的回答是：不冲突。**在绿茶里面加上蜂蜜，还可以缓解轻微的咽炎。**

咽炎发作的时候，嗓子会发干，有点疼，想咳嗽，声音也会发哑。 遇到这种情况怎么办呢？

蜂蜜绿茶

做法：1. 可以泡一杯浓浓的绿茶，凉温后加两勺蜂蜜。

2. 每隔十几分钟喝一小口，尽量让茶水在咽喉处多停留一会儿，时刻保持嗓子的滋润。

效果：大约一天，咽炎的症状就可以缓解了。

爱抽烟的人，长期患有慢性咽炎的人，平时喝茶的时候也可以加些蜂蜜，这样对咽喉有保护的作用。

读者评论

昨天儿子咽喉肿痛，按老师教的配方：绿茶＋蜂蜜，效果显著。谢谢！

——女人与书琴

陈老师，太感谢您了！这几天喉咙不舒服，正好朋友给了我一些今年新出的绿茶，用了方子之后不到一天就好了，太神奇了！

——2011 的蓝莲花

生菜籽油加盐，治烫伤不留疤

我的外婆自小受行医的父亲影响，特别注重研究以食物入药的方法。她曾经自创了一个缓解烫伤的偏方，一次见效，绝对不留疤痕。全家人用了几十年，屡试不爽。

这个偏方说起来特别简单，就两样东西：生菜籽油和盐。

这个方法要在烫伤当时立刻用，先把生的菜籽油淋到烫伤的地方，全部覆盖住，然后撒上一把盐就行。过后就不用管它了，比涂什么烫伤膏都管用。

切记两点：

1. 一定要用生的菜籽油，如果已经下锅烧熟过的不能用。

2. 放菜籽油的时候，千万不要用擦的方法，手不要接触到烫伤的地方，一定要淋上去，这样才能避免损伤皮肤造成感染。

这个偏方是一个偶然的机会在厨房里诞生的。外婆有一天正在炒菜，不小心被烫伤了。不巧当时家里没有药。好在她精通食物的药理，情急之中就在厨房里找替代品。她突然想到炒菜用的菜籽油有清热的作用，能治皮肤肿毒，就淋了一些在烫伤的地方。又想到盐能够消毒杀菌，就顺手再抓把盐撒上去。

没想到，菜籽油加盐有神效，用了一次就好了，还没留下疤痕。

从那以后，家里只要有人烫伤了，都用这个方法处理，非常管用。

有一次，舅舅端了一大锅滚开的粥，突然摔倒了，热粥从大腿上一直浇下去，整条腿都被烫伤了。家里人给他腿上淋上菜籽油，撒上盐，很快就没事了，好了之后什么疤痕也没留下。

还有一次，小姨炒菜时，好多热油溅起来，手臂上溅得哪儿都是。油的温度多高啊，烫伤非常严重。她马上用这个方法处理。过后，烫伤最严重的地方全好了。但是手臂上离得远的地方，星星点点地溅了一点热油，当时不觉得疼，没有注意到，没有涂上菜籽油和盐，反而都起水泡了，久久不愈。

有一天，外婆用高压锅炖鸭子，快炖好的时候，高压锅锅盖上的限压阀掉了，顿时犹如火山爆发一般，整锅又是高压又是高温的汤全从那个小眼里喷出来，浇了外婆一头一脸。就是这样严重的事故，也是用菜籽油和盐处理之后就完全好了。

我自己也有一次类似的经历。上学的时候有一年春节，母亲用高压锅熬粥，不知出了什么问题，整个锅盖"砰"的一声飞起来了，一大锅滚烫的粥喷出来，正好喷在我的右脸上，半边脸当时就红肿了。我的皮肤比较娇气，一旦受伤很难长好，真怕自己就这样破相了。结果，菜籽油加盐的偏方照旧把我给救了。放完寒假回到学校，谁也没看出来我的脸被烫伤过。真得感谢外婆这妙手偶得的发明。

生菜籽油清热解毒，不仅能治烫伤，如果皮肤长了风疹、湿疹，感觉发痒，擦一些菜籽油也有效果。

读者评论

1. 因为孩子去医院抽血检验很心疼，小孩打头皮针更伤心，为此大人要多掌握一定的医学知识。陈老师的书我都买了，很实用，已经用菜籽油和盐治好奶奶和爸爸的小烫伤了。谢谢陈老师的无私分享！
——lynn_ 游儿

2. 开水烫伤用生菜籽油和盐涂抹，效果真的不错。注意：是糖尿病病人使用的效果哦！
——清晖绰绰

3. 昨天炸鸡翅的时候，热油溅到了我的胳膊上，马上就一片红。我突然想起陈老师讲的菜籽油治疗烫伤的方子，我就淋了一点在烫红的位置，没想到不到 5 分钟就好了，不仅不疼了，而且连红色的印记都没有了。简直太神奇了。谢谢陈老师！
——默默的希希

4. 锅里热油爆到手上起泡，用书中法子，把菜籽油淋到泡泡上，不痛且没有疤痕。
——沐清风

5. 昨晚炸圆子，其中一个突然崩掉，顿时热油溅到手好大一片，被油溅到的地方刺痛刺痛的，非常难受，马上倒了菜籽油撒盐上去，果真一会儿就不痛了，而且更为神奇的是真的没起泡，这招好好用哦！
——心雨咚咚

6. 陈老师，你的书我都买了，自己看，还送给我妈妈看，很多小病都按您书上说的调理好了。那个菜籽油治烫伤的效果真是太神奇了，我家有个亲戚背上全被开水烫伤，淋上生菜籽油居然不痛不烂，而且不用吃药，省下了几千元的住院费，真是太感谢你的书。
——韩束总代

7. 好几次被开水烫到或者炒菜烫伤了，用您说的生菜籽油和盐淋在伤口上，淋上去马上不痛了。不过要说明一点，我们那儿买不到真正的纯菜籽油，我把它改成了我们家自己山上的生茶油，效果一样好，因为我知道我们家的生茶油也有您说的菜籽油的那些效果，我们平时都在用，真是百试百灵！
——宝贝

你的小便正常吗

如果有朋友问："我吃什么对身体好？"我首先会问他："平时大小便正常吗？"

对于大便的问题，一般的人都能大致说清楚，是容易便秘，还是经常拉肚子。但对于小便的问题，十个人里头有九个会简单地回答：没问题，正常。

真的都正常吗？

如果细细地给他们看一看，往往会发现其中一些人小便并不是那么正常，只不过他们并没有把这些问题当一回事。

其实，小便不正常，真的不是一个小问题，它比大便不正常的问题往往还要严重。**小便如果经常有问题，那就跟肾脱不了关系。**

调理尿频、小便疼痛、尿不尽的食方——金钱草水

如果尿频的同时，还有小便疼痛、尿不尽的现象，就代表肾系有炎症。有这些症状，你千万不要掉以轻心，要注意是否得了肾系的疾病，比如肾盂肾炎、前列腺炎、膀胱结石、尿道结石，等等。

有这些症状的人，除了要去正规医院医治以外，在家可以配合喝鱼腥草水来调理。鱼腥草对于膀胱系统的炎症有很好的功效。记住要用新鲜的鱼腥草，消炎的效果才好。

如果查出体内有结石的话，还可以用金钱草来煮水喝。金钱草是一种开黄花的草药，它特别善于化结石，不仅可以化膀胱系统的结石，对于调治胆结石也有效果。

每次用50克（一两）金钱草，煮成一碗浓浓的水来喝就好了。记住煮的时间不要太长。实在没有时间煮水的人，也可以到药店买现成的金钱草冲剂。

建议结石体质的人，家里常备金钱草，可以把它当茶喝。

专调起夜频、夜尿多的食方——糯米糊

不少人起夜频、夜尿多，这对老年人来说尤其痛苦。起来之后，他们往往就不容易睡着了。这是典型的肾气虚，可以喝糯米糊来调治。

糯米是固肾气的好东西，老年人一般消化能力比较差，所以最好少喝糯米粥，而是把糯米打成粉，做成糯米糊来喝。把糯米粉用一点凉

开水调匀，锅里烧水，水开以后，把调好的糯米粉倒进去，快速搅拌，煮开就可以了。

早餐吃糯米糊最方便了。2～3分钟就可以煮好，吃起来方便，还比稀饭管饱。老年人不管有没有夜间尿频的症状，都可以喝一点糯米糊，对于保护肾气很有帮助。

突然尿频，可能是感冒前兆，喝醪糟水和吃橘子皮

有的人平时好好的，突然之间尿频，而且小便又清又多。这时候，不要认定是肾不好了，去盲目补肾。你有可能是受了风寒。

人体受寒后，毛孔闭塞了，体内的寒气只有通过小便排出来，小便自然会增加。这样的尿频，实际上是感冒的前兆。

怎么处理呢？只要散风寒就可以了。马上去喝一点醪糟水，送服一点橘子皮。

> **做法**：把鲜橘子皮洗得干干净净的，切成小颗粒，然后就像吞药丸那样，用醪糟水把它送服下去。（关于橘皮醪糟水的详细介绍，参看中部第四章。）

读者评论

1.我给爷爷介绍了陈老师的糯米糊方子，爷爷喝了以后跟我说有效果。以前他一个晚上要上三四次厕所，现在每天晚上只起来一次了。　　——新浪用户

2. 家里有一位长辈最近才知道有夜尿的情况。给他推荐糯米糊以后，第一次喝居然当天晚上就没有夜尿了。然后我妈妈也上了年纪肾气不足，现在每天都让她喝这个，补肾气。

——厘厘子Coco

3. 陈老师，非常感谢您，我妈妈60岁了，现在每天早上坚持喝糯米糊，头发挺黑的看着。村里的三嫂61岁了，前几天看到她，头发看上去都白了似的。糯米糊补肾气效果好极了，以后要推荐给别人。

——倪广轩

拉肚子不是小事

我们的身体经常会有点小问题，这时不能忽略，因为小问题可能代表着身体里存在大隐患。

比如说，现在发病率越来越高的肠道息肉、肠道癌，它们的早期症状就是腹泻与腹痛。所以说，当身体有小问题的时候，我们要及时去处理。

吃生冷后拉肚子的食方——姜丝绿茶

有一种腹泻，大便特别稀，像水一样，哗啦哗啦的。这是急性腹泻的一种。之所以这样，是因为肠道里面有寒湿。夏末秋初的时候，这种腹泻特别多。因为这个时段人特别喜欢吃一些生冷的东西。

有些人肠道里的寒湿积的时间长了，会经常性地出现腹泻。只要有一个诱因，就会反复发作。喝杯冷饮，别的人没事，但他就得跑洗手间。

吃生冷后拉肚子了，可以喝姜丝绿茶来调理。

做法： 把半块生姜切成丝，和绿茶一起冲泡就可以了。

注意：生姜一定要带皮。

读者评论

老师的方子很多都尝试过，效果都很好，这里不一一列举。说说朋友晚上胡吃海塞导致腹泻，折腾了一夜，我想肯定脾胃受损有寒，立马叫她喝姜丝绿茶。她说："只有姜丝就姜丝呗，喝下去就有感觉了。"连喝几杯，第二天白天啥事也没有了，开心。

——心怡

调湿热腹泻的食方——生拌马齿苋

还有一种腹泻，大便颜色异常黄，有很重的味道，而且上厕所特别急迫，拉完以后还觉得难受，这是肠道有湿热。

这种情况，可以用新鲜的马齿苋，加上蒜泥，放一点盐、醋、白糖，凉拌当菜吃来调理。

注意：平时拿马齿苋当菜吃的时候，一般要焯过水才吃，生吃容易引起腹泻。只有这种腹泻，要吃生拌的马齿苋，焯过水的效果不佳。

为什么呢？这是因为肠道里有湿热的毒，要把它们尽快地排出去。吃完生马齿苋，可能腹泻的量会暂时加大，这是正常的。泻过之后，不再是难受的感觉，而是感到痛快、舒服。湿热的毒排出去后，腹泻就自然停止了。

吃多了油腻之物拉肚子怎么办？吃山药莲子羹

有些人吃多了油腻的东西，就会拉肚子。这种人属于脾虚。尤其是有的男性，平时吃东西没事儿，但是一沾油腻的就要腹泻。这种人需要补脾，可以喝山药莲子羹。

山药，要用淮山药，市场上卖的那种叫菜山药，又粗又大的，效果不能和淮山药比。可以去药店，买药用的淮山药。

做法： 每次用 20 克淮山药，加上 12 颗莲子，一起来煮。需要煮差不多 1 个小时，就能煮好。

山药和莲子都是补脾的好东西。脾不虚了，消化能力增强，就不会吃什么拉什么了。

特别是莲子，调治经常性的腹泻，效果特别好。

老在天不亮时拉肚子，用山药莲子荔枝核煮粥喝

有一类人，尤其是上岁数的老人，天不亮就要上厕所，而且拉肚子，这就属于脾肾双虚了。这不仅要补脾，还要补肾。可以用前面讲

到的山药莲子羹，再加上一样补肾的东西——荔枝的核。

荔枝核不仅能补肾，它还能排出肾里的湿浊。

> **做法：**把6颗荔枝核打碎，和山药、莲子一起加水煮1个小时，把它的药性煮出来就可以了。

注意：荔枝核不要吃。

很多人吃了麻辣火锅会腹泻，这里面的原因比较复杂了，可能涉及前面说过的几种类型。首先是湿热，因为火锅里的调料，性质都是大辛大热，而且火锅里涮的大鱼大肉比较多，有时没煮透，含有病菌。其次，火锅里头的油特别大，对于脾虚的人来说，吃下去就容易腹泻。这种情况，应去湿热，另外，平时多注意补脾，情况就会好转。

大便时干时稀，要喝酸梅甘草汤

有一些人不是总腹泻，而是经常有两个极端：大便有时候干，有时特别稀。而且肚子经常有窜痛的感觉，放屁也比较多。这种腹泻是肝气郁结引起的。为什么会窜来窜去地痛，主要是肝气在里边乱窜。

有这种症状的人，他的脾气往往有点急躁，或者生气后爱憋在肚子里。工作压力大的人，一般都会有这种情况。这样的人，平时可以喝些酸梅汤。不过，这个酸梅汤里要放点甘草。

> **做法：**用12个乌梅、6克甘草一起来煮水，水开后煮20分钟。这道酸梅汤，酸酸甜甜的，味道不错。

酸梅起什么作用呢？我讲过胡椒引火归原的道理。热性的胡椒可以调治虚火上浮，因为它能把上浮的虚火引回到肾，温暖我们的肾脏。酸梅呢，有类似的作用，但它不是引火归原，而是引气归原。它能把我们体内乱窜的一股气收回到肾里，让它归回本位。这叫理气而不伤气。让气回到了原来的位置，这样就不会消耗我们的正气了。

需要注意的是，酸梅分为乌梅和白梅，白梅是用盐渍过的，乌梅是用烟熏制过的。它们的作用是不同的。乌梅能引气归原，白梅就另有作用了。

允斌解惑

问：您的四本书我都买了，小孩生病都是按照您书上的方子调的，都不用去医院。我今年36岁，脸上很多黄褐斑，很能吃，但不长肉。不能吃寒凉的，稍微寒凉就会拉肚子，大便常年不成形。陈老师，可不可以给我个方子治治我这肠胃？

允斌答：这种情况是脾虚的关系。每天熬粥时放些白扁豆、莲子，吃一段时间就会改善。

出汗多并非排毒多——专调汗多症的食方

出汗多了，就会伤血

有的人睡觉的时候经常出汗，有的人吃饭的时候出汗比谁都多，有的人一动就出汗，这些都不是正常现象。

可能一般人会以为爱出汗，就说明排毒多，是件好事。有的人希望自己多出点汗，喜欢经常去做桑拿、汗蒸。

其实，出汗多不是好事。我的建议是，除非你体内有很重的寒气，需要把它排出去，可以做一做汗蒸，比如着凉了，可以去蒸一蒸。但如果没事儿老蒸，蒸多了、过度了以后，汗就把身体的营养、元气带出去了。

没事儿老出汗，实际上相当于在出血。因为制造汗的原料和制造血的原料，对我们人体来说是差不多的。中医讲汗血同源，出汗多了，就会伤血。出汗多了伤心。中医说，汗为心之液。所以，出汗多对于心脏来说，是一个极大的伤害。长期出汗的人，到了老年以后，心脏可能会出现早衰现象。

经常出汗的人，还要特别注意：出汗是身体给你的一个信号，表示某个部位有问题。

如果总是身体半边出汗，比如左边的胳膊、左边的手，或者是左边的腿出汗，表示你的气血严重不和，经络有阻滞。这种情况，有一种是由于严重感冒引起的，往往还同时感觉浑身酸痛、怕风。还有一种更严重，有可能是脑卒中的前兆，中老年人要特别当心，一旦出现半身出汗的情况，最好立刻到医院找医生诊断治疗，避免以后出现脑卒中。

专调睡觉时爱出汗的食方——乌梅大枣汤

有的人睡觉时爱出汗，睡着睡着，身上就湿了，觉得燥热不舒服，就把被子撩开。撩开被子又冷，盖上又出汗，这就是典型的阴虚盗汗。

在家调理阴虚盗汗，可以喝一种特制的"酸梅汤"。这不是普通的酸梅汤，而是乌梅大枣汤。乌梅是一种中药，在超市、药店都有卖。它是把梅子烘干焖制成的，颜色乌黑乌黑的。

> **做法：**把 9 颗乌梅和 3 枚大枣，一齐冷水下锅煎煮 10 ~ 15 分钟，再搁一点冰糖，趁温热时饮用。

乌梅是清虚热的，大枣是养阴血的；乌梅敛气、大枣补气，搭配在一起，就可以滋阴止虚汗了。

读者评论

1.跟着陈老师养生已经两年了，受益匪浅。老公夜里盗汗也是看了老师的书，用乌梅大枣茶喝了两天就明显有好转。　　　　　　　　——云淡风轻

2.陈老师，按照你书上方法治好了我儿子的盗汗，太感谢你，你是我的恩人啊！

　　　　　　　　　　　　　　　　　　　　　　　　——花花公子1994

3.晚上睡觉胸前出很多汗，按着陈老师的方子做酸梅汤，白天喝一天，晚上睡觉立马见效，真的太神奇了。　　　　　　　　　　　　　　——尤尤

幼儿睡觉时爱出汗怎么办

有一次在做讲座的时候，一位带着孩子来的妈妈站起来提问："我家孩子阴虚盗汗，请您给他看看，应该怎么治疗啊？"

我看了看她身边的孩子，大约三四岁的样子。我跟她说："你放心，孩子不是阴虚盗汗。"

她特别不理解："睡觉出汗不就是盗汗吗？"

我反问她："孩子是不是刚睡着时出汗特别多，连枕头都能打湿，到后半夜就没汗了？"

她连连点头，说："对，就是这样的！"

我再问："孩子每晚睡前是不是会喝一次奶啊？"

她又点头："对，每天都是喝了奶睡觉。"

我告诉她："孩子有胃热，喝奶之后马上睡觉，就会导致头部出汗。等胃里的奶消化完毕，后半夜自然就不出汗了。"

这种现象很多孩子都有，并不算病，不需要担心。只要睡前不吃东西，就会慢慢缓解。

现在很多孩子家长有了一定的中医知识，但有时没有分清成人和孩子的不同。在各地做讲座的时候，都会有孩子家长问同样的问题，由于孩子睡觉出汗，担心自己的孩子阴虚。其实不必过虑。小孩子的身体生机无限，不容易像大人那样肾虚的。

调理前胸总是出汗的食方——莲子糯米粥

如果平时前胸总是出汗，就表示你的心虚了。这个要特别注意，需要补心气。补心用莲子，补气用糯米。用莲子和糯米一起熬粥喝，既补心气又补肾气。

做法：把十几颗带心莲子泡软，加糯米一起煮成粥。

喝莲子糯米粥，注意莲子不要去心，否则容易气滞血瘀，造成上火或是便秘。

调理一动就出汗的食方——黄芪大枣煮水

如果身体平时没有其他特别的症状，但一动就出汗，这是气虚。这种情况可以用黄芪和大枣一起煮水喝。

　　做法：每天用 30 克黄芪，加 6 个掰开的大枣，用熬中药的
方法，连续三煎三煮。黄芪属于根部，熬的时间要长一点，才能
熬出它的药性。把 3 次熬出来的药汁合在一起喝就可以了。

黄芪是大补中气的，它止汗的作用很强；大枣也是补气、止虚汗
的。黄芪和大枣合在一起，补气止汗的效果会很明显。

注意：感冒的时候不要喝黄芪大枣茶，上火的人也不要喝。

"蒸笼头"，罗汉果煮水喝

**一桌子人吃饭，其他人不怎么出汗，某个人边吃饭头部边冒汗，这
种人一般胃热。**

调理吃饭时头部爱出汗的症状（俗称"蒸笼头"），可以用罗汉果煮
水喝。

　　做法：罗汉果压破煮，煎煮时间需要 20 分钟以上，等熬出
来的水变成红褐色，并且可以闻到香味时，就可以喝了。

一个罗汉果可以连煮 3 次，以便把药性煮出来。胃热的人容易便
秘，罗汉果对调治这样的便秘很有效。

手脚心爱出汗，吃大蒜能缓解

有的人问我，其他地方不太爱出汗，一出汗，就出在手心、脚心。这是什么原因呢？这一般是心肺功能出现障碍后导致的问题。

首先，这人的肺里应该有寒，而且是陈年的积寒。这种陈年的积寒被关在肺里，导致出汗的功能出现障碍。所以，身体别的部位就不容易出汗。

其次，这人心脏功能可能还比较弱。心脏功能弱，肺里又有积寒，那么，就会导致其他部位的汗排不出来。因此，汗只能从最容易出汗的地方——手心和脚心出来。

这种情况，往往是小时候开始并长期积累形成的，不容易转变。只有通过长期坚持不懈地调理，才会起到缓解的作用。可以尝试以下这个比较方便坚持的小方法来调理。

> **做法：**晚饭的时候，把 2 ~ 3 瓣大蒜切碎了，搁置 20 分钟，让它氧化一下，大蒜的有效成分是要跟空气接触以后才能发挥出来的。然后，可以在吃饺子、吃面条的时候，生吃这些大蒜。

蒜是走肺的，它能够帮助肺热起来，有一定的驱赶肺寒的作用。对于心脏功能，它也有一定的辅助作用。

注意：不要空腹吃蒜，避免烧心。量也要适度，蒜吃多了伤眼睛。

这种手心、脚心出汗的症状，不是短时间内通过简单的食疗就可以调理好的。有这种体质的人，要特别注意养好自己的心脏功能。

孩子感冒的时候，做父母的要特别注意，不能乱用药。尤其是风寒感冒，如果用了风热感冒的药，就可能让孩子变成这种手心、脚心出汗的体质。

有人问，不出汗好吗？其实，不出汗也是肺上有问题，吃蒜有一定的帮助。但是有这种症状的话，我建议最好还是要找医生看，因为它牵扯到不止一个脏腑的问题，肯定还有其他脏腑的问题。

专调各种口渴问题的食方

口渴是我们容易忽略的一个问题。其实，当你平时经常口渴，觉得口干舌燥，总想喝水，喝完很快又渴了，而且喝了就尿，或是大量出汗，很可能是亚健康的问题，特别是在脾和肾的方面。

经常口干舌燥，尿频，吃菠菜根、葛根粉

当你出现以上问题时，怎么办呢？有两样好东西可以常吃：菠菜根、葛根粉。

小时候，每次母亲拿菠菜连根一起煮汤时，就会说：请你们吃"红嘴绿鹦哥"。菠菜粉红色的根，是它的精华所在。**平时吃菠菜的时候，一定要连根一起吃。**以前见过食堂做的菠菜炒鸡蛋，只有绿色的叶子，粉红色的根却不见踪影，真是可惜。

葛根粉生津止渴的效果特别好，吃起来也很方便。**买现成的葛根**

粉，用开水调成藕粉状就可以喝了。

治爱喝热水的口渴症食方——生姜大枣茶

有的人经常口渴，但不爱喝凉水，爱喝烫烫的热水，这不是有内热，而是体内有寒。这种情形可以喝生姜大枣茶来调理。

> **做法：** 用 3 片带皮的生姜，再加上 6 个大枣一起煮水喝。大枣要先煮，水开了后再煮 10 分钟，然后再把姜丢进去煮上 3～5 分钟，就可以起锅了。

生姜大枣茶可以帮助我们去掉体内的寒气，也能调节我们的消化系统功能，还可以增强抵抗力。

很多人不知道，大枣不仅是补血的，也是给我们身体补水的，有生津润肺的作用。 口渴又怕凉的人，吃大枣很合适。而其他的人，如果痰多、体内有湿热，就不要多吃大枣了，以免越吃体内湿气越重。

假性口渴，喝荷叶陈皮水

还有一种人口渴是这样的：想喝水，但是喝得不多，喝一小口，一会儿又口干了，然后又喝一小口。这不是真的口渴，这种人体内一点都不缺水，而是痰湿多了。

痰湿堵在胸口，导致人体的水液不能往上运行，产生不了足够的唾液，人就会觉得口干。这种人，你让他喝水，他其实喝不下去多少。一喝到胃里，胃就会说：我不要水了，水太多了，都淤在那里了。

如果是这种情况的人，就可以喝荷叶陈皮水。

做法：干荷叶、陈皮各 10 克，开水冲泡，代茶饮。

怪病多由痰作祟，很多问题往往都跟痰湿有关系。痰湿引起各种症状，只想着去消除那些症状不管用，如果去调理痰湿，不管多么复杂的表面现象，都会迎刃而解。

口干舌燥却不想喝水，炖莲藕汤来调理

还有那么一种人虽然口干舌燥，但一点水也不想喝。这种情况就要注意了，这不是缺水，而是可能体内有瘀血。

体内有瘀血，就会造成气血运化不好，水液不能运上来，嘴巴就很干燥。怎么调理呢？可以喝莲藕汤。

炖莲藕汤时要注意，一定要保留藕节一起炖。藕节是散瘀的，莲藕是生津止渴的，配在一起效果才好。

做法：莲藕切段，留下藕节，加排骨或猪肉，按平时炖汤的方法炖煮。

有一种口渴，可能跟糖尿病有关

要注意的是，有一种口渴可能跟糖尿病有关系。

患糖尿病的人，一般在检查出来之前身体要经过一个过程，就是平常老觉得口干舌燥，老喝水还是觉得不解渴，而且喝得多尿得更多。既口渴，又尿频，这种情况就属于糖尿病的前兆。

为什么糖尿病早期会有口渴的现象呢？因为糖尿病往往是从阴虚开始的，阴虚其实就是体液不足。体液不足，人自然想喝水了。

许多人认为糖尿病是吃糖引起的，其实不是这样的。很多人一开始是肺和胃有燥热，引起体液不足，从而阴虚，长期的阴虚伤到了脾和肾，就导致了糖尿病。遇到这种情况，你要及时去医院诊治。

读者评论

现在的生活都是跟随陈老师的脚步，随着四季的变化而调整。跟着陈老师，我学会了吃应季的蔬果，学会了泡制酸菜，学会了自制酒酿，学会了泡青梅酒、葡萄酒，学会了晒陈皮，认识了牛蒡、陈皮荷叶茶、牛蒡切丝炒焦泡茶、薏米炒黄泡茶。这些祛湿茶按季喝下，身体不再沉重了，睡眠好了，也变苗条了。——Spring

睡不着，因为心神不宁

当今，人们压力大、生活不规律，失眠的人越来越多。漫漫长夜，躺在床上辗转反侧，睁着眼睛盼天亮的那种滋味有多么不好受，有过失眠经历的朋友都能体会到。

为了对付失眠，不少人用了各种办法，像数绵羊、喝牛奶、吃安眠药、泡脚、按摩，等等。但有的人用尽了种种方法还是不行，甚至养成了对药物的依赖性。

要解决失眠的问题，你首先要知道失眠的根在哪里，这样才能有的放矢。

失眠不仅仅是休息不好的问题，它对我们身体的伤害也非常大。失眠一晚，对身体的伤害一个月都补不回来，因为失眠既伤阴又伤阳。

失眠实际上就是阳不归阴。我们的身体，有阳气和阴气两种能量。晚上是阴气负责，阳气休息的时候。如果这会儿阳气还在乱窜，那么就会伤阳。阳气不归位，阴气也无法安静，那又伤阴了，所以失眠会导致阴阳两伤。

阳气乱窜时，我们要把阳气收回来，这就要靠我们的心神来起作用。如果有各种各样的因素打扰了心神，使得心神无法安定下来，阳气就无法收回，人就会失眠。

所以，失眠归根结底就是心的问题。心脏功能好的话，人就不容易失眠。

调理失眠的基本原则，就是要调理好心脏的功能，保养我们的心。尽量避免各种因素干扰心神，影响心脏的健康。

有哪些因素会干扰心神呢？痰湿、肝火、阴虚、血虚这些都是常见的因素。下面我们分别来说一说。

痰湿重引发的失眠，把甜杏仁打成汁喝

如果失眠的同时，感觉身体特别重，很疲倦又睡不好，还感觉胸闷、胃胀、痰多，老想咳嗽，一咳嗽就更睡不着。这样的失眠就是痰湿扰乱了心神。

这种情况下，如果想通过喝牛奶来催眠，反而可能更难受。因为牛奶喝多了，身体产生的痰湿可能更重。这样的失眠，直接去化痰就好。痰湿化掉以后，就不会扰乱我们的心神了。

调理这种失眠，我们可以喝杏仁汁。

做法：把甜杏仁（超市购买）用清水泡软，加水，放进料理机里打成汁，放在锅里煮开放凉后就可以喝了。

记住不要加糖，因为糖也会引起痰湿。

这是一款好喝的饮料，想喝时喝一杯就可以了。一天喝一到两次。不需要特意在睡前喝，因为它是通过调理痰湿来起效，并没有催眠的作用。

如果家里有豆浆机就更方便了，直接把甜杏仁放进豆浆机加工，就可以做成杏仁汁了。

杏仁是止咳化痰的。把积在胸口的痰湿化掉，心脏就轻松了，夜里就能睡得好了。

请注意：甜杏仁不是美国大杏仁，而是中国的杏仁——小小的、白白的，长得跟心一样的那种，而且要用甜杏仁。

这种杏仁，你去超市就能买到。不用去药店，中药店卖的是苦杏仁。

如果你去中药店，你说我要买杏仁，假如不说明，他会给你苦杏仁，苦杏仁是有一点小毒的，不能随便乱吃。

甜杏仁的味道很香，超市卖的饮料杏仁露就是用甜杏仁做的。如果你实在没有时间自己做，可以经常喝点商场卖的杏仁露。不过记得一定要加热，因为凉的东西会让胃不舒服，没法化掉痰。

喝杏仁露时要注意：腹泻或大便稀溏时不要喝。

杏仁露是润肠通便的。如果老年人有习惯性便秘，经常喝就会有好处。

肝火重引发的失眠，用干玫瑰配柠檬片泡水喝

肝火型失眠是这样的：老感到心烦意乱，特别爱做梦，一做梦就醒，甚至是整夜睡不着。严重的人，口特别苦，特别是夜里苦得坐卧

不安，半夜起来喝水不管用，吃甜的也不管用。

这种苦是肝胆的苦，胆汁反流所致；这样的失眠，是肝火扰乱了心神所致。

肝火是什么呢？就是肝气没有舒畅，气多了以后，郁积在那儿了，就变成了火。

肝火旺的人往往脾气急躁，爱生气，爱操心，情绪比较容易焦虑。身体内热重，小便比较黄，大便比较干。

调理肝火型的失眠，可以经常喝玫瑰柠檬茶。

> **做法：** 1. 每天取十几朵干的玫瑰花，用开水冲泡闷一会儿。
> 2. 等水温降到 70℃以下了，再取半个新鲜的柠檬切片，一定要带皮，放在水里，加 1 勺蜂蜜。

这一天拿这个水当茶喝就可以了。第一杯水喝完了，可以续水，多冲泡几次。

记住：第一次冲泡的时候，一定要等水温降下来再放柠檬片，否则会破坏新鲜柠檬的营养。 再续水的时候，直接倒入开水就可以了，因为第二次泡和第三次泡是要把柠檬皮的药性泡出来，这样才有效果。

玫瑰柠檬茶，可以疏解肝气，防止肝气郁积变成火，扰乱心神。 情绪不稳定，心情时而急躁时而低沉的人经常喝一些，心情就能愉快起来，心神也安定了。

有的人肝火重影响到胃，导致口气很重，多喝玫瑰柠檬茶还能消除这种难闻的口气。

对女性来说，喝玫瑰柠檬茶还有一个特别的好处，就是能让皮肤更白，淡化脸上的斑点。

注意：生理期尽量不要喝这个茶，因为柠檬和蜂蜜都是凉性的。

读者评论

1. 昨天看了您的节目，我老公就乖乖地喝玫瑰花茶了，之前我特意为他买的，他还不肯喝，看来陈老师权威的力量就是大啊！我也是感觉陈老师家的秘方和妙招太多了，一本书根本写不完啊，多写几本吧，我买来自己多研究下，试着自己给自己调理身体啦。

——云烟

2. 对了，我也是每次看你的节目都要记笔记的，现在已经记一小本了！我本来月经不多，感觉可能是有瘀血了，所以跟您学会了吃猪肝还有玫瑰花红糖水，效果不错，月经量比之前多些了！原来我的内膜很不好，现在好些了，不知道是不是跟这个有关？

——洋芋的烦恼

阴虚火旺引发失眠，喝小麦糯米糊

阴虚火旺造成的失眠有什么症状呢？睡觉的时候觉得手脚心发热，耳朵里总听到蝉鸣一样的声音，觉得心烦而睡不好。睡着了以后爱出汗，**老年人、更年期的女性比较容易出现这样的现象。**

如果年轻人有这种失眠，一般是生活不规律，总熬夜造成的。这种失眠就要补，补什么呢？我们可以煮点小麦糯米糊喝。

做法：1. 把带麸皮的小麦和糯米打成粉，按 1∶1 的比例混合在一起，加点温水调匀。

2. 锅里水烧开以后，把小麦糯米糊倒进去，用筷子快速搅拌，煮开就可以了。

每天早餐或晚餐时吃一次。

这道粥，既补阴又补气。经常喝，肾阴得到了滋养，心火降下来，人就可以睡得安稳了。

小麦是养心安神的。小麦是做面粉的原料，但是面粉没有小麦的作用好，原因是面粉在加工的时候去掉了小麦外层的麸皮。这个麸皮是小麦营养的精华所在。

如果没有条件打粉，直接用小麦和糯米熬粥来喝也是可以的。不过，糯米不好消化，脾胃虚弱的人、老年人，最好还是把糯米打成粉来喝。

糯米是补肾气的。晚上频繁起夜的人，也可以喝糯米粥来调理。

注意：便秘的时候，不要喝糯米粥。

读者评论

亲爱的老师，特地来跟您说声感谢！前两天我睡眠极差，入睡难且易醒，前晚居然整晚失眠，头晕脑涨的我紧张得要死。突然想起之前您有关失眠的视频，赶紧对症下药给自己煮了小麦糯米粥，喝了两碗昨晚一觉睡天光！这也太神奇了，由衷地感谢您和您家的秘方。

——会发光的 Star

允斌解惑

问：陈老师您好！听了您讲的阴虚失眠要吃小麦糯米粥，请问您说的小麦是指的带壳的小麦种子还是磨出来的小麦仁？还是超市里卖的燕麦？

允斌答：方子的小麦是带壳（麸皮）的麦粒，不是磨出来的小麦仁，也不是燕麦。

睡眠浅、易惊醒，喝桂圆莲子茶

还有一种失眠是那种轻度的，就是入睡缓慢，睡得特别浅，一有什么动静就醒了。

很多人都有这样的情况：睡觉前必须听音乐，看书；还有的人必须得开着电视，电视不响，他就睡不着；而另外一些人呢，不允许有一点点响声，必须特别安静才能睡得着。有的人怕光，屋里要遮得严严实实，稍微有点光亮，人就睡不好。好不容易睡着了，又特别容易被惊醒，醒了不容易再入睡。

这些情况是血不养心，已经血虚了。这种情况下，我们就需要补血养心，常喝桂圆莲子茶就好。**桂圆是补心血的，莲子是补心气的。**

桂圆莲子茶

做法：1. 把两份带壳桂圆、一份莲子和冷水一起下锅。

2. 煮的时间要长，至少30分钟（这样才能把莲子煮软，把桂圆的药性煮出来）。

3. 煮好之后，喝汤，然后把莲子和桂圆肉吃下去。每天吃一次。

扫一扫，即可观看桂圆莲子茶的制作视频。

如果你体质偏寒，我推荐你加一点红糖，这样就更加补气血了，因为红糖也是补血的。

注意：莲子不要去莲心，桂圆不要去壳。

莲子心就是莲子里面细细的绿色的，它是清心火的。桂圆壳就是桂圆的外壳，它是祛风的。莲子和桂圆都很补，保留莲子心和桂圆壳，才不会补过头导致上火。

桂圆莲子茶适合于血虚体质弱的人。如果是火大、内热重、便秘的人，不要多喝。

以上所说的这些方法，是通过调理脏腑来调理失眠的病根的。失眠的病根不是一天两天形成的，那么调理的话，也不可能立竿见影，一定要通过一段时间的调理，把心神调理得安定了，才可以不失眠。

读者评论

1. 老师所有的方子我几乎都试过，包括自制护肤品。食疗方真的是美味又有效，最欣喜的是用一道飘着淡淡桂圆香的桂圆莲子茶帮助朋友调理好了顽固的入睡难。

——靖鑫

2. 首先要表达对您的感谢，很真诚的！莲子带壳桂圆煮水喝了很好入睡！

——楣

3. 有幸认识陈老师已有四年了，一出书马上买入。神奇退烧水自是不在话下，女儿每次都是一剂见效，且不会复烧。莲子桂圆茶调好了妈妈的心悸，全桂圆茶喝了不再头晕……

——Spring

加班、玩乐后兴奋失眠，用葡萄酒或苹果放松一下就好

对于偶然失眠的人，晚上睡不着，想要马上解决问题怎么办呢？

有的人平时并没有失眠的问题。只是偶然一次加班工作或玩乐后睡不着，这样的情况是可以想办法缓解的。

晚上应该是副交感神经工作的时间，如果你还处在很紧张、很兴奋的状态，交感神经没有休息，那么就容易睡不着。这个时候，我推荐你喝一点葡萄酒让自己放松一下。

只要喝一小杯就可以了。葡萄酒也是养心的，当时喝完，就会让人放松，入睡也比较容易。

对不能喝酒的人还有一个办法，就是用苹果。

在枕头边放一盘子苹果，苹果的气味能让人的心神安定。

老北京人有一个习惯，在客厅放一盘子苹果，这样家里的空气特别清香。慈禧太后就更奢侈了，她是放两大缸佛手、香橼。

其实，很多植物的芳香都有让人放松的作用。比如用薰衣草或是用陈皮做个枕头来枕着睡觉。这些天然的东西，都可以用来帮助我们调节自己的心神。

中国人自古喜欢用天然的东西来熏香，让屋里充满自然的香气，人的心情也愉悦起来，这是传统的养心之道。

减轻熬夜伤身程度的食方——清炖墨鱼干

每当熬夜，我就十分怀念小姨做的清炖墨鱼干。那几年她在家里住的时候，看到我睡晚了，第二天必定会炖一碗墨鱼给我做早餐。这是家传的老方法，因为熬夜十分伤身，要马上吃墨鱼来滋补。

熬夜对身体是特别不好的，这从一个"熬"字上就可以看出来。熬字的下面有四点，它本来的意思是以火烤干五谷。夜晚当睡时不睡，就犹如把人放在火上煎熬。这把火从哪里来？自然是肝火。

古人说，卧则血归于肝。只有及时入睡才能养肝。如果不睡觉，肝火一直烧着，就会耗伤津液，也就是伤阴了。肝肾是同源的，肝火燃烧的能量要靠调动肾精来补充，所以说熬夜既伤肝又伤肾。

熬夜导致的后遗症很多，主要表现为阴虚的症状，例如口唇干燥、视力减退、易怒、健忘、肠胃失调等，上至心脏，下至二便，都会受影响。

前两天，一个工作繁忙的女孩跟我说，她有习惯性便秘，但是一旦哪天睡足了觉，马上就好。她这种情况，就是劳累伤阴以致津液不足，造成肠道干燥导致的。

女性尤其不能熬夜。因为男怕伤阳，女怕伤阴。女子本身就是属阴的，不宜伤阴。睡眠过少会造成很多问题，容易衰老。女性朋友都有体会，熬夜之后气色会很差，脸色发黄、长皱纹、长痘、长斑，还有黑眼圈和眼袋。久而久之，皮肤会失去光泽，这就是缺乏津液滋润造成的。

其实，大家都知道不睡觉的危害，可是现代人生活节奏快，哪有不熬夜的呢？我自己也不例外。看看身边许多事业成功的朋友，对他们而言，晚上加班更是家常便饭，不由感慨大家都在透支生命。

我们没有办法避免熬夜，但是可以想办法把它的危害尽量减轻，对透支体力的身体进行修补。清炖墨鱼干就可以起到亡羊补牢的作用。

最近两位朋友相继传来喜讯，一位怀孕了，另一位刚刚生下小孩。然而，喜中有忧。怀孕的朋友在医院查出贫血，十分紧张，询问吃什么可以快速补血。生小孩的那位呢，本身就是从事养生行业的，自我诊断有内热，家里人让她吃鸡，她知道鸡肉是热性的，不敢吃，问吃什么可以补身又不会带来"热气"。

炖墨鱼干恰好可以同时解决她俩的问题。

别忘了，墨鱼本为妇科良药，是女性的好朋友。女性朋友常喝墨鱼汤，既滋阴又补血，对于孕妇产妇更是相宜。孕妇如果贫血，既要补血又要防止血热，不可用热性之物，最好是凉补，墨鱼汤可谓上选。

产妇由于失血多会造成血虚，严重的还会导致阴虚，这时候就会感觉有内热，那么用墨鱼汤滋阴正合适。阴血足了，内热自灭。而且墨鱼汤还有下奶的功效。

孕妇和产妇喝墨鱼汤，可以跟鸡一起炖。鸡汤补气，墨鱼补血，补益的效果更好。鸡肉性质温热，产妇要想吃鸡又怕产生"热气"的，加墨鱼一起炖就不怕了。

墨鱼本是一味良药，多用于妇科。古人说它"最益妇人"，用它来调理贫血、治疗闭经、催乳等效果非凡。其实墨鱼的作用并不仅限于此。以上这些妇科疾病，究其根源都与肝肾阴虚有关。而墨鱼的主要作用正是滋补肝肾阴虚，它入肝能养血，入肾能滋阴。正因为参透了这个原理，我家先祖才会独具慧眼，选用这味传统的妇科上品，用来作为熬夜后不适的食疗，男女皆宜。而且这个汤品是清补的，怎么吃都不会使人上火，又丝毫不油腻，实在是一个妙方。

清炖墨鱼干做法十分简单。

清炖墨鱼干

做法： 提前几小时用冷水泡发墨鱼干，清洗干净，放锅内加冷水炖熟，不放任何调料。炖好后连汤带鱼一起食用即可。

扫一扫，即可观看清炖墨鱼干的制作视频。

汤中不用调料，原因是姜葱花椒等多为香辛之物，会干扰此方的滋阴效果。墨鱼干本身有咸味，也就不用加盐了。

注意：墨鱼骨也要一起放在锅里炖。

它也是一味中药，名为海螵蛸，有收敛止血的作用，可以缓解各种溃疡和出血症。墨鱼肉和墨鱼骨也是分阴阳的，墨鱼肉属阳，主通；而墨鱼骨属阴，主收，所以对于一般人，应该二者合炖才能平衡。

以前，家里的老人会把墨鱼骨留下来，存放在厨房里做应急的外用药。如果不慎割伤手指，用小刀刮下一些骨粉，撒在伤口上可以止血。把墨鱼骨焙干磨成细粉，还可以用来外敷调理皮肤溃疡或是湿疹。尤其是那种经久不愈、总是流黄水的伤口，把墨鱼粉撒上去，治疗效果最好。

墨鱼是海鲜，凡是海鲜都是发物，因此，得了湿疹只能用墨鱼骨粉外敷，不宜食用墨鱼。其他过敏症以及痛风病人也要谨慎食用。

当然，最好的方法还是不要熬夜。然而，知易行难，世事莫不如此，只能与诸君共勉。相信你们会做得比我好。

读者评论

1. 我本人也是受益者，喝老师推荐的墨鱼汤，月经量也有所增加。总之，老师出的每一本书我都会买，做客的养生节目我都会看，永远支持！

——云淡风轻

2. 把家里的羊肉当猪肉炖在这个墨鱼汤里超好吃，太美味了，还可以养生，谢谢老师！

——小样

3. 一段时间熬夜后变得入睡慢睡眠不佳，炖了墨鱼汤立马好了。还把一些方子推荐给了身边的人。能邂逅陈老师真是一大幸事！

——绿Tea

允斌解惑

问：我36岁，月经少，眼睛很干，从您书上得知是肝血不足，请问我怎么调理好呢？

允斌答：喝墨鱼汤可以补肝血，对你的症状会有帮助。

调理关节冷痛的简便方——鸡蛋热敷

鸡蛋是具有很强吸附能力的，调理人体的一些不适症状效果不错。

比如，有风湿性关节炎的人，或是受凉导致身体局部冷痛的人，都可以利用鸡蛋来吸走身上的寒气。

我的外婆常用这个法子给人调理身体，把鸡蛋煮熟，趁热在家人身上痛的部位滚动。

外婆还会把用过的鸡蛋打开来检查，如果蛋黄上有绿色的花纹，说明这个人受风严重；如果蛋黄表面有呈沙粒的东西，说明是寒气重。这样用过的鸡蛋就不能再吃了，应直接扔掉。

我母亲是家里对这个方法的疗效体会最深的人。她还是学生的时候，外婆常常给她用鸡蛋热敷。现在说起来，母亲还能绘声绘色地描述当时的许多细节。

那是母亲上学的时候，外公被打成右派，工资停发。学校为了照顾贫困学生，就组织他们课余时间去建筑工地劳动。从初中开始，母亲什么活都干过，挖土方、运沙石和水泥、砂浆……上高中的时候，她已经可以背着130斤的砂浆爬上高高的脚手架了。想想那时候觉得真苦。但是母亲也有一丝得意："我的平衡功能特别好，又没有恐高症，都是那个时候练出来的！"

搞建筑工作都是在露天进行，经常会遭到风吹雨淋。每天风里来雨里去，回家就感觉浑身痛，尤其是两个膝盖，更是严重。外婆就在晚上用鸡蛋给母亲做热敷，敷完以后马上就好了。

每次敷完，外婆都要把用过的鸡蛋打开来检查蛋黄，看看受风寒的严重程度。母亲还记得，看的时候，外婆常常心疼地感叹："你看看，绿莹莹的，你受了多少风啊！"有时候又说："哎呀，千湖的沙子啊！"意思就是好多沙子，那表示受的寒太多了。

那时候家境不好，用过的鸡蛋舍不得扔掉。每次外婆给她敷完，就把蛋黄顺手扔到取暖的手炉里烧一烧，烧过之后就能吃了。炭火烧着蛋黄，上面无数的沙粒一齐发出噼噼啪啪的声音。如今听母亲讲起来，真觉得音犹在耳。

我问母亲，这样的蛋黄你吃得下去吗？她说，那时候这就是好东西了，想多吃还没有呢。

读者评论

1.陈老师，我这两天出去玩估计受风了。昨晚睡到一点多，肩关节痛得睡不着，起来煮了两个鸡蛋敷关节。敷完觉得好多了，蛋黄表面都是绿色条纹也有一些沙粒呢！后半夜也睡得着了，这鸡蛋真的好神奇啊，不然大半夜的我肯定痛死了。

——鹭岛情思

2.陈老师，我觉得您的食疗理念很好。我妈妈用您教的"鸡蛋热敷祛风寒"的方法，多年疼痛的肩膀得到了好转，非常感谢您！　　　　　——ArieleZhang

3.陈老师，我女儿说她膝盖疼不能走路，我想可能是换单鞋太早了，受寒了，于是就用了鸡蛋热敷的方法，结果鸡蛋黄上好多沙粒。用了两个鸡蛋，过了一会儿她就下地走路了。太感谢您了！您的方法真好！　　　　　——城市乌托邦

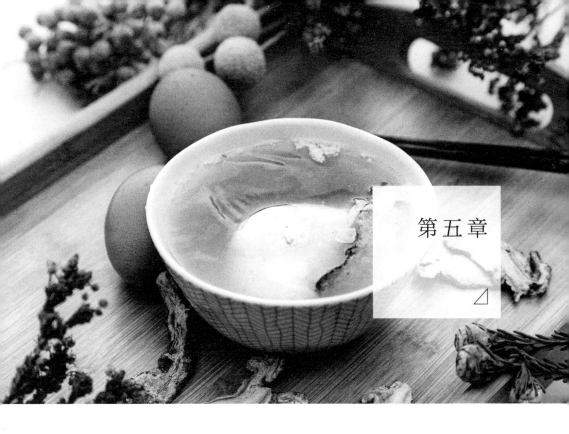

第五章

小食材，大进补

养生的事情，就是这么简单，"正在寝食之间"。好好地吃饭，好好地睡觉，好好地过日子，就行了。可是，真正能做到的，又有几人呢？

黄芪粥，三伏天的进补食方

三伏天，是防病养病的上佳时机

三伏天是一年中最热最难熬的一个月，可也是防病养生的上佳时机。

现在越来越多的朋友懂得了"冬病夏治"的道理，这几年在三伏天贴敷穴位颇为流行。每年入伏的时候，各个中医院挤满了人，全是贴"三伏贴"的。

除了贴穴位、拔罐等外治法，三伏天养生更需要注意的是适当进补。

夏天本来就是生长的季节，人体新陈代谢最为旺盛，营养消耗量很大，需要好好补养。正所谓"春夏养阳"，以利于"秋收"和"冬藏"。

然而夏天又是特别难调养身体的季节。天热，人吃不好，睡不好，容易伤身。三伏天更是暑热难耐。

中医认为暑热最能耗伤人的正气。气温高，人体大量出汗，体内的正气也随着汗水往外走。汗就是津液啊，出汗太多就会造成气津两虚。

伏天雨水又多，湿气影响脾胃运化，导致脾气虚，消化功能减弱。此外，夏季心火旺又会克肺。所以说，一夏无病三分虚，就是这个道理。

虚者补之，**要匡扶人体的正气，就一定要在三伏天进补。如果要补气，黄芪是最给力的。**

三伏天暑湿伤气，用黄芪进补正当其时。

伏天太热，常使人感觉懒洋洋的，不想多说多动，有的人身体沉重、头脑昏沉、出汗多、手脚发热，还有的人双腿浮肿、便秘等，这些症状正需要黄芪的药力来化解。

夏季吃黄芪，宜用清淡之方。最简便的办法，就是喝黄芪粥。

黄芪粥，家家都能做

做黄芪粥，要注意黄芪本身是不用吃下去的。

要把黄芪通过中药"三煎三煮"的方法熬成药汁，用这个药汁加大米煮粥。

黄芪粥

做法：1. 取大约 30 克黄芪，加 10 倍的清水浸泡半个小时，连水一起烧开，中火煮 30 分钟，将药汁滗出备用。

2. 再加等量的清水烧开后煮 15 分钟，再次滗出药汁。

3. 重复第二步的动作。

4. 将煮过的黄芪药渣捞出扔掉。将三次煮的药汁合在一起，放入约 100 克的大米，煮成稀粥即成。

黄芪粥提气作用很强，最适宜早上喝，喝完之后，一整天都会精神十足。

这个粥方中，黄芪的用量不多，配上大米，很平和，属于平补，在暑湿重的季节大部分人都可以吃一点。

气弱体虚的朋友，在三伏期间坚持每天喝黄芪粥，能够提升中气，增强免疫功能，到了秋冬不容易生病。

要想达到最好的效果，可以从头伏的第一天开始，坚持每天早上喝一碗黄芪粥，喝到三伏结束为止。

差不多一个月的时间，你会感觉到这个夏天比较好过，闷热的天气不再让你那么难受了。到了秋天的时候，以前爱感冒的人，就会发现自己的抵抗力明显增强了。

注意：1. 黄芪粥是补虚的，实症者不宜。体虚、中气不足的人，中老年人，大病初愈、手术后、放化疗后的病人可以多吃。

2. 阴虚阳亢者、有表邪者不宜。比如你今天受凉了，感受了风寒，那就是有表邪，那么这两天就不要喝黄芪粥。

如果你像我一样，从立夏开始就坚持喝姜枣茶，那完全可以放心地在三伏天喝黄芪粥。因为，在前两个月通过姜的发散作用，体内的病邪应该都散得差不多了。旧的不去，新的不来。此时浊气已去，正有利于培养正气。正气一足，外邪自然不易入侵了。

黄芪粥，古已有之。在苏轼的诗中，就曾提到过他在大病初愈时喝黄芪粥的事情。那年他39岁，谪居密州。当时"斋居卧病禁烟前，辜负名花已一年"，卧病在床一年了，因此要用"黄耆煮粥荐春盘"。就是用黄芪粥来补养病后虚弱的身体。

白居易也有一首《斋居》诗写道："香火多相对，荤腥久不尝。黄耆数匙粥，赤箭一瓯汤。"

诗中的黄耆就是黄芪，而赤箭是指中药天麻。黄芪、天麻之类在今人看来纯为药材，而在古人看来却可列入日常食谱。从白居易到苏轼，自唐至宋，文人们的餐桌上竟少不了这一道黄芪粥，病后喝，吃素时也喝。古代儒医不分，乐天、东坡之辈想必也深谙药食同源之理吧。

黄芪有什么强大功效

论补气良药，黄芪当属第一。中气不足的人，身体比较虚弱，一动就出汗，肺活量比较小，甚至内脏下垂，最适宜用黄芪进补。

黄芪又称小人参，它的作用与人参相似，都是补气的。但人参是大补元气的，作用十分迅猛，一般人不适合轻易使用。而黄芪是补中气的，相对温和，效果却不逊色，而且比人参固表的作用更强，所以成为最常用的补气药。

黄芪提升脾肺之气的功效是最强的。脾肺之气增强，就可增强人体的运化功能。

黄芪对人体的五脏都有补益作用，可以解脾湿、升肺气、强心、益肾气、补肝虚。

金代著名的医家张元素，对黄芪的药效总结得最好。他说："黄芪甘温纯阳，其用有五：补诸虚不足，一也；益元气，二也；壮脾胃，三也；去肌热，四也；排脓止痛，活血生血，内托阴疽，为疮家圣药，五也。"

哪些人适合吃黄芪

对于一般的人来说，如果你分不清自己是否可以吃黄芪也没关系。

告诉你几个简单的办法：

1. 摸一摸自己的腹部。有的人肚子老是胀胀的，一摸有点硬，这种人就不能吃黄芪。有的人肚子看起来鼓鼓的，但是一按就陷下去，很松软，这样的人就是气虚，就很适合吃黄芪。

2. 从体质上来说，黄芪最适合气虚脾湿型的人，这种人往往身体虚胖，肌肉松软，尤其是腹部肌肉松软。而身体十分干瘦结实的人则不宜。

3. 从身体状况来说，感冒、经期都不要吃黄芪。从季节来说，普通人春天不宜吃黄芪。

为什么感冒不能吃黄芪呢？因为黄芪是固表的，它帮助身体关闭大门，不让外邪入侵。因此平时吃黄芪可以提高人体的抵抗力。可是当身体已经感受外邪的时候，吃黄芪就会变成闭门留寇，把病邪关在体内，无从宣泄了。同理，春天是生发的季节，人体需要宣发，吃黄芪就不太适宜。

我母亲给家里人吃黄芪之前，必定摸下脉，看看有无浮脉，也就是有没有表邪，再决定是否能吃。不会把脉的朋友，也不用着急，只要看看自己有没有感冒的症状就好了。没有感冒症状，就可以喝。

实在搞不清楚自己身体状况的朋友，可以去超市买一点荠菜或鱼腥草，吃一两顿，搜搜陈寒，第二天就可以吃黄芪了。

黄芪对不同人群的保健作用

老年人吃黄芪，可以防治脑卒中、高血压，以及糖尿病并发症。黄芪能降血压，还有扩张血管的作用。

年轻人吃黄芪，可以增强抵抗力，预防感冒。

手术后恢复期吃黄芪，可以促进伤口愈合。

皮肤长疮或有溃疡的人，吃黄芪能促使脓毒排出。

肾炎、水肿病人吃黄芪，可以利尿消肿。

虚胖的人吃黄芪，有减肥的作用。

作为补药的黄芪，不仅对减肥有帮助，还能调理气虚型便秘，神奇吧？

有的人经常便秘，但大便出来又不成形，软软的。这种人千万不要去喝市面上的排毒通便茶一类的东西，而是要吃补气的药。因为这种情况往往是肺气不足，造成肠道蠕动缓慢。这样的人，喝些黄芪粥就有通便的效果。

读者评论

1. 三伏天早上吃上了黄芪粥，还贴了三伏贴。连续几年跟着陈老师养生，今年开始自己的身体发生了明显的变化。比如以前我的手冬季冷夏季热，夏天我只要稍稍碰到朋友的皮肤，朋友都会大叫"你手太烫了"。今年夏天自己感觉手心已经没有那么烫了，冬季再冷手脚也是热的，这个转变也是我的一个惊喜。谢谢陈老师。

——多多阿嬷

2. 我每到夏天就会喝生姜红枣茶和黄芪粥，好几年秋冬季都没感冒过了，特别有用。

——娇女子

3. 允斌老师的书我都有，很多方子都用过。三伏天的黄芪粥已经坚持了三年，身体也有了明显的改善。

——蜗牛漫游绿野仙境

4. 我妊娠高血压，人胖了好多，生完孩子还150斤左右。最主要是我总流汗，同样的环境，别人好好的，我就大汗淋漓。我看到老师书中讲的黄芪粥，我坚持每天早上煮来喝，就喝了那一段时间，我就慢慢地瘦下来了。因为自己带孩子没时间、精力去煮，后来没喝黄芪粥也不会大汗淋漓了。真是太感谢陈老师了！——cy

5. 陈老师你好！今年三伏天不知怎么经常出汗，喝黄芪粥后，好一点，谢谢！

——云

6. 三伏天按照老师的方法吃黄芪粥，效果杠杠的，肚子立马变小了，减了几年的肥也没这一个月见效。

——禾惠

允斌解惑

1. 问：陈老师你好，两周半的宝宝可以吃黄芪粥吗？因为我的女儿也经常出汗。如果不能吃的话，那小孩夏天会出很多汗吃什么比较好呢？我女儿的皮肤也有点黄。如果吃茯苓粥的话，一次多少的量呢？

允斌答：婴幼儿爱出汗不是气虚，不要喝黄芪粥，用山楂加炒焦的麦芽煮水喝。茯苓一次1～2克。

2. 问：我家的黄芪放的时间久了一点，被小虫子蛀成一个个的小孔，请问这样的黄芪翻晒一下，还有作用吗？

允斌答：虫蛀没事，但不能有霉变。

3. 问：陈老师，我气虚得很厉害，可是已经过了喝黄芪粥的季节，还能喝黄芪粥补气吗？

允斌答：气虚厉害的人可以经常喝黄芪粥的。

4. 问：老师，秋天能喝黄芪粥吗？黄芪生发，秋天不是收的吗？

允斌答：黄芪不是发散的，是固表的，与秋天的收不冲突。普通体质的人，在初秋前的长夏阶段喝就可以。

5. **问**：陈老师，我是一名学生，现在准备考研。每天吹空调让我身体挺不舒服的。看你的节目中说可以用黄芪，可是我不知道用多少量，怎么做比较简便？我这里没有锅等厨房用具。

允斌答：用黄芪片泡开水喝也可以的。

6. **问**：陈老师，过敏性鼻炎可以喝黄芪汤吗？

允斌答：不是急性期就可以。

7. **问**：陈老师，按照您书上煮黄芪粥所需的时间好像上班族不太能做到哦，这个粥能晚上做好早上喝吗？或者前一晚先煮好黄芪水，早上再用这个水煮粥？

允斌答：煮黄芪水可以一次性煮好几天的量，放冰箱保存，每天取一些来煮粥。

8. **问**：陈老师，想请问下黄芪当归茶里黄芪是生黄芪还是炙黄芪呢？当归需要和黄芪一起三煎三煮吗？

允斌答：用生黄芪。三煎三煮。

9. **问**：请问陈老师哺乳期肥胖应该怎样减重呢？

允斌答：哺乳期不宜减肥哦。但如果虚胖可以喝黄芪水及多吃蛋类，会有帮助。

10. **问**：请问哺乳期可以喝黄芪和茯苓的茶包吗？

允斌答：可以喝的。

11. **问**：你说的黄芪50克，当归10克，然后同煮鸡蛋，是一天的量吗？

允斌答：是的。

12. **问**：老师，喝了黄芪粥，第二天牙龈有点肿，是不是不适合喝啊？

允斌答：可能身体受寒了，等好了再喝。

13. **问**：我爸过敏，身上起疹子，还能吃黄芪粥不？

允斌答：可以的。

14. **问**：老师，想用鸡内金调理脾胃，消化不好，早上的黄芪粥里能放些鸡内金粉吗？

允斌答：可以放的。

15. **问**：老师，我想跟小孩一起喝黄芪粥，她肠胃不是很好，加点陈皮可以吗？小孩四岁了。

允斌答：小孩如果胃口不开，不要喝黄芪粥，单喝陈皮粥。

16. 问： 今天做的汤不够成功，胡椒放多了，掌握不住量，汤里的药味很大，喝完脸颊立刻红、热，汤里还有苦味，估计黄芪放多了！好失败，而且刚好嘴里有口腔溃疡，不知道喝着是否合适。

允斌答： 先用书里说的喝黄芪前的准备方法散表邪。

17. 问： 陈老师，切片的黄芪要不要三煎三煮？

允斌答： 煮水就三煎，直接煮粥的话煮一次也可以。

当归炖鸡蛋，贫血的人可经常吃

说起当归，大家都知道它是妇科良药。其实，只要对症，它是男女皆宜的。

入伏那天，全家人按惯例做了保健拔罐。这两天，餐桌上便多了一道药膳：当归炖鸡蛋。

拔罐疗法，是打通经脉瘀阻，激发人体的自愈功能，自然对人体的气血损伤也较多。全身拔罐后，吃当归炖鸡蛋，可以补益气血、活血化瘀，加快人体的修复过程。

当归是血药之圣，补血活血的功效十分强。中医讲"血药不容舍当归"，意思就是说到治血的药一定会提到当归。凡是与血相关的病，不管是血虚、血热、血瘀，都可用到当归。

肝藏血、心主血、脾统血，当归是血药，所以，当归的药性归肝、心、脾三经。

当归入肝经，可以补肝血。肝藏血，肝有热则伤血，当归能平息肝热，活血通经；肝主筋，肝血足则筋润，所以当归可以调理跌打损伤；肝主风，肝血足则风定，所以当归可以调理与风邪有关的病，比如风湿、关节炎、痛风。

当归入心经，可以补心血，故可调理眩晕心悸；心血足则火息，故可调理各种发于皮肤的热毒，比如疔疮、疖肿、溃疡。

当归入脾经，可以补益脾胃，养营养血，补气生精，可调理血虚症、面色暗黄。

当归属于气味辛香的中药，这种辛香味表明药的活性成分强，善于走窜，能攻上也能攻下。因此，当归被称为"血药"中的"气药"，就是说它还有具有一定的理气作用。气是血液运行的动力，气行则血行，所以当归的活血作用较强。

痛则不通，通则不痛。当归能活血，就能止痛，如头痛、经痛，还能润燥通大小便。当然，也因为如此，出血、腹泻、阴虚内热的朋友就不宜服用当归。

当归是补气血的药。凡是这种补药，最适宜跟营养丰富的食物配着吃，利用食物提供的营养精华，能充分发挥补气血的作用。

鸡蛋本身也有养血、长筋骨、滋阴润燥、解热毒的作用。配上当归，很适合在拔罐后调理身体。女性可以在经期服用。贫血、血虚发热的人，无论男女老少，更是可以经常吃。

当归炖鸡蛋的做法很简单。

做法：1. 将整只当归横切成薄片，放入清水，打入一个鸡蛋。
2. 煮开后马上关火，盖上盖子，将鸡蛋焖熟成荷包蛋即成。

由于配了鸡蛋，这道药膳每天早上吃最好。鸡蛋有提气的作用，早上吃一个鸡蛋，会让你一天都有精神。

当归各个部位的作用和使用方法

归头止血，归身补血，而归尾活血。

食补用的当归，要用整个的，取其整体的功效。

女子如果行经不畅、瘀血不尽，要吃归尾；经量过大，则吃归头。

如果要加强补血作用，还可以加红枣和花生同炖。

能吃黄芪的人，加黄芪与当归同炖，效果更是要好上许多。

> **做法：**先把黄芪煮三遍取药汁，再用上述方法放入当归与鸡蛋炖熟。

加黄芪的时候，黄芪的用量一定数倍于当归，达到 5：1 的比例最好，即 50 克黄芪配 10 克当归。这是经典的当归补血汤药方中所规定的比例，经过现代科技手段测试验证，用这个比例配伍的当归黄芪所产生的有效成分最高。

中医《汤头歌诀》中说："当归补血有奇功，归少芪多力最雄。"

什么意思呢？气不足是没法补血的。故而当归补血汤，以当归命名，而其中黄芪的用量反而大得多。

可以这样讲，黄芪补的是无形的气，是促进身体的运化功能；当归补的是物质，气足了，才能生产出物质，造出新血。古人说，有形之血不能速生，无形之气所当急固，就是这个意思。

读者评论

1. 您介绍的牛蒡和当归姜茶治好了我下巴的痘痘，这个太神奇了，以前一来月事之前一周肯定要长，而且还特别大颗，疼死我了，喝当归姜茶喝了三天，明显感觉好很多，现在就剩下痘印，相信时间会慢慢让我恢复。

——enne

2. 老师书中的方子，很好用，特别是当归煮蛋对经期调理作用很好，月经排得干净。

——欧阳婷

3. 我妈妈更年期贫血，按照陈老师的方子（黄芪和当归配伍加红糖熬制）喝了两周了，真的有效果！面色看起来红润许多，一定坚持喝！陈老师所有的书都有，每次有点小病痛就翻书。

——开心妈妈

4.《回家吃饭的智慧》已成为日常生活中的工具书，遇事第一反应先翻书找找方法，黄芪当归配伍比例已牢记，感冒、烫伤等方法都试用过。感恩能遇识陈允斌，谢谢！

——樱

允斌解惑

1. 问：姐姐，我的下巴每月都会起痘，尤其是到了夏天，都是又红又肿的大痘痘，连续有3年了，之前是在夏天会起荨麻疹，后来就变成起痘痘了。能帮我一下吗？

允斌答：下巴长痘时吃鱼腥草。平时可以用当归20克生姜3片煮水喝。

2. 问：陈老师，我也是下巴长痘，听了老师的话吃了生姜当归，可是我每次吃当归就火气很大，脸上发得更加严重，不知道该怎么办，老师帮帮我。

允斌答：痘痘发作时要吃鱼腥草消炎，平时可以喝当归姜水。

3.问：陈老师，您说保健时可用整只当归煮蛋来代替当归黄芪茶，可是当归黄芪茶中的当归只用6克，用来煮蛋的却用一整只，是不是严重过量啊？

允斌答：因为配伍不同。

4.问：老师，我气虚血虚想煲点当归，但我又不想放肉或蛋下去煲，我还能加点什么下去一起煲，让效果更好呢？

允斌答：可以用黄芪、大枣来煲煮当归。

5.问：老师，能不能喝黄芪当归大米粥呢？

允斌答：可以，只是当归味道太浓，煮成粥会发苦。

6.问：请问陈老师，睡觉前喝当归粉可以吗？还是早上喝好？但我喜欢喝茶，喝功夫茶。谢谢老师！

允斌答：早晚都可以的。

甜黄泥，做给孩子和孕妇吃

甜黄泥，增长孩子智力的甜品

小时候，家里请客，最受小孩欢迎的是母亲做的一道甜品——甜黄泥。黄澄澄的一盘子，隆重地端出来，还没上桌，香甜的气味就飘了一屋，满桌的孩子都开始流口水了。

甜黄泥吃起来又香又甜又软。母亲说它是专门给小孩准备的，能补脑，小孩吃了会变聪明，听了这话，我们就吃得更高兴了。只要是有了这道菜，那一天就感觉跟过节一样开心。

甜黄泥为什么是给小孩特别准备的？因为它不仅有助于孩子的智力发育，也有助于孩子的神经发育，还有助于孩子的身体健康。特别是调皮好动、干瘦、怕热的孩子，吃这个更好。

甜黄泥

做法： 1. 取 10 个鸡蛋（这是几个人一起用餐的量，如果是一个人则根据自己的食量来定），将蛋黄和蛋清分开。只取蛋黄，把蛋黄搅散。

2. 锅里放猪油，下白糖，等糖溶解后倒入蛋黄液，迅速搅拌成泥状，然后起锅。

把蛋黄和蛋清分开有两种办法：一种是在鸡蛋的两头各扎一个眼，然后从一头吹气，把鸡蛋清吹出来，剩下的就是鸡蛋黄，这样分得最干净。

一种是把鸡蛋打到盆里，用勺子把蛋黄取出来就行了。

注意：这道菜中，鸡蛋黄固然是主要原料，猪油、白糖也都是有作用的，如果把猪油换成其他油，白糖换成其他糖，那效果就不一样。

鸡蛋黄是养心安神的，养心就是养脑，安神实际上就是给脑神经补充营养。 小孩为什么天性爱动、不听话？就是因为他们的副交感神经还没发育成熟，还在生长。神经得到的营养不足，孩子就容易得多动症或者情绪不稳定。男孩比女孩调皮，也是因为他们的神经发育要晚一些。如果孩子的心神安定，那他就比较听话，注意力集中，学习能力强。

猪油是滋阴润燥的，能清肺火。 小孩容易在肺经有积热。积热到一定程度就会表现为干咳、皮疹或者便秘。猪油润燥，既润滑肠道，也溶解毒素，让这些热毒通过大便排出体外。

这道菜一定要用猪油才香，用植物油就逊色许多了。实在不愿意吃猪油，可以用黄油代替。

少量的白糖，也是清肺火的，能止咳生津。白糖与红糖性质不同，红糖是温性的，而白糖可以清热。

鸡蛋黄、猪油、白糖，这三样东西还有几个相同的作用：都是补脾胃的，都能滋润脏腑，祛除风燥。

猪油、白糖是凉性的，可以平衡蛋黄的温性。

怀孕后吃甜黄泥，能促进胎儿的大脑发育

前面说过，甜黄泥是增长孩子智力的一道甜品。

其实，甜黄泥不仅对孩子好，也对孩子的妈妈好，因为它还是孕妇、产妇的保健食品。

孕妇吃甜黄泥，有安胎的作用。孕妇身体虚弱，胎动不安，或有轻微的漏血现象时，都可以吃。

鸡蛋黄是补血的，它的作用，相当于食物中的阿胶。阿胶是有名的安胎药，鸡蛋黄也有类似的功效。阿胶的作用当然更强，但阿胶非常滋腻，吃多了很难消化。鸡蛋黄则没有这个问题，可以常服久服。

孕妇吃甜黄泥，对宝宝的智力发育也很好。现在为了促进胎儿的大脑发育，提倡孕妇补充卵磷脂。鸡蛋黄的卵磷脂含量在所有食品中是最高的，加上猪油还能促进人体对卵磷脂的吸收。而做成胶囊的那种卵磷脂大多是从大豆中提取的，营养作用是比不上蛋黄卵磷脂的。

产后体虚，也可以吃甜黄泥来补益精血，还有催乳的作用。

有口角炎和口腔溃疡，可以吃甜黄泥调理

现代营养学认为，口角炎和口腔溃疡的病因是维生素 B_2 缺乏。

如果你去医院看口角炎，大夫会嘱咐你补充点维生素 B_2 片，多吃点含维生素 B_2 丰富的食物。

聪明人就会思考，我每天吃的食物都差不多，为什么以前没事，现在突然缺乏维生素 B_2 了呢？

那么，缺乏维生素 B_2 的原因到底是什么？

其实，一般饮食中的维生素 B_2 已经足够正常人的需要了。维生素 B_2 缺乏，多数情况下是心情烦躁紧张造成的。维生素 B_2 在人体内是没有库存的，必须每天补充。而人在紧张的时候，会大量消耗维生素 B_2。这样一来，维生素 B_2 就不够用了。

所以，口角炎的根源来自烦躁和紧张，烦躁和紧张会使心火上炎。

为什么口角炎和口腔溃疡可以吃甜黄泥来调理呢？

从营养学的角度说，蛋黄含有丰富的维生素 B_2，蛋黄的黄色就是这么来的。

而从中医的角度说，蛋黄能安神，消除烦躁的情绪，心火自然就退了。

蛋黄养心，猪油、白糖祛风热，加在一起就可以平息心火。这三样又有生肌长肉的作用，能促进溃疡愈合。

中西方医学理论，讲的都是一回事。

老人不宜吃甜黄泥

甜黄泥是我外公家的一道私房菜。多年以前，外公教母亲做的时候特意嘱咐：我家传统，这是给小孩吃的，老人不要吃。

用现在流行的营养学观点来看，鸡蛋黄含大量卵磷脂，促进大脑发育，增长智力，所以给孩子吃特别好。但蛋黄又含大量胆固醇，故老人不宜多吃。不过，几十年前，人们还没听说卵磷脂、胆固醇这些名词。前辈的经验，是从中医理论中来的。

为什么呢？这并不是因为胆固醇的缘故。蛋黄含的胆固醇，是好胆固醇，不需要担心。

主要的原因是：做甜黄泥，没有蛋清，只取蛋黄，又加上了猪油和白糖，它的营养，是有所偏重的，并不适宜于所有人。

这道菜偏于补"形"，也就是补益人的精血形体。对于正在长身体的小孩、孕妇或者体虚瘦弱、需要加强营养的人来说，效果非常好。但老人新陈代谢缓慢，营养过剩反而不好。同理，体虚肥胖的人，吃这个也不行，会更加发胖。

不过，老年朋友也别遗憾，做甜黄泥不是只用了蛋黄吗？剩下的蛋清怎么办？它们也有大用处，可以用来做跟甜黄泥配套的汤品。而这道汤品，就是专门孝敬老人的了（做法详见下节"鸡酪汤——孝敬老人的补气养神汤"）。

读者评论

结婚前两年就是陈老师的粉丝了，现在孩子都三岁半了。谢谢老师无私奉献了那么多经济实惠的食疗方法！

——米庄

允斌解惑

问： 陈老师，我今天按照书上做了你说的甜黄泥，10个鸡蛋一次真的吃不完，少点的话，还有效果吗？我是孕妇，吃的目的是给孩子增加智力和给我补充营养，医生说我孩子脑门有点窄。我做出来之后，有的鸡蛋呈块状有点像炒鸡蛋了，不知道是不是没等鸡蛋黄熟就盛出来了。

允斌答： 10个鸡蛋做甜黄泥是一家人吃的量，孕妇吃2～4个就足够了。下锅要快速搅拌。

鸡酪汤——孝敬老人的补气养神汤

在前面，我谈到了一道对提升孩子智力有帮助的食方——甜黄泥，里面要用到蛋黄、猪油、白糖。

吃甜黄泥的时候，必喝一道汤，这道汤叫鸡酪汤。是用做甜黄泥剩下的蛋清来烧的。甜黄泥是给孩子准备的甜品，而鸡酪汤就是专门孝敬家里老人的汤品了。

甜黄泥的做法十分简单，鸡酪汤就要费工费时得多。孝敬老人的汤品嘛，当然要做得非常精细讲究了。

鸡酪汤

原料：10 个鸡蛋清，100 克鸡胸脯肉，鸡汤，豌豆苗（没有可用莴笋叶或生菜代替）。

做法：1. 把做甜黄泥剩下的 10 个鸡蛋清，用四五根筷子使劲地搅打，要全部打成泡沫状，直到筷子竖立在盆中不倒为止。

2. 鸡胸脯肉用刀背捶茸，切成碎末，越碎越好。

3.鸡汤烧开，把鸡肉茸放下去搅散，这样汤就浓了。

4.把打好的蛋清倒进汤里一搅，等蛋清变成白白的豆花状就关火。

5.在汤碗中垫青，也就是把生的豌豆苗、莴笋叶或生菜洗净放在汤碗中，把沸腾的汤倒入，将菜叶烫熟，鸡酪汤就做好了。

这道汤上桌非常好看，鸡汤是清的，豆苗是绿的，蛋清是白的，一团一团像云朵一样漂在汤面上，很有卖相。

鸡酪汤的口味突出的是清鲜二字。配菜用豌豆苗是最好的，豌豆苗特有的清香味，跟鸡汤是完美搭配。

注意：千万不可用味道较浓的菜来配，比如菠菜、蒿子秆等，否则就会掩盖汤的本味。

外婆教我们，只要是喝鸡汤，就要讲究清鲜，什么调料都不要放，包括盐。不要放蘑菇，更不要放味精。

鸡酪汤最大的特点是：吃鸡不见鸡。鸡肉都化在汤里了，尝着鲜，吃下去对肠胃没负担，对牙齿和消化功能都比较弱的老人是很合适的。

诀窍：鸡肉一定要用刀背捶，不然不能呈茸状。

鸡肉和蛋清都是补的。鸡肉补虚，蛋清补气；鸡肉和胃，蛋清润肺；鸡肉养阳气，蛋清清虚火；鸡肉性温，蛋清性凉，合在一起是一道十分平和的补品，不腻不燥，既养脾胃，又能增强人体的免疫功能。

老年人喝这道汤，最能养生。

在鸡肉中，鸡胸肉补虚劳的作用最突出，再加上提神的蛋清，这道汤提气、抗疲劳的作用很好，对平时感觉气短乏力的人很有好处。老年人容易皮肤干燥，鸡胸肉和蛋清还有润泽皮肤的作用，能减少皮屑和瘙痒。

注意：鸡酪汤有固表的作用，平时喝可以增强抵抗力，但正在感冒发烧的时候不要喝，以免把寒邪关在体内。感冒的时候要喝解表药，把病邪散发出去。

读者评论

陈老师的方子我一直视为珍宝，电视没空看也会上电脑搜。用了老师的方子，孩子再不用大病小病就往医院跑，身体强壮了很多。家中老人也是受益多多！

——林洁璇

十全大补酒糟鸡，立秋之后贴秋膘

有朋友问我立秋吃什么。北方人讲究立秋吃肉食贴秋膘，为的是抵抗冬天的严寒。

我家在南方，并没有这个习惯。只是随着时令的变换，适当调整每天的食谱。

我家夏天的时候，很少吃炒菜。各种蔬菜或生拌，或焯着吃。肉禽蛋类则蒸、煮或煲汤。夏季脾胃弱，这样吃能减少火气，好消化，不油腻。

一到立秋，看看母亲给全家配的早餐，就明显有秋天的意味了：荷叶粥、当归炖鸡蛋、炸豆腐、丝瓜木樨肉、泡豇豆、烧茄子。

与夏天不同，做法和配料都变了。有炒有炸，增加了食用油和蛋白质的比例，豆类、肉、蛋，样样俱全。立秋了，人体的阳气开始收藏，这时候吃点营养丰富的东西，比较容易吸收。

因伏天的湿热还未全消，故仍用荷叶粥健脾祛湿。木樨肉里边放了不少木耳，润润肺，预防秋燥。还有一道泡豇豆，酸酸的，秋天属金，

恐克肝木，多吃酸味食品倒也应景。

我跟母亲笑言：北京人都要贴秋膘，冬天来了不怕冷，入乡随俗，你也推荐一道能有效贴膘的菜吧。

母亲想想说，那个十全大补的药膳，从前我们给病后体虚的人吃的，倒是适合用来贴秋膘。

这道十全大补药膳，其实就是酒糟鸡。不过做法与一般的做法不同：

十全大补酒糟鸡

做法：1. 整只柴鸡切块，加少许盐腌半小时入味。

2. 放油锅炸熟捞出。

3. 另用一锅放入醪糟，不要加水，把鸡块放进去，煮开后起锅。

注意：醪糟要用稠的，也就是连水带米一起下锅。醪糟的量不要太少，能够淹没鸡块就行。

母亲说，以前给病人吃这道药膳，是把它储存在瓦罐中，每天取出来吃小半碗，吃一段时间，病人的身体就能养好了。

看似很简单的菜，为什么说它是十全大补呢？

因为鸡肉和醪糟，都是大补的东西。

鸡肉滋补，它的补益作用很全面，既能补气，又能补精，还能补脑。病后吃有利于身体恢复，产妇吃能补气血，小孩吃能增长智力。黑色的乌骨鸡还有补肾的功效。而普通的家鸡肉则特别养胃，脾胃虚寒的人宜多吃。

醪糟是米之精华，能补肺之虚寒，能补肝血不足，还能补肾虚，调理虚劳泄泻、腰疼及男性疾病。

鸡肉补气，醪糟养血；鸡肉健脾养胃，醪糟补肺益肾。二者合用，补上加补，基本上把五脏都给补到了，所以这道菜号称"十全大补"。

夏天体重减轻的人，或是体虚瘦弱的人，吃酒糟鸡贴秋膘可以说一贴一个准。

这道食方，别怕做起来麻烦，一次做一份，可以吃一个星期。每天一小碗，不用太多，好气色就能吃出来了。

读者评论

1. 尊敬的陈老师，我是您的崇拜者，更是受益者。这里我要向您说一声谢谢，您辛苦了。您的书我买了，您的讲座我也都听了。因为我的体质很虚弱，就吃了3只酒糟鸡。原来走20分钟就走不动了，啥都干不了，今天我走了1小时20分钟，稍微有点累，在家干点小零活还可以，我很高兴。再次谢谢您。我还要继续吃，直到恢复健康为止。我今年67岁，有了您的健康宝典，我会健健康康地活着，享受生活幸福。

——老年现在时

2. 去年年底按照老师书上的方法学会了做醪糟，每天晚上都要喝上一碗醪糟，睡眠果然比之前好多了，痛经也好了很多。同时也学会了做泡菜，感谢老师的分享。

——心向上，脚向前

允斌解惑

1. 问：你书中介绍酒酿有诸多好处，我已经学会自己在家做，直接吃冷的可以吗？早上吃和晚上吃有什么分别吗？

允斌答：醪糟最好喝热的。晚上吃有助眠的作用。

2. 问：陈老师，我做出来的醪糟有白毛，这是否属正常现象呢？

允斌答：那是容器不干净，生霉菌了。

3. 问：陈老师，我想问问吃黄芪粥时能同时吃酒糟鸡吗？

允斌答：可以的。

4. 问：陈老师，慢性胃病，可以用鸡蛋醪糟调理吗？

允斌答：如胃酸过多型胃病就不行。建议用何香猪肚汤。

养阴圣品——冰糖银耳羹，从中秋开始吃起

这些年气候一直在变暖，中秋来临的时候，很多地方白天气温仍能达到30℃以上，所以，不少年轻人还都穿着夏装。这样暖和的天气，往往使人忽略了季节的变换。其实，有经验的老年人早就开始加衣了，因为夜晚天气已经凉起来了，空气中的湿度也明显地降低，时令在悄悄地转换。

中秋是气候变化的转换点。从这一天开始，天地间阴气转盛，阳气渐消。即使气温暂时还没降下来，天地之气已经发生变化了。人体也要顺应自然之道，收敛阳气，以养阴为主。

我们都知道，秋季养阴，必须防秋燥。燥盛则干，耗伤人体津液，伤津就是伤阴。那怎么防秋燥呢？关键是润肺。因为肺很娇气，最怕燥。燥邪伤人，肺首当其冲，而肺又主皮毛，肺与大肠相表里，所以症状首先在呼吸系统以及大肠与皮肤上表现出来，例如口鼻咽喉发干、咳嗽、便秘或是皮肤长干纹。

有一位东北来的朋友跟我说："我有一个怪毛病，每年一到入冬的

时候，就会咳嗽一个多月。找著名专家看过，开了很大一堆汤药，吃了一两年，好像没什么效果。"我仔细观察了一下他的体质，然后问道："开的药里边是不是有附子？"他忙点头："是有。"

这就是原因所在了！我猜想那位专家一听到他是每年在冬季咳嗽，又长年居住在寒冷的北方，因而断定他属于"老慢支"，也就是慢性支气管炎一类的病症，所以用附子这样大辛大热的药。

应该说，反复在冬天发作的慢性咳嗽，确实多属于"老慢支"。这样的病，往往因阳虚而起，用附子补肾阳不无道理。然而，细看这位朋友的体质，身材瘦削，手脚发热，是偏于阴虚的。阴虚的人岂能滥用附子呢！

我注意到这位朋友提到的一个关键点：每年在"入冬时"咳嗽，一个多月后就自愈了。于是问他："你所说的入冬，是在每年的几月份？"他讲："我们那儿天冷得早，10月份就算入冬了，我每年就在那时候开始咳嗽。"

原来如此，这正是症结之所在！不管气温如何，10月份在节令来说还没有进入真正的冬天，即使在北方严寒之地，也属于晚秋。于是我问他："你的咳嗽是不是干咳？"他点头："是的，每次在咳嗽发作的时候，感觉嗓子发痒，总想咳，而没有什么痰。"

这一来就非常清楚了，他是很典型的肺燥咳嗽。这种咳嗽，正是秋燥所致。

对于秋燥导致的咳嗽，用附子好比是火上浇油，绝对不行，应该滋阴润肺才对。这位朋友年纪不算大，身体也不错，根本不必用药物，用简单的食疗就能缓解这个病。

怎么治呢？到了9月份，每天早上起来，空腹喝一大碗银耳粥，坚持到秋天结束就可以了。不仅咳嗽能好，皮肤也会滋润许多，嘴唇也不会干燥起皮了。

有许多食物都可以润肺滋阴，其中，效果明显而又老少咸宜的首推银耳。古人将银耳视为延年益寿的圣品，历代皇室贵族日常保健都离不开它。的确，银耳的作用非常广泛，它属于甘味的食物，滋阴润燥，能入肺经、胃经、脾经、大肠经和肾经。

1. 银耳入肺经，是补肺阴虚的一味好药，调理肺热咳嗽。

干咳、久咳、痰中带血，这些都是肺热咳嗽的症状。

2. 银耳入胃经，能养胃阴，调理慢性胃炎。

有胃火、口臭、胃病发作起来胃里有烧心感觉的人可以经常喝点银耳羹来养胃。

3. 银耳入脾经，能益气和血，对由于血热造成的各种出血症有食补作用。

如有咯血、鼻出血、崩漏、便血等症状的人，饮食中就可以多加些银耳。

4. 银耳入大肠经，能润肠化燥，调理大便秘结。

老年人大便干燥的，可以每天喝点银耳羹，调理肠道。

5. 银耳入肾经，能补肾强心，调理心悸失眠、慢性肾炎。

最妙的是，银耳的药效虽多，却十分平和，它润而不寒，甘而不腻，补而不滞，不管男女老幼，都可以经常吃。尤其是阴虚体质的人，也就是平时常感到手心脚心发热、晚上睡觉出汗的人，更是适合长期服用。只有外感风寒和湿热痰多的人不宜多吃。

凡是慢性病有阴虚症的，比如高血压和糖尿病，都可以服用银耳来辅助治疗。

孕妇吃银耳补身也很好，尤其是怀孕后期。而且银耳的营养成分基本上是蛋白质，好吸收，还可以补充营养，比吃蛋白粉强多了。孕妇常吃银耳，生出来的孩子皮肤也会白白嫩嫩的。

烹调银耳的方式很多，煮、蒸、热炒都可以，也可以凉拌，银耳本身没有味道，跟各种食物都可搭配。不过，最常用的也是最利于营养吸收的方式，还是炖银耳羹。

银耳羹人人会炖，方法很简单。只是银耳炖的时间较长，开锅后很容易溢出，所以炖时需要有人在旁守候。我母亲有一个偷懒的办法，比较适合时间紧张的人。

银耳羹

做法：1.找一个干净的没有水垢的暖水瓶，把银耳撕成小片放进去，灌入沸水，盖上瓶塞放置一天。

2.晚上把银耳连水一起倒入锅里，放适量冰糖烧开起锅就可以了。

银耳是安神的，晚上喝有利于睡眠。

注意：喝银耳羹时，不宜同时吃人参或黄芪等补阳药，以免互相影响疗效。

炖银耳羹可以根据个人的身体情况加入一些其他的补品。比如**大便秘结、口臭的人，可以加百合；经常腹泻的人可以加莲子；血虚的人**

可以加枣。如果不知道加什么好，放点枸杞是不错的选择，可以平补肝肾，适合大多数人。

银耳养颜的效果堪比燕窝，其实它就是"平民的燕窝"。

据说汉代的吕后就靠喝银耳羹养颜。在她那个时代，银耳与燕窝的身价是一样的。古人把银耳视为名贵的滋补品，甚至有一两银耳等于一两白银之说。在以前，只有皇宫贵族、富贵人家才能享用。现代有了人工栽培法，银耳才变成了家常食物，这也是我们现代人的福气。

记得小时候，每逢年节时整个家族聚在一起吃家宴，最后一道甜品必然是什果银耳羹。在银耳羹里放上各色水果丁，盛到小碗里，晶莹剔透、五颜六色的煞是好看，是小孩子们的最爱。前边的菜吃得油腻了，这个正好清清口，而且还有消食的作用。喝了这道羹，也意味着宴席的结束，大家各自睡觉去，这一晚保证睡得特别香，连梦都是甜的呢。

读者评论

1. 陈老师，太谢谢您了。您的银耳羹，让我这个冬天的每天下午多了一道甜品。您的几个方子把困扰我多年的几种病痛都治疗好了，太感谢了。 ——enne

2. 您书上说的银耳放暖水瓶里放一晚上煮来吃，我去年春天连续吃了一段时间，手脚很明显地不会像以往几年那么干了，脚上也不会有皮屑，冬天也不会起静电了。以前随便动什么都像触电一样。还有好多好多。真的大爱陈老师和您的书！非常感谢陈老师！ ——宝贝

3. 我爱人经常咽喉痛，自从去年吃了三个月的银耳羹，喉咙就没有再痛了。 ——学习成就未来

4.看了陈老师的书和部分视频，在怀二宝时孕中期吃了银耳，孕晚期试了老师推荐的豆浆煮鸭蛋，宝宝出生后比大宝白。　　　　　——为痛而悔

允斌解惑

1.问：若是晚上我在保温瓶里放上银耳，第二天早上煮来吃，这样做银耳算过夜吗？

允斌答：不算过夜。

2.问：最近一直换着吃银耳羹，只是小孩跟着吃太多会不会寒呀？

允斌答：不会。

3.问：陈老师，百度上说银耳不能晚上睡前吃，是这样吗？我爸爸血压偏低，血液比较黏稠，能吃银耳吗？

允斌答：可以吃。

4.问：请教陈老师，银耳羹中搭配的东西也要闷一晚吗？

允斌答：不需要。

5.问：陈老师，我身体很健康，但一年四季嘴唇干裂起皮，想问问是什么原因？

允斌答：可以坚持喝一个月银耳羹，会有改善。

6.问：老师，炖银耳可以加红糖吗？

允斌答：红糖与银耳不相配，还是放冰糖比较好。

7.问：请问陈老师，易腹泻的人什么时候能吃银耳？

允斌答：平时可以加莲子一起炖。如果急性腹泻，等好转之后再吃。

青青荷叶粥，伴你度长夏

"江南可采莲，莲叶何田田，鱼戏莲叶间。"

历来文人咏花，吟咏的大多是花朵本身。唯独对荷这种植物例外，写荷叶的诗句反而远远多过写荷花的。

的确，荷花不能没有绿叶相陪，而荷叶却无须红花点缀，它们总是亭亭玉立地在水一方，让人无限向往。春天"小荷才露尖尖角"，夏天"接天莲叶无穷碧"，何等赏心悦目！到了秋天萎黄凋零，还能"留得残荷听雨声"，越发风雅了。

因为喜欢荷叶这种特质，从小，我最偏爱的粥品就是荷叶粥。面对一碗淡绿色的荷叶粥，闻着它似有似无的香气，顿时涤尽尘烦。先不说它的食疗作用，单是这份怡神的效果，就足以让人为之倾倒了。

荷叶的药理作用，说得形象一些，可以拿它的植物特性来比喻。它生于淤泥，却不染纤尘，所以能疏泄湿浊；它盛于炎夏，却青碧如水，所以能清除暑邪。

许多东西都可以解暑，但大半性偏寒凉，易伤脾胃。而荷叶的可贵

之处在于，它既可解暑，却并不寒凉，不仅不伤脾胃，反而能够提升
脾胃之阳气，健脾祛湿。

荷叶是平性的，不凉不燥，其味苦涩。

它祛暑热不靠寒凉，而是以苦味入心，平息心火。心为血之府，心
火一平，血热自消。

它健脾胃也不靠补益，而是以涩味入肝，升发清阳，祛除水湿。

因此，我把它比作药中之淑女，润物细无声，不勉强从正面着力，
故无伤身之虑。

荷叶升发清阳的作用对人体是十分重要的。人体的清阳之气必须上
升，浊阴才能下降。清阳不上升，头部得不到营养供应，人就会感觉
昏昏沉沉的，而且面色发黄。浊阴不下降，水湿和废物排不出去，人
就会消化不良，吃一点东西就肚子胀，或者打嗝、呕吐。清阳一上升，
浊阴才能下降，水湿才能得以化解。解除了脾胃之困，自然就改善了
脾胃的功能。

荷叶的这些作用，对于长夏养生来说，特别重要。

每年农历六月是长夏，这是一年之中湿气最盛的时候。人体的脾喜
燥恶湿，湿气重的时候，最需要养脾。

荷叶既解暑热，又祛湿气。在长夏，经常喝一点荷叶粥，既可消暑
利湿，又能升发脾阳，健胃和中，预防腹泻，几乎人人皆宜。

做荷叶粥，要用粳米和新鲜荷叶，有两种做法：

第一种是简便的做法，非常简单：用电饭煲熬粥，快熟时将
整张荷叶覆盖在粥面上，不盖锅盖，煮 2 分钟后关火，焖一会儿
即可。

第二种做法是外婆教的私房做法，风味更佳：用砂锅煲粥，一开始就放上荷叶，以荷叶做锅盖，荷叶不接触水面。待荷叶煮软了塌下来，再换一张新的荷叶，直到粥熟。

荷叶粥是微碱性的，能缓解疲劳和压力，并有减肥、降脂和降血压的作用。对于患胃酸过多型胃炎、胃溃疡的朋友，也是很好的养胃餐。

荷叶粥很平和，在粥中加入别的原料如绿豆或薏米也可以。不过，我更喜欢什么也不加，这样才能完全地体会到荷叶的本味，非常清淡，而且纯粹。

允斌解惑

1. 问：药店卖的荷叶可以吗？

允斌答： 可以的。

2. 问：从立秋那天起熬荷叶粥吃，没有新鲜荷叶，用的干荷叶煮水熬粥，不知道这样行不行？

允斌答： 可以的。新鲜荷叶熬的粥会更香一点。

会喝米粥，性命无忧

以前给大家推荐三伏养生喝黄芪粥，有一些朋友很认真地来问我，能不能改成喝黄芪水。后来我给大家推荐了一道长夏喝的荷叶粥，又有人来问，能不能改成喝荷叶水。

倒也不是不可以。然而，这样就变成喝药水了，捏着鼻子好像完成任务一般地灌下去，就失去了饮食上的享受。更重要的是，这个效果不能与做成的粥品相比。

原因在于，在我推荐的所有粥方中，不是只有黄芪、荷叶这些在起作用，还有一味被大家忽略的东西，那就是大米。

大米也是补气的。古人把大米称为"五谷之长"。

古代医家治疗虚病，如果是有钱的病人，就叫他用上好的人参；如果是穷人，就叫他每天喝浓浓的米汤。所以，米汤又被称为"穷人的人参汤"。人参还有诸多禁忌，而米汤却平和无偏，再没有比它更安全可靠的补品了。

黄芪与大米煮粥，二者相得益彰，能达到一加一大于二的效果。

荷叶粥也是同理。大米入脾经、胃经，大米煮成米粥，和中益气的效果更佳，中气一和，阴阳之气自然贯通。米粥可以补脾、和胃、清肺。

人在夏季脾胃最弱，又需要大量水分，喝粥是最好的选择。

有人会问，能不能将粥方中的大米改成小米？这也可以，不过要注意应用范围会有局限性，不是人人皆宜。

大多数的养生粥都选用大米，取其平和无偏之性。可以保护胃气，避免药性伤胃。

小米也入胃经，它的作用是健胃除湿、养肾阴、清虚热、补虚损。然而，**小米性微寒，用它做药膳一般是取其偏性，针对特定的体质和症状进行调理。小米用来做黄芪粥，更适合于体内有湿热的人。**

民间常说，有胃病就喝小米粥，其实胃病也要分寒热。

有胃病的人，如果呕吐酸水，口干舌燥，那是胃热，喝小米粥最好，可以养胃阴。

如果呕吐清水，胃痛的时候热敷按摩会感到舒服一些，那是胃寒，要暖胃散寒，就不能喝小米粥。

产妇喝小米粥，是因为产妇失血较多，需要滋补阴血，而小米既养阴血又补肾，所以适合产后食用。

小米是安神的，最好晚上喝；大米则不拘时间。小米凉胃，适合冬天喝；大米则四季皆宜。

另外，大米分粳米和籼米，籼米较硬，粳米较柔。一般煮干饭用籼米，而熬粥用粳米。粳米熬出来的粥口感好，容易消化。**古人用大米入药，是要用粳米的，还讲究要用秋季收获的晚稻，这样的米滋补作**

用最强。

当然，如果不是做药，家常饮食无须如此讲究。不管用什么样的米，只要经常喝米粥，就是很好的养生之道。这个道理太普通，反而容易被人忽视。

正如陆游说的：

> 世人个个学长年，
>
> 不悟长年在目前。
>
> 我得宛丘平易法，
>
> 只将食粥致神仙。

让我们一起来复习一下著名的"宛丘平易法"吧，也就是宛丘先生（宋代诗人张耒）的《粥记》：

> 张安定每晨起，食粥一大碗，空腹胃虚，谷气便作，所补不细，又极柔腻，与脏腑相得，最为饮食之良。妙齐和尚说山中僧，每将旦一粥，其系利害，如或不食，则终日觉脏腑燥渴，盖能畅胃气，生津液也。今劝人每日食粥，以为养生之要，必大笑。大抵养性命，求安乐，亦无深远难知之事，正在寝食之间耳。

说得多好，**养生的事情，就是这么简单，"正在寝食之间"。好好地吃饭，好好地睡觉，好好地过日子，就行了。可是，真正能做到的，又有几人呢？**

吃面要喝面汤，安神、养胃、降肝火

过年了，大家聚在一起吃饺子。姨妈夹起一只，"咦"了一声，说："你这个饺子怎么有点发紫呢？"我笑了："别人都没发现，您的眼神最好，我的小秘密终于暴露了。"

是这样的，我在饺子汤里顺便焯了些蔬菜，其中正好有南方运来的紫背天葵，汤色变紫，把饺子也染上了颜色。

煮饺子焯菜这个方法其实是我母亲的发明。

北方人都知道，煮饺子的时候，水开后要加点凉水再煮，饺子皮才不会被煮破。母亲学会这个方法以后，自创了妙招：水开后不放凉水，放蔬菜，既起到了降温的作用，又顺便把菜给焯熟了，一举两得，时间和能源都节省出来了。

蔬菜放到饺子汤里焯熟，比"飞油水"更简单，水里连油盐也不用再放了，饺子汤里含有的淀粉和盐，就足以保护菜里的营养素不流失，而且煮出来的菜可以保持原来的鲜艳颜色。

饺子入锅后，煮开了放入蔬菜，再开锅就可以把菜捞起来了。要敞着锅盖煮，这样菜就不会变黄。起锅后淋点凉水更好，可以保持菜的营养和风味。

那天我煮的是冻饺子，水开后原本应该加两次凉水，最后一次开锅后还要煮1分钟。利用这3次机会，正好焯熟了3种蔬菜：豌豆角、紫背天葵和豌豆苗。豌豆角煮熟的时间长，第一次水开就下锅。紫背天葵要焯1分钟，在第二次水开后下锅。最后一次水开后把豆角和紫背天葵都捞起来，再放豌豆苗。豌豆苗是不能久煮的，入水一涮马上捞起来，才能保持它的鲜嫩。三样菜焯好，饺子也熟了。连煮饺子带菜，一共十几分钟的时间，一顿简单的饭菜就全齐了，连汤都有了。

原汤化原食，煮过菜的饺子汤是我的最爱。这个汤带着3种蔬菜的清香，真是挺好喝的。

请大家注意：吃饺子一定要喝面汤，吃手擀面也一定要喝面汤。这样才能得到全价营养，因为面食中最好的营养成分在煮的时候都溶解到汤里了。面汤还可以帮助消化，肠胃虚弱的人若是不喝面汤，吃下去的面食就不好消化，容易感觉腹胀。

喝面汤还有什么好处呢？

它可以养胃阴，也就是促进消化液的分泌。有胃病的人常喝面汤可以养胃。

面汤跟米汤一样，也有滋补的作用。相对来说，**米汤偏于补气，而面汤偏于滋阴。面汤滋心阴，有安神的作用；又滋肝阴，有降肝火的作用。**这两个作用加在一起，可以调节自主神经功能紊乱。

更年期的妇女、有多动症的孩子，没事多喝喝面汤，会很有帮助。就算是一般人，心神不宁、情绪波动的时候，吃点饺子喝点面汤也会感觉愉快多了。怪不得过年大家都要吃饺子呢。

病邪在身，可求艾蒿

端午前后的艾蒿，药性甚好

端午节，好多朋友都会去山里或野外玩，如果见到了艾蒿，一定别忘了采点回来。

端午节采艾蒿是中国传统的民俗。把采回来的艾蒿和菖蒲挂在门口，民间说法认为能辟邪。其实，是因为端午时快要进入炎夏了，各种蚊虫、细菌和病毒开始肆虐，这时候把药草挂在门口，借助它们所发出的芳香之气，使蚊虫和病邪避而远之。而且，五月初的艾蒿已经长成了，正是采摘的好季节，挂起来晾干以后就可以做药。

端午前后采的艾蒿，药性最好。采回来以后，不要马上用，新鲜的艾蒿是有一点微毒的。把它晾干，收藏起来隔年再用。可以直接把艾蒿挂在厨房里晾干，让艾蒿的香气自然挥发，顺便起到植物香熏的作用，还能驱虫蝇和净化空气。

真是很怀念新鲜艾叶的香气。从前我母亲年年都会采艾蒿的，那时候这东西很多。这些年越来越少见了，在北京我就没怎么见到过野生的艾蒿，只有一次在山上采到过。

端午节时，如果实在采不到艾蒿，就去药店买点艾条回来。点燃了，在屋子里到处熏一熏，杀杀病菌，顺便驱赶一下躲在角落里的蚊虫。别嫌艾条的烟气呛人，它能帮你祛病气。就在满屋弥散的轻烟中，过一个有艾陪伴的端午节，接下来的夏天你会过得更舒服。

艾灸，"无一症不可治"

艾蒿是中医传统的灸法所用的艾条和艾炷的原料。做艾灸要用好几年的陈艾才好，新鲜的艾火气太大，是不能用的。

为什么中医选择艾蒿作为灸法的原料呢？因为艾性温热，遇火之后热性倍增，能通十二经络。艾的热性可以直达血脉，促使气血流动起来，打通经络的瘀阻，特别是可以把人体的气血往下引，温暖下焦。

人在年轻的时候下焦的气血是很充足的，所以小孩子光着脚也不怕冷。年纪大了就不行了，气血下不去，不能滋养下焦。下焦气血不足，在体表表现为脚冷、膝盖发凉、后腰冷痛，在体内则表现为大小便不畅通、月经不调以及生殖功能衰退等现象，一言以蔽之，就是肾虚了。

人体下焦为肾所主，下焦气血充足，才可以滋养肾系统。肾为人之本，如果肾系统可以开足马力工作，什么病都能迎刃而解。这就是艾灸的保健原理。

艾灸的作用太多了。按古人的说法，是"无一症不可治"。调理疾病、保健身体，都可以用到艾灸。如果要把艾灸的作用详细列举，恐怕好几本书都装不下。

对于一般人来说，你不需要记那么多。你只要记住3点原则就好：

一、灸下不灸上

艾灸是引气血下行的，所以做保健的时候，一般灸下半身的穴位。头部、面部一般是不灸的。

二、灸老不灸少

小孩下焦气血旺，而且往往火力旺，没事别灸。老年人就可以经常做艾灸。

三、灸寒不灸热

阴虚火旺的人不要做艾灸，否则会越灸越上火。

下焦湿寒，用艾蒿泡澡

有的人觉得在家里做艾灸不太方便，那你可以试试用艾蒿泡澡，同样可以温暖气血，特别是对于祛除下焦的湿寒很有效果。

艾是纯阳之药，它的药性专入人体的足三阴，即肝经、脾经和肾经，这三条经络都走人体的下肢。艾的药性可以祛除足三阴经的一切湿寒。

《黄帝内经》中说："伤于湿者，下先受之。"湿就是水，水往低处流。所以，湿气常常蕴积在人体的下半部分。这一部分主要是管人体生殖和排泄的。凡是在这两方面有长期的慢性病的人，大多数都有湿气存在。湿气是一种很顽固的病邪，许多疑难杂症都是因它而起。

比如说，皮肤反复发作湿疹、慢性肾炎、类风湿关节炎、痛风病、女性输卵管堵塞导致不孕等，有这些症状的人，下焦一定有湿气。

如果体内有寒，寒和湿一结合，对下焦的伤害更大，尤其伤肾。女性生子后得产后风、关节痛，就是下焦有寒湿的典型表现。

有以上这些症状的人，经常用艾蒿泡澡作为辅助治疗，对于治病会很有帮助的。

用艾蒿煮水泡澡

做法：1. 取一大把晾干的陈艾，冲洗干净，加水煮，水开后再煮 5 分钟。

2. 趁热把水倒出来，待温度适中时泡澡。

3. 只要腰以下部位泡到就可以了，水位最高不要超过心脏的位置。最好是用一个大木桶来泡，这样可以在泡澡的同时进行熏蒸，效果更明显。

注意：如果泡的时候出汗比较多，泡过后一定要多喝些温水。

如果没有条件泡澡，用艾蒿水泡脚也有一定的效果。

身体没有明显病痛，但是手脚冰冷、膝盖发凉的人，没事用艾蒿水泡泡脚，就会感觉好很多。

读者评论

1. 陈老师，我老公脚上脱皮，用艾水泡泡好多了，看不到皮了。

——海水那么暖

2. 上周我女儿手脖上起了一片小疙瘩，带白头，抹了一些药不太起作用。早上看到艾蒿，就煮了些水给她洗了两次，现在看疙瘩都瘪了，看来是起作用了。

——棋子213

3. 我还记得，好多年前一个傍晚，在河南卫视的一个节目上看到你，当时是快端午节的时候，你讲艾草怎么用。从那个时候起就关注你啦，谢谢！——何必不忘

允斌解惑

1. 问：陈老师，您好。我是顺产，已经一年多时间，一直感觉气虚无力，最近用艾叶泡脚，泡了两晚就半夜盗汗，我该怎么调理呢？

允斌答：不一定是盗汗。多吃黄芪。

2. 问：陈老师，三个半月婴儿诊断急性细菌性腹泻，医生给开头孢地尼分散片，还有3天的屁股针。实在不想给他吃抗生素啊，请问有什么办法吗？

允斌答：这么小的婴儿可以用盐填在肚脐上，盖上蒜片艾灸。

3. 问：陈老师，请问用艾草泡脚，是不是要煮15分钟？还是可以直接用开水泡呢？

允斌答：煮一下比较好。

苦蒿煮水洗澡，专祛湿热之毒

南方有些地方，端午节习惯用艾蒿来给小孩泡澡，说是洗了夏天不长痱子和疹子。其实，还有一种更好的选择，就是苦蒿。

小时候一到夏天，母亲经常采苦蒿来给我们洗澡。

现在的很多朋友可能不太熟悉苦蒿这个名字。其实它漫山遍野都长着，是一种随处可见的野草。听说现在市场上有人拿它当作艾蒿卖，这可太误人了。苦蒿和艾蒿的作用差别很大。

区别艾蒿和苦蒿的方法是：艾蒿比较矮小，长满白色的茸毛，叶子直接长在主茎上，不分权。苦蒿是深绿色的，比较高大，能长到一米多高。两者从外观上还是很容易分辨的。

苦蒿也是药。但是它的性质与艾蒿不太一样。艾蒿是热性的，苦蒿是寒性的。艾蒿可以散寒，而苦蒿是清热的。

苦蒿和艾蒿一样都含有挥发油，二者都能够清洁皮肤、祛除湿毒、杀虫止痒，可以调理皮肤病，比如湿疹、疥癣、疮疡。但新鲜艾叶有刺激性，而新鲜苦蒿更平和，给小孩用效果更好。

艾蒿和苦蒿祛湿气的作用都很强，但寒热截然相反，一定要分清楚。**艾蒿祛湿寒，而苦蒿祛湿热。**

热盛为毒，苦蒿不仅可以祛除一般的热，而且可以解热毒。而且它既能入里，又能出表，不论热毒是蕴积在皮肤，还是已经深入血脉骨髓，苦蒿都可以将之逐出。

比如，疟疾就是中医认为的一种深入血脉骨髓的热毒。因此中医一向使用苦蒿来治疗疟疾。

小孩是阳性体质，皮肤有病往往是湿热化毒所致，最适合用苦蒿。**苦蒿调理小儿湿疹、过敏和长痱子的效果很好。**

用苦蒿煮水泡澡

做法：1.采一大把新鲜的苦蒿，加一锅水煮。

2.水开后煮5～10分钟，然后连水带叶子一起放入澡盆里泡浴。

3.泡的时候，用煮过的苦蒿叶子在患处擦洗。

4.泡好后，不要用清水冲洗，直接用毛巾擦干，才能让药性充分吸收。

前几天，一位朋友来问：别人给我推荐一个现在流行的减肥偏方，用苦蒿煎水喝，据说一个月能减好几斤体重，我可以用吗？我说：苦蒿是清热毒的，如果不是内火非常重的人，每天喝这样的寒凉药，马上就会伤胃。胃一伤，消化变差，短时间内人可能会瘦，但那不是健康的减肥，而是营养不良。

苦蒿煎水的味道十分苦涩，一般人很难喝得下去。但我也知道，许多人为了减肥，其毅力是十分惊人的，别说味道苦不苦，就算损害身体健康也在所不惜。

的确可以用苦蒿少量煎水当药喝，有很强的降火和解毒作用，能缓解疟疾等传染病后期低烧不退、夜晚浑身燥热等病症。**但苦蒿毕竟是药，没有咨询医生最好不要轻易内服。**

北京多的是苦蒿。只要有一片野地，就能看到疯长的苦蒿，甚至在市中心也能够见到。协和医院在王府井旁边有一片地，前些年没开发的时候，一半做了停车场。五月份几场春雨过后，没停车的那一半地，长出了大片的苦蒿，直有一人多高，煞是壮观。在高楼林立的商业街，能长出这样一片迷你丛林，看来苦蒿的生命力还真是顽强。

艾蒿应该也是生命力很顽强的东西吧。可惜它的名气太大了。再怎么顽强，也经不住商业化的采摘。而苦蒿因为少有人问津，反而能随意生长。寂寞，有时候也不是一件坏事。

若是苦蒿出了名，进而被不加节制地采摘，是好事，还是坏事呢？为了不误人，也为了给后世的子孙留下些许踏青寻药的乐趣，想想还是让苦蒿继续寂寞下去吧。

读者评论

1.今年端午节前后，坚持给女儿用苦蒿泡了7天澡，效果真的很好，今年愣是没长一个痱子。女儿5岁了，过去的四年，一到夏天，女儿前胸后背脖子全是痱子，奇痒，心疼！谢谢陈老师分享那么好的方法，太好用了，谢谢，感恩！

——时光星城

2.我用陈老师推荐介绍的用苦蒿煮水来洗澡，坚持了一个礼拜，去除了身上烦人的湿疹，效果特别好，点赞！

——凌波微步

允斌解惑

问：老师，大人能不能用艾蒿和苦蒿混在一起煮水泡澡呢？

允斌答：可以的。

再版补记

青蒿素是从苦蒿里提炼出来的

因为诺贝尔奖，一夜之间治疗疟疾的青蒿素出了名。提取青蒿素的植物，学名叫作黄花蒿，也就是苦蒿。

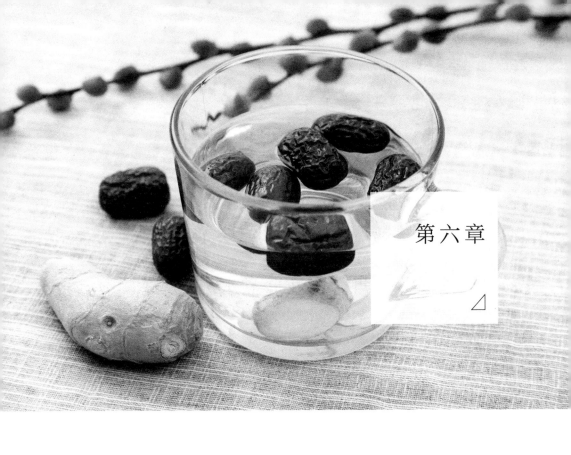

第六章

让孩子吃得香、身体好、更聪明

小孩儿的脾胃比较娇嫩，现在的孩子吃的东西都特别有营养，不容易消化，所以调养孩子的消化功能是家长的重要功课。消化功能好，孩子营养吸收好，才能长得结实、聪明，而且还不容易生病。

宝宝长湿疹，用金银花藤煮水泡澡

婴儿长湿疹，俗称奶癣。这时候，如果用激素类药膏，有一个最大的问题就是：它会把这个病封在里边。表面上看起来皮肤好了，实际上没有治根。因为**婴儿长湿疹，并不是皮肤的问题，而是他胃里边有积食，血里头有胎毒**，胎毒是妈妈传给他的。

如果孕妇本身是湿热体质，身体毒素就比较多，还有的孕妇在怀孕的后期，爱吃辛辣的东西，而没有及时吃一些祛胎毒的食物，那就会把自己身体里边的这些不好的东西传给孩子。而且，孕后期，孕妇的体质是热性的，如果这时候不注意清血热的话，孩子就会有胎毒。

所以，**孕妇在怀孕的后期，尽量少吃辛辣的东西，不要吃热性的补品，只能清补。**吃一些既清热又滋补的食物，鸡蛋要少吃，可以多吃凉性的鸭蛋。

小婴儿长湿疹是很可怜的，有的满脸都是红红的，而且还老用小指甲去乱挠，挠破了就会留下疤痕，让妈妈们很着急。怎么调理呢？你可以用金银花的藤煮水给宝贝泡澡。这个方法对没用过激素的孩子比较管用。

很多地方都种金银花，你把它的藤剪下来就可以了。**如果实在找不到，就去药店买，你只要和店员说，我要买忍冬藤就可以了。**忍冬是金银花的学名。金银花的藤是特别好的中药，它有很多的功效。

用金银花藤煮水泡澡

做法：1. 用新鲜的、带叶子的金银花藤泡澡，用量是煮水大锅的一半，也就是半锅。如果是干品，则用 1/5。用面粉水泡 15 分钟，用清水冲洗干净，多重复几遍，直到洗出来的水很干净为止。

2. 冷水下锅煮 20 分钟，滤出水。然后，重新在锅里加水，再煮。最多可以煮 3 遍。

3. 把煮好的水凉到合适的温度（不要加清水），给孩子泡澡。

注意：皮肤湿疹抓破的地方不能泡。

4. 泡澡后，不要用清水或者浴液清洗，直接用毛巾轻轻擦干，让药性充分渗透。

这种方法和用艾草泡澡类似，不过用艾叶来泡澡是为了祛毒、杀虫，而用金银花藤来泡澡是为了调理皮肤病、祛湿气。

大人在端午节可以用艾叶泡澡，小孩如有条件，就用金银花藤或苦蒿来泡，因为小孩火力本来就很壮，不需要艾叶的温热作用了。

10 岁以下的孩子，端午节泡澡我都是推荐用金银花藤或苦蒿来泡。孩子泡完以后，夏天不易长痱子。

金银花的藤比金银花煮水泡澡效果更好。因为金银花藤是通血络的，而金银花通的是肺经。所以，要是说嗓子疼，你就喝金银花茶。

要是调理婴儿湿疹，那是有血毒，用金银花藤的效果就更明显。

在这里，我提醒一下，**金银花藤煮水是为了泡澡的，而不是擦患处的。**

有个朋友在我的博客上留言，问给孩子涂抹了金银花藤煮的水怎么不管用。记住，这个不是涂抹的，一定是用来泡澡。小婴儿没法吃药，所以我们通过泡澡，让金银花藤的药性渗透进去，去清孩子体内的血毒。不是说哪儿长湿疹，你在哪儿擦两下就管事。我给一些小孩用过这个办法，脸上长湿疹，泡一天澡（不是泡面部）就退下去了。湿疹严重的，你就多泡几天。

在这里，我要提醒一下诸位家长，市面上出售的忍冬藤，有的是用硫黄熏制的。硫黄是温性的，对一些需要消炎、杀菌的皮肤病会有点作用，但是婴儿湿疹是热性的，沾了硫黄会起相反的作用，同时对婴儿的娇嫩皮肤有刺激性，所以，如果你用这个办法给孩子调理，出现了全身皮肤反应，就要立即停用，并用大量清水或生理盐水冲洗。

另外，商业种植的金银花往往需要施加农药和化肥，可能会有农药残留，对婴儿的皮肤也有刺激性。

为安全起见，建议大家尽量选用新鲜的、无农药污染的金银花藤。并且在使用前，一定要用面粉水多泡洗几遍，洗干净，不要留下灰尘，因为现在的空气污染也很严重。

我在这里强调一下注意事项：

一、这个方法比较适用于长湿疹后没有用过其他药物的小宝宝。

如果是用过外用药膏的宝宝，情况就比较复杂了。因为各种药膏的作用不同，请大家咨询医生的意见再做决定，不要擅自停药。如果决定停药，没有了药物的控制，一般来说情况就会暂时加重，这是很自然的，所以，请大家跟医生商量好应急方案后再停药。

二、这个方法是调理婴儿湿疹的，也就是奶癣，针对的是吃奶的婴儿。大孩子的湿疹原因有很多，不能随意套用。

婴儿湿疹的两大原因是胎毒和积食。对于积食的孩子，特别是有些孩子对牛奶和鸡蛋中的蛋白质过敏，这就要咨询医生如何消积食，以及是否需要减少奶类的摄入量，内服外调，才能见效。另外，哺乳妈妈要注意避免食用辛辣刺激的食物。

三、如果湿疹已经溃破，最好不要沾水、不要泡澡，避免破口处感染。

如果湿疹流水较多，要防止感染。湿疹渗出的液体沾染到哪里，哪里就容易长出一片新的湿疹。渗出严重的时候，要咨询医生，用纱布浸透高锰酸钾溶液来湿敷消毒。轻微的渗出，可以用藕粉加上蜂蜜调匀，敷在长湿疹的地方，这样就不会渗黄水了，慢慢地，湿疹破口处就会收口。

小婴儿吃奶后，如果不消化，就会有积食，就是乳积。这会加剧湿疹的症状。吃配方奶的孩子，更容易出现这种现象。对于喂母乳的孩子来说，如果妈妈吃热性的东西多，就会通过母乳传给孩子。还有开始加辅食的孩子，有些会对鸡蛋的蛋白质过敏，也会引发湿疹。

如果出现这种情况，吃配方奶的孩子，可以尝试给他换一种奶粉来试试；吃母乳的孩子，妈妈要注意调整自己的饮食。如果发现孩子长湿疹，就可以先停用鸡蛋，一两天后看看是否会有好转。

读者评论

1. 感谢陈老师！咱家小多帝得了湿疹，用医院开的激素药涂抹了两周，效果都不明显！用忍冬藤洗了4次就一干二净了，以后继续巩固。 ——ferrarinow

2. 我家宝宝湿疹也很严重，也用过有激素的药膏。用陈老师的方法洗，泡的前两天湿疹更严重，我觉得很像是毒素被逼出来了，从第四天开始有好转，到今天洗了6天了，好多了。谢谢陈老师！ ——糖糖小妞

3. 孩子出生1个月就开始发湿疹，各种药膏都用过。现在1岁多了，情况稍微好一点。但还是对蛋白质和鱼有些过敏，吃了以后会出现红疹子。看了陈老师的电视节目以后，用金银花藤煮水给孩子泡澡。泡了一次之后，涂过药的地方发出红疹了，特别多。停了两天，涂了一点婴儿润肤油，又抹了一点茶油。试着又泡了一次澡，没有再发红疹。就这样连续泡了几天，孩子已经好多了。 ——匿名

4. 陈老师，我儿子用了您说的忍冬藤洗湿疹，效果真的很好！ ——小雨点

5. 我家宝宝身上有湿疹，用了到医院配的药膏，但还是会反复发作，医生说这个药膏不能多涂，但是不涂宝宝又痒得不行，自己把皮肤都抓破了。后来看了陈老师的节目，说忍冬藤对付湿疹有效，马上去药店买了给宝宝泡澡，只洗过一次晚上宝宝就不抓痒了，这个一般中药店都应该买得到。 ——宸小皮

6. 专门注册个号来感谢陈老师。原来老师早就讲了这个方法，现在才看到。宝宝现在5个月了，试了N种办法，也抹了很多药膏，不管用，看着宝宝痛苦的样子，干啥事都没心情了。

严格按照老师的方法进行，头一天，没什么大反应。第二天开始越来越严重，脸上厚厚的一层痂，差点放弃，看着心疼死了。第三天开始慢慢好转。坚持洗了8天，效果不错，脸上慢慢变得光滑。

那些反应很厉害的宝妈，不要着急。首先我们采的忍冬藤是从大老远的地方上山采的。没有污染，纯野生，并且长得很苗壮，爬得老高的树上，长了很多年的。洗了之后，身上没有任何不良反应。

从药店买的就要小心点了。还有就是忍冬藤纯不纯的问题，因为忍冬藤爬在别的植物上面，有可能很多别的东西混进去了，要仔细辨别。面粉水洗的话也是很重要的一步，新鲜的藤子上有很多灰和毛毛。洗干净也对宝宝皮肤好。

希望陈老师提供更多的科学养生之道，不然我们就被这激素药、抗生素类的药给毁了。

——新浪用户

7. 感谢陈老师对我们的帮助，小儿的湿疹已大有好转。 ——633kaosheng

8. 今天泡完了，我家宝宝脸上的疹子基本下去了，不着水基本看不出来了，每天都有一点点新进展好开心啊。这个办法虽然见效有点慢，孩子虽然还是有点痒，但是基本已经没有大碍了，我还是蛮有信心的。毕竟之前用了两种以上的药膏，刚开始泡的时候确实有些加重，后来真的逐渐好了。

——带猫咪流浪

9. 我们家宝贝9个月，之前时不时会有一点点湿疹，元旦放假后可能是积食了，湿疹长得到处都是。看了陈老师的节目，我从医院开了500克的忍冬藤，泡了3天就好了，而且皮肤摸上去更光滑些。

500克分3份，晚上取一份，拿清水冲洗一下，煮3次，放凉了泡澡，泡完了药水放着，第二天早上药渣再煮一次，加进去温度正好，再泡一次，再倒掉。

泡了一次就好了点，3天后除了不方便泡药水的下巴，身上全都好了。

另外，婴儿湿疹和胃肠道功能有关系，注意宝贝的消化功能，对治疗湿疹也有促进作用。

——cindywoo

10. 大家好，我也是一位患湿疹孩子的妈妈。我的孩子从出生起身上就长有湿疹，现在已经有6个多月了，时好时坏，之前有用过药膏。看了陈老师讲的方法，就忍不住跑到药店买了忍冬藤回家给孩子泡澡。一开始没有经验，也不知道做法和用量，就随便煮了一大锅给孩子洗。洗了2次结果全身都起疹子了。孩子一直哭闹，接连几个晚上都睡不好，也不知道是什么原因。结果上网一查原来是忍冬藤有问题，就让家人去找了新鲜、无污染的。按照陈老师说的步骤给洗，已经洗了两天了，感觉真的很有效。以前红的地方现在已经不红啦，出水的地方已经结痂了。孩子也不哭闹了，小脸也有笑容了，我这个做妈妈的别提有多开心啦。

——小勺勺

11. 说一下宝宝的情况，现在3个月大，从出生不到一个月的时候开始长湿疹，一开始不严重，只额头有，后来慢慢长到小脸儿上、下巴上，过了一个月左右，不但没消，反而越发严重，两边脸颊跟下巴都流黄水儿。我们实在看不下去了，去医院开了药膏，涂了一两天就好多了，但是一停药就复发，就这样断断续续抹了将近一个月。每次一停药，复发得又快又凶，基本上第二天就全脸都是，而且流黄水。

同时抹好了以后我们觉得他的脸白得不寻常，所以一直在找可以不涂药的方法。在这个斗争期间，宝宝的湿疹开始向其他地方蔓延。整个头顶上全部都是黄痂，脖子上、两个耳朵后面都长了，慢慢地前胸跟后背也起了。之前用过金银花煮水帮宝宝用纱布擦洗，没效果。用鸡蛋黄熬的油擦，有小小效果，至少没有更严重。

最后开始试用泡这个忍冬藤，我们是严格按照陈老师说的泡的，为此还去买了口大锅。泡了3天就有明显的效果，额头上、耳朵与脸颊交界的地方都消下去了，头顶上一片片的黄痂也开始慢慢掉了，每天宝宝起来床上N多被他蹭掉的痂啊！后背跟前胸的湿疹也下去了。之后我们很开心，于是继续又泡了4天，这4天基本上每天都能看到宝宝一点点地在好转，脸上流水儿的地方越来越少，我们别提多高兴了！

——非要注册才能评论啊

12. 非常感谢老师，我用您的办法叫月嫂把刚出生7天的孙女的湿疹泡好了，而且月嫂也学会了，到别的东家如碰上也可用了。以前亲戚家小孩涂药膏很容易复发，激素的不良反应大，大人孩子都受苦。现在老师的方法可以说是惠泽一方，功德无量啊！

——心随云儿飞

孩子感冒咳嗽、积食，就吃"火烧红橘"

秋天到了，最让我期待的时令水果莫过于橘子了。橘肉味甘酸，入肺经和胃经，能润燥生津，开胃理气。秋冬季节吃它是再合适不过了。

秋冬季节气温变化大，气候又比较干燥，稍不留神，家里的小孩子就感冒了，咳嗽不停。

怎么办呢?

当孩子感冒初起，刚出现轻微的咳嗽、食欲不振的现象，并不严重的时候，用不着吃药，烧个橘子给他吃就可以解决问题。

这是一个在我家传了好几代的小验方，我给它取了个名字叫"火烧红橘"。

火烧红橘

做法：1. 取一个新鲜的川红橘（如果买不到，用其他品种的橘子代替也是可以的，只是效果相对来说要差一些），不要剥皮，用筷子在橘子顶部把橘皮戳开一个小洞，灌入一点菜籽油，如果没有菜籽油也可以用花生油代替。

2. 把橘子放到炉火上用明火烧大约半分钟，看到油沸腾，橘皮大部分变成黑色时就可以了。

3. 烧好后剥开橘皮，趁热连油带橘肉一起吃下。

扫一扫，即可观看火烧红橘的制作视频。

注意：橘子刚烧好的时候，里边灌的油温度比较高，别烫到了。

这样烧出来的橘子甜甜香香的，对小孩子来说，比苦苦的药好吃多了，又安全平和。记得小时候，我母亲常用这个方法给我和妹妹治咳嗽，我们都特别爱吃。

小孩生病，一般都先表现在呼吸道和消化道。只要看到孩子一出现咳嗽、食欲不振等早期症状，马上给他吃一个火烧红橘，基本上就可以药到病除了。

这个食方里，加油的原因是油有润燥滑肠的作用，利于润肺止咳和通过大肠排出病毒。为什么加菜籽油最好呢？因为菜籽油不仅润燥，还有一定的散寒解表作用。

菜籽油在南方比较常见，是家庭常用的食用油。它的特点是耐高温，煎炒烹炸都可以用。在北方可能有些地方买不到，**如果没有菜籽油用其他的油也完全没问题，但最好不要用橄榄油或芝麻油，因为**

这两种油不耐高温。

在火上烧烤，是因为橘肉微凉，烤热食用则不会伤胃。同时，橘皮的部分有效成分经过火烧析出渗入橘肉，也加强了疗效。

为什么说这个食方适宜小儿呢？一是因为它比普通的药好吃多了，小孩容易接受。二是因为它特别平和，而小孩脏腑娇嫩，用药宜轻，点到为止就好，不能急于求成。

大人当然也可以用这个药方，但最好用于轻微的感冒咳嗽，如果痰多咳喘则不那么见效了。

读者评论

1. 陈老师，您的火烧红橘我已经用了3年，我用的是花生油。橘皮有一种让人捉摸不透的味道，橘肉吃起来热乎乎的，我儿子稍微有些咳嗽、积食我都给他吃火烧红橘。此方法操作简单，最重要的是孩子也喜欢它的味道。川橘确实不多见，走在大街上碰见卖川橘就会买很多。橘叶能泡茶喝，橘皮能晒成陈皮，还有哪种水果能和它相比？陈老师好喜欢你，谢谢你给大家带来健康生活！

——fengyabing

2. 特别感谢陈老师，老师的书全买了，《外公家书》也买了，大红袍橘子也买了。我按照陈老师给的烤红橘的方子治咳嗽受益良多。 ——cy

3. 我用过陈老师的这个方法，很管用，谢谢陈老师！ ——清夜悠悠

4. 儿子有过一次轻微咳嗽，我用有籽的橘子加菜油烤至油冒泡了，趁热给他吃，一天吃2次，一共2天，没吃咳嗽药就不咳了。 ——陈小华

5. 我家孩子也吃过火烧红橘，谢谢陈老师把家里好多祖传的秘方都无私奉献出来！

——赖上你的心

6. 我家孩子已长大，但是看到老师这篇火烧红橘的文章，敬意油然而生，那份用心用情在每一个方法建议和提示当中。感恩！ ——青海金碧蓝

允斌解惑

1.问：烤橘子可以直接在微波炉里面加热吗？

允斌答：也可以的，效果稍逊。

2.问：老师，就是烤橘子的炉，哪里有卖？

允斌答：放在家里做饭的炉子上明火烤就可以。

孩子胃口差、爱生病，吃炒连贴拌饭

小孩子如果不爱吃饭、胃口差，身体比较瘦弱、爱生病，就可以经常吃些动物脾脏来改善。脾脏能开胃、消积食，使孩子身体强壮。

猪的脾脏，北方人叫沙肝，南方称为连贴。记得小时候，母亲喜欢给我们做炒连贴拌饭。把连贴切得碎碎的，下油锅炒熟，放一点儿盐和酱油，用这个拌米饭吃，香极了，特别开胃。

孩子胃口开了，吃饭就香，身体就能长得壮一些。小孩子肠胃功能好，肚子里没有积食，就不容易生病，即使偶尔感受点儿风寒风热，也好得快，不容易引发持久的咳嗽。

读者评论

核桃壳煮鸡蛋、鸡内金蒸蛋、猪连贴剁碎炒后拌饭，女儿小的时候经常吃，现在6岁了，吃饭很香，长得皮实。总之太谢谢陈老师了，教会了我怎么生活。

——Spring

孩子挑食，给他喝姜枣饴糖水

现在有好多小孩老是胃口不好，有些挑食，吃得不多。吃一点儿，他就说："我饱了。"其实过不了多久他就又饿了。这样的孩子比较瘦弱，脸色青白，有的孩子还经常觉得肚子有点儿疼，但是又查不出什么病。这让家长觉得特着急，老是担心孩子吃不够、吃不好，甚至贫血。

其实，孩子这种情况往往是各种零食、冷饮吃得多，伤了脾胃，导致脾有点儿虚，胃有点儿寒。所以，平时尽量让他们少吃各种糖果和雪糕、冰激凌等。如果要吃糖，就吃麦芽糖。

脾虚兼胃寒的小孩，我这儿有一个小食方可以调理，就是姜枣饴糖水。饴糖就是麦芽糖。（关于麦芽糖的好处，参见本书下部第三章《吃糖的智慧》。）

姜枣饴糖水

原料：6枚大枣，3片带皮的生姜。

做法：1. 取6枚大枣掰开，加3片带皮的生姜，冷水下锅一起煮。

2. 水开以后，转小火再煮10分钟起锅。

3. 加两勺麦芽糖，调化了给孩子喝。

4. 每天煮一次，一般的小孩喝两周就可以看到效果。

姜枣饴糖水能健脾，又能去掉胃里边的寒气，还能补气血。孩子喝了这个汤以后，胃口就容易打开，吃得比较多。

注意：这个方子里用到的生姜，不要去皮。并且，汤水要在中午前喝完，最好是在早饭后喝。孩子喝完以后，如果出汗比较多，就要减少生姜的用量。孩子感冒、积食、咳嗽的时候，暂时不要喝，等病好了再喝。

读者评论

1. 小孩子喝姜枣饴糖水，我真正感觉到它的好。推荐给朋友的孩子喝，朋友说喝了4次，她小孩的胃口大开了。谢谢陈老师！
——微信用户

2. 陈老师在大陆出版的四本书我陆续买齐了，这几年跟着陈老师养生，两个孩子很少生病上医院了。谢谢你！
——蒲公英

允斌解惑

1. 问：陈老师，我家孩子鼻子有青筋，老是喊肚子不舒服，是不是脾胃不好？该怎么调理？

允斌答： 喝些姜枣饴糖水看看。

2. 问：要是胃口大开，好担心会吃成小胖子啊，家里有这种基因，胖爸瘦妈，小孩现在还好，也能喝吗？

允斌答： 姜枣水是调和脾胃功能的，脾胃功能好才不会虚胖。所以痰湿肥胖的人喝姜枣茶会变瘦，消化功能差面黄肌瘦的人最适宜喝姜枣饴糖水。

让孩子健康地吃甜食——消食防病的橘皮糖

小孩子最爱得的病就是咳嗽和发烧，让很多妈妈倍感头痛。天气一变冷，妈妈们更是紧张，每天给孩子穿得厚厚的，唯恐着凉。

其实，寒冷充其量只是个诱因。**一般小孩子生病，还是从吃上来的，尤其是过度吃甜食。**

中医常说，肺只是贮痰之器，脾才是生痰之源。这个脾当然不是指具体的脾脏，而是人体消化系统的一部分。小孩的脾比较娇气，饮食一有不当很容易伤脾，产生痰湿，或是积滞化火。小孩的阳气旺，身体的防御机制比较敏感，有一点不好的东西都会积极地往外排，尤其是小婴儿，这时候即使没有外感的因素也可能会咳嗽，或是发烧。如果再感受些外邪，那就更是火上浇油了。

现在的孩子普遍吃甜食过多，引起了许多问题。除了容易发烧咳嗽，还造成了不好好吃饭、蛀牙、近视眼等一系列问题。特别是大多数糖果都含有香精和色素，人造奶油蛋糕含有反式脂肪酸，这些都是影响孩子健康的大敌。

不过，喜欢甜味是孩子的天性。做过父母的人都了解孩子对于糖果的狂热，很难管住他们的小嘴。**既然我们不可能不让孩子吃甜食，那就尽量选一些有益健康的甜食给他们吃吧**。比如说，我们可以用橘子皮做成蜜饯给孩子吃，既是可口的零食，又是保健佳品。

橘皮能消食，还能防治风寒感冒。但新鲜的橘皮有些辛辣，孩子可能吃不下去。把它做成蜜饯，缓和了辛辣味，还增添了润肺的作用。

橘皮糖的做法十分简单，很适合家庭自制。将白糖加少量水放入锅中烧化，再把洗净切成丝的红橘皮放进去煮几分钟就好了，可以长期保存。

如果想做得精致一点，可以参考以下我母亲的做法。

橘皮糖

原料：新鲜橘皮（最好用红橘的皮）、白糖，二者用量比例为 2 : 1。

制作过程：1. 取新鲜的橘子，不要剥皮，先洗干净。

2. 用刷子或钢丝球蘸上细盐仔细地擦拭橘子的表皮，然后冲洗一遍，再将橘皮剥下，切成丝。

3. 锅内放入白糖和少许清水，水量以没过白糖为度，小火煮 1 ~ 2 分钟至白糖溶化。

4. 放入橘皮丝继续煮几分钟，用筷子搅拌。

5. 准备一碗凉开水，当锅内的糖水冒出大的气泡时，试着用筷子挑起几丝带糖的橘皮，放到凉水碗里。如果糖溶化了，说明还要继续煮一会儿；如果糖凝结成丝，说明火候已到，马上关火起锅。

6. 准备一个大盘子，撒上一层白糖，把锅里的橘皮糖用漏勺盛到盘子里，用筷子迅速搅散，晾凉，橘皮糖就做好了。

解释一下，上面第二步为什么要用细盐擦橘子皮呢？原因有二：一是搓破表皮的油脂细胞，使挥发油析出，缓解橘皮的辛辣，避免对胃的刺激；二是进一步清除表皮可能残留的农药。

也可以把橘皮事先用水泡 24 小时，中间换几次水再做。这样做出来的橘皮糖没有苦味，吃起来口感更好，不过食疗的功效就会相对差一些了。

橘皮糖偏于温性，最宜秋冬季节食用。经常给孩子吃一点橘皮糖，既满足了孩子吃糖的愿望，同时又对孩子积食和伤风感冒起到一定的预防作用，可谓一举两得。当然，大人同样可以吃，也可以用橘皮糖泡水当茶喝，能缓解便秘。尤其是在饱餐之后，吃几丝橘皮糖，帮助消食，会感到胃里很舒服。

提醒一下：橘皮糖也是糖，不能过食。橘皮是开胃的，很容易不知不觉就吃多了。

听母亲说，我小时候有一次生病，她做了一大盘橘皮糖，放在桌上，让我去吃。我误解了，以为她让我把整盘都吃掉。这么好吃的东西都归我了，我很开心，于是努力地把一盘子橘皮糖吃得干干净净。结果当然是吃伤了，有好几年都不敢看见这个东西。

直到现在，母亲提起这事，还在笑个不停呢。

读者评论

1. 这段时间胃里总是不舒服，胀气。吃点东西就觉得堵在胃里下不去。今天做了橘皮糖，吃了几丝，痛痛快快地打了几个嗝，瞬间胃部堵着的感觉就没有了！感谢老师把这么好的方法分享出来！
——A 石悦静

2. 按照老师说的方法做了橘皮糖，做了一部分陈皮，还想用鲜橘皮做菜，越来越感觉到橘皮的宝贵。很喜欢橘皮的味道，很理解老师的心情，担心川红橘会消失。

——馨玉

3. 橘皮糖不仅消食防病还治病。每天早上起来都有眼屎，晚上吃完橘皮糖，第二天竟然没有了。感谢陈老师！

——尤尤

4. 已经连做 3 年橘皮糖了，今年用的是川红橘皮，味更重，吃后牙齿喉咙都是橘味，特舒服。今天这糖就作为孩子的圣诞礼物。老师有爱，处处温暖。——彤彤

5. 我做时水放多了，要按老师说的少量！

——窗

6. 看了书就做了，孩子很爱吃。虽然是橘皮糖，老师也说了，不要过量。

——戒掉对你的爱

7. 谢谢陈老师，橘皮糖很好吃，我也做了一盘。

——英英

8. 晚上做了橘皮糖，买了老师推荐的川红橘，太赞了，第一次做就非常成功，妈妈大赞好吃，准备明天开始给宝贝吃。太感恩老师的无私奉献，爱陈老师。

——丝桐

允斌解惑

1. 问：老师，你对饴糖有推荐的，做橘皮糖放饴糖可以吗？

允斌答：可以的。

2. 问：橘皮糖吃起来还是有橘皮的苦味，是熬制时间不够吗？我吃了确实蛮苦，小朋友更是不肯吃。

允斌答：可能有两个原因。一是橘皮不对，如果用红橘皮是不会太苦的；二是没有熬透，熬制时间要足够才行。

读者回复：那应该是没熬透，谢谢陈老师回复！

3 问：我想多做些橘皮糖储存起来，不知道可以吗？因为错过这个季节就到明年才能吃到了。

允斌答：可以的，橘皮糖可以久放。

4.**问**：老师您好！外面卖的橘红蜜饯不知是否有类似橘皮糖的功效？

允斌答：有的。

5.**问**：陈老师，我们平时买到的各种橘子是不是都可以做橘皮糖？

允斌答：都可以的，不同品种的橘子皮味道和功效会有些差异。但不要用打过蜡的橘子。

调理小孩子遗尿的食方——豇豆干炖黄牛肉

一般来说，五六岁以内的小孩尿床是正常的。但如果小孩七八岁了还经常尿床，那就有些问题，严重的就是遗尿症了。经常遗尿的孩子，很可能是先天肾气不足，而且脾也有点虚。

对付遗尿，我们家传下来一个食疗偏方效果很好，那就是豇豆干炖黄牛肉。

豇豆，有些地方叫长豆角，豇豆干就是晒干的豆角。

豇豆干炖黄牛肉

做法：1. 把豇豆干用温水泡两个小时，泡软，洗干净，切成段，然后跟切成块的黄牛肉一起下锅炖。

2. 炖的时候最好加一点陈皮，这样会炖得更烂。再放一点黄酒和姜，适当地加一点点盐，其他调料就不用加了。

孩子尿床，一般吃几次就有效果。

这道家常菜里，豇豆是补肾气的，而黄牛肉补的是脾。这是一道脾肾双补的菜，不仅小孩吃了好，全家人都可以一起吃。

豇豆干在市场上有卖的。买的时候，注意看看颜色，自然晒干的豇豆干发黑，如果颜色特别绿，就可能熏过硫黄。

如果买不到豇豆干，自己晾晒也很方便。**夏天买来新鲜的豇豆，放在通风的地方，阳光下晒两三个星期就可以。豇豆干了以后，变成黑黑的、细细的，5千克（10斤）新鲜的豇豆大约可以晒出500克（1斤）豇豆干。**

豇豆干是美味的干菜，可以一直保存到秋冬两季。平时用豇豆干炖牛肉、炖红烧肉，它能吸收肉味，特别鲜美。

读者评论

我从陈老师的书里学到太多知识了。我儿子身体差老吃药，自从看了老师的书，我儿子基本不用去抓药了，都是用老师的方子。感谢陈老师无私的奉献！我永远支持您！

——开心果

给孩子补脑的食方——麦芽糖蒸核桃

除了成罐的麦芽糖，现在商店里一般能买到的只有用麦芽糖制作的糖瓜，也就是关东糖，还有上面撒了芝麻的那种一片片的芝麻糖，这两种都特别硬。

我觉得最好吃的，还是以前那种民间土法熬制的麦芽糖，有软的和硬的两种。

软的麦芽糖，颜色是褐色的，能拉出很长很长的丝，用竹签挑起来，绕上几圈，拿在手里当棒棒糖吃。这个特别好玩。

硬的麦芽糖，是白色的、圆圆的大饼形状，一大块一大块的，切开后中间有很多气孔。卖麦芽糖的人挑着担子走街串巷来卖，手里拿着一把小锤和一个凿子，敲出叮叮当、叮叮当的声音。小孩一听到这种声音，就知道卖糖的来了，都跑出来买。这种糖是按重量卖的，卖糖的人用锤子和凿子凿下来一块，称好重量，然后再给凿成小块。这种麦芽糖吃起来黏黏的，可以拉出长长的丝。

在我小的时候，卖这种糖的人好像就已经不多了。只要出门玩碰到了，我们就特别激动。别人买就买一两、二两，父亲总是伸出手指对卖糖的人说：来两斤。卖糖的人往往会有点儿意外：买这么多干什么？要知道，这个糖买来必须当天吃掉，不能隔夜。隔一夜就会融成一大块，用牙咬不动，用刀切不开，只有用卖糖人那种专门的锤子和凿子才行。一般人都是现买现吃的，所以不能买多了。

其实，我们不怕麦芽糖隔夜咬不动。因为我们有个好办法吃它，那就是蒸着吃。把麦芽糖上锅一蒸，它就化了，样子有点像烤化的奶酪。再用勺子舀着吃，味道特别香浓。

母亲还喜欢把麦芽糖跟核桃一起蒸熟了给我们吃，小孩吃这个特别补脑。

> **做法**：把麦芽糖放在碗里，放上切碎的核桃仁，一起上锅蒸到麦芽糖完全溶化以后，再蒸5分钟就可以了。麦芽糖和核桃仁的比例大约是2∶1。

南方和北方做麦芽糖用的原料不一样。最好是买用麦芽加糯米来做的，这种糖补脑的效果才好。糯米和核桃都是补脑的，并且都补肾气，小孩常吃这个还不容易尿床。

注意：这个甜品比较滋腻，不宜多吃，吃得过多会败胃口。

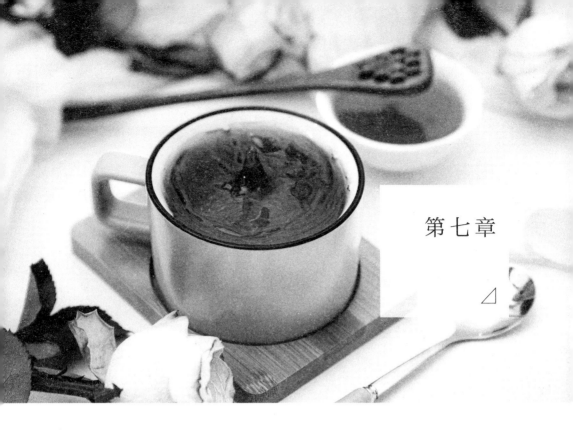

第七章

让孩子中考、高考顺利的食方

健康的原则跟生活的道理都是相通的。在生活中，越是重大的事情，越是要淡然处之，才不容易犯错。

备考期间食方（大考前一年开始）

增强记忆力的家传补脑菜——"赛蟹黄"

赛蟹黄

做法： 两只鲜鸡蛋，一只生的咸鸭蛋，猪油烧热，放 2～3 勺姜末爆香，倒入蛋液炒熟，浇上一勺醋，翻炒几下起锅。

功效： 增强记忆力，提高抵抗力。滋肾健脑，预防贫血。

为什么这道菜能够补脑呢？

1. 蛋白含的蛋白质是所有食物中最优质的蛋白质，人体容易吸收，快速给大脑补充能量。

2. 蛋黄被人体吸收后产生大量胆碱，是增强记忆力的重要物质。

3. 含大量氨基酸，促进大脑神经系统发育。

4. 鸭蛋含铁、钙、维生素 B_2 比鸡蛋高。

吃鸡蛋也能补脑，加了咸鸭蛋，效果更好。咸鸭蛋有消食的作用，既补脑又不给肠胃增加负担。这里的醋也很重要，可以起到缓解压力的作用。

孩子备考太疲劳，喝蜂蜜醋水减压

一份好的考生食谱，只要能做到清淡，就已经成功了一半。怎样让这份食谱更完美呢？那就是多一点富含维生素、矿物质的食物，不要太多的肉。

不用担心少吃肉营养不够。真到了考试期间，孩子最需要的不是蛋白质，而是维生素、矿物质和糖。考试需要用脑，人体消耗的这些元素比平时要多。

如果担心孩子蛋白质摄入不足，可以给孩子喝酸奶。酸奶是发酵食物，比吃大鱼大肉好消化，也比牛奶更好。

还有一样发酵食物，可以给孩子吃，那就是中国人家家户户必备的醋。

考试前，考生的菜里可以适当放点醋，开胃、杀菌，对肠胃好。

如果孩子学习负担重，感觉疲劳，还可以经常给孩子喝一些蜂蜜醋水。

蜂蜜醋水

做法：每天的最后一杯水，加一勺醋、一勺蜂蜜调匀，给孩子喝下。

功效：可以清洁肠胃，缓解疲劳也有助于睡眠。

注意：胃溃疡、女性经期不要喝醋。

不只是考试前，平时也可以喝蜂蜜醋水。大人也可以试试。蜂蜜是安神的，对睡眠有好处。

好友告诉我，她的姐姐坚持喝了一段时间后，发现皮肤变得更白皙了。身体内部清洁了，自然会反映在皮肤上。

注意：调蜂蜜醋水的时候，一般水温不超过40℃，能更好地保存蜂蜜本身的营养。

备考复习到深夜，夜宵吃什么

晚上本来不应该吃夜宵。但是备考期间，孩子有时不得不复习到半夜，那时一定觉得肚子饿。如果吃了夜宵，胃里饱饱地去睡觉，又可能睡不好。

这种情况下，可以试试用苹果代替夜宵，会有帮助。

苹果的果糖给身体补充能量很快，而且消化时间又短，吃到肚子里很快就消化了。

苹果含有让人大脑愉快的物质，吃了以后孩子睡得比较安宁。

从前，一些讲究的家庭会在客厅里摆一大盘苹果，让它们发散香气，因为苹果的香气能使人心情愉悦。

考生的卧室床头也可以多放几个苹果，让苹果散发的香气舒缓孩子的脑神经，帮助他入眠。

孩子中考、高考当周前别进补，饮食要清淡

天下最牵动父母心肠的就是孩子。每学期一到考试的时候，尤其是中考、高考时，紧张的气氛就到处蔓延。我有个朋友，孩子高考，她提前一周就请假回家了，说是要专心调理孩子的饮食。

重视考前饮食，确实是非常重要的。不过，只要懂得饮食调理的原则，考试前几天和考试期间的饭菜其实很好安排。过于精心不仅没有必要，还可能起到相反的作用。

提醒各位家长，考试这几天不要给考生吃太补的东西。

考期就在眼前了，进补为时已晚，没有多大意义。因为**滋补的营养品，往往是比较难消化的，会严重增加孩子肠胃的负担。**尤其是考试当天的早餐和午餐，更是不要过于滋补，否则本该给大脑供应能量的血液，都集中到胃部去做消化工作了，影响考生集中精力应考。

考试期间不仅不要进补，最好饮食还要比平时清淡一些。这是因为紧张和压力首先伤到的就是孩子的脾胃。在备考期间，孩子的肠胃功能往往比平时要弱，所以，尽量选择好消化的食物。做菜的时候，尽

量选择便于消化的烹调方式。比方说，吃肉，就把肉剁碎加上蔬菜末做成肉丸子，吃鸡蛋就做成鸡蛋羹。

胃不和则寝不安。考试期间吃不下、睡不香，是最糟糕的。**不论你给孩子准备什么样的考试食谱，这份食谱一定要体现两个字：清淡。**

孩子中、高考期间，可能正临近端午节，过节吃的粽子考前就别吃了。糯米做的东西对于大多数人来说还是不太好消化的，好吃的粽子还是留着考完之后再吃吧。

调理考前心烦紧张睡不好的饮方——
莲子甘草茶

大考临近，考生心里的紧张感会越来越强，心火往往变旺。此时正是初夏，天气越来越热。内热外火夹在一起，有些孩子舌头就长出溃疡来了。晚上睡觉觉得心里烦热，翻来覆去睡不好。这时候，可以给孩子喝一道清心助眠茶。

莲子甘草茶

做法：莲子心 2 克，甘草 3 克，沸水冲泡。

特别功效：调理心烦失眠。

保健功效：生津止渴，清心火。

孩子考试当周的食方

每逢中考、高考，往往最紧张的不是考生，而是考生的家长。天下父母心都是一样的，都会想方设法在这关键时刻为孩子创造最好的条件，帮助孩子顺利通过考试。

考试当天及考前一周的一日三餐怎么安排？很多父母在考试前很久就开始煞费苦心地筹备了。除了三餐之外，加餐的小食品估计也准备了不少。

其实，考试当周不是补的时候，而是要尽量给肠胃减负。不论是自己做，还是到餐馆或者学校食堂订餐，只要给孩子吃清淡、好消化的食物就可以了，不必特别地做一些东西。包括加餐的小食品也是如此，尽量选择平时孩子常吃的。如果孩子平时不常吃零食，这时候就不要特意给他准备。

很多家长平时很注重孩子的饮食健康，不让他多吃零食。临到考试的时候，心疼孩子，往往就放松了这方面的约束，主动提供零食给孩子做加餐。家长总觉得就这几天关键时期，孩子多吃点零食没有关系，考完试再恢复原来的要求就行了。

其实，**如果一种东西平时多吃对身体没有好处，那么考试的时候吃，效果也是一样的。**特别是这些东西如果平时并没让孩子多吃，这几天猛然间给他吃，等于是突然给孩子的消化功能和肝脏解毒功能增加了额外的负担，这是多么不合算的事情！

有一个孩子，平时家里很少给他吃巧克力。考试第一天早上，爸爸特意给孩子买了一大块巧克力。孩子高兴极了，一口气都给吃了。结果进了考场以后，这一大块巧克力堵在胃里，消化不了，感觉非常难受。当天晚上，孩子就发烧了，这跟白天吃了过多巧克力，导致消化不良很有关系。

很多孩子考试前都爱吃点巧克力，觉得巧克力可以补充糖分，还能提神。如果是平时常吃的孩子，考前吃一点是可以的，但是不常吃的，最好谨慎一点。做父母的更要注意，不要让自己的爱心在这时候泛滥，反而影响了孩子。

早餐吃什么

早餐：橙子、荷包鸡蛋糖水（女生红糖，男生冰糖），发面面食（馒头、花卷或全麦面包）。

宜——鸡蛋、粥或豆浆、馒头或烙饼。好消化，又补充足够的碳水化合物，给大脑提供充足的能源。

不宜——肉，消化时间长，对上午的考试不利。牛奶，是安神的。

小米粥，也是安神的。都不宜考试当天早上吃。

虽说饮食宜清淡，考试当天不给孩子准备一顿丰盛的早餐，当父母的可能都不会安心吧。如果一定要给孩子吃点高营养的东西，早上最好不要选择吃肉或者喝牛奶。

早餐吃肉过于油腻，肉类消化时间长，对上午的考试不利。牛奶呢，是安神的，最好晚上喝。如果不吃鸡蛋的话，早上喝豆浆也是比较好的。如果吃鸡蛋的话，这两样就都别喝了。

最好的还是中国人的传统早餐：喝粥、吃馒头或者烙饼，最好是发面的，既好消化，又补充了足够的碳水化合物，给大脑提供充足的能源。不过早上不要喝小米粥，小米也是安神的。

小时候，每次考试的当天早饭，母亲都会给我吃鸡蛋。用她的话说，鸡蛋是"提气"的，吃了鸡蛋考试就会精力充沛。把鸡蛋做成鸡蛋羹或荷包蛋吃，既营养又好消化，是最好的。

鸡蛋还有收敛的作用。如果考试时间比较长，考生最怕中途上厕所影响考试，吃了鸡蛋就不会有这个顾虑了。**考前吃红糖煮荷包蛋，就是把一整碗糖水都喝下去也不用担心，保证你整个上午都可以安心考试，不会有内急的现象发生。**

荷包蛋大概人人都会做，不用多讲了。

只需提醒几点：1. 水开后才下锅，见蛋白凝结后就关火。

2. 不要立即敞开锅盖，等几分钟，不烫了再盛到碗里。这样蛋白不会煮老，而蛋黄又不会溏心。

3. 最后在碗里放点红糖。记住红糖要在起锅后再放，不要直接放到锅里，否则可能产生化学反应。

如果是体虚的孩子，还可以加一两片人参。经期的女生，就加点当归，有止痛的作用，能让你考试更安心。

午餐吃什么

午餐：萝卜汤、白灼海虾、深绿色蔬菜（如芥菜、西蓝花）加红色蔬菜（如胡萝卜、甜椒）、糖拌西红柿、米饭。

宜——吃平常饭。

不宜——吃太多肉。

吃平时家里常吃的饭菜，清淡、好消化的。不要为了考试特别变换花样，做一些平时难得吃到的东西给孩子吃。

孩子每天吃家里的饭，他（她）的身体和肠胃对这些饭菜比较适应。如果考试当天在外面订餐，最好点孩子平时常吃的菜，避免点特殊的营养餐。只要是孩子平时不常吃的食物，都最好不点。

这期间，人体消耗的这些元素比平时要多，大脑最需要的不是蛋白质，而是维生素、矿物质和糖，可以多吃蔬菜、水果。

蔬菜中不容易消化的：山药、芋头，避免吃。

肉类中好消化的：鱼虾肉、鸡肉，适宜吃。

吃肉需要身体花费力气去消化。相对来说，鱼肉和虾肉比较容易消化，考试当天适合吃。特别推荐虾，虾是补阳气的，吃了以后让人更精神。

晚餐吃什么

晚餐：苹果、小米粥或酸奶、泡菜。

宜——酸奶，既安神又能调节肠道（比牛奶好）。

不宜——鸡蛋，影响睡眠。

晚上就别给孩子吃鸡蛋了，影响睡眠。晚上可以喝点酸奶，既安神又能调节肠道，而且易于消化，比牛奶好得多。

以上推荐的三餐食谱，只是一个示例，具体实施，家长一定要考虑孩子的身体和口味来做出选择。世界上没有能适用于所有人的药方，也没有能适用于所有人的食谱。**一份可以适用于所有考生的食谱，用四个字就概括了——吃平常饭。**

我常常觉得，健康的原则跟生活的道理都是相通的。在生活中，越是重大的事情，越是要淡然处之，才不容易犯错。对待考试也是如此，以平常心，吃平常饭，让孩子在精神上和身体上都少一点压力和负担，这是父母对孩子最好的帮助。

允斌解惑

问：陈老师，喜欢你，真是太谢谢了。能否推荐几样适合考试期间吃的蔬菜啊？

允斌答：午睡起来可以吃一点西红柿，下午考试会更精神。

女生考试痛经吃什么——核桃红糖茶

读了我书里写的中考高考饮食篇，有不少家长给我留言，咨询是不是可以用药物让女生的生理期提前或推迟，以避开考试日期。因为他们看到每年高考，都有些家长这么做。

请千万不要做这种急功近利的事情，它不仅会对孩子的身体带来长久的负面影响，也不见得能改善孩子考试的状态，反而有可能起到反作用。

人体的生理节奏是很精密的，不能胡乱地去干扰它。用药物干预了生理期，看似减少了影响考试的因素，实际上会使孩子的身体处于一个非正常的状态，甚至可能影响考试时大脑的反应速度。因为人的身体是一个整体，牵一发而动全身。

如果担心女生痛经，我曾经介绍过一个迅速缓解痛经的方子——核桃红糖茶，可以在考试当天给孩子喝。

核桃红糖茶

原料： 核桃仁（不要去皮）50～100克，红糖100克。

做法： 核桃仁切碎，冷水下锅煮30分钟以上，加红糖溶化后马上关火起锅，趁热饮用。核桃仁也可以吃掉。

我家的这个偏方多年来给很多朋友用过，痛经的时候马上喝，止痛的效果几乎是立竿见影的。

平时痛经的女生，也可以提前喝这个来预防。在月经前两日开始每天喝两次，一直喝到月经第三日。

读者评论

1. 用核桃红糖茶帮助自己和朋友告别了痛经。用允斌老师的话说，即使在经期我们都会"觉得很舒服"！非常感恩陈老师的无私传授，能量满满！ ——靖鑫

2. 这两天我喝的是核桃红糖茶，很暖，肚子也不痛了。——babylloveyou 妈妈爱你

3. 陈老师，您的书我都有，好多方子我都用过。我生二宝大出血，核桃红糖茶帮我大忙。 ——纳西田野山货行小二

4. 陈老师，非常喜欢你，看到老师又要出新书很期待。我从第一次来例假就开始每个月都肚子疼，很严重的那种，因为要上班不能总请假，每个月都只能吃止疼药。一年前一次偶然的机会看到老师的健康讲座，说核桃红糖水可以止疼，我当月就试了，效果真的很好。我很激动地跟全公司的女同事分享，见一个就说这核桃红糖水的奇效。她们有的不痛经，我就让她们介绍给朋友。一年了我每个月都会喝，再也不用吃止疼药了，妈妈再也不用担心我了。 ——苗苗爱宅着

5. 自从用允斌老师的核桃桂圆红糖方子治好了我的痛经，就一发不可收拾地爱上了中医，爱上了食疗。试过很多方子，都很有效。谢谢允斌老师，老师的福报肯定是很大很大的。 ——clover4Ever

考场提神小妙方

在嘴里含一小片人参

最后，再给大家透露一个我外婆传下来的小秘方吧：**考试的时候，在嘴里含一小片人参，会特别有精神。**

这个方法，需要人参量极少，并且除了肺热咳嗽或是平时易流鼻血的人，一般人都可以用。对于体质较弱的人，尤其是女生，效果更是明显，大家不妨一试。

这个方法对大人也管用。如果你有重要的工作或谈判，需要高度集中注意力，就可以含一小片人参。人参提升元气的作用很强。老年人体虚的，需要吃人参保健的，也可以用这个方法，每天在舌头下含服一小片人参，又简单，效果又好。

吃香蕉，给大脑充电

香蕉是水果中的粮食，吃一根香蕉相当于吃一碗米饭。

出门在外，如果特别忙，没有时间吃饭，我就会在包里放两根香蕉。

需要的时候拿出来吃，可以迅速地给大脑补充能量。如果有什么重要的活动，我也会事先吃一根香蕉。因为香蕉对于人体的神经系统也有双向调节的作用。它既能提神，使人注意力更集中；又能减压，缓解紧张的情绪。

特别是天热的时候，吃点香蕉还可以降心火，使人心神安定，精神愉悦。

香蕉对于考生来说也有特别的好处。

很多考生在考试前吃巧克力，是为了提神和补充体能。不过，**吃巧克力只适合于对付只有一场的考试**，比如说每学期的期末考试。对于连续几天的中考或高考来说，就不是特别合适。

首先，考试连考好几场，连续地吃甜食，会影响孩子的胃口和消化。

其次，巧克力含有咖啡因，容易引起孩子失眠，白天摄入过多的咖啡因，晚上容易休息不好。

另外，巧克力还含有反式脂肪酸，会对肝脏造成负担。考试紧张，孩子本来就容易肝火旺，这时候肝脏的解毒功能是很差的，所以巧克力不宜多吃。

而且，巧克力补充体能的作用是暂时性的。巧克力的糖分很高，人体吸收之后，确实可以很快地提高血糖水平，但是这种糖原消耗得也快，血糖水平很快又会降低。如果考试的时间比较长，那么到了后半场，或者到了下午的考试，考生反而会感到疲惫。血糖水平的忽高忽低，也有可能造成头昏的现象。

而香蕉同样含有丰富的糖分，能充分地给大脑补充能量。而且香蕉还含有巧克力所不具备的果糖，果糖不会像普通的糖那样造成血糖猛然升高，它更加安全。

香蕉同样含有提神物质，而且没有咖啡因的副作用，这种提神物质就是钾。香蕉中含的钾不仅能让考生振奋精神，还有助于考生集中注意力。

考前吃香蕉还有一些好处，是吃巧克力所不能比的。巧克力是酸性食品，而香蕉是碱性食品，更有助于缓解压力。香蕉是让人开心的水果，吃香蕉可以让考生放松紧张的情绪。而且香蕉非常好消化，不会给孩子的脾胃造成负担。

而且，天气炎热，考试紧张，香蕉性凉，正好可以给孩子降降心火。

注意：香蕉有轻微的滑肠作用，平时容易腹泻的考生为了保险起见最好谨慎食用。身体正常的，每次吃一两根都没关系。不爱吃香蕉的，也不要勉强孩子吃，顺其自然是最好的。

允斌解惑

问：如果考试的时候，月经来了，可以含人参吗？15～16岁的孩子可以含吗？

允斌答：最好不要。本来人参并不适合于年轻人，进补这个方法是为了临时提调人体元气对付考试的，并不是养生的方法。当然所用的人参量非常小，就用一两次，所以也不会有什么大的影响。

图书在版编目（CIP）数据

回家吃饭的智慧 / 陈允斌著 . -- 长春 : 吉林科学
技术出版社，2016.4
ISBN 978-7-5578-0515-9

I . ①回… II. ①陈… III. ①饮食营养学 IV.
①R155.1

中国版本图书馆 CIP 数据核字 (2016) 第 079196 号

回家吃饭的智慧（上）

HUIJIA CHIFAN DE ZHIHUI

著　　者	陈允斌
出 版 人	宛　霞
责任编辑	孟　波　张　卓
策　　划	紫图图书 ZITO®
监　　制	黄　利　万　夏
特约编辑	马　松
营销支持	曹莉丽
幅面尺寸	165 毫米 × 240 毫米
字　　数	510 千字
印　　张	46
印　　数	165501—175500 册
版　　次	2016 年 5 月第 1 版
印　　次	2024 年 4 月第 27 次印刷

出　　版	吉林科学技术出版社
地　　址	长春市净月高新区福祉大路 5788 号出版大厦 A 座
邮　　编	130018
网　　址	www.jlstp.net
印　　刷	艺堂印刷（天津）有限公司

书　　号	ISBN 978-7-5578-0515-9
定　　价	158.00 元（全三册）

鸣谢天津电视台《百医百顺》节目组对本书视频录制的大力支持

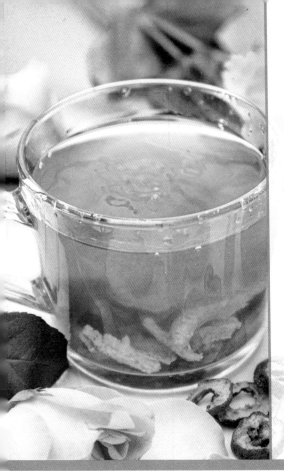

回家吃饭的智慧

四代中医

家传食方

使用说明手册

·陈允斌·

- ·19 种常见病调理食方
- ·8 种对我们有恩的野菜
- ·6 种有特殊功效的调味品
- ·它们的做法、功效及辨识方法
- ·106 张全彩图片一一为您呈现

吉林科学技术出版社

1 全家几代人都在用的退烧方
蚕沙竹茹陈皮水

竹茹、蚕沙、陈皮都是常用中药，随便找个药房都可以买到，陈皮还可以自制。这三味药都耐贮存，可以放很久也不变质。可以提前买回来，放在家里长期备用，一般的感冒发烧不用去医院，自己煮点水就可以了。

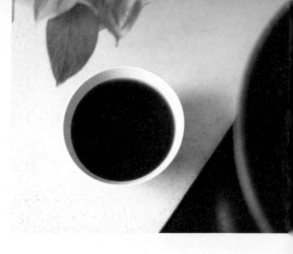

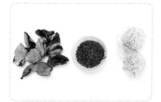

成人用量各30克。

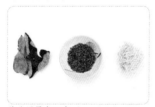

幼儿用量各10克。

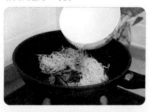

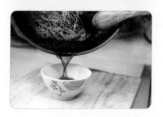

原料：

蚕沙、竹茹、陈皮各30克，幼儿各10克。

做法：

❶把陈皮洗净，和蚕沙、竹茹一起放入锅中，加冷水煮。

❷水开以后再煮3分钟。

服法：

感冒高烧时（成年人发烧超过38.5℃，儿童超过39℃）服用。

功效：

调理持续高烧。

叮嘱：

❶如果感冒未发高烧，只是低烧，要按风寒、风热等辨证食疗。只有持续高烧，说明病已深入脾胃，不是单纯的外感了，才能用这个方子。

❷一般的人喝一次就可以退烧。严重的可以喝两到三次，完全退烧以后就不用再喝了。

❸太小的婴儿，一次喝不了太多药水。最好是少放点水，煮得浓一些。分成几次喂，每3个小时喝一次，至烧退为止。

❹陈皮是这个方子的关键材料。一定要买正宗的陈皮，才能保证这个方子的疗效。

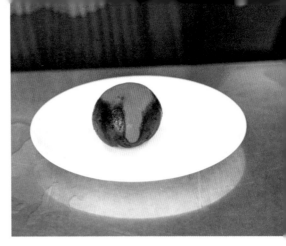

② 调理孩子感冒咳嗽、积食

火烧红橘

当孩子感冒初起，刚出现轻微的咳嗽，食欲不振的现象，并不严重的时候，用不着吃药，烧个橘子给他吃就可以解决问题。

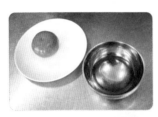

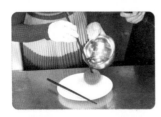

原料：

新鲜的川红橘1个（如果买不到，用其他品种的橘子代替也是可以的，只是效果相对来说要差一些。）、菜籽油适量（如果没有菜籽油也可以用花生油代替）。

做法：

❶取一个新鲜的川红橘，不要剥皮，用筷子在橘子顶部把橘皮戳开一个小洞，灌入一点菜籽油。

❷把橘子放到炉火上用明火烧大约半分钟，看到油沸腾，橘皮大部分变成黑色时就可以了。

吃法：

剥开橘皮，趁热连油带橘肉一起吃下。

功效：

调理孩子感冒，吃饭不香。

叮嘱：

橘子刚烧好的时候，里边灌的油温度比较高，别烫到了。

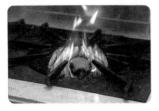

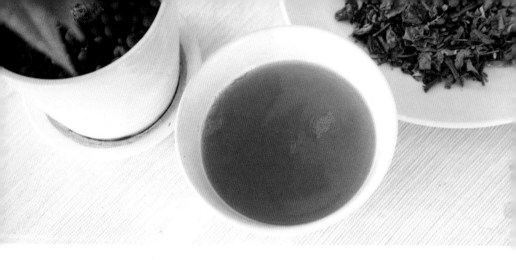

③ 调理感冒后遗症

鱼腥草水

有时候炎症发生在体内，人可能意识不到。只有到医院做血液检查，有白细胞计数升高的现象，才确定是发炎了。这时候，即使搞不清楚是哪里发炎，马上用鱼腥草来调理，保证很快就能见效。

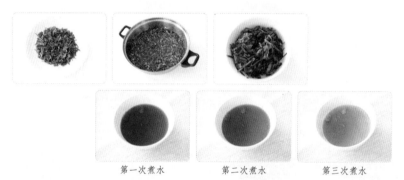

第一次煮水　　　　　第二次煮水　　　　　第三次煮水

原料:

干品鱼腥草1把。

做法:

抓一把鱼腥草，放半锅冷水，稍稍淹没鱼腥草就可以，大火煮开以后，等2分钟，马上关火，把药汤滗出来就可以喝了。

功效:

各种炎症都能消，还能调理上呼吸道感染，退烧，止咳，调理感冒后遗症。

叮嘱:

煮过的鱼腥草不要倒掉，下次喝的时候还可以加水，用同样的方法再煮一次，再喝。一共可以煮三次，正好够一天的量。也可以连续煮三次，把三次的药汤混合在一起喝，效果更好。

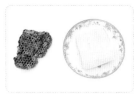

④ 调理牙痛反复发作

蜂窝炖豆腐

野蜂窝有杀虫解毒的作用，还能祛风湿、止痒。豆腐是清热解毒的，还有消肿的作用。野蜂窝炖豆腐，调治风火牙痛效果特别好。

原料：

手掌大小的蜂窝1块，卤水豆腐500克。

做法：

❶野蜂窝和豆腐一起放冷水下锅煮开。

❷开锅后炖20分钟，什么作料都不要放。

功效：

调理风火牙痛。

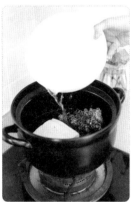

叮嘱：

❶一定要把豆腐和汤在一天之内吃掉，否则没有效果。

❷野蜂窝是有一点小毒的，一定要跟豆腐一起炖，才能解毒。并且不要吃这个蜂窝。

❸用卤水点的豆腐，不要用内脂豆腐。

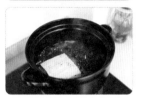

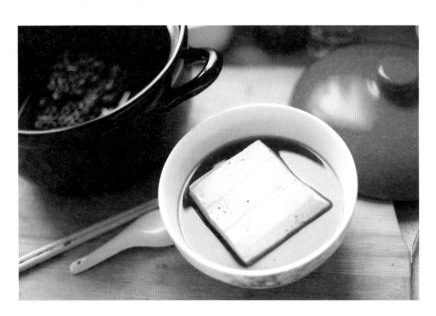

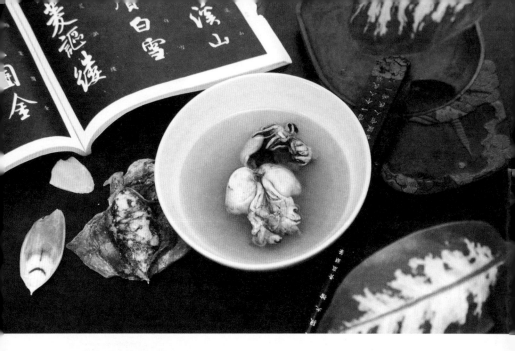

减轻熬夜伤身程度

⑤ 清炖墨鱼干

　　我们没有办法避免熬夜，但是可以想办法把它的危害尽量减轻，对透支体力的身体进行修补。清炖墨鱼干就可以起到亡羊补牢的作用。

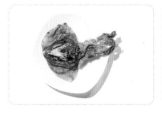 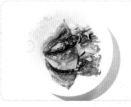 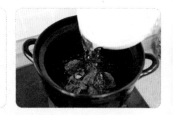

原料：

墨鱼干。

做法：

提前几小时用冷水泡发墨鱼干，清洗干净，放锅内加冷水炖熟，不放任何调料。炖好后连汤带鱼一起食用即可。

功效：

减轻熬夜伤身程度。

叮嘱：

❶汤中不用调料，原因是姜葱花椒等多为香辛之物，会干扰此方的滋阴效果。墨鱼干本身有咸味，也就不用加盐了。

❷墨鱼不用折骨，整个放在锅里炖。煮的时候墨鱼骨会与肉自动分离，吃的时候把墨鱼骨挑出来就可以了。

6 食物里的"补中益气丸"

米粥煮蛋

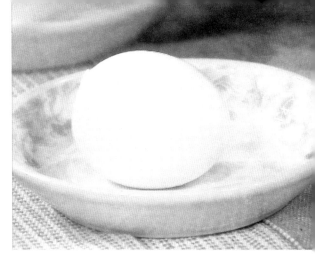

空腹吃鸡蛋不太好消化，还容易产生胀气，若配上米面等滋养脾胃的主食，就能弥补它的不足，帮助人体更好地吸收它的营养。鸡蛋加米粥，蛋白质几乎能百分之百被人体吸收，比喝牛奶还好。

原料：

鸡蛋1个，大米适量。

做法：

把鸡蛋洗干净，不要剥壳，放在煮稀饭的锅里一起煮熟。熟了以后，把鸡蛋捞出来，剥壳就可以吃了。

功效：

补益气血。

叮嘱：

一定要在一开始水还是凉的时候下锅，否则鸡蛋会裂开。

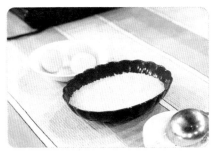
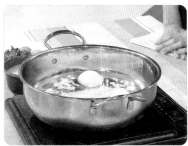

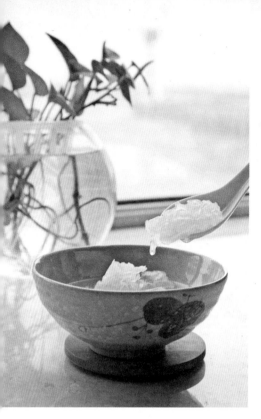

7 秋天如何不得感冒？
银耳百合羹

　　银耳百合羹既清热又滋补，有养颜的作用，又能防止大便干燥。秋天坚持每天喝，皮肤会比较滋润，嘴唇、鼻腔也不会干燥难受了。

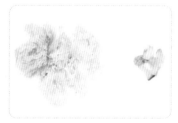

原料：

银耳和百合的比例为5：1。

做法：

❶把银耳撕成小朵，跟干百合一起放进保温瓶，冲入开水，泡一晚上。
❷早上倒锅里煮十几分钟，加冰糖起锅就可以喝了。

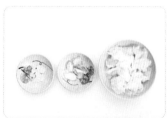

功效：

预防秋季感冒。

叮嘱：

❶百合比较凉，用量大约是银耳的五分之一就好，不要太多。
❷大便稀软的人不要用百合，可以用莲子代替。

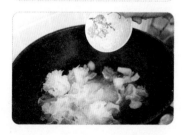

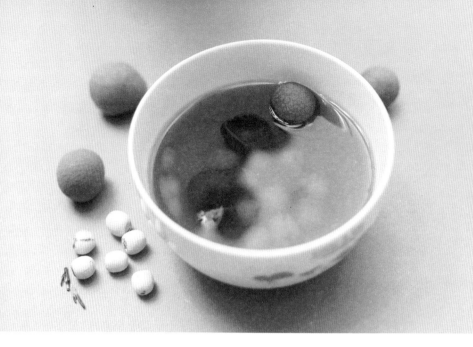

调理轻度失眠
⑧ 桂圆莲子茶

　　失眠的病根不是一天两天形成的，那么调理的话，也不可能立竿见影，一定是通过一段时间的调理，把心神调理得安定了，才可以不失眠。

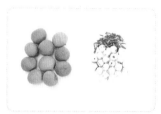

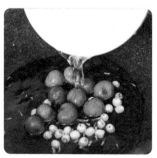

原料：

带壳桂圆和带心莲子比例为2:1。

做法：

❶把带壳桂圆和带心莲子一起冷水下锅。

❷煮的时间要长，至少30分钟。这样才能把莲子煮软，把桂圆的药性煮出来。

❸煮好之后，喝汤，然后把莲子和桂圆肉吃下去。每天吃一次。

功效：

调理轻度失眠。

叮嘱：

莲子不要去莲心，桂圆不要去壳。

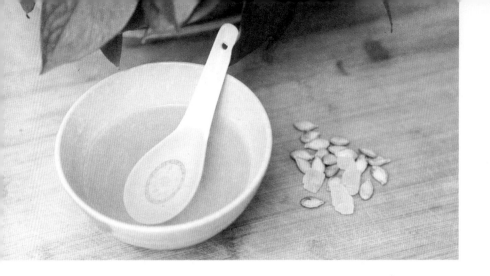

清咽喉、补肾气

⑨ 冰糖南瓜子茶

　　光是用清热消炎的药来治嗓子，解决不了根本问题。如果想治本的话，既要清咽喉，又要补肾气，双管齐下才可以。平时在家，就可以喝冰糖南瓜子茶来调理。

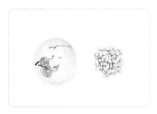

原料:

带壳南瓜子一把，冰糖适量。

做法:

抓一把带壳南瓜子，切碎，冷水下锅煮开后，加冰糖再煮20分钟。起锅，把渣滤出来，直接喝水。

功效:

清咽喉，补肾气。

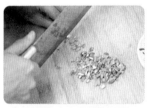

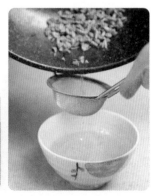

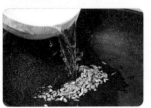

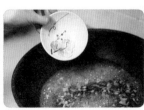

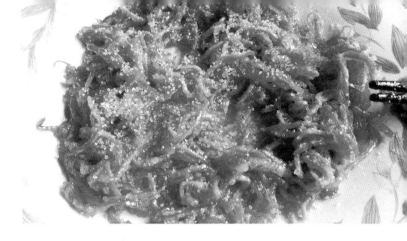

10 让孩子健康地吃甜食
橘皮糖

橘皮能消食，还能防治风寒感冒。但新鲜的橘皮有些辛辣，孩子可能吃不下去。把它做成蜜饯，缓和了辛辣味，还增添了润肺的作用。

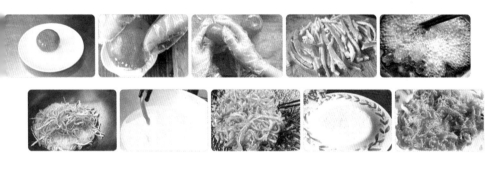

原料：

新鲜橘皮（最好用红橘的皮）、白糖，二者用量比例为2：1。

做法：

❶取新鲜的橘子，不要剥皮，先洗干净。

❷用刷子或钢丝球蘸上细盐仔细地擦拭橘子的表皮，然后冲洗一遍。

❸将橘皮剥下，切成丝。

❹锅内放入白糖和少许清水，水量以没过白糖为度，小火煮1~2分钟至白糖溶化。

❺放入橘皮丝继续煮几分钟，用筷子搅拌。

❻准备一碗凉开水，当锅内的糖水冒出大的气泡时，试着用筷子挑起几丝带糖的橘皮，放到凉水碗里。如果糖溶化了，说明还要继续煮一会儿；如果糖凝结成丝，说明火候已到，马上关火起锅。

❼准备一个大盘子，撒上一层白糖，把锅里的橘皮糖用漏勺盛到盘子里，用筷子迅速搅散，晾凉，橘皮糖就做好了。

功效：

消食、防病。

叮嘱：

橘皮糖也是糖，不能过食。

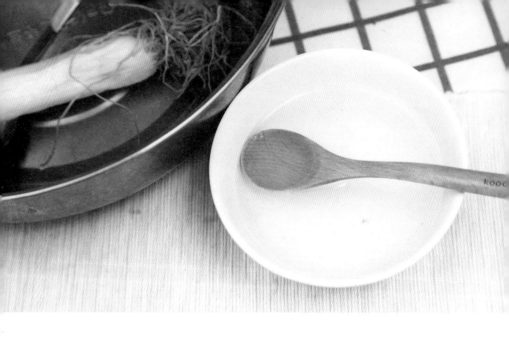

调理鼻子堵，流清鼻涕，头痛

11

葱白连须煮水

　　大家平时做饭用到葱，往往一刀就把葱的根须给切掉了。实际上，这样做是很可惜的。因为葱须是可以治病的，它是中药的一种。葱须连同少量葱白切下来的这一段，中医叫它葱白连须，能够祛散风寒。

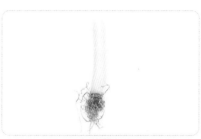

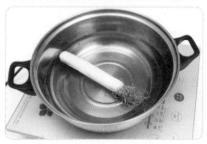

原料：

1根葱白（连须）。

做法：

❶把洗干净的葱白连须放到冷水里煮。

❷水开了以后，最多煮3分钟就立即关火，趁热喝掉。

功效：

祛散风寒，预防感冒。

叮嘱：

❶平时做菜的时候，即使没感冒，也不要随手把葱须扔了。把葱须切下来后，可以晒干保存起来。等到有人感冒的时候，用这个干的葱须煮水也会有一样的效果。

❷如果风寒感冒比较严重，可以再加上几片生姜和一点儿陈皮一起煮水喝。

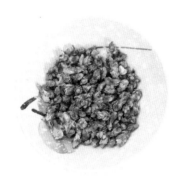

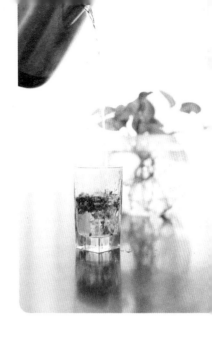

调理严重便秘
12 桃花茶

在中国人的眼里，桃花代表美丽的女性。而在中医的眼里，桃花是一味调理女性身体的良药。桃花有一个美容的作用，就是祛斑。它还有一个很厉害的作用，通便。

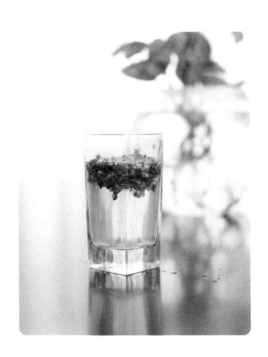

原料：

桃花3克。

做法：

桃花煮水或用开水冲泡喝下去，一般当天就能见效。

功效：

肠胃有热、积食造成大便严重干结。

叮嘱：

❶严重的便秘可以用桃花救急，如果是长期的便秘，可以用桃仁来治本，桃仁有滋润肠道的作用。

❷每次用量不要超过3克。

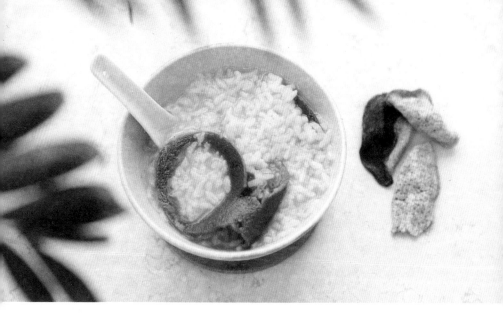

13 滋补效果相当于陈皮人参汤
陈皮煮粥

　　陈皮是顺气的。本来气虚的人应慎用顺气药物。但陈皮配上补益中气的大米之后，却相当于一味平和的陈皮人参汤，气虚的人喝了，能补气。

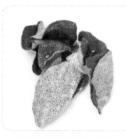

原料：

陈皮1个，大米适量。

做法：

煮粥的时候放入半个到一个陈皮一起煮就可以。

功效：

清香暖胃，预防感冒咳嗽，防止运动后浑身酸痛。小孩经常喝它，不容易积食。

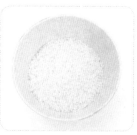

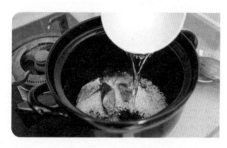

14 用红糖做菜
凉拌鱼腥草

凉拌折耳根，脆嫩鲜香，一到夏天，我就开始怀念这道风味独特的美食了。

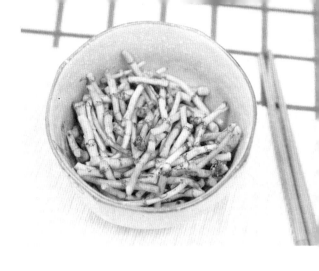

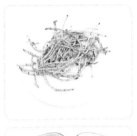

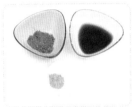

原料:

准备盐、红糖、醋，比例是1：2：3，花椒粉适量，新鲜鱼腥草适量。

做法:

❶把新鲜的鱼腥草洗干净，放盐腌10分钟。

❷另用一个小碗，放红糖和醋，搅几下让糖化开，浇在鱼腥草上。

❸撒上少许花椒粉，拌匀，就可以吃了。

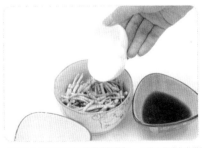

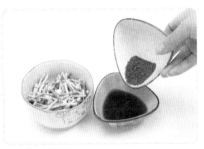

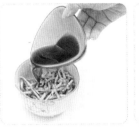

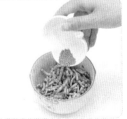

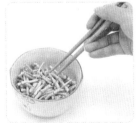

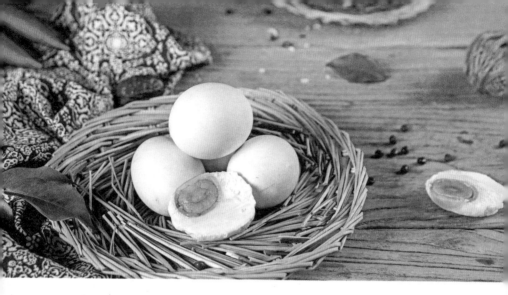

15 好吃又有营养的咸鸭蛋
自制咸鸭蛋

鸭蛋性寒凉，能清肺火。而盐是至阴之物，经过盐腌的鸭蛋，清火的效果更好。咸味入肾，能充分发挥鸭蛋滋养肾阴的功效。

原料：

新鲜的鸭蛋，白酒1小碗，盐1碟。

做法：

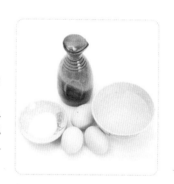

❶取新鲜的鸭蛋，不要用水洗，准备一小碗白酒，一碟盐。

❷先将鸭蛋放进酒里蘸湿，然后把蛋全身沾上盐。如果想不那么咸，就把蛋的两头沾上盐就成了。用干净的容器或者塑料袋盛装，放在冰箱保存。两周以后就可以食用了。

❸如果放置的时间长一些，咸味会更重一点。

叮嘱：

这个方法的要点是鸭蛋不能沾水，否则容易坏。

如果蛋壳太脏可以用白酒轻轻擦一下再做。

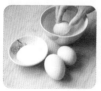 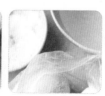 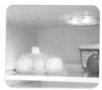

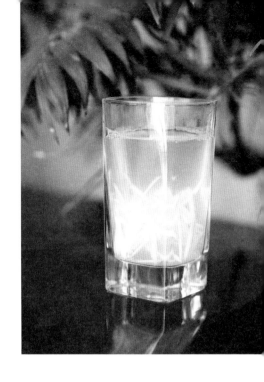

16 宁可居无竹，不可食无姜
姜糖水

早在孔子的年代，人们就知道姜的重要了。所以他老人家要特意强调"不撤姜食"，真是至理名言啊。居家过日子，是不可一日无姜的。

姜肉性热，姜皮性凉。姜肉发汗，姜皮止汗。吃大闸蟹用的姜汁可以去皮，平衡蟹的寒性。饭后再喝上一碗热热的姜糖水（此时也可以去皮），暖暖胃，那就更妙了。

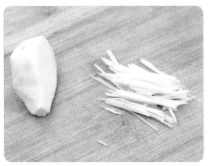

原料：

姜、白糖。

做法：

❶姜去皮，切成细丝。

❷在这个姜丝里放一点点儿白糖，然后用开水一冲，稍微焖1分钟，就可以喝了。

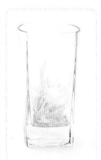 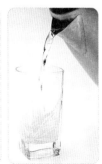

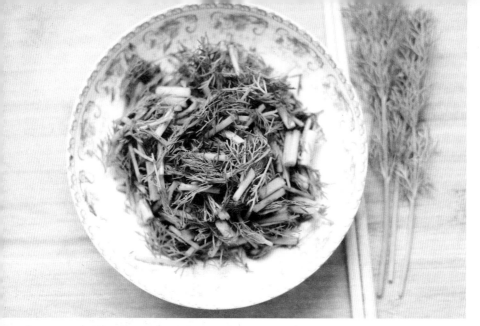

17 开胃，养胃，补肾的小菜
凉拌茴香菜

　　茴香对于所有的寒证都有保健调理作用。凡是身体局部或是整体有寒冷症状的人，比如手脚发凉、胃寒爱吃热食或是小腹冷痛等，吃茴香可以改善症状。

原料：

茴香菜1把，醋、酱油适量。

做法：

把新鲜的茴香菜洗净切碎，拌点酱油和醋就是一道芳香开胃的凉菜。

功效：

温热散寒，调理胃病。

叮嘱：

茴香是助阳的，所以阴虚阳亢、平时特别怕热的人不适合吃茴香。茴香有轻微的发汗作用，特别爱出汗的人不要多吃。

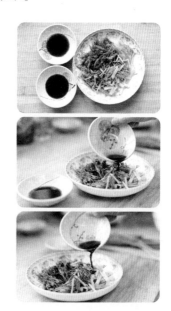

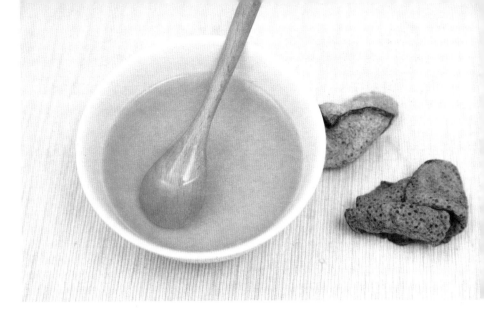

18 调理慢性胃溃疡
蜂蜜陈皮茶

陈皮搭配蜂蜜，既健脾又舒肝，是很适合春季饮用的保健茶。

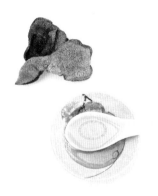

原料:

陈皮半个，蜂蜜几勺。

做法:

❶将半个陈皮和5杯冷水一起下锅。

❷煮开后，再小火煮5~10分钟。

❸将煮好的陈皮水凉到温热时，加上几勺蜂蜜调化，当茶喝。

❹如果上班族没有时间煮水，也可以把陈皮放在茶杯里，开水冲泡，焖上20~30分钟，等水凉温了以后再加蜂蜜。

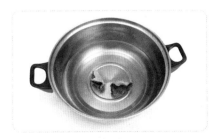

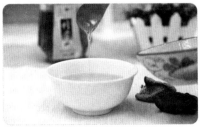

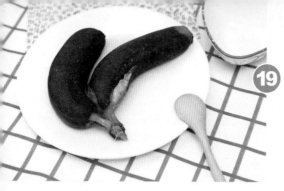

减少香蕉寒性的吃法
⑲ 三分钟自制烤香蕉

香蕉是降火的，由于它比较寒凉，如果你在天冷的时候吃，有时候会感觉胃里冰凉冰凉的不好受。为了减少寒性，可以把它烤着吃。

原料：

香蕉两根。

做法：

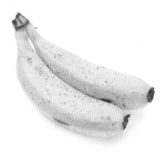

把香蕉连着皮一起放进微波炉，转3分钟就可以了。烤出来的香蕉皮有点儿发黑了，剥了皮之后，里面的香蕉已经烤得软软的了。

叮嘱：

烤香蕉不要用不成熟的香蕉，否则，皮的涩味会完全钻进香蕉里去，会很涩口，不好吃，而且可能会引起便秘。

功效：

减少香蕉寒性，预防痔疮引起的便后出血。

薤家姐妹花
⑳ 开胃的薤头、延年的苦藠

薤头能宣泄肺经和大肠经的邪气，上能防外感，下能通便秘。苦藠能化解心肺和脾胃的水湿，上能缓解胸闷、心痛，下能减轻寒气、腹痛，既能通便，又能调理慢性肠炎。

现在吃苦藠和薤头一般吃它们的鳞茎，也就是叶子根部的白头。苦藠比较小，圆圆的，有点像迷你型的洋葱；薤头比苦藠大，是长圆形的。这两样真是泡菜的好原料，可以久泡而不软，泡一次能吃很长时间。

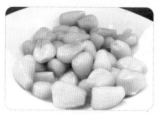

薤头

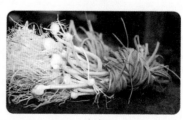

苦藠

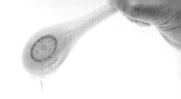

21 选购优质蜂蜜的诀窍
蜂蜜（拉丝）

买蜂蜜时，可以随身带一根筷子或者一个小勺子，然后当场把蜂蜜挑起来，一挑就会看到蜂蜜的拉丝。这个蜂蜜如果没有掺过假，拉的丝会越来越长，不会那么容易就断，甚至拉多长它都不断。如果你要让它断，把筷子或勺子在瓶子边碰一下，会发现拉丝断了以后马上就回弹了。

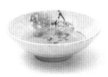

22 祛湿利水，引药入脑
花椒籽

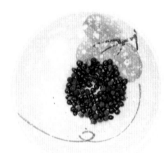

花椒籽是药引子，它是引药入脑的。调理头晕的药膳——天麻炖鱼头，我家会加上花椒籽一起炖，效果更好。

花椒是祛湿气的，而花椒籽祛湿的作用更强，适用于以下几种情况：

❶哮喘或是慢性咳嗽，晚上睡觉一躺平就难受，而且咳出来的痰很清稀。

❷经常水肿。

❸女性白带多，颜色白而清稀。

23 药食同源的泡菜二宝
洋姜、螺丝菜

有一些东西好像就是为了做咸菜而生的，比如洋姜和螺丝菜，口味平淡无奇，但做成泡菜之后却特别出众，又脆又嫩，清香爽口。

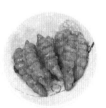

螺丝菜

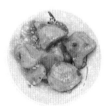

洋姜

24 吃杏仁的智慧

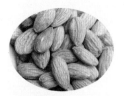

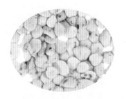

平时大家当零食吃的大杏仁，比如美国大杏仁，跟新疆的巴旦杏是一种东西，都不是真正的杏仁，反而跟桃子是"亲戚"。

杏仁很小，只有小拇指指甲盖这么大。这样的杏仁分两种，一种是甜杏仁，一种是苦杏仁。甜杏仁是平时食用的；苦杏仁是做药的，它有小毒，只能在药店出售。

25 艾蒿、苦蒿

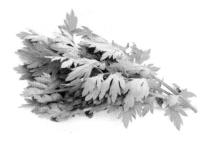

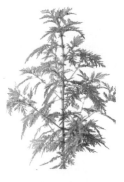

下焦湿寒，用艾蒿泡澡

艾蒿是中医传统的灸法所用的艾条和艾炷的原料。做艾灸要用好几年的陈艾才好，新鲜的艾火气太大，是不能用的。有的人觉得在家里做艾灸不太方便，那你可以试试用艾蒿泡澡，同样可以温暖气血，特别是对于祛除下焦的湿寒很有效果。

苦蒿煮水洗澡，专祛湿热之毒

苦蒿和艾蒿一样都含有挥发油，二者都能够清洁皮肤、祛除湿毒、杀虫止痒，可以调理皮肤病，比如湿疹、疥癣、疮疡。但新鲜艾叶有刺激性，而新鲜苦蒿更平和，给小孩用效果更好。（苦蒿随处可见，本图中苦蒿采集于北京东北四环公园里。）

区别艾蒿和苦蒿的方法是：艾蒿比较矮小，长满白色的绒毛，叶子直接长在主茎上，不分叉。苦蒿是深绿色的，比较高大，能长到一米多高。两者从外观上还是很容易分辨的。

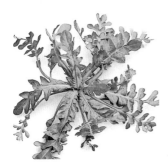

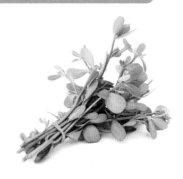

"寻药踏青采嫩芽"——天赐荠菜

吃荠菜,可以止血、降压、通小便,防春天的流行病。如果做菜吃,不论什么时候采摘都可以。但是入药的话,就属农历三月初生长的荠菜药性最好。荠菜没有一般野菜的苦涩味,怎么做都可以。凉拌也行,清炒也行,做成馄饨、包子更香。

媲美"深海鱼油"的长寿菜:马齿苋

马齿苋性寒凉,能够清除心、肝、肺和大肠之热。马齿苋是肠道的清洁剂,调治热症肠道病的首选药。有皮肤病,用马齿苋内服外敷。

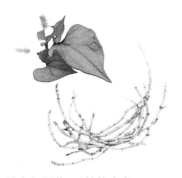

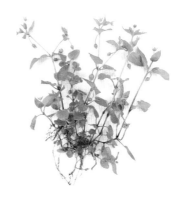

神奇鱼腥草,天然抗生素

作为中药的鱼腥草,更为现代人所熟知。鱼腥草是天然而又安全的抗生素,能够清热、消炎、抗病毒。鱼腥草煮水喝,能治上呼吸道感染,退烧、止咳,调理感冒后遗症。

劝君处处惜芳草,清咽瘦身有繁缕

繁缕是"刮油的",降脂减肥的作用很强。一般的人拿繁缕当菜吃就好了。要想效果快呢,就用调理慢性咽炎的方法,开水冲泡生的繁缕当茶喝。注意:只喝水,不要吃叶子。因为繁缕不能生吃,容易使人拉肚子。

(读者曾嫦郴采集于湖南郴州。)

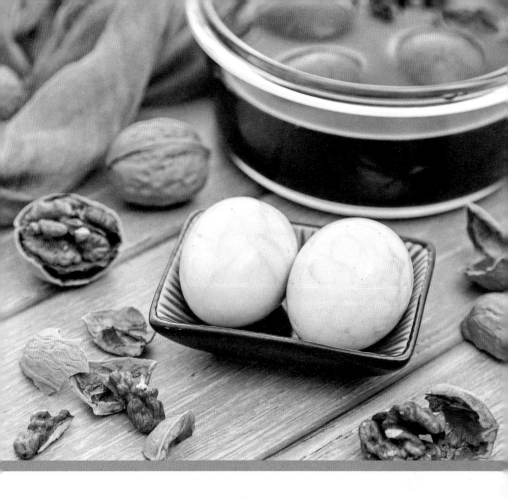

蚕沙竹茹陈皮水

火烧红橘

野蜂窝炖豆腐

清炖墨鱼干

米粥煮鸡蛋

桂圆莲子茶

桃花通便茶

香菜陈皮姜水

▶ 拿出手机扫一扫上方的二维码，即可观看陈允斌老师亲自示范的家传食方制作视频。

回家吃饭的智慧（中）

把蔬菜、瓜果、蛋类的最大营养吃出来

陈允斌 著

吉林科学技术出版社

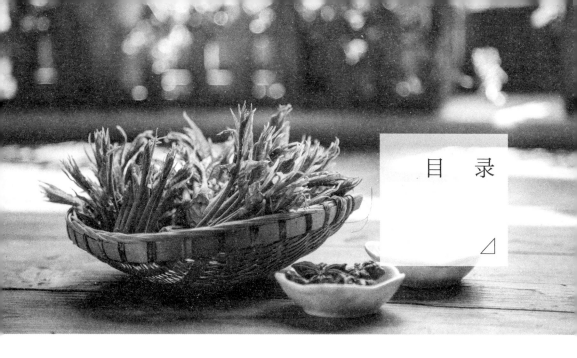

目 录

第 一 章

不要忘记身边那些对我们有恩的野菜

只要你带上了最好的心情，吃什么不补呢　　_002

神奇鱼腥草，天然抗生素　　_004

　　鱼腥草，各种炎症都能消　　_005

　　鱼腥草煮水喝退烧、止咳，能治上呼吸道感染　　_009

　　调理感冒后遗症，喝鱼腥草水有奇效　　_010

　　鱼腥草如何吃效果好　　_013

"寻药踏青采嫩芽"——天赐荠菜　　_020

　　吃荠菜，祛"陈寒"，不上火　　_021

　　生完孩子后喝荠菜水，可以防月子病　　_022

　　吃荠菜，可以健脾、降压、预防白内障　　_025

　　为什么要在三月三采摘荠菜　　_026

媲美"深海鱼油"的长寿菜——马齿苋　　_029

　　五行俱全的长寿菜　　_029

马齿苋可明目、降血脂、使白发转青 _030

有皮肤病，用马齿苋内服外敷 _031

马齿苋是调治热症肠道病的首选药 _031

劝君处处惜芳草，清咽瘦身有繁缕 _036

繁缕是"刮油的"，降脂减肥的作用很强 _037

调理慢性咽炎的食方——繁缕糖水 _038

怎样辨认繁缕 _040

第 二 章

别扔掉蔬菜身上的"灵丹妙药"

吃香菜，请把根留住 _044

防感冒引起的心肺后遗症的食方——"活捉芫荽" _044

香菜连根当主菜吃，更能起到强壮心肺的效果 _046

吃香菜的讲究 _046

芹菜最精华的部位是芹菜根、芹菜老秆 _049

芹菜有三种：西芹、药芹和香芹 _049

芹菜降血压，低血压的人也能吃 _050

芹菜是肾脏的"清道夫" _050

吃芹菜叶可以保肝 _051

吃芹菜根可以护肾 _053

吃香椿等于补"阳光" _056

如果你懂香椿，它的香味真是非常可心 _056

香椿叶也是药 _058

香椿茶——春夏季的香椿叶消炎作用强 _058

糖尿病人的香椿茶方——秋天的香椿叶降血糖作用强 _059

用香椿树根的皮熬水洗澡，可治疥疮、癣等皮肤病 _060

香椿籽泡茶喝，调理咽炎效果好 _060

如何一年四季都能吃上美味的香椿——油泡香椿 _061

吃香椿的禁忌 _063

一样丝瓜九味药，从头到脚保平安 _065

爱上火的人与鲜丝瓜很合拍 _066

青春痘、皮肤过敏可用丝瓜皮和丝瓜叶来治 _066

因热而起的咳嗽、鼻炎、便秘，用丝瓜花、蒂、籽来治 _069

专治痛风的食方——丝瓜络茶 _071

空心菜老秆炒黄豆，补气、祛湿两不误 _074

"四恨茄蒂太小"——吃炒茄蒂可以祛湿解毒 _078

吃南瓜，南瓜子丢不得 _082

吃南瓜子，补充天然激素 _083

需大量说话的人可喝冰糖南瓜子茶来补肾气 _083

冬瓜的瓤、皮、籽，没有一样不是宝 _085

冬瓜子煮水喝，能帮助身体排废水、排脓 _085

冬瓜瓤煮水洗脸，美白效果好 _086

冬瓜皮加荷叶一起泡茶喝，减肥降脂 _087

夏日炎炎，吃一些凉凉的生冬瓜片吧 _087

第 三 章

有哪些蔬菜药我们日用而不知

红薯吃好，胜过红枣 _090

常吃红薯藤，可降血糖 _090

红薯带皮吃不烧心，还能助消化 _091

生红薯去血毒，熟红薯补气血 _092

白心红薯养皮肤，红心红薯养气色 _093

小孩吃红薯健脾胃 _094

给孩子吃红薯，比吃红枣更滋补 _094

苦瓜越老越养心 _100

苦瓜虽寒不凉胃 _100

吃酱烧苦瓜，余味不尽 _101

"雪满山中高士卧"——冰雪苦瓜 _102

天工造物苦瓜子，养心补肾效果好 _102

薤家姐妹花——开胃的藠头、延年的苦藠 _104

"咬得菜根，百事可做"——吃藠头别扔根须 _106

肠胃弱的人，每天坚持吃几颗苦藠泡菜 _107

调理胃气痛的止痛方——苦荬煎鸡蛋　_107

调理胃溃疡、利于顺产食方——苦荬炖猪肚　_107

新鲜的苦荬叶也可以吃，有理气的功效　_108

苦荬是菜中灵芝，常吃可延缓衰老　_109

"飞油水"——绿色蔬菜的健康吃法　_112

第　四　章

吃水果也需要智慧

吃橘子的智慧　_116

吃橘子不上火的秘诀——吃橘络　_117

久病必入络，橘络帮你通　_118

橘子之美，大半在皮　_120

吃鲜橘皮醪糟水，专治风寒感冒　_122

家有鲜橘皮，温胃、止咳、散寒　_124

开胃小菜——酱拌橘皮　_125

肉丝炒橘皮，好吃又好看　_126

祛斑、化肿块、调理乳腺的橘叶　_127

陈皮，"药中贤妻"统治百病　_130

陈皮做调料，味美又养人　_132

陈皮煮粥，滋补效果相当于陈皮人参汤　_134

陈皮牛肉，特别适合糖尿病等瘦弱乏力的人　_135

陈皮用于食疗，有两点要注意　_137

自己做陈皮，福佑全家人——陈皮的家庭自制法　_137

吃红枣的智慧　_142

吃红枣一定要带皮　_142

吃红枣还是要看体质的　_143

吃红枣时的最好搭档——生姜、陈皮　_144

吃红枣容易生痰上火的人，可以选择吃小枣　_145

吃桂圆的智慧——一样桂圆三味药　_148

桂圆连壳一起泡，不上火　_149

睡觉"轻"、贫血、气色差，用桂圆肉补血　_150

桂圆核粉，止血止痛效果好　_151

保健就吃整个儿的桂圆，久煮效果最好　_152

吃香蕉的智慧　_155

香蕉皮煮水喝降压，有皮肤病用香蕉皮擦　_155

吃烧烤时别忘了吃根香蕉　_156

减少香蕉寒性的吃法——三分钟自制烤香蕉　_157

吃猕猴桃的智慧　_159

半个猕猴桃，一天营养全够了　_159

猕猴桃是最适合在节日宴席吃的水果：助消化，解酒毒　_161

常口渴的糖尿病人吃猕猴桃最合适　_162

母亲的经验：怎样挑选好的猕猴桃　_163

吃菠萝的智慧 _165

菠萝皮——吸异味，做调料 _165

吃了不洁肉食拉肚子，菠萝叶煮水喝可解毒 _166

空腹时、过敏体质、正在发烧和皮肤病发作期的人，都不要吃菠萝 _167

菠萝如何吃更好 _167

吃桃子、李子的智慧 _169

吃桃李要看体质 _169

李仁活血，桃仁破血，打成粉护肤最佳 _170

桃、李的果仁可治便秘、咳喘和妇科病 _171

桃核"辟邪"，怡情怡身 _172

吃杏仁的智慧 _173

调理慢性气管炎的食方——甜杏仁茶 _174

给孩子补脑的食方——杏仁核桃乳 _174

吃西瓜的智慧 _176

夏天消暑首选：西瓜 _176

生西瓜变甜小妙招 _177

吃西瓜千万别扔了皮和籽 _177

心火重，用西瓜翠衣泡水喝 _178

连糖尿病人也能吃的美食：西瓜皮绿豆汤，西瓜皮烧肉 _179

夏季美味补方——西瓜盅 _181

调理慢性气管炎的食方——西瓜子煮水喝 _182

吃甘草煮西瓜子，防咳喘又润肠 _184

第 五 章

把蛋吃出最高营养

吃鸡蛋的智慧　_188

　　煮鸡蛋用什么水对人的身体最好　_188

　　"米粥煮鸡蛋，只有家里的老人才能吃"　_189

　　吃鸡蛋，过熟伤身，过生伤命　_191

　　鸡蛋只用煮三分钟　_192

　　怎样蒸鸡蛋羹最营养　_193

　　高胆固醇食物，比如蛋黄，跟高血脂病没有直接关系　_194

　　蛋清和蛋黄一起吃，才能阴阳平衡，得到全价营养　_197

　　鸡蛋壳有强壮人的体质等很多妙用　_198

吃咸鸭蛋的智慧　_202

　　"赛蟹黄"　_203

　　如何做比市场上好吃又有营养的咸鸭蛋　_204

吃松花蛋的智慧　_206

　　要吃松花蛋，就吃无铅的　_206

　　如何自制无铅松花蛋　_207

　　吃松花蛋，要配上姜醋汁　_208

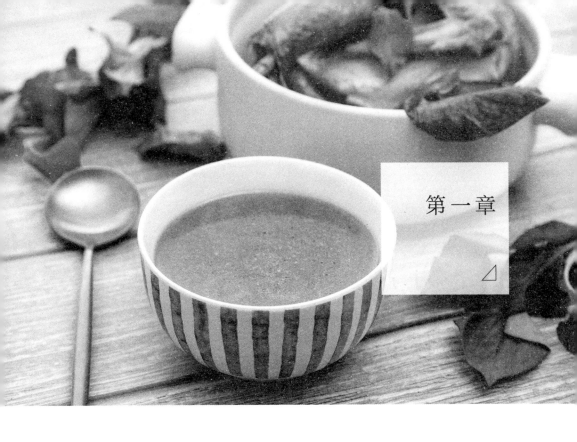

第一章

不要忘记身边那些对
我们有恩的野菜

　　尽管年龄和各种压力同增，但日子总是要过，饭总是要吃。高兴也是一天，不高兴也是一天。不如多想想高兴的事儿，把每天的饭都吃得有滋有味。

只要你带上了最好的心情，吃什么不补呢

按照我们中国人的传统，到了立春，新的一年才算正式开始。南方习俗过了这一天，所有人都要加一岁。记得有一年，父亲刚过冬就念叨着："过了立春，我就算是七十岁的人了。"

春天，我在心里想的是要父亲老当益壮，正像陆游写的四句诗：

> 春盘春酒年年好，试戴银旛判醉倒。
>
> 今朝一岁大家添，不是人间偏我老。

每一年，随着寒冬远去，每个人都添了一岁，也添了更多的人生智慧。

春天来了，春气主升，万物生长，人的情绪也应该随之高涨起来。

尽管年龄和各种压力同增，但日子总是要过，饭总是要吃。高兴也是一天，不高兴也是一天，不如多想想高兴的事儿，把每天的饭都吃得有滋有味。

人生的每一天都不可复制。过去已经覆水难收，将来尚不可知，何必让过去的不良情绪影响到现在呢？

人之所以比别的动物高级，也许就在于对着同一碗饭，可以吃出不同的味道。心情，是比什么都有效的调料。

外在的事物不是我们想改变就能改变的，但是内在的心情可以调节。春天升发的阳气正好可以助我们一臂之力。

立春该吃什么呢？萝卜、韭菜、芹菜，还有春饼……人生大部分的快乐，也许就来自于这些日常的琐事，一点儿小小的讲究和用心更能使它加倍。

如果你现在在南方，那就更有口福了。去市场买点春天新生的野菜吧，去野外采更好。

春到人间，草木先知。立春前后发出的野菜嫩芽，既积蓄了整个冬天的能量，又带着立春一阳初生的活力，可以说是阴阳并济，有推陈出新的功效，能帮助你化解肠胃残留的浊热，为你注入新的生命活力。

如果你和我一样，住在北方，立春时可能挖不到野菜，那就找找萝卜，看看上面是不是长着新鲜的萝卜缨，这也是秉冬气得春阳而生的好东西，千万别把它当废物给扔了。把它掰下来，切碎，用盐腌一下，再加干辣椒和花椒炝炒，立春那天的早餐就多了一样下粥的小菜，吃了它，你一定会感到神清气爽。

其实立春可以吃的东西还有很多，我可以列一个长长的单子，但这并不重要。即使你没有准备这些，也不必遗憾。

只要你带上了最好的心情，吃什么不是补药呢？

生意清淡了，应酬少了，也许正是上天给我们一个回归家庭的机会，让我们有更多的时间从容地与家人围炉夜话，讨论明天的早餐，学会从一碗家常便饭中品尝出幸福的味道。

神奇鱼腥草，天然抗生素

十九年间胆厌尝，盘馐野味当含香。

春风又长新芽甲，好撷青青荐越王。

这是南宋状元王十朋的一首《咏蕺》诗。诗中咏的蕺菜，就是中药里的鱼腥草，南方一些地区把它叫作猪鼻孔、蕺尔根或是折耳根。

鱼腥草，是它的中药名，它原来是一种野菜。凉拌折耳根，脆嫩鲜香，一到夏天，我就开始怀念这道风味独特的美食了。

历史上，有一个人吃鱼腥草吃出了一个千古流传的故事，这个人就是鼎鼎大名的越王勾践，他带领越国人打败吴王夫差的故事一直为后人所称道。在这个故事中，勾践在吴国当囚徒，曾为吴王尝粪，结果得了病，口臭很厉害（应该是病菌感染引起），医生让他采蕺菜来吃，治好了他的病。

在越国的古都绍兴，至今还有一座蕺山，就是当年勾践采蕺菜的所在之处。上面王十朋的诗，咏的正是这个典故。

看南宋人写的诗，还提到了越女采蕺到市场上贩卖，且"论价不止金与玉"。当时杭州是首都，可见至少到南宋时，人们还很热衷于吃蕺菜。

可惜这个传统并没有在全国范围内保留下来，现在只是在西南地区的人吃得比较多。西南人民喜欢蕺菜，不仅采野生的来吃，也广泛种植，蕺菜由野菜变成餐桌上常见的一道蔬菜了。

在北京，偶尔也能在超市或菜市见到鱼腥草。由于南方人爱吃，供不应求，价格还颇为昂贵呢。

夏季餐桌上常备一盘凉拌折耳根，开胃解暑，还能保健祛病，真是一举两得。

鱼腥草，各种炎症都能消

作为中药的鱼腥草，更为现代人所熟知。鱼腥草是天然而又安全的抗生素，能够清热、消炎、抗病毒。

鱼腥草作为植物抗生素，最难得的是它的药性可以通达人体的上中下三焦。上至咽炎、肺炎，下至尿道炎、阴道炎、肾炎，外至皮肤上的炎症和疱疹，都有效果。

有时候炎症发生在体内，人可能意识不到。只有到医院做血液检查，发现有白细胞计数升高的现象，才确定是发炎了。这时候，即使搞不清楚是哪里发炎，马上用鱼腥草来调理，保证很快就能见效。

对于各种细菌、病毒引起的感染，如风热感冒、流感、泌尿系统感

染、生殖系统感染等，鱼腥草都是它们的克星。

就中医来说，炎症是身体湿热程度比较严重的表现。因此，不一定要等到血液指标发生变化，只要你感觉体内有湿热，马上吃点鱼腥草就可以帮助你祛除。

鱼腥草消炎、抗感染的作用到底有多神奇呢？举几个小例子吧。

一、鱼腥草煮汤，调理黄疸型肝炎

每天用 1.5 千克（3 斤）新鲜的鱼腥草煎成浓浓的汤，代茶频饮，可以调理黄疸型肝炎。

各种肝炎都可能引起黄疸。黄疸是身体有严重湿热的表现。鱼腥草可以消炎，彻底祛除身体的湿热。肝炎病毒没有了赖以滋生的土壤，自然就不能作怪了。

早在 20 多年前，我的小姨调理好的一个病人，到现在都没有复发过。那是一位青年男子，得了严重的黄疸型肝炎。当时，小姨给他的调理方就一味鱼腥草。这个人每天坚持在家用大量的鱼腥草煮水喝，过了一段时间，病就好了。

二、烟民一定要每天用干鱼腥草泡水喝

如果你明知吸烟的危害但就是戒不了烟，那么，你至少可以为自己的健康做一件事：多喝鱼腥草茶。

鱼腥草是特别适合烟民的食物，它能清肺热、解烟毒。

准备一些晒干的鱼腥草，每天取一点来泡水喝，能减轻抽烟对你的损害，还可预防慢性咽炎、气管炎，甚至肺癌。

不要嫌麻烦，这个小小的习惯会为你将来的健康带来莫大的好处。

鱼腥草还有帮助戒烟的作用。**想戒烟的人，每天喝点浓浓的鱼腥草茶，就会不那么想抽烟了。**

读者评论

1.我就是用鲜鱼腥草治好了自己的咽炎！　　　　　　　　　　——千手观音

2.这两天老公一直嗓子疼，花了1元多钱买了30克鱼腥草，回家熬水给他连喝了3天，现在一点都不疼了，效果超好！比药店里推荐的19元的消炎药强多了。

——Vivian_25

3.老师您好，我是您常提到的鱼腥草的受益人，只要喉咙痛了，有眼屎了，煮一两次鱼腥草水喝就好了。　　　　　　　　　　　　　　　　——忠爱生活

4.最近几日嗓子疼痛发炎，我按照陈老师的方法用鱼腥草煮水喝，效果非常好。我非常喜欢和崇拜陈允斌老师！一直关注她的微博！　　　　——罗田小妹

5.我的抽屉里时刻准备着鱼腥草，经常弄茶包泡水喝。我是容易虚火引起喉咙痛的体质，喝好几个月了，喉咙好舒服，过年吃那么多上火的食品，也一直没发炎。谢谢陈老师。　　　　　　　　　　　　　　　　　　　　　　——噹Girl

6.鱼腥草，每次嗓子疼、有黄痰都会用到它，喝两三天就不疼了。

——笪筱红Daisy

7.鱼腥草，现在是家里的常备品，嗓子疼痛，一天见效，两天痊愈。我还推荐给朋友们。现在，朋友们也笑称我为陈老师。感谢老师，期待新书！

——小小虫儿

8.喉咙有点不舒服，喝了鱼腥草水真的很管用。总之，跟着陈老师养生受益匪浅。

——xin

9.您好，我想向陈允斌老师表达一下谢意。我还有八天就出月子了，但是晚上换衣服受了风，而且当晚一侧乳房特别胀痛，用手摸着很硬，能感觉出一大块一大块的。后来问同事说这是挤了奶造成的急性乳腺炎，一下就发烧到39℃，浑身发凉，盖着厚厚的棉被还直打冷战。可我还得给孩子喂奶，当时是晚上，真是急得手足无措。急忙给医院打电话，结果值班护士说，烧到39℃不要喂孩子，而且要把奶挤掉。

我问她我该怎么办，护士说得明天让医生检查后再说，因为产妇这个阶段什么药也不能用。我当时让老公在我的背部进行刮痧，然后喝了一碗热热的生姜红糖水，捂着被子出了些汗。

焦急中想到了陈老师在《回家吃饭的智慧》一书中提到过荠菜和鱼腥草。第二天四处打电话找荠菜，没有找到，但是去药店很快就买到了鱼腥草，价钱也不贵。回来就用水煮了3分钟，上午和下午各喝一次，晚上就降到37℃了。今天又喝了一次，现在已经正常了。

其实原本想问陈老师，荠菜和鱼腥草都能祛月后寒和退烧，是两个都要用，还是哪个更好。没有想到，情急之中只能用鱼腥草水退烧了。非常感谢陈老师，谢谢陈老师把这么好的东西与大家分享。

——读者刘女士

10. 说说自己，令我印象最深刻的要数鱼腥草了，尿路感染喝一杯就好了，接着又喝了几天以巩固疗效。喉咙痛，吃了消炎药无效，改吃专治喉咙痛的中药也无效。买来鱼腥草煮水喝了一杯，没想到能安稳睡觉。早上起来再喝一杯，寻思等下午去中医院，结果下午完全好了，买了2元的鱼腥草只用了一半。真的太感谢老师了，鱼腥草消炎不是一般的好。

——心怡

11. 鱼腥草确实不错，我老公经常抽烟，痰很多，我就买了鱼腥草给他泡水喝，说效果不错，痰变少了。

——CC阿-CC

12. 经由陈老师知道了鱼腥草，每次雾霾天都尽量喝，在北京好过多了。

——绿Tea

13. 我手上和脚上经常长湿疹，看了陈老师的文章和视频，我觉得是内湿太重了，所以吃了一段时间的鱼腥草来祛湿，现在好多了。有湿疹的朋友们可以试试。

——ddzch

14. 宝2岁，牙都长齐了，牙龈很红，最后牙齿的牙肉长出来了，嘴唇有泡，嘴角也有，医院让打吊针消炎我没让打，想先试试鱼腥草水，喝了之后泡泡消了些，连喝了三天，泡泡消了，牙龈红也消了。真的太感谢了。

——肥婆JJ

15. 反馈一下我用鱼腥草的经历：今年除夕那天下午，我可能干活累了，初一开始尿路感染，不大明显。正月初一药店也没开门营业，我拖到初三中午去买的鱼腥草，当时已经很难受了。因为走亲戚就泡了一杯带上，只喝了一杯入厕就不痛了。

接着又喝了两天，完全好了。还有一次，大概 4 月的一天，嗓子突然痛，吃抗生素也无效。本想去看中医，结果那天我经常看的医生休息。又拖了三天，每天夜里都会痛醒。想起老师说的鱼腥草能治身上所有的炎症，买了 2 元的鱼腥草，晚饭后喝小半碗，大概睡前一小时又喝了小半碗，太神奇了，一夜睡到天明。第二天上午喝了半碗，准备下午去医院的，结果还没到下午嗓子就完全不痛了，买的鱼腥草只用了一半。非常感谢美女老师哟！祝老师永远年轻，青春永驻！鱼腥草真能治上中下三焦的炎症，我算是深有体会。

——浙江心怡

鱼腥草煮水喝退烧、止咳，能治上呼吸道感染

风热感冒和流感就属于上呼吸道感染，典型症状是发烧和嗓子疼，甚至引起肺炎和水肿，有的人还会持续咳嗽两三个星期。

在风热感冒初起的时候，马上喝一些鱼腥草水消炎，就可以起到退烧的作用，这一招对于老人和小孩特别实用。

因为一般的退烧药和抗生素药对于老人和小孩来说不良反应比较大，而鱼腥草是食物，性味平和，非常安全。

一位 70 多岁的老人，夏天吃过晚饭后突然发烧，38℃以上。他并没有什么别的症状，只是嗓子有些难受，这是单纯的热伤风。我让他用鱼腥草煮水，只喝了一次，当晚就退烧了，第二天起来就没事了。

老年人是轻易不发烧的，一发烧可不是小事，不好好处理是会引起并发症的。像上面这个例子，如果不是及时用鱼腥草消炎，即使没有引起并发症，过几天烧退了，也不免要咳上一两个星期。

调理感冒后遗症，喝鱼腥草水有奇效

不仅是老年人，年轻人得了上呼吸道感染，往往也会拖上好长一段时间，不能断根，咳嗽不止，很难受。这是身体内的湿热余毒没有清除的关系，也就是炎症未消。

曾有一对年轻人，春节回南方老家过年，双双发烧感冒，打了好几天点滴。回北京半个月，男孩仍然咳嗽不止，而女孩咳嗽的症状虽然轻些，却总没有胃口，有时还胃痛。

我跟他们讲："南方湿气重，你们在那边受了湿气，这是外湿。过年你们肯定没少大吃大喝，胃里有积食，这是内湿。内外湿气一夹攻，哪能不生病？虽然用抗生素勉强把烧给退了，但病因并没有祛除，时间一长，湿气又转化为湿热，引起炎症。男孩身体好些，炎症主要表现在呼吸系统，所以总咳；而女孩身体弱些，不仅呼吸系统有问题，消化系统也出现了炎症，所以胃不舒服。而且，也许女孩自己没意识到，那个湿气很可能已经侵入你的下焦了。"

经我一提醒，女孩马上想起，刚得感冒时觉得腰部下方的八髎穴发紧，非常难过，用热水泡脚泡到全身发热后，突然感觉一股热气上冲，把穴位冲开了，这才感觉轻松了。

我说："湿气侵入人体往往是跟寒气一块儿来的，你及时泡脚把寒气驱散了，这很好，但湿气并没有清除。现在我告诉你的缓解你俩感冒的方法，也能顺便帮你祛除下焦的湿气。这个湿气对你的脾和肾都有影响，我相信你现在有些便秘，但是排出来的大便却并不干，而是有些稀软。"

女孩连连点头，说："正是如此。"

我问她："你们是南方人，吃得惯鱼腥草吗？"她给了一个夸张的惊恐表情，笑答："这个我们可实在吃不了。"

我说："那就用干品煮水吧，那个没有什么味道的。"便让她去药店买些干的鱼腥草，回来以后煮水当茶喝。我嘱咐她："喝两三天后如果咳嗽好了，胃也舒服了，不要停，继续喝上两个星期，彻底清除体内的湿热，尤其是下焦的湿热。湿热清除了，一些妇科的小炎症也会消失不见的。"

第二天，女孩兴奋地给我打电话，说："我们要好好地谢谢你啊！我们喝了鱼腥草水效果真好。喝完以后一开始肚子胀胀的，去了几次厕所，感觉身体真的好舒服。"

两周后，再次见到这位女孩，她的气色跟第一次见面时完全不同了！上次那种暗黄的脸色消失了，露出了姣好白皙的本来面目。这说明她体内的湿气都清除掉了。

女孩向我请教："我买了新鲜的鱼腥草，应该怎么做菜吃？"我笑问："你不是说吃不惯吗？"她认真地回答："为了身体啊！吃这个总比吃药好！"

这样的心态值得赞赏，当我们可以用饮食解决问题时，又何必用药片来增加身体的负担呢！

读者评论

1. 陈老师你好，按照你所说的鱼腥草治上呼吸道炎症，我孙子扁桃体发炎、脓肿，用了两天就完全消除了。万分感谢！

——秀外慧中

2. 孩子发烧，炎症引起的，我就给他喝鱼腥草水。一晚上孩子只要醒了，我就喂鱼腥草水，早上就退了！还是高烧啊！

——cy

3. 陈老师的书都买了，我家小孩从小用里面的退烧方——鱼腥草，还有很多，生病从来没有住过医院，特别感谢。我和周围的人都是按照书里的提示来养生，效果很好。

——笑笑

4. 元旦假期带孩子出去玩，可能是太脏了，公共场所人多，外面雾霾又严重，孩子晚上就发烧了，烧了一夜，什么症状也没有，高烧38℃也不想给孩子喂那些药。一下想到家里备有鱼腥草，早上起来就给孩子煮，白天孩子就当水喝。早上孩子还38℃，而且一边脸烫一边脸正常。喝了两次降到37.3℃，继续喝，到晚饭前孩子就不烧了。担心夜里会烧起来，但是晚上也没有。真是万分感谢，孩子三岁，不然又要去医院瞎折腾。谢谢老师，感恩。

——cy

5. 一直都是陈老师的忠实粉丝。小孩刚出生时，买了《回家吃饭的智慧》，受益匪浅，鱼腥草一直都用，发烧喉咙痛，雾霾天气也泡来喝，现在小孩都八岁了。同时也将验方介绍给朋友用。朋友说每次都有效。

竹茹、蚕沙、陈皮方用来退烧也很不错。期待老师的每一个食疗方。

——鸣叮叮

6. 确实，我也用过鱼腥草退烧，孩子半夜发烧40.2℃，喉咙痛，家里啥药也没有，听了老师的话家里随时备着鱼腥草，煮上给孩子喝，早上退到正常温度，并且精神也好。大爱我的陈老师。

——*春暖花开^ω^☆*:..o

7. 鱼腥草，对治疗黄痰、黄脓鼻涕很有效！我妈感冒了，就是吃鱼腥草，因为其他都忘记了，就只记得鱼腥草。陈老师说鱼腥草还有抗辐射的功效，更要好好爱它。其实鱼腥草没什么腥味，至少不是很浓，我们是用新鲜的煮水喝。——tangrenlz

8. 嗓子里有痰，我就喝了一整天的鱼腥草，感觉痰都咳清了，感谢老师！

——BlackStonesNANA

9. 上个月身体发热，用鱼腥草煲水喝，加上休息，第二天就退烧了。后来咳嗽了两天，喝了大概两天就好了。谢谢陈老师教的鱼腥草方子！

——唯它唔系奶

10. 感谢允斌老师，吹空调受凉了，昨晚发烧37.7℃，按允斌老师说的，鱼腥草煮水喝了半碗，今天早上就退烧了，特神奇。

——郁金香

11. 我在东北，立冬那天雾霾天，我外出时，衣服穿多了，出些汗，把帽子摘了，受了点风，晚上喝了羊肉汤。之前就有点上火，第二天上午腰酸，慢慢发展成全身酸痛，忽冷忽热，舌头吃东西没味道，有这些感觉我就知道发烧了。呼吸道还好，没有问题，体温 37.8℃，我一想用老师说的方法，我家里常备干品鱼腥草，就给自己泡了浓浓的茶水，喝了一天，肚子咕咕地叫，腹泻了，第二天整个人好好的！原来夏天吹一天空调，也是全身酸痛，喝鱼腥草茶就好了，所以冬天有经验了。感谢美女陈允斌老师无私的分享，真是大善人！ ——d·h

12. 我表弟前年得了急性肺炎，住院期间我每天给他煮鱼腥草，比他先住院的没出院，他却出院了。 ——紫舟

13. 每次我儿子发烧我都给他喝鱼腥草茶，温度都不会那么高，也不会像以前那样，喉咙发炎还高烧。 ——Zhang

14. 陈老师，你推荐的用鱼腥草打汁治好了我亲戚的感冒后遗症！真是棒棒的！ ——李倩

15. 我前些日子感冒咳嗽一直不好，我买了鲜鱼腥草榨汁喝，喝了一次就咳出好多痰，转天就好了。 ——默默的希希

16. 鱼腥草真的很好，老公有慢性气管炎，每年天气刚一凉就开始干咳，今年开始喝鱼腥草水，现在不咳了。谢谢美女老师！ ——手机用户 3275814067

17. 感谢陈老师。4 月 22 日晚上孩子（14 岁）说小舌疼，吞咽也疼，赶紧用鱼腥草煮水喝。23 日早不疼了（每次都立竿见影）。 ——相逢

鱼腥草如何吃效果好

鱼腥草消炎抗感染的作用，现代医学界也早就认识到了，还开发了一个大名鼎鼎的鱼腥草注射液，曾经作为中药的抗生素被广泛使用。遗憾的是，这种鱼腥草注射液质量不太稳定，常有过敏的案例，但这并非鱼腥草本身之过。研究制药技术的家人告诉我，这是制药过程中

提纯技术不过关造成的。鱼腥草完全是无辜的。

对于崇尚自然的我来说，大自然创造了鱼腥草这道药食同源的佳菜，并没想到我们非要用现代的方法去改造它，变成冷冰冰的药水，用痛苦的方式注入人体的血管中。我们还是顺应自然，尽可能地用食疗的方式吧，在治疗各种症状的同时又能品尝美味，不辜负自然的恩赐。

干品鱼腥草的用法

吃鱼腥草，最简单的方法是用它煎水代茶喝。吃不惯新鲜鱼腥草的人，或者是没有鲜品只能用干品的情况下，可以这样用。

注意：不要像熬其他的中药那样长时间地去煮鱼腥草。干品鱼腥草久煮，抗炎成分就会挥发掉。

干品鱼腥草**应该怎么煮呢？**

鱼腥草水

做法：1. 到药店买鱼腥草，每次用的时候抓一把，放半锅冷水，稍稍淹没鱼腥草就可以，大火煮开以后，等2分钟，马上关火，把药汤滗出来就可以喝了。

2. 煮过的鱼腥草不要倒掉，下次喝的时候还可以加水，用同样的方法再煮一次，再喝。一共可以煮三次，正好够一天的量。

3. 你也可以连续煮三次，把三次的药汤混合在一起喝，效果更好。

实在没有条件煮水，比如在上班的时候，也可以直接拿干品鱼腥草泡茶喝。多用一点儿鱼腥草，冲入沸水，多泡一会儿，也能起作用。

鲜品鱼腥草的用法

如果你能接受新鲜鱼腥草的气味，那就最好用鲜品。**新鲜的鱼腥草含的有效成分是最多的，比干品要好，**而且鱼腥草的食疗方法很简单。

新鲜鱼腥草的几种食疗用法：

1. 调理各种细菌、病毒感染，如风热感冒、疱疹、青春痘、泌尿系统感染等，一定要生吃效果才好，凉拌或者榨汁喝就可以。

2. 预防风热感冒，炒着吃就行了。这种吃法较为温和，也适合体弱的人日常食用。

3. 产妇在月子里第一次吃鸡的时候，一定要放些鱼腥草，可以预防产后风。

鱼腥草也可以外用调理疔疮或青春痘。当疔疮熟透但没破，脓出不来向内扩散的时候，将鲜鱼腥草捣碎外敷在周围，中间留出疮口。鱼腥草有追毒的作用，很快会把脓给逼出来。

正常人平时把鱼腥草当蔬菜食用保健也很好——

普通体质的人：最常见的吃法是凉拌了吃，这种吃法适合大多数人。

老人和体弱的人：如果怕鱼腥草的寒凉，可以炖鸡吃。放点香油，还有润心的作用，对于缓解夏季心神烦躁很有帮助。

好多人吃鱼腥草只吃白色的根，其实鱼腥草的嫩茎和叶都可以吃，味道也很不错。

作为蔬菜的鱼腥草是相对比较小众的，有点类似于小吃中的"臭豆腐"。它的气味浓郁，常吃它的人会感觉到一种独特的药香，而没吃过它的人则认为是腥味无法下咽。

没吃过鱼腥草的人，一开始都接受不了鱼腥草的味道。其实，饮食是一种习惯，是可以培养的。尝试吃几次，体验到它的好处，你就会离不开它。

可以试试先吃鱼腥草的茎和叶，比根的气味要稍淡一些。生吃不习惯的人，也可以先炒或炖汤。炖煮过的鱼腥草，腥气没有那么浓。

凡是经我推荐亲身体验过鱼腥草功效的人，没有不爱上它的。有的人一开始连闻着味都受不了，现在可是吃得上瘾了呢。

饮食是一种习惯，一种东西一开始你没兴趣，但是当你吃完之后，感受到它的好，就再也不能自拔了。鱼腥草就是这样，多少人因其味道望而止步，但又有多少人，因其功效而离不开它。

总之，为了健康尝尝鱼腥草，总比吃药给自己身体添负担好吧。

读者评论

1. 鱼腥草凉拌吃效果好过煮水喝！第一次吃了三天就治好了两处牙疼，效果神奇。今早因吃了辣椒，喉咙生痰，中午吃了两块钱的凉拌鱼腥草，下午就感觉没痰了，真的好有效，绝对亲身体验。
——会发光的 Star

2. 我儿子（3 岁 7 个月），前天也就是 2016 年 4 月 27 日晚上，不小心摔在台阶上，门牙摔松动且嘴唇里边有瘀血。当天晚上喂了一小点三七粉（为了化瘀），没做其他任何处理。当晚儿子疼醒，哭了几次。第二天忙去买了鱼腥草，按照老师的方法熬了水给他喝，下午时还是肿得有些严重，有时也忍不住哭几声。晚上又让他喝了大概 300 毫升的样子，半小时左右，蔫巴的儿子恢复活泼状态，晚上睡觉也没有疼醒。今天早上起来可以慢慢吃些烙饼了。鱼腥草再次显示了它的消炎功效绝不是虚的。谢谢老师的分享，否则进医院绝对又是打抗生素。
——杨冰慧

3. 我关注陈老师的书已经是第五个年头了，而且都买齐了，得知陈老师又要出修订的《回家吃饭的智慧》，太期待了！我现在家里常备鱼腥草，感觉有点不舒服就喝几天，症状立即消失。非常感谢陈老师经济、实惠、方便的各种食疗小方法！

——云

4. 鱼腥草真是个好东西，风热感冒喝它竟然好了，第一次食疗成功，兴奋，意外收获是本来白带不好，也因此不治而愈，感恩，感恩！——婷

5. 老师的书我都买来看了，可以说是我生活的一部分，家人一有什么不舒服就在书里找，尤其是鱼腥草用得最多，把一直困扰我的妇科炎症给治得好好的。老师，爱您！期待您的新书！准备把所有书再买来，不拆，以后留给小孩。——祺泰

6. 看您的微信文章了解了鱼腥草，试用效果很好，夏天因紫外线灼伤皮肤，用鱼腥草煎水喝，再加外用了点药，恢复得相当好！——北京 高媛

7. 神奇的鱼腥草！我儿子青春期脸上起很多痘，但比青春痘严重很多，最严重的时候需要去医院排脓。有幸在一次讲座现场，咨询陈老师，她说我儿子有血毒，需要喝新鲜的鱼腥草汁。我照着陈老师的方子给儿子喝了4天，现在脸上再也没起过大脓包，痘痘少了很多！——尤尤

允斌解惑

1. 问：陈老师，凉拌鱼腥草要先用水焯一下吗？书上没有具体写，我上次直接拌啦。

允斌答： 鱼腥草凉拌之前不需要焯水，可以用盐先腌20分钟入味，然后再拌上其他作料。

2. 问：陈老师，鱼腥草茶可以治妇科炎症吗？

允斌答： 鱼腥草对妇科炎症有特效。

3. 问：买不到新鲜的鱼腥草，只看到过鱼腥草的根，作用一样吗？

允斌答： 一般最常食用的就是鱼腥草的根，可以的。

4. 问：鱼腥草不适合和什么食物同食？用煮鱼腥草的水下面条（我下面条放鸡蛋、胡椒粉、辣椒什么的）可不可以？因为觉得单独吃味道比较大。

允斌答： 鱼腥草水煮面条这个创意真是挺有趣，如果是平常吃没问题。如果是

咳嗽或有炎症时用鱼腥草，那就不要放鸡蛋和过于辛辣的调料。

5. 问：请问陈老师鱼腥草能每天喝吗？4岁多的小孩能喝吗？吸烟的能天天喝吗？天然抗生素能天天用吗？谢谢！

允斌答：不管是大人还是小孩，空气污染时或是有炎症时可以每天喝的。抽烟的人可以天天喝。

6. 问：请问产后可以喝鱼腥草茶吗？

允斌答：月子里吃一次鱼腥草炖鸡就好。

7. 问：陈老师你好，还有两天就是预产期了，看到你的书说产后第一次熬鸡汤用新鲜的鱼腥草。请问产后第几天开始吃鸡比较好呢？老家这边的人一般前三天是用猪腰煮酒补身的，第四天才开始喝鸡汤，那么可以先喝猪腰酒再吃鱼腥草炖鸡吗？

允斌答：可以的。

8. 问：老师，看了你的书，其中退烧的方子试过了有用。现在我有一个疑问，发炎的同时发烧，可不可以把鱼腥草放退烧药（蚕沙竹茹陈皮水）里一起煮？还是怎么吃？

允斌答：分开煮，鱼腥草不宜久煮。

9. 问：陈老师，鱼腥草鲜品煮水消炎是只能煮一次，还是需要像干品那样煮三次？

允斌答：煮一次后吃掉。

10. 问：陈老师您好，我是一个孕妇，现在喉咙发炎，又痛又痒，然后还有痰，请问能喝用鱼腥草熬的水吗？

允斌答：可以喝的。

11. 问：想问下用鱼腥草煮水后，连水带药一同放进暖瓶可以吗？我们家都在喝效果很好。我还传授给了许多人。

允斌答：可以的。

12. 问：看您的书后，现在喉咙痛就喝鱼腥草水，很管用，这个会不会太寒凉，对以后生孩子有没有影响？

允斌答：没有的。

13. 问：陈老师，我还有半个月就坐月子，头一回吃鸡用鱼腥草炖，能用干的吗？

允斌答：不能，可以网购鲜品。

14. 问：陈老师，您好！有一问题请教，你在书中有一款帮产妇祛产后寒的方子，童子鸡和鱼腥草同炖，吃一次就可以放心吃鸡了。我想知道的是，这个适用于剖宫产产妇吗？

允斌答：适合。

15. 问：鲜品鱼腥草要煮几分钟？干品开锅2分钟，那鲜的是不是开锅就好？

允斌答：鲜品要煮十多分钟。

16. 问：陈老师你好，来例假时能喝鱼腥草水吗？特别是有痛经的。

允斌答：例假时最好不喝鱼腥草。

17. 问：陈老师，我最近脸上、下巴周围长痘，就买了鱼腥草干品煮水喝，我今天突然想做茶叶蛋，请问用鱼腥草茶可以吗？

允斌答：可以的。只是鱼腥草煮久会影响消炎效果。

18. 问：老师，是不是吸烟的人都可以每天泡鱼腥草当水喝？是不是不管任何体质都能喝？以前婆婆说鱼腥草有微毒，不能多喝，是这样的吗？

允斌答：一般人都可以喝，鱼腥草是食物，没有毒的。

19. 问：网上说的鱼腥草含马兜铃内氨酸伤肾，怎样消除毒性呢？

允斌答：那个是另一种山地旱生的植物，与食用的鱼腥草是两回事。网上以讹传讹了。

20. 问：陈老师，我的小孩从月子里就长湿疹，现在已经6个月了，头部还是会起湿疹，我一直坚持纯母乳喂养，忌口，像我这种情况可以吃鱼腥草吗？每天吃会不会过于寒凉影响哺乳呢？

允斌答：可以吃鱼腥草的。

21. 问：陈老师，新书什么时候可以买？我已经迫不及待了。感谢您的方子，我经常介绍给身边的朋友和同事。谢谢您。我唯一的困扰是新鲜的鱼腥草不好买，因为我在北方，特别羡慕南方的朋友。

允斌答：我也住在北京的，以前的确不好买，现在可以网购新鲜的鱼腥草。

22. 问：陈老师，湿疹患者怎么调理呢？还有高龄孕产妇该注意些什么？

允斌答：湿疹患者多吃鱼腥草会有帮助。高龄孕产妇往往气血不足，注意多补气血。

"寻药踏青采嫩芽"——天赐荠菜

北方的春天来得晚，不知不觉就要到农历三月初三。时间永远跑在我们的前面，感觉春天才刚开了个头，其实时令已开始进入暮春。

暮春三月，江南草长，杂花生树，群莺乱飞。这种时候我最怀念的是南方，遥念千里之外的家人和朋友。这几天，想必他们都在某个山清水秀处踏青赏花吧，也许顺便还会采些荠菜带回家。

三月三吃荠菜，这个风俗古已有之。

这一天在古代是上巳节，人们会去水边洗浴、春游，还有男女相会、对歌等很生活化的节目。当然，也离不了吃。吃什么呢？吃上巳菜。如今，上巳节已经很少有人知道了，但很多地方的人还会在这一天吃上巳菜，也就是荠菜。

荠菜可能是我们最熟悉的一种野菜了。上海著名的菜肉馄饨，那里边放的就是荠菜。就算没吃过荠菜的人，也会记得辛弃疾那两句词："城中桃李愁风雨，春在溪头荠菜花。"

记得我母亲年轻时候借用这个典故，写过一首谜语诗：

> 寻药踏青采嫩芽，能蔬可牧利农家。
>
> 溪头翠叶春花白，美煞城中桃李花。

开头第一句说"寻药"，没错，荠菜不仅是一种野菜，也是一味草药。

我喜欢把荠菜比作"菜中之甘草"，因为无论是味道，还是药性，它都很平和、很百搭。各种体质的人吃了都有好处，从 8 个月的小孩到 80 岁的老人，都能用得上。

吃荠菜，祛"陈寒"，不上火

荠菜入药，最大的作用是祛陈寒的功效特别强，而药性又十分平和，不会使人上火。三月三吃荠菜，就是为了祛除冬天积存的寒气。

《黄帝内经》云："冬伤于寒，春必病温。"冬天受了冻，如果没有及时化解，寒气会深入体内，潜伏下来。到了春天，阳气升发，这些潜伏的寒气发作起来，寒极生热，就会引起流感发烧，这也是春天特别容易产生各种流行病的原因。

因此，为了防止冬季的伏寒郁积化热，在春天不能用大辛大热的药。

荠菜是平性的。它的特别之处在于既能祛陈寒，又能祛血热，使得伏寒无法化为内火，维持人体的寒热平衡。

读者评论

一直跟着老师的方子在做，虽然不是很全面，但是已经很受益了。我从去年的立夏到今年的立夏，凡是老师交代的我尽量做到，特别是三月三的荠菜，我们南方荠菜发得早，一二月份就有了，我包饺子给女儿吃，吃了荠菜饺子她再也不吃其他馅儿的饺子了。我和女儿吃了，我们两个人都没感冒发烧，老公由于工作原因没有跟着吃荠菜，所以开春以来还感冒了两次……陈老师谢谢您！您的无私奉献，用最简单的食疗给我们带来无限的受益，您是中国的大长今！

——紫舟

允斌解惑

问：不知道是不是今年春天没有祛"陈寒"的原因，整个春天都断断续续咳嗽，先是自己感冒，后传染给小孩，连累小孩吃了十多天的药，还不到一岁，也不知道该怎么食疗，其中有段时间全家都咳嗽，干咳。

允斌答：冬天受的寒，如果没有祛除，到了春天就容易引起感冒和咳嗽，如果提前吃荠菜会有帮助。荠菜很平和，不到一岁的小孩也可以喝荠菜水的。

生完孩子后喝荠菜水，可以防月子病

荠菜祛陈寒的特殊功效，对于产妇尤其有用。

有经验的人都知道，产妇在月子里如果发烧了，是很麻烦的事情，不仅影响到给孩子哺乳，而且特别不利于产后恢复，稍有点不注意就会落下月子病，长期受罪。

一位读者朋友给我讲的亲身经历就是一个典型的病例。她原本是个体格健壮的人，生完孩子家里老人不在身边，照顾她的人没有经验，致使她发了四次烧。他们还给她盖上两床大棉被，想以出汗来退烧。

产后本来身子就虚，再出几身大汗，一折腾就更弱了。从那以后，她的身体就变差了，开始发胖，得了脂肪肝，还落下了一身毛病。后背发凉，到冬天必须把棉垫背在后背上。最严重的是膝盖，一年四季总是凉得像冰块一样，夏天都要穿厚裤子。多少年来，她四处求医问药也治不好，十分痛苦。

产妇的身体比较弱，起居饮食稍有不慎，体内的陈寒就容易发作，化为内火，在局部产生炎症，甚至使人发起烧来。这位朋友连续发烧就是由于这个原因诱发的。

照顾她的人用对付普通风寒感冒的方法，给她盖被子捂汗，这真是一个绝大的错误。中医讲"汗血同源"，汗就是血啊。产妇本来就失血过多，再出几身大汗，身体再壮的人也受不了。

如果在生完孩子后及时清除体内的陈寒，就可以避免这样的事情发生了。

怎么做呢? 喝一次荠菜水就可以了。

用母亲的话说，这样可以"搜陈寒"，也就是把潜伏在体内经年日久的寒湿"搜"出来并把它们排出体外，这样就能预防月子病，帮助身体恢复。

荠菜水

做法：1. 在坐月子的时候，用荠菜煎水喝，连菜一起吃掉。要用全株的荠菜，就是带着根的那种。

2. 如果是新鲜的差不多用 500 克（1 斤），晒干的 100 ~ 150

克（二三两）就够了。

3. 锅里加水烧开，整株放下去煮，新鲜的煮2分钟，干品煮7～8分钟就好了。连汤带菜一起吃下去效果最好。

这个方法适合于所有的产妇。在月子里喝过荠菜水，就不容易发烧了，还可以预防月子病。

记住只要吃一次就好，不要多吃。凡事过则不宜。

读者评论

1. 荠菜真的是太神奇了！我妈妈喝了荠菜汤，第二天全身骨头松动，感觉肚子里有股气在跑，而且还拉肚子。她打电话给我给问我原因，我说是你三十多年前的月子没坐好，寒气一直留在体内，这是通过荠菜把那些陈寒搜出来的现象，让她多喝米汤调养身体。以前听她自己讲，生我们三兄妹时都受了寒，之后身体一直不好。现在可好，相当于重新坐了一回月子！她那样持续了好几天，之前经常得的口腔溃疡不再得了，胃口也变好了，精神状态也好多了。在此感谢陈老师无私分享！

——cityred

2. 姐姐去年年底生完孩子，月子里老出虚汗还发烧，我就煮了一次荠菜水给她喝，她就不怎么出汗了。

——虹虹

允斌解惑

1. 问：亲爱的斌斌老师，不到一个月我就要生产了，我之前得过产后风，关节很容易痛，这次好好坐月子看看能不能缓解，您能再给我提些建议吗？

允斌答：这次要注意把寒气发出去，同时，一定要喝荠菜水、米酒（醪糟），还可用杜仲煲汤。

2. 问：产后什么时候喝荠菜汤呢？伏天坐月子还要注意什么呢？

允斌答：产后尽快喝，伏天注意防出汗太多。

吃荠菜，可以健脾、降压、预防白内障

荠菜的一大好处就是它的药性非常平和，是维持人体寒热平衡的好帮手。它既不偏寒也不过热，能祛寒，却又不会引起内火；能祛热，却又不会导致寒凉伤身，可谓寒热通杀。

前面说过了祛寒，再介绍一下荠菜祛热的功效。荠菜入胃经，可以降胃火，又不苦寒伤胃；它入小肠经，可以清小肠火，调理小便不利；它入脾经，可以利湿健脾。

荠菜还能止血，对各种出血症都有一定的效果。爱流鼻血，或是经常牙龈出血的人，平时就可以多吃点荠菜。

荠菜的药性平和到连不满周岁的小婴儿也可以用。婴儿如果积食了，用带籽的老荠菜煮水喝就能调好，而且长大以后还不容易得胃病。

老年人吃荠菜也很好，可以降血压，通利小便，还能预防白内障。

对于普通人来说，春天吃点荠菜是最好的，可以预防各种流行病，还可以缓解春天容易出现的过敏症状。

荠菜是最好吃的野菜之一。古人形容野菜不苦，就说"其甘如荠"。荠菜没有一般野菜的苦涩味，怎么做都可以。凉拌也行，清炒也行，做成馄饨、包子更香。

母亲推荐了一个最简单的做法，就是用荠菜烧汤。

做法： 把荠菜切成 2 厘米左右的小段，烧一锅开水，水里放一点油和盐，水开后放入荠菜煮 1 分钟就好了。

荠菜本身就很鲜，白水煮能充分领略它的清香味。它是"菜中之甘草"，所以也可以随意地跟各种汤菜搭配，你想往汤里放点别的什么都可以，不管是菜还是肉都没问题。最好是配鸡蛋和紫菜，紫、黄、绿搭配，好看又好吃。记得不要放酱油，否则会夺去了荠菜的鲜味，汤色也不好看。

为什么要在三月三采摘荠菜

荠菜在南方四季都有。如果做菜吃，不论什么时候采摘都可以。但是入药的话，就属农历三月初生长的荠菜药性最好。

采药采药，采的就是天地之灵气，所以不管哪一种草药，都讲究采摘时间。不是合适的时间采来的，药效就会大打折扣。三月初的荠菜，开春发出来的第一批嫩苗刚刚成熟，储存了整个冬季的能量，而且初春天气还比较寒冷，生长慢，所以药用价值最高。以后再发出来的就长得快了，药用价值也就下降了。

吃的荠菜，只采嫩芽。**入药用的荠菜，就得用全株，一定要连根一起采摘，因为根部的药性更强。**整株采回家，晾干，就可以用一整年了。放一些在厨房的灶台上，还可以避蚂蚁。需要调理身体的时候，取几株，用开水煮 7 ~ 8 分钟，就可以喝汤了。或者用干品来泡茶喝，也是可以的。

　　荠菜是哪里都能生长的。就算在北方，你去花园里或是田间地头仔细找找，也一定会有收获。阳春三月，寻个山清水秀之地，踏青赏花，吸取天地之灵气，再采摘一些荠菜烹调而食，既可祛春寒、防春季流行病，又可降胃肠之火、利湿健脾。趁春光明媚的时候，好好享受这天赐的美食吧。

读者评论

　　1. 这几年一直按陈老师书上写的方子去注意饮食。我是阴阳两虚的体质，夏天手脚发烫，冬季手脚冰冷。夏天用了陈老师的方子——胡椒粉鸡蛋，手脚发烫的感觉就好了！引火归元真好。冬天怕冷的问题我就喝了荠菜汤，经常吃，现在也不怕冷了！

——梅子

　　2. 从2009年开始，看老师上电视节目到看书，我收获很大，并买了好多书送亲朋。从使用治感冒的葱姜水，治感冒后小咳嗽的芹根陈皮水，治口腔溃疡的茄蒂茶等小方子，到按老师的方法自制陈皮，现按《吃法决定活法》依季节变化调理。春天的荠菜护生汤、罗汉果水，立夏核桃壳煮鸡蛋、姜枣茶，秋天的银耳汤，冬天的甘蔗羊肉汤、腊八蒜，我现在的生活都被老师的食方影响着。今年春节回家吃了很多荠菜，上周之前又喝清肝养脾茶，这个春天感觉很不错！感谢老师！——bluetf

　　3. 最喜欢吃的菜，凉拌卷煎饼、包饺子、做酸菜，昨天我还用荠菜烙荠菜合子吃呢，好吃！

——慧清

　　4. 这种野草，小时候叫它响铃草，玩过，却从来没有吃过，想不到身边三尺有芳草啊。谢谢！

——进去再说

　　5. 原来荠菜长这个样子啊！上次去姥姥家，家门口的草地上就有这种草，就觉得"她"长得简单清秀，环境一般也能长大，不需要被精心照料。却不知道"她"能做菜！跟您学了不少知识，谢谢您，陈老师！

——乐心

　　6. 家乡到处都是，可却不知道有那么多好处，太感谢老师了。　　——何婷婷

　　7. 我们这路边好多荠菜都开花了，嫩的时候没注意开花，才看见是荠菜。用整

株的煮鸡蛋挺清淡，我们这叫哈拉铃儿或者铃儿菜，因为那个三角果子摇起来有响声，所以取名哈拉铃儿，每个地方叫法怎么都不一样啊。　　　　——杯茶

8.原来种子像一颗爱心一样的，老家有很多这种野菜。　　　　——丫头

9.荠菜，在麦地里多一些，超市没有卖的，早市会有的。　　　　——瑞瑞

10.看您在《家政女皇》的讲座，学到了很多养生知识，大有收获！对您推荐的荠菜更是喜欢，还会储存一些在冰箱，留着慢慢吃，确有寒热通杀的作用！

——北京 高媛

允斌解惑

1.问：这个时候荠菜应该已经老了，还能吃什么祛陈寒吗？

允斌答：三月三时南方荠菜已老，药效更好，要整株（包括籽）一起煮，可以只喝汤不吃荠菜（嫩的可吃）。

2.问：荠菜是什么菜啊？就是北方说的芨芨菜吗？

允斌答：荠菜在北方也称为芨芨菜。

3.问：荠菜可以用干品吗？东北这边还买不到新鲜的。

允斌答：可以网购，很方便。

4.问：孕妇可以吃吗？

允斌答：孕三月之后的孕妇都可以吃。

5.问：宝宝2个月能喝荠菜水吗？她也上火了，大便是黄色的。

允斌答：可以的。

媲美"深海鱼油"的长寿菜——马齿苋

五行俱全的长寿菜

上天赐予我们的好东西身边到处都是，但是我们往往熟视无睹，不珍惜。比如马齿苋，花园、田间、房前屋后……凡是有一点泥土的地方随处可见，可真正了解它保健作用的人却不多。

小时候去郊外踏青，最高兴的事就是可以采一些野菜回来尝鲜。其中吃的最多的是马齿苋，因为它到处都是，一采就是一大把。

后来我发现，马齿苋在全国各地到处都有，不论南方北方，随便找块地都能采到。只不过各地对马齿苋的叫法不同，有的地方叫马须菜，有的地方叫蚂蚁菜。

马齿苋长得不高，也就是 30 厘米左右，而且大部分是趴在地上的。叶子小而圆，茎是红色圆圆的，肉质肥厚，夏天开黄色的小花，很好认。新鲜马齿苋口感脆嫩，吃起来像苋菜一样滑滑的，略有些酸。

作为蔬菜来说，马齿苋的味道不算特别好，但是它的保健价值却相当高。

历代的本草书中，对马齿苋是这么描述的："马齿苋，又名五行草，以其叶青、梗赤、花黄、根白、子黑也。"

马齿苋能得造化之青睐，把五行都占全了，它的作用自然不可小看。

马齿苋可明目、降血脂、使白发转青

马齿苋性寒凉，能够祛除心、肝、肺和大肠之热。

马齿苋入肝经，可以凉血、降肝火。有的人熬夜后眼睛会发红，这是肝火上炎的表现，吃点马齿苋就可以好转。

有些年纪轻轻就长白头发的人，不要怀疑自己肾虚或是未老先衰，这种白发是血热，是由于肝经血热，上冲头顶引起的。**对付少白头，吃补肾药的疗效还不如多吃马齿苋来得直接。**

马齿苋别名叫"长寿菜"，这在很大程度上要归功于它的保肝作用。前些年美国人的研究也证实了这一点。他们发现，在所有的植物中，马齿苋的 Ω-3 脂肪酸含量最高，可以与海鱼相媲美。

Ω-3 脂肪酸是对于人体非常重要的脂肪酸，它可以降低胆固醇和甘油三酯，预防心血管疾病。从中医角度来说，这些作用实际上就是促进肝脏的功能，使脂肪得到正常的分解代谢。

现在非常流行的"深海鱼油"、DHA（二十二碳烯酸）、EPA（二十碳五烯酸）等系列保健品，都是为了给人体补充 Ω-3 脂肪酸。很多人花钱托人从国外买来给家里的老人吃，却不知道可以媲美"深海鱼油"的宝贝就在我们身边。

有皮肤病，用马齿苋内服外敷

马齿苋入心经，可以清心火；入肺经，可以散肺热。《黄帝内经》说："诸痛痒疮，皆属于心"，而肺主皮毛，就是说，各种痈肿、溃疡、湿癣，都跟心火和肺热有关。马齿苋既清心火，又散肺热，它的排毒功效既走血分，又走皮肤，内外兼治，所以对于上面所说的皮肤问题都有疗效。

调理皮肤病，可以内服和外敷双管齐下。

外敷：1. 皮肤长火疖子、年轻人面部长青春痘，可以把新鲜的马齿苋捣烂敷在患处。2. 如果找不到鲜品，可以上药房买干品煮水来泡洗。

内服：新鲜的马齿苋煮水当茶喝，一天三次。

马齿苋是调治热症肠道病的首选药

马齿苋最大的功效，是调理大肠经的疾病。它既能解毒，又能消炎，还能祛热，对于属于热症的肠道病基本上可以通调。

哪些肠道病属于热症呢？像痔疮出血、细菌性痢疾、肠道息肉、实热便秘这些都是。

简单地说，大部分的肠道病都属于这个范畴，受寒引起的腹泻和脾虚引起的长期大便稀溏除外。

马齿苋对于急性的肠道病效果更显著，尤其是调理细菌性肠炎和细菌性痢疾（拉血泡的那种）的效果非常好。

我家常用一个简易的食疗方治疗急性肠炎和痢疾，效果很好。

做法：1. 将锅中水烧开，把新鲜的马齿苋入锅焯2分钟，捞出来过一下凉水，拌一点蒜泥和香油当凉菜吃。

2. 把焯过的水加适量白糖喝下就可以了。

要注意一点：只能放白糖，不要放红糖。

为什么放白糖呢？因为白糖也有清热解毒的作用。同时，中医讲究"酸甘化阴"，酸味的马齿苋加上甜味的白糖，起到滋生体液的作用，可以缓解拉肚子造成的脱水症状。

为什么不用红糖？因为红糖是温性的，与调理的方向相反。

在这个食疗方中，马齿苋的作用是杀菌，促进肠道蠕动，把毒排出来，因此，吃过后拉肚子的症状会暂时加重，不用担心。

注意：如果是单纯受凉造成的一般性腹泻，不要误食。

别看这个食疗方很简单，在缺乏抗生素的年代，我的外曾祖父就靠这个简单的食疗方治好过很多患痢疾的病人呢。那个时候卫生条件差，水源不清洁，越是穷人家，越容易得痢疾，而当时得痢疾可是能要人命的事情。外曾祖父用这个几乎不用花钱的方法救人无数，真是功德无量了。

怎么预防肠道传染病？把马齿苋当菜吃就行了。

可以用上面的方法将马齿苋焯熟后，凉拌了吃，也可以炒着吃，嫩芽还可以生拌着吃。

马齿苋是我家餐桌上的常客，因为从保健的角度讲，春天、夏天采些马齿苋回家当凉菜吃，是很有好处的。**马齿苋是肠道的清洁剂，它可以清肠热、解毒，能调理便秘排宿便。**经常吃一些，是全家老小安全温和的排毒药。

提醒朋友们一下：马齿苋性寒凉滑利。刚开始吃一定要少量，逐渐适应了才能多吃。

有三种人要避免吃马齿苋：

1. 腹部受寒引起腹泻的人。

2. 孕妇。马齿苋是滑利的，有滑胎的作用。

3. 如果你在吃中药，药方里有鳖甲，要注意马齿苋与鳖甲相克，不要同服。

读者评论

1. 清明菜、马齿苋、地菜，每年这个时候常下乡挖野菜，陈老师讲的用马齿苋对付缠腰细菌（编者注：带状疱疹），真灵。 ——翡翠王子－－五

2. 陈老师，宝宝 8 个月，发烧，喝一天蚕沙竹茹陈皮水退烧了，两天后又烧到 39.6℃，继续喝蚕沙竹茹陈皮水。第二天拉大便，墨绿色、稀，烧 37.5℃，于是喝马齿苋水。第一天大便 8 次，稀水、绿色！第二天 3 次，绿色！第三天两次，由绿转黄！然后就不发烧了。太谢谢您了！现在有点咳嗽，有点鼻涕，不吃马齿苋了，吃鱼腥草加梨皮榨汁！谢谢陈老师！ ——开心 5540127870

3. 原来马齿苋还可以这么做，还能祛痘、清肠毒！大爱！ ——诗甜

4.马齿苋，在农村的地里到处都是，尤其是菜地，除都除不干净，有极强的生

命力。除掉后如果不拿走，即使晒两三天，它已经蔫了，看着快要死了，只要有一点雨，地一潮，它马上就可以生根再长。可能顽强生命力的体内都有特殊物质。大家不知道它有这么好的药用价值，否则就不会为它到处蔓延而头疼了。

——大度读人

允斌解惑

1. 问：预防手足口病，要多少马齿苋，白糖多少？生着吃吗？

允斌答：差不多一小碗就可以，以孩子的食量为度。白糖放一点就好，不要太多。吃太多的糖又会生痰了。

2. 问：老师，您知道带状疱疹的治疗方法吗？我这几天得了带状疱疹，腰、臀部红斑，针刺样的疼痛，太痛苦了，睡觉都睡不了，求最佳的治疗办法。

允斌答：用60克马齿苋和薏米煮粥喝，加点红糖。

3. 问：老师，因为没有新鲜马齿苋，我用的干品，喝的时候有干叶子，才想起应该先煮马齿苋，捞出叶子后才下米吧？这个粥不难喝，这几天一直喝。

允斌答：干品马齿苋不要煮久了。最好是先煮粥，后下马齿苋。不喜欢叶子，可以把马齿苋用纱布包起来。

4. 问：谢谢陈老师，这几天在家养病，每天都煮马齿苋薏米粥，连喝水带吃薏米，为了治病，马齿苋的干叶子也吃掉了。才5天，疱疹已经好多了。还继续喝吗？现在疱疹已经结痂干瘪了，只是患处感到麻木疼痛。

允斌答：继续喝，直到完全恢复。

5. 问：陈老师好，看您的书真的受益匪浅。我有晾晒的马齿苋，冰箱里还有过水速冻的马齿苋，我想留着冬天吃。我想问您，马齿苋可以天天吃吗？有没有不良反应呀？

允斌答：基本上可以，寒性腹泻的人不要吃。

6. 问：马齿苋汁需要煮熟吗，还是洗干净打汁后就可以加蜂蜜直接喝了？家里俩小孩都得了手足口病。

允斌答：洗干净直接打汁，尽量多喝一些，喝后拉肚子不用担心，毒排出了就好了。

7. 问：陈老师您好！我想请教一下，三岁宝宝得了手足口病，口腔溃疡厉害，可她不愿擦药喷药，还有其他方法吗？宝宝这病能用细辛敷脚吗？

允斌答：不能。手足口病是肠道病毒，用1斤新鲜马齿苋打汁加蜂蜜喝，一日两次可以调理。

8. 问：陈老师你好。大灾过后必有大疫，请老师指点应怎样预防。

允斌答：大灾之后常有大疫，由于水源受到污染，容易发生肠道传染病。可以吃马齿苋来防治。野生的马齿苋到处都有，或是上药店购买干品泡茶喝。

9. 问：陈老师你好，我是一名高三女学生，前两天竟然发现长了一根白头发，这和我的血热有关系吗？因为我夏天荨麻疹特别严重。

允斌答：早生白发往往是肝血热的关系，多吃马齿苋。

劝君处处惜芳草，清咽瘦身有繁缕

母亲喜欢种花，阳台、露台满满的都是植物。其中有几株大型的盆栽，高大的植株下面簇生着一丛丛又细又柔的绿色小草，高不过 30 厘米，丝丝缕缕，还开着星星点点的小白花。几乎每个客人见了都会好奇地指着问：这是杂草，还是特意种的？

我早知会有此问，马上笑着回答：这个呀，是我妈特意种的杂草。

这种草叫作繁缕。"繁"是指它长得繁茂，"缕"呢，是因为它的茎是中空的，折断后有一缕相连，所以得名。**繁缕是学名，它的俗名叫鹅儿肠**，更为人所熟知。农村用它做鸡鸭鹅的饲料，据说鹅最喜欢吃，鹅儿肠由此得名。

喜欢种花、种草的人应该都见过繁缕，它是最常见的杂草之一，在花园里乃至花盆里都能长。在乡下，这草就更多了。不论南方、北方，田里、荒地里，凡是比较湿润的土地上都有繁缕。

菜场里买回来的绿叶菜里，有时候也会夹杂一两根繁缕，因为它的茎特别细，又软又长，不容易摘干净。

园艺工人看见这种草是必欲拔之而后快的。我家的花盆里长出的繁缕，母亲却都给留下了，任它们生长繁殖，长在大株的植物脚下，绿绿地覆盖着花盆的泥土表面，倒也好看。

留下繁缕可不只是为了好看而已。繁缕是可以吃的，它既是一种野菜，也是一味中药。

繁缕是凉性的，它有两大作用：清血热，降脂减肥。

繁缕清血热，能够凉血、消炎。它入肝经、肺经、大肠经，凡是这三条经络相关部位有化脓性感染的，它都能起到一定的作用。比如跟肝经相关的乳腺炎，跟肺经相关的肺炎，跟大肠经相关的阑尾炎。

繁缕降血脂，还能清除肠道毒素，所以有很强的减肥作用。

一位在农村长大的朋友告诉我，小时候帮家里打猪草，一开始不认识繁缕，看着茂密的一大片青草，心中高兴，弄了满满的一筐回去。父母看到后，笑骂他是"憨宝儿"。因为给猪吃繁缕，不仅喂不肥，还会越吃越瘦。可见繁缕减肥的作用多强。

繁缕是"刮油的"，降脂减肥的作用很强

繁缕可以当菜吃。现代人把它看作花园里的杂草，古代的几种本草书可是把它列在"菜部"作为蔬菜来介绍的。

为什么现在人们不知道繁缕能吃了呢？母亲说，繁缕是"刮油的"，降脂减肥的作用很强。在灾荒年代，人们肚子里没油水，不敢吃，吃了特别想吃肉，受不了。

因此，我们这一代人的祖父祖母辈很少吃它，所以没有传下来。人们遗忘了它的好处，把它当杂草给除掉了，真是可惜。

现在的人不同了，肚子里油水太多。血脂高、想降脂减肥的朋友倒不妨吃一些繁缕。

繁缕的味道清淡，不苦不涩，没有怪味，有一种清香味，可以焯一下凉拌吃，也可以炒着吃，还可以煮汤、下面条。总之，它的做法类似于豌豆苗，下锅几秒钟就熟了。

一般的人拿繁缕当菜吃就好了。要想效果快呢，就用开水冲泡生的繁缕当茶喝。注意：只喝水，不要吃叶子。因为繁缕不能生吃，容易使人拉肚子。

以前乡下人用繁缕做饲料，就有个说法是"扁毛"的动物可以吃，"圆毛"的动物不能吃，吃了拉肚子。

母亲说，"扁毛"就是指带羽毛的禽类，"圆毛"就是指哺乳类动物，比如猪牛羊。人也是哺乳动物，所以吃生的繁缕也不行。**注意：孕妇不要吃繁缕。**繁缕有催产的作用。

产妇能不能吃呢？产妇如果得了乳腺炎，可以吃点繁缕来帮助消炎、通乳。炎症消除以后就不要吃了，因为繁缕是减肥的，而产妇需要大量营养来给婴儿哺乳。

调理慢性咽炎的食方——繁缕糖水

现在得慢性咽炎的人非常多，这跟常年呼吸被污染的空气、抽烟、喝酒和生活不规律有很大关系。尤其是在北方，冬天干燥寒冷，更容易对咽喉造成刺激。

母亲用繁缕给人调理慢性咽炎，效果很不错。

繁缕糖水

做法： 1.摘一把新鲜的繁缕嫩苗，放在碗里捣碎，然后冲入开水。

2.用干净纱布过滤掉渣，留下汁液，加一点白糖。

3.每日早晚各喝一杯，久服见效。

繁缕一定要用开水冲泡，不能放锅里煮，那样就没有效果了。

这方里的白糖也有用。繁缕和白糖都是清热解毒的。

繁缕水适合虚火型的慢性咽炎，这类型在抽烟的人中比较多。它的症状是感觉咽喉干痛，还有一种烧灼感，而且口干爱喝水。如果是虚寒型的慢性咽炎（痰多、微痒、疼痛感不明显），则可以用香椿籽来调理（详见本书第二章《吃香椿可以补阳光》）。

慢性咽炎很顽固，很难根治。不论用什么药物，都需要调理很长一段时间。繁缕是可以吃的野菜，这个方法比较温和，不伤身。

繁缕糖水喝起来口味清甜，就当是喝饮料了。只要坚持一段时间，一定能看到效果。

要有耐心，别怕麻烦。慢性咽炎发病是一个长期的过程，所以要治好也不是一天两天的事，但慢性咽炎不治疗，对人体整个健康状态的影响又是很大的。咽喉虽是个小地方，却是非常重要的部位。为什么说用兵布阵都讲究要"扼守咽喉"，就是这个道理。守住了咽喉要道，病毒就不容易进入人体。

怎样辨认繁缕

繁缕哪里都有，在花园里、野外留心采一点，回家种到花盆里就不用管它了。它会年年长的，而且越来越多。

它的茎非常细，有点弱不禁风的样子，往往立不直。叶子也是绿绿的，柔柔的。一般就长二三十厘米高的样子，密密的一片。夏天开很小的白花。花瓣乍一看好像是 10 个，如果仔细看，就会发现其实只有 5 个。只不过每一瓣中间都裂开了，看起来像两瓣。

繁缕俗名鹅儿肠。如果去药店买干品，一定要说它的学名——繁缕，因为中药里边，另外有一种药名叫鹅肠草的，跟鹅儿肠是两种植物，不要弄混了。

鹅肠草的学名是牛繁缕，入药就叫鹅肠草。它比繁缕要大一些，也开白色花，在田间地头也很常见。

牛繁缕和繁缕不论是学名还是俗名都很相似，样子也有些像，不过并不难区分。

它们最大的区别在于牛繁缕的茎是紫色的，而繁缕的茎是绿色的。

此外，牛繁缕是多年生的，繁缕是一年生的；牛繁缕能长到半米以上，而繁缕最多长到 30 厘米。

牛繁缕吃起来有一种怪味，不如繁缕好吃，所以一般不当野菜吃，只是作药。

它们有一部分作用是相似的，都能清热解毒，外敷皮肤可以缓解一些皮肤炎症、肿痛，甚至痔疮，这时是可以混用的。连一些医学典籍都搞错了，把它们混为一谈。但牛繁缕偏于散瘀消肿，而繁缕偏于凉血消炎。牛繁缕走胃经，能消小儿疳积；繁缕走肝经，能除产妇瘀血。

名字虽只有一字之差，却是各走一经，各调其症，我们不可不察。

读者评论

1. 我们这儿有，我在重庆。 ——滴到尘埃里

2. 我去老家农村找到了，我们那叫鹅儿肠，一背篓一背篓的。具体干啥用我保密了。采集一点试试，谢谢允斌姐姐！ ——铁成蜀黍

3. 无意间在小区花园的大树下发现了它们，还拔了1把丢到家里闲置的花盆里。掐断繁缕的茎，看了下中间确实有细丝。 ——泱泱baby

4. 我认识这个菜，只是没吃过，从老师书上看过后，就找到了。——细雨-09

允斌解惑

1. 问：老师，新鲜繁缕可以用药店的干繁缕代替吗？
允斌答：效果会差一些。

2. 问：繁缕焯过后凉拌，怎么那么苦啊？闻起来跟豌豆苗味道很像，但是口感偏苦，是繁缕不够嫩，还是怎么回事呢？
允斌答：繁缕不应该苦。可能采摘的是牛繁缕。

3. 问：陈老师，现在（三月）在北方实在找不到繁缕，能用其他什么食材代替？
允斌答：不知道您住在哪里呢？我住在北京，花园里草已返青，繁缕马上就有了，再耐心等几天。繁缕很寒凉，现在是三月，北方还有点冷，不适合吃。不要着急，顺应天时的东西才是好的。

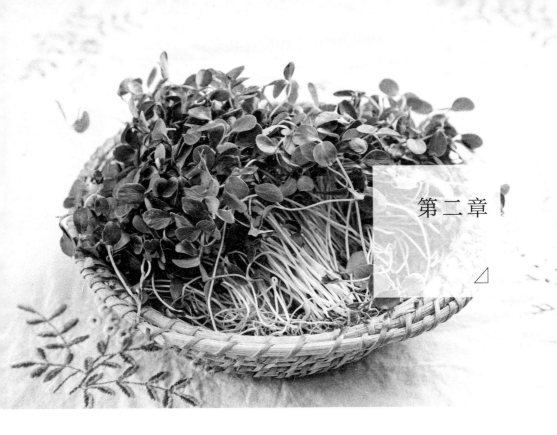

第二章

别扔掉蔬菜身上的"灵丹妙药"

遇到超出我们思维定式的东西，我们的第一反应往往是觉得荒唐可笑。但是君且莫笑，也许这是上天在向我们打开另一扇窗，而窗外的风景是真是幻，不妨自己去探寻一番。

吃香菜，请把根留住

防感冒引起的心肺后遗症的食方——"活捉芫荽"

感冒不是小事，处理不好就可能成为百病之源，不仅影响呼吸系统，还会影响到心脏。

有的人，尤其是中老年朋友，如果得了感冒后调理不当，可能会有段时间一直咳嗽，咳上十天半个月的，痰还特别地多。过了一段时间，虽然咳嗽慢慢地好了，但是总觉得心脏不舒服，有胸闷的感觉。有的人睡觉还会感觉心跳不正常，会突然醒过来。这些都是感冒的后遗症，是由于呼吸道的炎症没有处理好，在心胸部位留下了积液，影响了心肺的功能。

要预防这种因感冒引起的心肺后遗症，可以吃一道凉菜——"活捉芫荽"。

芫荽，就是北方俗称的香菜。香菜既能帮助心肺抵抗病毒，又能补

心胸的阳气，还能宽心阳，对于调理胸闷、心阳不振，以及预防感冒后遗症、肺心病特别有帮助。

"活捉芫荽"就是生拌香菜。这道菜能去掉心肺的积液和积痰，解除心胸的憋闷感觉。

为什么叫"活捉"呢？因为这道菜不是拌好了再吃，而是新鲜的香菜蘸上调料马上吃，所以，外婆开玩笑地把它叫作"活捉"，有点儿当场抓现行的意思。

活捉芫荽

做法：1. 选三四寸长的嫩香菜（不要去根，这种鲜嫩的香菜可以连根一起吃），洗净沥干水分，装到盘子里。

2. 另用一个碗，放入酱油、香油、辣椒油、花椒油或花椒粉、少许糖，再放一些凉开水，这样可以冲淡调料的咸味。

3. 准备好后，把香菜和盛放调料的碗一起上桌。吃时用筷子夹起香菜，在调料碗里蘸一下再吃。

母亲有个形象的说法：香菜沾盐就"死"。意思是香菜沾盐后，汁水出来了，叶子就蔫了，不好吃。所以，这道菜的调料不能事先拌到香菜里，必须现蘸现吃，这样才能保持香菜鲜嫩的口感和香气。更重要的是，不会损失香菜的汁液和营养。

植物中蕴含的天然水分是最好的营养液。脱水的蔬菜，营养大部分损失掉了。所以，母亲在做菜时，特别讲究保留菜的水分，而且尽量给家里人多吃本身含水量高的食物。

香菜连根当主菜吃，更能起到强壮心肺的效果

我们现在一般吃香菜吃得不多，都是拿它做调料，做汤、做凉拌菜的时候撒那么一点，这对心肺的保健作用是不够的。

要想让香菜发挥保健作用，就得单独吃香菜，把它当成主菜来吃，而不是当成调味的配菜。"活捉芫荽"这样的吃法，就是把香菜当菜吃，吃的量比较大，并且是连根一起生吃，所以效果好。

很多人在做香菜的时候会把根部切下来扔掉。其实，香菜的药性都在根部。**香菜连根生吃，有祛除心肺之邪的作用。**"活捉芫荽"之所以要选嫩的香菜，为的就是可以吃这个根。别嫌它的口感不好，根的药性其实最佳。吃的时候，注意用淘米水或面粉水仔细洗干净就好了。

吃香菜的讲究

有一年去新疆旅游，同行的一位朋友有个习惯，不能吃一点香菜。这一路他可辛苦了。在新疆，凡是沾点荤的菜，几乎都以香菜为调料。不管是炖菜、炒菜，还是肉汤，端上桌来，一律撒上香菜末，朋友只能一点一点地把它们挑出来。

其实，不仅是新疆，去西北地区旅游的人都会发现，那边的人吃肉都要用到香菜。

香菜还有一种著名的做法，叫作芫爆，比如芫爆牛肉、芫爆百叶，就是用香菜做配菜来爆炒。

西北地区的人多吃牛羊肉，他们配香菜是很有道理的。

香菜有醒脾的功效。什么叫醒脾呢？就是激发脾的功能，提高脾的运化能力，说白了，就是增强人体的消化吸收功能。

西北人豪放，大块吃肉，一盆子羊肉端上来，两三个人眨眼就吃光了。这么大量地吃肉，配上香菜，才能开胃、消食、解油腻。

香菜跟牛羊肉搭配，肉的膻味就没有了，还能出来一种特殊的香味，特别地诱人。母亲在做红烧牛肉和粉蒸牛肉的时候，也喜欢放点香菜，味道更好。

香菜做调料配牛羊肉，一般人都可以吃。但香菜跟猪肉是不相配的，放在一起味道不正，而且容易引起皮肤过敏。

如果是拿香菜当保健蔬菜吃，那么香菜比较适合肠胃消化不良、寒性体质和胃寒胃痛的人。

香菜虽然名字中有个香字，但它的味道却不是人人都喜欢的。像前面说的那个朋友，他连香菜的味道都闻不了。

不习惯吃香菜的人，在你了解香菜的好处后，可以吃一点试试看。如果还是觉得吃不下去，有可能它跟你的体质不相合。比如说，胃热的人就不能多吃香菜，因为会加重口臭的现象；爱出汗的人，特别是出汗后有浓重体味的人，也不要多吃香菜；香菜也不适合气虚的人。

另外要注意：手术后不要吃香菜，避免形成疤痕增生。而且吃了香菜，要避免在阳光下暴晒，否则可能使人产生光敏反应，容易发生日光性皮炎，或是使皮肤变黑。

香菜是发物，皮肤过敏或是病后初愈的人都不适合吃。要说明一下，发物并不是坏东西。凡是发物都有发散作用，可以发散风寒和排出体内的毒素。如果吃了发物，长了皮疹，也不要太紧张，这是身体在排毒，只不过它没有找到最好的通道，只好从皮肤这里出来了。这时，我们可以设法让大便保持畅通，引导毒素从肠道排出去，皮疹自然就能好转了。

读者评论

陈老师你好！我妈和我们家人一直是你的忠实粉丝！你写的《回家吃饭的智慧》系列书，我妈看得爱不释手，要我们下载在她手机里以备随时阅读。活捉香菜这款凉拌菜在我家现在非常受欢迎。我妈有冠心病，有时胸口不舒服也弄一碟来吃，第二天就感觉胸口舒服多了。

——漫漫

允斌解惑

问：冠心病患者春季养生吃什么才好？

允斌答： 建议多吃香菜，可以宽胸、通心阳。

芹菜最精华的部位是芹菜根、芹菜老秆

芹菜有三种：西芹、药芹和香芹

西芹原来中国是没有的，是西洋品种的芹菜。

西芹又粗又长，产量高，口感脆嫩，这些年渐渐就成为市场的主流了。西芹作为蔬菜食用是不错的，但药性比起中国本地品种的芹菜就要稍逊一筹了。

药芹，其实就是以前人们最常吃的普通芹菜。

这种芹菜是中国本地的传统品种，虽然它不如西芹那么脆嫩，药性却是最强的，所以被称为药芹。

在南方，还有一种香芹，是生长在水边的。香芹比普通芹菜要小得多，秆很细，叶子比较嫩，一般用来做菜的配料。

香芹和药芹的作用各有所长：香芹清肺热，偏于化痰，降血糖的作用更好；药芹降肝火，偏于利湿，降血压的作用更强。

跟其他蔬菜相比，芹菜的药理作用是相当强的。芹菜药性最强的部分，是芹菜叶、芹菜根和靠近根部的老秆儿。

可惜的是，我们平常吃的时候，往往把这些药性最好的部分给扔掉了。

芹菜降血压，低血压的人也能吃

很多人都知道芹菜是降血压的，有高血压的人都愿意多吃芹菜。但有的朋友问出来的问题特别可爱："既然芹菜能降血压，那么我血压低是不是就不能吃芹菜呀？"其实，这是个误解。

芹菜降血压，是通过改善肝肾功能来起作用的。**高血压的人吃芹菜，能够降血压；而低血压的人吃了，不会让血压变得更低。**

当然，如果你非要大量地吃芹菜，那还是要看看你的身体情况是否适合多吃。而这个是否适合，不是简单地以血压高低来判断，而是要看个人的体质。

芹菜是肾脏的"清道夫"

有一次，我在电视台讲如何利用饮食保健，男主持人问，听说男人要少吃芹菜，理由是对肾不好，是这么回事吗？

不是这么回事。**芹菜对肾是有帮助的，但它不是补肾，而是帮助肾**

脏排毒的。

芹菜是肾脏的"清道夫"。许多男性爱喝酒，吃大鱼大肉，工作又比较辛苦，容易造成肾有湿热。这种湿热严重的话，有的人会在腰上长湿疹，有的人则会出现小便疼痛、小便出血，甚至像米汤一样发白、混浊等症状。因此，肾有湿热的男性，还应该多吃点芹菜，帮助身体把这些毒排出去，给肾脏减轻负担。

为什么会有男性要少吃芹菜的说法呢？这是对芹菜的作用理解片面了。

肾脏主管人体的生殖功能。人体的所有功能都讲究平衡，功能弱固然不好，但是过于亢进一样伤身体，生殖功能也不例外。所以，有的人一味地追求补肾壮阳，那是可能损伤身体健康的。

而芹菜对于肾脏，就是起到一个控制的作用，不让它走偏了。对于一般人来说，日常饮食中正常地吃芹菜，是不用担心的。

吃芹菜叶可以保肝

药芹和西芹的秆比较粗，叶子比较老，好多人就把叶子给去掉了，光吃芹菜秆，这太可惜了！

芹菜能调节肝阳上亢，其中又以芹菜叶的作用最强。对于肝阳上亢引起的高血压，吃芹菜叶比吃芹菜秆的效果好。

有的人一生气，血压呼地一下就上去了，感觉头晕得不行，这种高血压就跟肝阳上亢有关系。肝阳上亢，不仅可能使人感觉头晕，还可能使人感觉头胀痛，或者满面通红，脾气急躁。平时多吃点芹菜叶，对这一类症状就有缓解作用。

芹菜叶属于深绿色蔬菜，颜色越深的蔬菜所含的营养素越丰富。可惜，咱们平时吃得不够多，因为深绿色的蔬菜往往不如浅绿色的蔬菜水分大，口感好。特别是芹菜叶还带有苦味，所以人们往往就把它给扔掉了。

芹菜叶有很多种吃法，稍微花点心思，芹菜叶也能成为餐桌上的一道美食。

芹菜叶可以炒着吃，也可以凉拌着吃。把芹菜叶焯一下，加调料凉拌就可以了。你还可以拿它跟豆腐干一起炒着吃，很香。北方人用芹菜叶和上干面粉，加点花椒和盐，上锅蒸熟，就是简单的一餐饭，既清淡又营养。

母亲最喜欢用芹菜叶做汤菜和面条的配料，别有一番风味。十多年前，母亲做的芹香汤面，让当时做客的人一直回味到现在呢。

其实，芹香汤面的做法再简单不过了。

做法：1. 把芹菜的嫩秆连叶一起择下来，洗干净放在碗里。
2. 放上吃面条的作料，再盛入刚煮好的热汤面。

热热的面条汤一下就把芹菜叶给烫熟了，而又让它保持鲜嫩。这时，芹菜的清香随着面汤的热气蒸腾出来，跟作料的香气融合在一起，那味道真是太诱人了。

烧鱼的时候，母亲也是这样做的。芹菜叶不下锅，用生的垫在盘子底部，把刚烧好的鱼盛到上面，再浇上烧鱼的汁，芹菜叶自然就熟了。

芹菜与河鱼也是绝配，芹菜的香气能给鱼的味道增色不少。在外面吃饭，我对河鱼不是特别热衷，总觉得有股挥之不去的泥腥气。只有母亲做的鱼没有这种腥气，除了作料用得好，也多亏了芹菜，把残留的泥腥味给去除掉了。

吃惯了母亲做的鱼，在我心目中的鱼香，就是泡菜、醪糟和芹菜混合出的一种甜酸辛香味。记得小时候，母亲还有一绝，能在没有鱼的情况下做出一道飘着鱼香的菜来，小孩子特别喜欢，既吃到了鱼味，还不用吐鱼刺，母亲管它叫"假鱼"。就是用做鱼的调料加芹菜、茄子做出的一道素菜。

菜里没有鱼，怎么能做出鱼的味道来呢？终于有一天我想明白了，跟母亲说："其实，这个菜里面根本没有鱼本身的味道，只是有做鱼的作料味道对不对？大家吃惯了这种味道做出来的鱼，所以一吃到这种味道就感觉是在吃鱼。你是在利用我们的条件反射。"母亲笑着说："你才明白呀？鱼香肉丝不也是这个道理吗？"

吃芹菜根可以护肾

喜欢养花种草的人都知道，植物的枝叶你怎么修剪都可以，但是千万别伤了它的根。根是植物生命力的来源，也是精华集中的地方，人参就是一个典型的例子。可惜，**我们只关注了那些名贵的补品，而忽略了寻常蔬菜的根，往往一刀切下就扔掉了。**

芹菜根很少有人吃，其实它是护肾的，可以帮助肾脏排出湿毒。

肾湿毒淤积，容易引发湿疹、下巴长痘，或是小便出现问题，吃芹菜根对调理这些问题会有帮助。

芹菜根凉拌一下，就是一道小菜。

把芹菜根洗干净，先用盐腌 10 分钟，然后拌点酱油、醋、糖、辣椒油，就可以吃了。

有的人在**冬季老有点小咳嗽**，嗓子里有点痰，不太严重，可又不容易好，像这种情况就要考虑是不是跟肾有关系。你可以试试用芹菜根加上陈皮一起煮水，每天当茶喝。最好是用香芹的根，效果比较好。

现在土壤污染严重，芹菜根一定要用热水加上面粉多泡洗几遍，再用开水烫一下，尽量洗得干净些再用。

读者评论

1. 按老师教的吃凉拌芹菜根来治下巴的痘痘，我试过，很有效果。现在下巴一长痘，我就做来吃，吃几次就好了，很灵的。
——随遇而安

2. 按陈老师教的方法用凉拌芹菜根治好了下巴的痘痘，而且好几年了都没有复发。
——田苗苗家芝稻谷

3. 非常感谢陈老师的无私奉献。老师的书我全都买了，真的爱不释手，看了又看，每次都有意外的惊喜，只要对症，药到病除。自从有了这些书，我的两个小孩感冒、发烧、咳嗽都能轻松应对，特别是以前咳嗽很难好，现在只要喝陈老师的陈皮芹根水一次就好了。这书真的值得妈妈们拥有！
——天鑫化工

允斌解惑

1.问：怀孕后，嗓子一直有痰。请问吃点什么好？

允斌答：如果不是急性感染，可以喝芹根陈皮水。

2.问：除了芹菜的根可以除肾毒以外，还有别的东西可以除肾毒吗？我下巴长了个很大、很痛又有脓的痘痘，受害中……

允斌答：当痘痘有脓的时候，可以用新鲜鱼腥草汁消炎，还可以外敷鱼腥草。平时则可以吃芹菜根来调理。

3.问：我老公在不感冒的情况下，平时都有透明的痰，特别是早上起床的时候，喉咙里有痰，请问陈老师该如何调理？

允斌答：痰色透明，晨起明显，这种情况说明是寒湿，用芹根陈皮水正合适。

吃香椿等于补"阳光"

春天是鸟语花香的季节，那我们也要吃一些带香味的食物。春主肝，香味的食物有舒发肝气的作用。香味也是开窍的，能使人耳聪目明。

说到带香味的食物，大家可能首先想到的是花朵啊什么的，其实我们生活中有很多菜也带有香味，比如香椿。

如果你懂香椿，它的香味真是非常可心

香椿有一个特点，就是喜欢它的人特别喜欢，不喜欢它的人完全接受不了，因为它的香味非常浓烈。其实，如果你了解香椿，可能就会觉得它的香味真是非常可心。

香椿其实也是药，它是祛风利湿的，能防治风湿病。

香椿还有一个好处，就是能调理糖尿病。中老年人和有关节炎、糖

尿病的患者，可以经常吃一些。

而对于大多数人来说，春天吃香椿是很应时的，因为春天我们要养身体的阳气，而香椿就是生发阳气的。它是一个温性的食物，对我们的脾、胃及肾都有温暖的作用。香椿是补脾阳的。春天要补脾，所以在春天的时候人们愿意吃香椿，吃完以后会觉得舒服，还能暖胃、消食。

另外，想要宝宝的女性可以经常吃一点儿香椿，因为香椿能通肾阳，促进内分泌，有帮助怀孕的作用。

香椿是一种阳气很足的植物，它自身的生长能力特别强，只要有阳光，它就能长得飞快。

我家里买过两棵香椿树，种在花园里，刚种下的时候只有一人高。第二年春天，想采香椿芽的时候才发现，向阳的那一棵已经蹿到了四五米高，要采椿芽，还得搭着梯子上去。再过一年，它已经比两层楼还高了，而且枝干笔直，搭梯子也上不去了。用竹竿套铁丝去采芽吧，恐怕伤树，我们只能站在树下遥遥地观赏。

去年秋天，我们终于听从了园艺工的建议，忍痛把主干给锯短了。不料，今年春天它旁生的侧枝照样猛长，很快又长到我望尘莫及的高度了。另外一棵种在背阴的地方，长得慢点。我们有了经验，时时修枝，让它总保持在一人多高的样子，这才年年吃上新鲜的香椿芽。

香椿芽的生长也是很快的。嫩芽发出来采摘后，过几天又发出新芽了。摘了长，长了摘，一个春天下来，可以吃很多茬。初春刚发的头茬芽很嫩，用盐腌一下，切碎了拌嫩豆腐，淋上点香油，那个味道特别好。长大一点的香椿芽，就用来炒鸡蛋，很香。

1.我们最爱的是香椿芽炒鸡蛋，还有做干烧鱼里面放多一点，特别香又好吃，腊肉糯米饭起锅时撒上香椿末也别有一番风味。 ——大眼睛

2.我家有2棵香椿。从天津带到北京的，带来时只有一手掌这么大，现在已够不着了。吃了好几天了，味道好浓、好香、好好吃。 ——李培英

香椿叶也是药

春天过后，香椿芽长成了香椿叶，吃起来不鲜嫩了，却可以泡茶来喝，是糖尿病人的好药。

如果您想一年四季都享受到香椿的好处，可以把香椿叶采下来留着，这样常年都可以用香椿叶来保健了。

不同季节的香椿叶，药效也有偏重。

香椿茶——春夏季的香椿叶消炎作用强

春夏季的香椿叶，消炎作用最佳。肠胃不好的朋友，夏天喝一点，可以预防肠炎。

做法：1.把新鲜的香椿叶放锅里加冷水煮开，再煮10分钟关火。

2.把煮好的水滤出来当茶喝。

糖尿病人的香椿茶方——秋天的香椿叶降血糖作用强

香椿叶对糖尿病人有保健作用。糖尿病人春夏秋三季都可以采香椿叶来泡茶喝。香椿叶长到秋季时，降血糖的作用更佳。

秋季正好也是适合大量采叶的时候，因为香椿到冬天就落叶了。在落叶之前采摘，不会伤树。

每年秋天，我都会把家里两棵香椿树的叶子收集起来晒干，送给一些患有糖尿病的朋友。

糖尿病人的香椿茶方

做法：将采下的香椿叶晒干，搓碎保存。

服法：用水煮 10 分钟，或是用开水冲泡，当作茶来喝。每天早中晚 3 次。

功效：控制血糖，预防糖尿病慢性并发症。

适合人群：得糖尿病时间较久的人。

长期患糖尿病的人，往往脾肾都虚。有的吃降糖药几年后，药效越来越差。有的出现各种慢性并发症，比如全身酸痛、手脚发麻、血压不稳定等。

这种体虚的糖尿病朋友，用上面的方子坚持吃一两个月，会发现身体有意想不到的变化，各种不适感得到缓解。有的朋友甚至发现，吃药也不能控制的血糖现在也有所改善了呢。

用香椿树根的皮熬水洗澡，可治疥疮、癣等皮肤病

有一味常用的中药，叫作椿白皮，它其实就是香椿树根剥下来的根皮。

香椿的叶子是温性的，而根皮正好相反，是凉性的。它能祛湿热，还有收涩的作用，对于有慢性出血症、慢性腹泻的人很有用。

如果是肠道湿热导致的腹泻，而且一两个月不好，那么可以用椿白皮煮水来喝。

香椿芽是发物，容易使人的皮肤病复发，而香椿的根是干什么的呢？它就是专门调治疥疮、癣这种皮肤病的。也就是说，如果你吃了香椿芽皮肤出问题了，那就可以用香椿的根来解决这个问题。你到药店就可以找到这味药——椿白皮。用椿白皮熬水洗澡，能调理皮肤上的不适。

香椿籽泡茶喝，调理咽炎效果好

香椿从头到脚都是药，还有一个香椿籽也有用。可惜这个我没有用过，因为我看到的香椿好像不爱结籽。院子里的两株香椿，我时时观察，希望它们结籽，看了好几年了，它们也不结。

香椿籽也是一味药，还非常好，它对咽炎有帮助。香椿籽是作用于肾的。我们都知道，咽喉跟肾经是相连的，所以有一些人的慢性咽炎治不好，反复发作，就是因为他没把肾调好，而香椿籽恰恰有调理肾

的作用。如果你有幸看到了香椿籽，请一定把它收藏起来备用。

香椿籽的用法：1. 药店买香椿籽（6 克左右），沸水冲泡当茶饮。

2. 香椿的果实成熟以后会裂开，里面有籽。泡茶的时候，果壳不要去掉，一起冲泡。

请注意：1. 这个茶饮适合虚寒型慢性咽炎的朋友。这类人一般咽喉的疼痛感不明显，而是总感觉咽喉有痰，或者是咽喉干痒，但却不口干。

2. 如果是虚火型的慢性咽炎，比如总是感觉咽喉又干又痛，还有一种烧灼的感觉，而且口干爱喝水，那就更适合用繁缕来调理（见 36 页）。

读者评论

1. 很爱吃香椿，但真不知香椿还有这么多药用价值，还有这么多吃法！谢谢陈老师！
——雨田

2. 陈老师，我妈让我告诉您，留一部分香椿，不要掰它的嫩芽，最后老了的时候它就会长籽。我们家院子也有两棵香椿树，老高了。不过以前我妈不知道香椿籽是药，都扔了，可惜（现在看您书的知道了）！香椿籽入药治咽炎，我妈妈就有慢性咽炎。陈老师你的书太棒了，爱你！
——梅花鹿和大象

如何一年四季都能吃上美味的香椿——油泡香椿

香椿芽应季的时间非常短，过了那几天就没有了。

如果你春天没吃够，想多买点儿留着以后吃，该怎么保存呢？有三种方法。

第一种是最简单的方法：**把香椿放在冰箱冷冻格里，一包一包冻上，等到夏天或其他季节想吃的时候，拿出来解冻。**

香椿冷冻之前，最好是用开水焯一下，时间不要长，大约1分钟的样子，马上捞出来过凉水。等它完全凉了，再放入冰箱里速冻。这样焯过再冷冻的香椿，颜色更好看，口感也更好。

速冻的香椿从冰箱拿出来解冻后，最好的方法是炸着吃。

经过冷冻的香椿再凉拌吃，口感就没有那么好了。炸香椿的时候，先将鸡蛋和面粉调成糊，放点儿盐，撒点儿花椒，然后把香椿挂上糊，下锅一炸，味道非常香。

第二种方法是盐腌，北方农村常用这种方法来保存香椿。用盐腌制的香椿就可以长期保存。吃之前用水洗掉表面的盐分，切碎了做菜，可以用来拌煮熟的黄豆，味道不错。

第三种保存方法比较特别，是用油来泡香椿。这种方法是最好吃的。

油泡香椿

做法：1. 先把香椿切成小段，每段大概1厘米左右，用盐腌上两天。

2. 取出香椿，把水分挤干，放在阳台上晒，晒到七八成干。

3. 准备几个八角（也就是北方人说的大料），油锅里多放点油，用小火炸出味儿，然后把香椿段放在油锅里，用小火炸一下，炸得有点儿脆了以后起锅。

4. 把炸过的大料、香椿和油一起装进瓶子里，保存起来。想吃的时候直接食用就可以了，味道很不错。

用这个方法来保存香椿，药性能渗透到油里，吃起来容易吸收，作用也比较好。

如果家里谁胃口不好，或者小孩儿有点儿食欲不振，甚至你怀疑他有寄生虫，可以给他吃油泡香椿来调理一下。

家里的老人，如果嗓子眼里经常有一点儿小痰、爱咳嗽，也可以吃油泡香椿。

吃香椿的禁忌

香椿比较容易产生亚硝酸盐。除了每年春天长出来的第一茬嫩香椿可以生吃，一般我建议大家不要生吃香椿。最好是拿开水焯1分钟，再做菜，这样会比较好。

香椿虽然好，但它是一个发物。如果是有一些老病或者皮肤病的人，吃香椿要谨慎，它可能引起这些病复发。因为香椿是养阳气的，人体阳气足的时候，就会不由自主地想把病往外赶。但是，这种赶的方式可能不是我们特别愿意的，因为它会从皮肤上发出来，皮肤会很难受。一般来说，养阳气的东西往往都是发物。

读者评论

1.照着老师介绍的方法做了好多，味道美美的，谢谢老师！爱你！ ——木朵

2.老师现场做的油泡香椿真是太香了！ ——某卫视主持人

3.有幸读到陈老师的书，照书中的方子给家人食疗，油炸香椿备了一大坛，足够一年的用量，再也不担心老公的糖尿病，天天可以吃到美味的香椿！近两天我有点咳嗽，喝了几天鱼腥草水就好了，谢谢陈老师！期待你的新书！

——雨田

4.一直以来都在关注陈老师，忠实粉丝，陈老师的方子真心很实用，简单实惠，油泡香椿每年都做，嗓子疼喝鱼腥草水等，一直都在用，谢谢陈老师。

——冰雪儿

允斌解惑

问：陈老师，阳虚的人春天饮食要注意哪些？如何调理？还有，想长胖吃什么？

允斌答：阳虚的人春天多吃温补肾阳的蔬菜，比如韭菜、香椿。

一样丝瓜九味药，从头到脚保平安

数日雨晴秋草长，丝瓜沿上瓦墙生。

在瓜类中，好像丝瓜是最常被栽种在庭院里的。想想也是，南瓜、冬瓜都比较硕大，没有丝瓜那么秀气可爱，挂在藤上，像葫芦一样，赏心悦目。

也许因为丝瓜有个"丝"字，让人想到千丝万缕，想到情思，所以丝瓜常被入诗。除了这样浪漫的用处，丝瓜这种植物，从叶到根，从皮到籽，每一个部分都有药效，并且不止一味药，而是九味。

其中，丝瓜的瓜肉、瓜皮、瓜蒂、瓜子和丝瓜络都有清热消肿的作用，丝瓜的花、叶、藤、根是消炎的药：丝瓜花治肺热咳嗽，丝瓜叶治皮炎，丝瓜藤治慢性支气管炎，丝瓜根治鼻窦炎。

可以说，我们全身上下，从头到脚，不管哪里有火，哪里有热毒，都能从丝瓜身上找到解药。

爱上火的人与鲜丝瓜很合拍

丝瓜的瓜肉是清肾火的。所以，阴虚火旺的人，也就是下焦有火的人，吃丝瓜是很合适的。还有大便秘结的人，吃丝瓜有利肠通便、预防痔疮的效果。

但是大家要注意：丝瓜特别寒，阳虚的人不要多吃，正在腹泻的人也不要吃。

有的人认为，寒凉的食物我加热了，它就不寒了。这个想法是片面的。我们所说的寒，不是食物的温度，而是它对我们的身体起什么样的作用。食物的性格是不会变的，除非是经烹调后它的营养成分产生了比较大的变化，比如淀粉类。对于一般的蔬菜来说，加热以后稍微好一点，但它的本性是没有变的。

丝瓜寒凉，所以它的吃法有讲究。怎么吃呢？你可以喝丝瓜蛋花汤，因为鸡蛋是偏于温性的，而且还补气。如果炒丝瓜吃，最好要放点蒜，利用蒜的热性中和丝瓜的寒性。

我建议大家夏天多喝丝瓜汤，因为夏天容易心火重。心火是从肾上烧起来的，而丝瓜汤是泄肾的，所以，喝丝瓜汤就可以祛心火。

青春痘、皮肤过敏可用丝瓜皮和丝瓜叶来治

通常人们怎么做丝瓜呢？先把丝瓜皮刮下来，再把丝瓜两头一切，扔掉，剩下的丝瓜肉用来做菜。

丝瓜稍微长老一点，皮就比较硬，很多人认为不好吃，就刮下来不要了。其实，丝瓜皮是清热解毒的，当你了解它的作用后，就会不舍得把它扔掉了，而且丝瓜皮也可以做得很好吃。

丝瓜皮怎么做才好吃呢？丝瓜肉很软、很清淡，而丝瓜皮比较硬，还有一种特殊的气味，所以最好把它削下来单独做菜，例如用丝瓜皮炒青椒或者酸豆角。

做法：1. 丝瓜用淘米水或面粉水泡洗干净，然后把皮削下来，切成碎末，青椒或者酸豆角也切成末。

2. 油锅烧热，先放姜末、蒜末炸一下，然后放入丝瓜皮、青椒（或酸豆角）一起翻炒，加点盐，快炒一下就可以起锅了。

夏天吃这个菜既开胃下饭，又能解暑湿。丝瓜皮清热毒，辣椒和姜蒜去湿，又中和了丝瓜皮的寒性。

丝瓜皮可以对付皮肤长疖子和青春痘。

如果是容易长疖子或痘痘的人，可以直接用丝瓜皮煮水来喝，这样清热败火的效果更强。

丝瓜皮外敷也有作用。

年轻人脸上长了青春痘，随意去挤很容易感染，可以用新鲜丝瓜皮敷在痘痘上，帮助身体把里边的脓尽快逼出来，促使痘痘消失。

夏天的时候，有的人热毒很重，身体上会长一些红包，又肿又痛，中间长个小脓头，这就是疖子，也可以用丝瓜皮来敷。另外，切下来的丝瓜头，里面的汁液很丰富，我会顺手用它来擦脸，对美白皮肤有好处。

许多餐馆这两年添了一道新菜：清炒丝瓜尖。用油把青花椒炸出香味，将丝瓜的嫩茎叶炒熟，吃起来非常清香。

这个菜我们家也吃。小时候，母亲煮面条的时候，喜欢放一点"青叶"。等到面条快熟了，母亲就会到阳台去看看，有时候，掐一点三七的嫩叶；有时候呢，就掐一点丝瓜的嫩叶。现摘，现洗，现煮，下锅一焯就捞出来，从摘下来到上桌前后不过两分钟，要多新鲜有多新鲜。

长大的丝瓜叶也是好东西，对皮肤过敏的人有帮助，尤其是血里有热毒的那种类型。

比如说，有的人皮肤好好的，就是觉得很痒，然后一抓挠就出疹子了，挠哪哪长，时间长了就变成一片一片的，厚厚的。平时还好，遇到热或者是晚上睡觉的时候，就感觉痒得难受。这种情况，就不是皮肤表面的问题了，而是血热。这种血热往往是心火引起的，说白了，就是长期情绪紧张和压力过大造成的。

当皮肤过敏感觉很痒的时候，用丝瓜叶捣烂了敷在过敏的地方，就能止痒。症状轻的人，多敷几次就好了。

敷的时候，注意别让叶子的汁沾到白色衣服上，否则会在衣服上留下颜色，不好洗掉。

读者评论

1. 我的鼻子红肿，一碰就疼，结果贴了 3 天丝瓜皮就好了，谢谢老师！

——知难而退1

2. 第一次做丝瓜皮炒青椒的时候，我还很怕味道不好，结果老爸特别爱吃，现在丝瓜皮不再扔了。谢谢您！

——大脸猫的脸不大

允斌解惑

1. 问：请问丝瓜皮祛痘是吃，还是敷脸啊？

允斌答：都可以的。

2. 问：陈老师：你的节目是我每天必看内容，就像吃饭一样每天不能少，看了你的节目，我感觉中医好神奇，各种食物好奇妙。我也学了很多知识。就是有个小问题想让你解答：我女儿21岁，大学二年级，从大一那年冬天脸上两颧角及下面开始长痘痘，也不太多，总不全好，她很苦恼。我给她买了牛蒡茶喝，有一个月了，有点好转，但还长痘。望老师百忙之中能指导我一下！期待！

允斌答：长痘要分类型来调理效果才好，书里介绍了几种食材（丝瓜皮、马齿苋、鱼腥草、芹菜根等）分别针对不同的痘痘，您可以根据她的症状来选择。比如牛蒡，对治胃热型的青春痘效果比较好，而且要用新鲜的牛蒡才好。

因热而起的咳嗽、鼻炎、便秘，用丝瓜花、蒂、籽来治

小时候，母亲在阳台也种丝瓜。不过，我们为的不是吃丝瓜，而是吃丝瓜花。丝瓜花有雄花和雌花，只有雌花可以结出丝瓜。每到花开的时候，母亲就会摘下雄花来给雌花授粉，用过的雄花就给我们做菜。

丝瓜花是黄色的，很大一朵，可以用来煮汤，可以炒，也可以炸着吃。

丝瓜花

一、炖汤：平时炖肉汤的时候，当汤快煮好时，把丝瓜花洗干净，直接扔进锅里，煮一下就起锅。

　　二、炒鸡蛋：丝瓜花切碎了跟鸡蛋一起炒，也很好吃。

　　三、油炸：采的丝瓜花多了，母亲就把它炸着吃，很香。有一年，母亲去上海的嘉定区（当时还是嘉定县）玩，那里种的丝瓜正在开花。当地人说，开的"空花"太多了，没有用。这个"空花"指的就是雄花。母亲把这些雄花沾上面粉和鸡蛋液，下油锅轻轻炸一下，请大家品尝，人们都很惊奇，赞不绝口。

　　丝瓜花是清热的，清的是肺热。

　　有肺热咳嗽或鼻子发炎的人，都可以用它来调理。特别是夏天的肺热咳嗽，在年轻人和小孩中比较多见。如果你夏天久咳不止，痰黏稠，就可以吃一些丝瓜花。

　　丝瓜的藤和根也是清肺热的，消炎的作用更强。

　　有慢性支气管炎的人，可以用丝瓜藤煮水喝；有鼻窦炎的人，可以用丝瓜根煮水喝，效果更好。

　　这里我要提一下，鼻炎不能一概而论。寒性的鼻炎和热性的鼻炎不一样，如果有肺热，用丝瓜根就比较好。

　　一般的鉴别方法是：寒性的鼻炎，鼻涕比较稀、发白；肺热造成的鼻炎，流浓鼻涕。

　　丝瓜头上带着的丝瓜蒂，把它留下来晒干了以后，可以煮水，能调理咽喉肿痛。

　　以前的人还爱把丝瓜蒂碾成粉末外用。这个粉可以敷喉咙，治咽喉肿痛。这与我们嗓子疼时，把一些外用药粉吹进嗓子里去治疗是一样的用法。

我们平时吃的丝瓜，里边的子还没有长大。留种的老丝瓜，籽成熟了以后是黑色的。**这种黑色的丝瓜子也是中药，它是一味强力的通便药。**还用它来驱蛔虫，只要吃十来颗，一次就能见效。

不过，丝瓜子很苦，吃了容易使人腹泻、呕吐，给小孩用的时候最好咨询医生，孕妇也不要使用。

专治痛风的食方——丝瓜络茶

有一年我去北京郊区玩，在那里看到了巨型的丝瓜，有一米多长，很壮观。当地人给了我们几粒种子，回家后，小姨试着种在小花园里。整个夏天，这些翠绿的丝瓜藤蔓到处攀爬，黄花开了一朵又一朵，但就是不见结瓜。

秋天到了，我们都几乎放弃了。突然有一天，发现在很高很高的地方，结了几个小小的丝瓜。本来想等着它们长成那种超级长的瓜，结果始终没等到，那几个丝瓜长到一尺来长，就没动静了。一直到天气变冷，丝瓜叶都枯了，它们还是那样。巨型丝瓜是吃不上了，倒是收获了好几个丝瓜络。

古人说，丝瓜是"老来万缕足秋思"。说的是丝瓜心中的"千丝万缕"，要等到丝瓜老了、黄了不能吃的时候，才能看到。

把老丝瓜的干皮和肉搓掉，把里边的籽掏出来，剩下的就是丝瓜络，可以用来当刷子使。以前南方人经常用，比现在的擦碗布、钢丝球好用，还安全环保。丝瓜络还可以用来洗澡，超市卖的那种搓澡工具里面，有一种就是用丝瓜络做的，在国外很流行。

橘络能通络脉。络脉，就是遍布在人体全身的细小经络。丝瓜络与橘络一样，也能通络脉。病邪躲在人体的这些细微处，就像藏在角落的灰尘，使人无从下手。而橘络和丝瓜络就擅长钻进这些细小的地方，进行清扫工作。

如果要细分它们的功效呢，**橘络偏重于疏通络脉中的痰瘀，而丝瓜络偏重于清除络脉中的风湿**。所以，有关节炎的人可以用丝瓜络煮水来调理。

丝瓜络煮水，对于痛风病人特别有帮助。

> **做法**：用当年新收的丝瓜络，连皮带籽一起洗干净，切碎，冷水下锅煮 1 个小时，用煮好的水当茶喝。

记得小时候，父亲讲过一个笑话：中国人去援助非洲国家，帮他们搞基础建设。他们在那边想吃中国菜了，于是自己种了一些，其中就有丝瓜。非洲的朋友见了很惊奇，问你们干吗种这么多丝瓜？中国人说："吃啊。"非洲朋友听了哈哈大笑："你们中国人真能吃！连丝瓜都敢吃，嚼得动吗？我们都是用来洗澡的！"

原来，非洲朋友不知道鲜嫩的丝瓜能吃，一直以为丝瓜的用途就是等它长老了生产丝瓜络，洗澡用。

其实，这些可爱的非洲朋友对丝瓜络不了解。如果他们知道中国人不仅吃丝瓜，还真敢吃丝瓜络，并且吃了还能保养身体，那他们会不会相信呢？假如告诉他们，中国人还把丝瓜的皮、籽、蒂、花、叶、藤、根也都给用尽了，他们会不会感觉不可思议呢？

世界之大，无奇不有。宇宙之大，一切皆有可能。遇到超出我们思维定式的东西，我们的第一反应往往是觉得荒唐可笑。但是君且莫笑，也许这是上天在向我们打开另一扇窗，而窗外的风景是真是幻，不妨自己去探寻一番。

读者评论

妈妈最信赖陈老师了，每次泡茶都会问，这是陈老师的方子吗，听到"是"，就咕噜咕噜地喝起来。

——靖鑫

允斌解惑

1. 问：请问橘络、丝瓜络、牛蒡可以一起泡水喝吗？

允斌答：可以的。

2. 问：陈老师，我记得广东的丝瓜好像不叫丝瓜，样子不太一样，有什么区别吗？

允斌答：广东丝瓜是有棱的，品种不同，但功效类似。

空心菜老秆炒黄豆，补气、祛湿两不误

　　夏天是吃空心菜的季节，空心菜大量上市，卖得很便宜，是一种家家户户常吃的普通蔬菜。好多人天天吃空心菜，但未必知道它的作用。它能够解毒，又能够排水湿。

　　空心菜能解什么毒呢？

　　首先，它能解食物里的毒。以前的人如果误吃了毒蘑菇或是有毒的植物，就会把空心菜捣烂，用纱布包起来，挤出一大碗汁喝下去。

　　其次，空心菜对人体内的毒也有作用，它能清血毒。人的皮肤长痘、长疮，体内长肿瘤，都是血毒淤积的结果。常吃空心菜，就能帮助我们排毒。

　　空心菜还能清胎毒，所以它对缓解婴儿湿疹也有帮助。夏天可以用新鲜的空心菜煮水，给婴儿洗澡。注意：皮肤有溃破的地方不要洗，避免感染。此外，要用没有农药污染的空心菜，并且煮之前一定要用面粉水多泡洗几遍，洗得干净一点。

除了解毒，空心菜还能排水湿，小便不畅通的人吃了会有好处。夏天气候比较闷热潮湿，吃空心菜正是时候，可以去湿热。

家里吃空心菜，可以把秆和叶分开来做。空心菜的叶和秆烹调时的火候是不一样的，秆熟的时间长，而叶熟的时间非常短，一起做的话，不是叶子炒过了就是秆还没熟。所以**做的时候，可以把叶子连着特别细嫩的秆掐下来，单独炒菜或做汤**。

母亲喜欢用空心菜叶来配面条，煮好面条以后，把空心菜叶放进面汤里，一下就焯熟了，跟着面条一起吃很不错。

空心菜下半部分的秆比较粗、比较老，有的人就给掐掉不要了。其实，老秆儿的口感脆脆的，也好吃。夏天只要买了空心菜，我们就想吃那个秆。因为空心菜秆脆脆的，嚼起来口感很好。

给大家介绍一个有趣又好吃的空心菜的做法，这是小时候母亲给我们做的，叫作空心菜炒黄豆。这道菜上桌的时候，看起来是一盘子空心菜秆，但是吃起来才发现，空心菜秆里有一粒粒的黄豆。

这个菜看起来很巧妙，但是做起来一点都不复杂。没做过的人可能觉得，把黄豆一粒粒地塞进菜秆里多累啊！其实，黄豆是自己钻进去的。

做法：1. 空心菜的粗秆儿切成一两厘米长，干黄豆下油锅，用小火炸酥。

2. 把空心菜的秆倒下去，跟黄豆一起翻炒。炒着炒着，黄豆就一粒粒都钻进去空心菜秆里去了。

3. 放点盐炒两下，起锅。

炒这个菜，有两个小窍门：一、黄豆要先炸酥，炸到黄豆皮有点发皱的感觉；二、空心菜的菜秆要用稍微粗一点的老秆儿，下锅后要反复地翻炒。

这道菜吃起来是很香的。夹起一根空心菜秆，一咬脆脆的，再尝到里面一粒粒的黄豆，也是酥脆的。空心菜的清香，加上黄豆的浓香，都香到一块儿了。

最有意思的是，黄豆一粒粒地藏在空心菜秆里面，小孩子会觉得真好玩。吃的时候，就有一种新鲜感。每次夹起一根空心菜，一边吃一边数里面有几粒黄豆，整个过程特别有乐趣。

有一次，我看电影《阿甘正传》，就想起我家这个空心菜炒黄豆了。《阿甘正传》里，阿甘的母亲跟他说，生活就像一盒巧克力，你永远不知道，下一颗是什么味道。空心菜炒黄豆也是一样，夹起一根空心菜，你也不知道里面到底有几粒黄豆。

空心菜炒黄豆吃起来不仅有乐趣，也有食疗的道理在其中。空心菜有泄的作用，黄豆有补的作用，它们俩是很好的搭配，夏天吃特别适合。

黄豆是补气的，而空心菜是利湿的。夏天天气湿热，湿热伤脾又伤气，这时既需要去湿热，又需要补气，这个菜清淡微补，夏天的时候吃正得其时。

味道好吃又对身体好的菜，它们一般都有一个特点：里面的食物不是一味地补，而是有补有泄，互相平衡。这实际上也是我们饮食保健的一个原则，不能偏于一个极端，要取中庸之道。

现在流行喝补药汤，连火锅的锅底都放人参。**如果老是在菜里加补**

的东西，没有泄的食材，光补不泄，只是对少数身体虚弱确实需要大补的人管用，对一般的人来说是不太合适的。

有的人为了保健，不管什么补品都爱凑在一起往锅里扔，这样就更不对了。补，首先是要修补，漏洞补好了，脏东西清理干净了，咱们再补充。如果只是补充，而不修补，那就等于漏洞没补好，倒多少水进去还是会流失掉。所谓修补，实际上就是让身体阴阳平衡，这样对身体才好。

生活也是一样，不能只是做加法，有时候也需要做减法，要给自己减轻一些负担。任何东西太多了，都可能变成一种负担。

中医讲"过喜伤心"，为什么？**好事太多了，如果没有一颗平常心来承载它们，这就是一种负担，也会伤身体。**什么事情都不宜过，要不偏不倚。中庸之道是中国人信守的生活之道，确实有它的道理。

读者评论

1.陈老师太智慧了！家常菜容易做，让人立马就想买菜动手做起来！——水湄

2.老师所有的书我都买，好多方法都用过，姜枣茶、银耳、鱼腥草、陈皮，效果都很好，补肾的豆角空心菜，效果出奇地好。能看到老师的书，好幸福，好有福气。

——馨玉

"四恨茄蒂太小"——吃炒茄蒂可以祛湿解毒

古人曾戏说过人生的五大遗憾，打头三个都跟美食有关：一恨鲥鱼多刺，二恨金橘太酸，三恨莼菜性冷……小时候读书读到这一节，我真想提起笔来在后面再加上一个：四恨茄蒂太小。

茄子的头上，就那么一点点茄蒂。一个头下面带着四个瓣儿，长得也很不起眼，人们一般就把它给扔掉了。有的人更省事，连剥也不剥，一刀把茄蒂连着茄子头给切下来，都不要了。可母亲每次都会留着，炒来给我们吃，那真是人间美味。只要是家里吃茄子，我们就会追着母亲问："茄蒂呢？茄蒂呢？"母亲总会笑着说："放心，在这里留着呢，明天再剥几个，一起炒。"

我家的茄蒂从来没扔过，留下炒着吃，比茄子还受欢迎。

茄蒂炒着吃，嚼起来有香菇的口感。再配上一点尖尖的长青椒一起炒更香，辣辣的，是很开胃、下饭的一道小菜。

小时候，这道菜一上桌，2分钟之内就会被我们一扫而光。可惜的就是，茄蒂实在不多，好几个茄子只能攒出那么一小盘。每到这时，真的是只恨茄蒂太小。

如果你也想试试这道菜，那不妨在每次做茄子的时候，把茄蒂剥下来留着。这道菜可以当天做，也可以等两天，多攒几个茄蒂再做。茄蒂含水分比较少，不容易坏，放两天也没事儿。

炒茄蒂

原料：五六个茄蒂，一个新鲜的尖椒。

做法：1. 用五六个茄蒂，配上一个新鲜的尖椒。把茄蒂撕成两半，去掉中间的硬梗，把头部厚的地方切薄一点；尖椒切成滚刀块。把茄蒂和尖椒分别用两个盘子盛放。

2. 炒锅里放点油，先放茄蒂下锅煸炒。煸熟了以后，盛到盘子里。锅里再下油，放辣椒炒熟，撒少许盐，盛出。

3. 然后，再次倒入茄蒂，撒盐，再倒入辣椒，一起炒一下，起锅。

为什么要把茄蒂和尖椒分开来炒呢？因为尖椒比较容易熟，而茄蒂比较干，所以炒的时间要长一点。如果一起下锅炒，茄蒂混在尖椒里，不容易炒熟。

这里要注意两点：

一、茄蒂和尖椒吸盐的程度不一样，所以先炒茄蒂时不要放盐。如果锅里有盐，辣椒就不好炒了。

二、每次放油都只放一点点。

茄子和茄蒂都是食疗的好东西，而且功效各有妙处。茄子能"化"，茄蒂能"收"。

茄蒂有"收"的作用。收什么呢？收敛创口。比如口舌生疮，吃茄蒂可以帮助溃疡面尽快收口。人体内湿毒多了，排不出去，往上走的时候，就容易从嘴里发出来，在口腔和舌头长疮。**茄蒂是祛湿解毒的，常吃它能避免湿毒郁积，殃及口腔，对防治口腔溃疡特别有效。**

茄子能"化"。化什么呢？化血肿。比如皮肤上长痱子、毒疮，多吃茄子都有帮助。在我们身体内部，茄子主要化的是大肠和胃部的血肿。因为茄子的药性主入胃经和大肠经，所以，它对于肠道息肉、血痔等肠道的血肿和胃癌等预防效果比较好。

吃茄子要注意，茄子是寒凉的。与其他寒凉食物不同的是，它的凉性直接入胃，使人胃寒。因此，**茄子最好是配上大蒜一起吃。**

一般人做茄子，都喜欢放大蒜，感觉没有大蒜就不够味儿。其实，这就是身体的本能选择。大蒜是热性的，能温胃，可以抵消茄子的寒性。

还有一点很重要：茄子是有小毒的，而大蒜呢，是解毒的。吃茄子时多加点大蒜一起烹调，能起到保护脾胃的作用。

茄子含的毒素虽然量很微小，但是对我们的肠胃多少有点刺激性。所以，最好不要吃生茄子。有的人盲目减肥，猛吃生茄子，如果一次吃多了，是有可能导致恶心、呕吐或拉肚子的。

读者评论

1. 茄蒂居然可以炒着吃?! 以前处理茄子时都是毫不犹豫地给扔了,看来真的浪费了。

——心雨咚咚

2. 口腔溃疡后马上炒几个茄蒂,效果好神奇。真的太感谢陈老师,太喜欢您了! 还有好多写不完了,现在是一有什么状况就翻书找方子。 ——cy

允斌解惑

问:现在正在攒茄子蒂晾晒哦,圆茄子也可以吧?

允斌答:可以的。

吃南瓜，南瓜子丢不得

中国的老百姓，几个人聚在一起聊天喝茶，总少不了嗑点儿瓜子。葵花子、西瓜子、南瓜子，都是大家常嗑的。很多朋友愿意去市场上买南瓜子吃，然而，家里吃南瓜的时候，却把里边的南瓜子给随手扔掉了。

其实，把这些南瓜子留下来一点都不麻烦。你只要在厨房窗台上放一个草编的小篮子（或者盘子），把每次掏出来的南瓜子放在里面，让它自然晾干就可以了。

南瓜子在南瓜里是很干净的，掏出来以后，不需要去洗它，沾了水反而容易坏，直接把它晾干就行。

南瓜子晒干了以后，可以直接生吃，保健的功效比炒过的南瓜子还好。

老人们都知道，南瓜子是杀虫的。过去的小孩容易得蛔虫等寄生虫病，大人就给小孩吃南瓜子驱虫。南瓜子跟其他的杀虫药不一样，它很温和，不是靠刺激性来杀虫，也不会损伤身体，对小孩来说很合适。

吃南瓜子，补充天然激素

其实，南瓜子的作用远不止此。籽代表什么？籽是植物的下一代，代表新的生命。所以凡是植物的种子，它的功效一般都能往肾上走。**南瓜子对肾脏的保健作用尤其突出，它的作用，类似于天然的激素，能改善人体生殖系统的功能。对于男性来说，经常吃生南瓜子，能够预防前列腺的问题。对于女性来说，如果产后体虚导致乳汁量少，吃生南瓜子能帮助催乳。**

南瓜子补的作用比较强。很多朋友一听什么东西补就愿意多吃，其实这是一个误区。再好的东西，吃过了就有问题。南瓜子也是，你别觉得它对肾好就大把大把地吃。南瓜子无论生熟都是补气的，吃多了，补过了，气会积在肚子里，使人不舒服。气多了还能化为热，导致胃热上火。

需大量说话的人可喝冰糖南瓜子茶来补肾气

单吃南瓜子的仁儿，那是偏于补的，如果连着外面那层壳一起用，就有补有泄了。

南瓜子的壳不好吃，也嚼不烂，一般用来煮水喝比较好，这对慢性的咽喉问题会有帮助。

冰糖南瓜子茶

做法：抓一把带壳南瓜子，切碎，冷水下锅煮开后，加冰糖再煮 20 分钟起锅，把渣滤出来，直接喝水。

我接触到一些学校的老师，还有电视台的主持人，他们有一个共同的苦恼：由于工作的原因，必须大量说话，导致嗓子长期不舒服，用了很多药都不管用。其实，他们这种情况，不仅仅是嗓子的问题，关键是因为长期说话太多，伤到了肾气。

所以，光是用清热消炎的药来治嗓子，解决不了根本问题。如果想治本的话，既要清咽喉，又要补肾气，双管齐下才可以。平时在家，就可以喝冰糖南瓜子茶来调理。

读者评论

陈老师，我的咽喉炎就是按照你的方法治好的。非常感谢你。 ——春天

冬瓜的瓤、皮、籽，没有一样不是宝

冬瓜子煮水喝，能帮助身体排废水、排脓

冬瓜里面有瓜瓤，做菜的时候不要扔掉，冬瓜瓤和瓤里的冬瓜子都是有用的。

凡是植物的种子，它的功效一般都能往肾脏走。冬瓜子也是走肾脏的，但它不是补肾，而是帮助肾脏来排出浊水的。

冬瓜是利水消肿的，这个大家都知道。冬瓜子比冬瓜肉更进一步。**冬瓜子去的不仅是水，而且是浊水，是体内炎症和感染引起的。**这种水是混浊的，带有颜色，比如说黄痰、小便黄、女性白带发黄……人体内的浊水，严重的发展下去就是脓。

冬瓜子能帮助人体排脓，特别是肺部和肠道的脓。

人体的肺部受到感染，严重的就会有脓，导致化脓性肺炎、肺脓肿

等。肠道发炎化脓时，如果位置在阑尾，那就是阑尾炎。**在肺部和肠道受到感染的初期，饮食上可用冬瓜子来辅助调理，它能促使脓尽快排出，阻止病情的发展。**

> **做法：** 取一把冬瓜子，捣碎了，用水煮 20 分钟，待水温不烫后直接饮用。冬瓜子最好不要直接吃，因为它很凉，吃了容易拉肚子。

这个方法是排脓的，适用于体内湿热很重的情况。如果是排浊水，最好先把冬瓜子炒黄了，再煮水喝，这样不会太过寒凉。

炒过的冬瓜子煮水喝，对湿热导致的小便颜色混浊、女性白带发黄都有缓解效果。

保存冬瓜子也不麻烦。吃冬瓜的时候，把瓤掏出来晾干，再把冬瓜子取下来保存就行。

冬瓜瓤煮水洗脸，美白效果好

瓜瓤也要留下。**冬瓜全身都比较寒凉，只有冬瓜瓤基本不凉，作用比较温和。新鲜的冬瓜瓤可以用来煮水洗脸，有美白的作用。**

冬瓜瓤晒干了，可以留到冬天来用。冬瓜名为"冬"瓜，却是夏天出的。如果冬天想要减去身体多余的水分，就可以用晒干的冬瓜瓤。

冬瓜皮加荷叶一起泡茶喝，减肥降脂

冬瓜皮晒干了留着，也有用处，作用跟冬瓜子、冬瓜瓤差不多。但是冬瓜皮是寒性的，适合热性体质的人用。

如果是痰湿体质的人，又有热，可以用冬瓜皮加荷叶一起泡茶喝，减肥降脂的效果不错。

其实，夏天在煲冬瓜汤的时候，我们可以学学广东人的做法，不去皮，连着皮一起慢火煲。这样可以解暑、去心火，还能瘦身。

冬瓜是比较偏凉的，脾胃虚寒的人不要多吃。炖汤喝相对会好一些，炖的时候，最好配一点虾皮或者海米。

夏日炎炎，吃一些凉凉的生冬瓜片吧

冬瓜还有一种吃法，就是生吃。小时候，每当夏天家里买了新出的嫩冬瓜，父亲会用刀仔细地削下几片薄薄的冬瓜片，蘸点白糖给我们小孩子当水果吃。嫩冬瓜片吃起来冰冰凉凉的，特别爽口。

夏天很热，热得人心里烦躁，口渴，想喝凉水，这就是暑热引起的心火。吃几片生冬瓜后，人就感觉一下子凉快了，心里也舒服多了。有的小孩老闹着要吃冰棍、雪糕这些凉的东西，实际上就是心火重，吃几片凉凉的生冬瓜，就能帮助他把心火给去了。

宋代的月林禅师曾作过一首偈子：

> 万里无寸草，衲僧何处讨。
>
> 蘸雪吃冬瓜，谁知滋味好。

"蘸雪吃冬瓜"，可以说是淡而无味，也可以说是冷暖自知。而我想到的是小时候吃生冬瓜，那种在唇齿间冰爽的感觉。天气再热，这道菜也能让人心里清凉。大和尚在冬天用冬瓜蘸着冰凉的雪来吃，那他的心头该是怎样的清凉境界呢？思之令人向往。

读者评论

小孩子上火或者发烧了，我都是煮冬瓜子和冬瓜瓢再加冰糖给孩子喝，只知道冬瓜特别降火，原来还有这功效啊！学习了！

——心雨咚咚

允斌解惑

1. 问：陈老师，冬瓜子是水开了以后再煮20分钟吗？冬瓜子还吃吗？还是就喝水？

允斌答：是的。冬瓜子不用吃。

2. 问：最近2个月我父亲腹围增加了好多，我有些担心，想给父亲做软化血管的茶包。请问干品的冬瓜皮自己晒要注意什么呢？晒多次时间呢？

允斌答：晒干到能保存的程度就行。

3. 问：天气热了没有胃口，不想吃主食，只想吃冰冰凉凉的东西，有什么办法能一举两得呢？

允斌答：可以把生冬瓜打汁加蜂蜜来喝，消消心火。

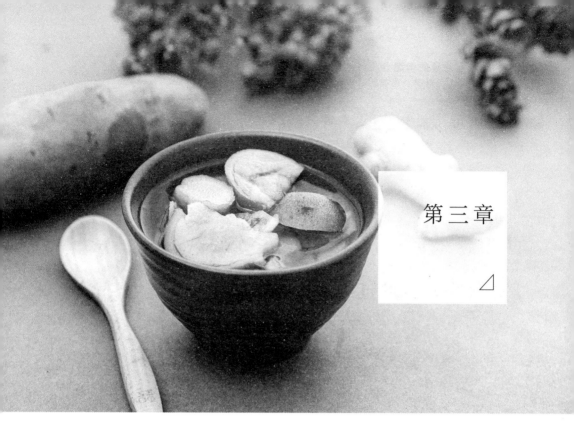

第三章

有哪些蔬菜药我们日用而不知

心有问题，不能正常地给全身供血，五脏六腑都好不了。心脏健康，身体才能健康。只要保持一颗年轻的心，人又怎么会老呢？

红薯吃好，胜过红枣

常吃红薯藤，可降血糖

很多人不知道，红薯藤也是可以吃的。红薯是公认的健康食品，红薯藤的保健作用也很强。**糖尿病人吃红薯藤对降血糖有帮助。**

记得小时候去农村玩，我头一次发现原来红薯是一种藤蔓植物，很新奇。红薯的藤牵牵连连，可以长很长。这样的好东西要是不吃，可就浪费了。

红薯藤的嫩尖，炒着吃是很清香的，吃起来有点像空心菜。

在湖北武当山，我见到当地人连红薯藤的老秆都能巧妙利用。他们把红薯藤老秆外的一层皮撕掉，把里面的秆掐成段，用一点辣椒和花椒炒着吃，味道很香。

红薯藤入肝经，是明目的。

老人说，红薯藤炒猪肝能补眼睛，特别适合晚上看不清楚东西的人。红薯藤还有去热毒的作用，可以调理肠炎和皮肤红肿、毒疮。

如果你夏天吃了不干净的东西，肚子不太舒服，那么，可以用红薯藤老秆煮水喝。

如果皮肤长疮，则可以用红薯叶子捣碎外敷来消肿排脓。

红薯带皮吃不烧心，还能助消化

每年冬天，我家的早餐一定有烤红薯。晚上给烤箱定好时，早上起来红薯就烤好了，满屋都是甜香味。

我常请来家里的客人吃。他们都很喜欢，但每个人拿起烤红薯来，所做的第一件事就是剥皮。

这时候我会说，别剥皮，试试连皮一起吃，味道也很不错。红薯皮可是好东西。

我常说，植物的皮和肉是一对阴阳，红薯当然也不例外。

红薯肉是"补"的，而红薯皮是"泄"的，也就是排毒的。红薯肉补脾胃，红薯皮助消化；红薯肉补气，红薯皮通气；红薯肉偏酸性，而红薯皮偏碱性。

吃红薯容易使人胀气，还会让人感觉烧心，如果带着皮吃，就能解决这些问题。

你可能会问，红薯皮那么脏，能吃吗？其实，你可以给它好好地洗个澡。

如何把红薯洗干净？

先用刷子刷掉红薯皮上的泥，再抓一小把面粉放在水里，然后，把红薯放进去，来回搅动，搅完再泡一泡。这样就可把红薯皮给清洗干净，可以带皮吃了。

现在大街上卖烤红薯的人，不一定会用面粉水把红薯皮清洗干净，所以，要是在外面吃烤红薯，那你就尽量别吃皮。

如果是自己家做红薯，清洗得比较干净，即使把皮烤焦了也可以带皮吃，小孩子吃了这样的红薯皮还能帮助消化。

很多烧焦的食物都有助消化的功能，像糊的锅巴、烤馒头片等，这些淀粉类的主食烤焦了以后，可以专门用来消米面引起的积食。有一种治疗积食的常见中成药——焦三仙，就是用山楂、神曲和麦芽炒焦了做成的。

特别提醒一下：如果红薯的表皮变色、发黑或有褐色的斑点，那说明它的局部腐烂了。这时就不宜食用，更不能吃它的皮。

生红薯去血毒，熟红薯补气血

红薯生用和熟吃的功效不同。熟红薯是补气血的，生红薯则能去血毒。

我家有一个妙用生红薯的小方子：把生红薯嚼碎后，敷在热毒疮的周围，对缓解疼痛很有帮助。

三姨在上中学的时候，学校组织学生去农村参加抗旱义务劳动。有天，她从山下挑水到山顶浇灌小麦田，在烈日下干了整整一天，水都没喝一口，受了热毒。回家后，她的腿上长了三个大毒疮，又红又硬，肿得很高，三天都下不了楼。外婆就用这个方法给她连敷了几天，把脓排出，后来就痊愈了。

这个方法用白皮白心的红薯尤为有效。因为生红薯本身就是消炎去毒的，如果用白皮白心的红薯，还有促进皮肤生长的作用。把它敷在毒疮的四周，就能把脓给逼出来，促使毒疮尽快收口愈合。

白心红薯养皮肤，红心红薯养气色

红薯对于肠道功能有双向调节作用。煮熟和烤熟的功效有一点不同。

便秘的人，可以常吃煮红薯；而喝酒过多，伤了脾胃引起腹泻的人，可以吃烤红薯来缓解不适。

熟红薯补气血，而不同的红薯补的效果也各有侧重。

红薯有红白两种。白皮白心的红薯，对皮肤特别好。皮肤粗糙的人，常吃白皮白心的红薯，皮肤会逐渐变得润泽。

红皮红心的红薯，营养就更好了。**它补气血的效果很好，作用可以跟红枣相提并论，而又没有红枣那么容易生湿热。**脸色苍白的女孩坚持长期吃，可以帮助改善面部气色。

小孩吃红薯健脾胃

我小时候很喜欢吃红薯。上幼儿园的时候，有一位农村的阿姨常常往我们家送红薯，然后换些大米回去。

有一天，我就对她说："阿姨，你们家天天都吃红薯，你带我去你们家吧。我不想吃米饭，我想吃红薯。"我妈笑着跟我说："我让你一个星期每天吃红薯，看看你还去不去！"

那个星期，母亲每顿饭都给我做红薯，但我还是吃得津津有味。

红薯是健脾胃的，小孩脾胃娇嫩，正需要红薯来补。如果是身体健康的小孩，体内没有痰湿，喜欢吃红薯是很自然的。

给孩子吃红薯，比吃红枣更滋补

小孩吃多红枣容易生热，所以更适合吃红薯来健脾补气血。

红薯的吃法有很多，一般是煮着吃、烤着吃。我们家还有几种特别的吃法，不妨给孩子试试。

一、红薯馅饼

小时候，母亲一有时间，就会精心地做一些红薯饼给我们吃。

做法：1. 把红薯带皮蒸软，剥去皮，趁热捣成泥。

2. 加干面粉，一起揉匀，捏成圆饼，大小可以随自己的喜欢。

3. 在平底锅里放少许油，把饼放在锅中，小火煎到饼两面变色，红薯饼就熟了。

加多少面粉是根据红薯所含淀粉的量而定的。一般来说，半斤红薯差不多要加二两面粉。

红薯饼还可以做成夹心的。你可以炒点肉馅，比如咸菜炒肉末，或者用生馅，例如把生韭菜、生肉切成末。然后，把肉馅包在生的红薯饼中，放锅里煎熟或蒸熟。

二、红薯馒头

母亲做的红薯馒头也很好吃。这种馒头不需要发面，很简单，不擅长做面食的南方人也可以轻松地做出来。

做法：1. 先把红薯煮熟，煮得软软的，把它的皮剥掉。

2. 将一半的红薯、一半的面粉揉到一块，使劲揉匀。一般不用加水，如果红薯很干，觉得揉起来特别费劲，也可以加一点点水，不要太多。

3. 揉好后捏成馒头大小，上锅蒸熟，蒸出来的样子和馒头一样。

蒸馒头有讲究：冷水上笼，中火烧开，中小火蒸 15 分钟，最后大火蒸 5 分钟。这样做出的馒头最暄软。

红薯馒头别有一番风味。那时来家里做客的一些小孩，有的对红薯并不是很感兴趣，可是吃了红薯馒头都很喜欢，抢着吃。

三、红薯粉蒸肉

红薯不仅可以做主食，也可以做成菜。用来做粉蒸肉，味道特别好。

红薯粉蒸肉

做法：1. 把肉用豆瓣酱、油拌匀。如果有醪糟水和酱豆腐汁，加一点儿进去更好，记住要先放醪糟水，然后放酱豆腐汁和豆瓣酱、油等其他调料。

2. 把蒸肉用的米粉撒在肉里拌匀，慢慢加水，直到米粉可以调成糨糊状。

3. 腌30分钟，让肉入味。

4. 把红薯去皮，切成滚刀块，从拌好的肉里倒出一点儿米粉和汁水，放在红薯上。

5. 把红薯装在蒸碗的底层，将拌好的肉铺在上面。在蒸锅里放冷水，烧开。把蒸碗放进去，用中火蒸30分钟左右。起锅时，撒一点葱花或者香菜。

蒸肉的米粉在超市有售，你也可以在家里自己做，味道更好。

自制蒸肉米粉

原料：糯米和大米的比例为1∶4。

做法：把糯米和大米按1∶4的比例搭配，加少许花椒，一起拌匀，放入锅中炒。记住，锅里不要放油，用干锅将食材炒到微微发黄即可。然后，用擀面杖或者料理机将其碾磨成类似粗盐粒大小的粗粉，不要太细。再加10%的生面粉，就做成蒸肉的米粉了。

粉蒸肉用的肉可以是猪肉、牛肉、羊肉、鸡肉，也可以是排骨，但不能是鱼肉，用鱼肉做的会有腥味。

四、自制红薯丝、红薯片

过年的时候，母亲会炸红薯丝给我们当零食吃。

> **做法：** 1. 把红薯切成丝，拿淀粉和鸡蛋打成浆。
> 2. 把红薯丝挂一点儿浆，下油锅轻轻炸一下即成。

红薯丝要切得细细的，这样炸出来又香又脆又甜，比用土豆炸的薯条好吃多了。一个红薯就可以炸出一大盘来，看上去很壮观，但实际上量并不多。比起土豆炸的薯条要蘸番茄酱吃才有味，而用红薯炸的薯条什么都不用加，口味也很好，小孩吃起来很开心。

现在家里有烤箱了，我也喜欢把红薯烤成薯片来吃，具体的做法跟烤土豆片差不多。

> **做法：** 1. 红薯不用去皮，连着皮一起切，切成很薄很薄的片。
> 2. 在红薯皮上抹一点点油，放烤箱里烤十几分钟，烤到半焦的时候取出来。

这种薯片又脆又甜，而且好消化，吃了也不容易胀气。

五、红薯汤

在我们家最受欢迎的红薯吃法，就是红薯汤。这道汤非常好吃，做法也很简单。

做法： 1. 把生花生切成碎末，过油稍微炸一下，炸出香味后，放一点儿葱花和姜末爆炒。

2. 爆炒几秒钟后，把切好的红薯条下锅炒一下。

3. 加入适量冷水煮一会儿。

红薯汤很快就能煮熟，我们家常拿它当快餐来吃。人们有时候忙起来会说："今天没时间了，我们下面条吃吧！"而在我家，如果来不及做饭了，母亲就会煮个红薯汤。有汤有水，10分钟便是一顿简单的快餐。

在这个汤里，放花生是为了增添汤的香味，放葱和姜是借用它们顺气的作用。红薯吃多了会产生胀气，把葱和姜放在汤里，喝汤吃红薯就不容易胀气了，特别好消化。而且葱姜搭配红薯很对味，汤也好喝。

这样煮出来的汤很适合给孩子吃。小孩吃烤红薯，容易噎着，而喝红薯汤就不会出现这种情况。

此外，还可以在这道汤中加入生姜，用生姜加上红薯煮成的汤，相当于一道温和的生姜大枣茶，不仅温补而且不容易引起上火，对于感冒后引起的脾胃不和，甚至恶心呕吐来说，是一道很好的保健餐。脾胃虚寒的人，可以在这个汤里稍微多放点生姜，这样调理脾胃的作用就会更强。

这道汤是最好做的，我上小学的时候就会做了。如果记不住放什么作料，我就背诵外婆教的顺口溜，一下就想起来了——"锅里煮上红薯汤，放点葱花放点姜，大家吃得喷喷香。"

从小到大，这首顺口溜我们不知道听了多少遍，但每次喝这道汤时，母亲还是会念叨一遍。以前，母亲每次这样念叨的时候，我们都会抢着说："知道了知道了，我们都听过一万遍了。"然而，现在每次我给家人上这道汤的时候，也会情不自禁地要念一遍。如果不说一遍，好像喝这个汤就缺了一点滋味似的。我想，母亲喜欢念叨这几句话，也是为了这点滋味吧。

这点滋味是什么呢？对于我来说，是小时候母亲给我做红薯汤的记忆。对于母亲来说，那就是外婆留给她的记忆了。在寒冷的冬天，饥肠辘辘的时候，眼巴巴地把母亲盼回家，喝上一碗母亲做的热乎乎的红薯汤，全身一下就暖了。那种感觉，真的很好。

读者评论

我们都是太幸运的受益者，能碰到这么一个善良的老师，书上的所有东西简直都是适合我们平民老百姓的，让我们不再害怕疾病，只要家里人一有症状，马上对照书上的方法用上，屡见奇效，真的是感恩，感恩啊！ ——蓝色雨

苦瓜越老越养心

苦瓜虽寒不凉胃

人在冬天容易有胃火，所以要吃一点降胃火的食物；人在夏天胃比较虚寒，所以应该吃暖胃的食物。

有人会问，那为什么我们夏天要吃苦瓜？苦瓜不也是凉的吗？

这个问题问得好，这是因为苦瓜虽然很寒凉，但是它不凉胃。

苦瓜是去心火的，它不走胃，而是走心。夏天，人们容易心火旺盛，心火太重的话，会使人感觉心烦、口渴、舌尖长疮或小便发黄。所以，夏天适合吃去心火的食物，比如说苦瓜。

苦瓜与黄瓜不同，黄瓜是凉胃的，而苦瓜的寒凉不走胃，它走的是心。所以，有些人吃黄瓜会拉肚子，而吃苦瓜就没事。

但为什么有的人吃苦瓜会胃痛呢？这是因为黄瓜和苦瓜有一个共同点，它们都是碱性。胃液分泌不足的人，吃多了就会刺激到肠胃。实在要吃的话，你可以吃酱烧苦瓜。苦瓜用甜酱烧煮过以后，苦味去掉一大半，碱性也中和了。

吃酱烧苦瓜，余味不尽

小时候，我们一看到母亲买了苦瓜，就会想吃酱烧苦瓜。

> **做法**：苦瓜切成段，把甜面酱下油锅炒一下，放苦瓜翻炒，
> 加酱油、盐煮熟。

苦瓜这样做，就不是一味地苦了，而是甜中带有微微的苦味，吃起来有一种余味不尽的感觉，特别受小孩子欢迎。

不知道为什么我从来没有在外面的餐馆里看见过这道菜，也许是它太朴素了吧——原料只有苦瓜一样。而一般餐馆用苦瓜做热菜，不是炖排骨，就是酿肉，再不就是炒鸡蛋，最起码得配点别的菜。

我总觉得，苦瓜跟肉类搭配，味道很难融合，还是清者自清，浊者自浊。苦瓜有个好处，不管跟什么肉一起烧，不会把苦味传给它。反过来呢，也是一样，苦瓜也不会染上肉的味道。大部分蔬菜跟肉类一起烧都会更鲜，但苦瓜不然。而且，它也不怎么吃油，跟荤菜一起，油腻腻的，总感觉有些别扭。

苦瓜的风味别有一格，等闲之物还真配不上它，还是单吃比较清爽。

"雪满山中高士卧"——冰雪苦瓜

长大以后，比小时候更懂得欣赏苦瓜的苦味了，吃苦瓜也不是一味要酱烧的那种了。如果买来的苦瓜比较嫩，我喜欢把它切成薄片，下开水锅迅速焯一下，然后过冰水，拌上点儿糖、醋、盐，放冰箱里冰镇一会儿再吃。

如果夏天气温比较高，可以在盘子里先放上冰块，再把拌好的苦瓜片铺在上面，保持冰凉的口感，那就更爽口了。这样的一道凉拌苦瓜，我给它取了个名字，叫作"雪满山中高士卧"。如果把苦瓜比作人，那么在我看来，它就是独居山中的隐士，超然物外。

天工造物苦瓜子，养心补肾效果好

凉拌的苦瓜要嫩的，酱烧苦瓜则要用老苦瓜才好吃。很多人买苦瓜不愿意要老的。其实，老苦瓜的保健功效更好。嫩苦瓜是去心火的，一味苦寒。而老苦瓜则不然，老苦瓜没有那么寒凉，还有养心的作用。

老苦瓜有一样好东西，就是红色的苦瓜子。到了夏末秋初的时候，苦瓜就变老了。把老苦瓜剥开以后，你会发现它里面的瓤变成了鲜红色，连籽都是鲜红鲜红的，很好看。

小时候，母亲切开苦瓜看到里面有红色的苦瓜子，会马上叫我们来吃。我们也很爱吃，因为鲜红鲜红的嘛！小孩子看着就觉得特别好吃。

苦瓜子为什么红呢？因为它的外层包裹着厚厚的红色外膜。苦瓜子里面的仁是不能直接生吃的，吃的是外层红色的部分。这层膜软软的，可以直接吃，是甜的，对心脏特别好。

苦瓜子补心，还补肾。

苦瓜是寒凉的，苦瓜子却是温性的。苦瓜去心火，苦瓜子补心阳。苦瓜是利尿的，而苦瓜子却能调理尿频和小孩遗尿。

苦味的苦瓜，老了以后却能长出甜子。老话说得好，苦尽甘来，苦瓜就是一个现成的例子呢。

读者评论

运用了陈老师的知识，我在家的地位也大大地提高了，说话的底气也十足了！好好跟随美女老师的步伐！期待美女老师再出新作！我们家几乎每天都会说陈老师这，陈老师那，沙发上就摆放着陈老师的书籍，随时看，真好！很温馨的感觉……

——幸福70后

薤家姐妹花——开胃的薤头、延年的苦薤

《黄帝内经》里边有一段很著名的关于饮食保健的文字："五谷为养，五果为助，五畜为益，五菜为充，气味合而服之，以补精益气。"

其中提到了古人常食的五种蔬菜。还说五菜分五味："五菜：葵甘，韭酸，藿咸，薤苦，葱辛。"

"薤苦"，五菜中所说的苦味的薤，词典上解释是薤头，其实不尽准确。薤头与苦薤，是薤菜在上千年的种植过程中所分化出的不同品种。

薤头经过长期家养驯化，滋味更美，但性状和作用与古人所描述的薤已经有所区别。古人所吃的薤，当更接近于苦薤。

至今在西南地区，还保留着种植苦薤的传统。而在其他地区，它是人们常吃的一种野菜，称为"小根蒜"，也叫"小蒜""山蒜""薤葱""野葱"。

在古代苦薤是人们普遍食用的蔬菜，因为**古人认为吃苦薤能延年益寿，把它比为菜中的灵芝。**

薤头和苦薤的区别，入药必须用苦薤。

　　薤头是蔬菜，而苦藠既是蔬菜，又是药材。中药中有两味药，一个是薤叶，就是苦藠的叶子；一个是薤白，就是苦藠头。

　　苦藠和薤头从外形和味道上都很容易区别。

　　苦藠和薤头的叶子都有点像小葱叶，中间是空心的，与葱叶不同之处是有棱。

　　薤头的叶子比较粗大，而苦藠的叶子比小葱叶还细。古人用薤叶上的露水易干来比喻人生的短暂，可能就是因为苦藠的叶子，在五菜中最为纤细。在这么纤细的叶子上，凝结的露水也只能是小小的水滴，太阳一出就干了。古人见到这情景，不由得会感叹人生苦短，只争朝夕。

　　现在吃苦藠和薤头一般吃它们的鳞茎，也就是叶子根部的白头。苦藠比较小，圆圆的，有点像迷你型的洋葱；薤头比苦藠大，是长圆形的。

　　薤头是辣的，而苦藠的味道有点苦。

　　薤头和苦藠同出一门，有些作用是相似的，比如都可以消炎抗菌、行气活血、开胃、助消化。因此，薤头与苦藠常常被人混为一谈，甚至有资料将薤白误以为是薤头。其实这两者功效有区别，入药必须用苦藠，不能以薤头代替。

　　薤头偏重于引气外散，能散寒、通窍、行气，排出肠胃浊气。苦藠偏重于引水下行，能化痰、平喘、祛湿，祛除脾胃湿浊。

　　薤头能宣泄肺经和大肠经的邪气，上能防外感，下能通便秘。苦藠能化解心肺和脾胃的水湿，上能缓解胸闷、心痛，下能减轻寒气、腹痛，既能通便，又能调理慢性肠炎。

　　举例来说，对于呼吸道疾病，薤头预防风寒感冒，苦藠能调理慢性支气管炎。对于消化道疾病，薤头可缓解腹胀，苦薤可减轻胃痛。对于皮肤损伤，薤头外敷可消炎防感染，苦薤外敷散瘀消水肿。

薤头辛辣脆嫩，食后使人胃口大开；苦薤滋味较平淡，还有苦味，不如薤头吸引人，但药食兼用，调理保健作用更强。

可以这样说，用薤头做的菜，是开胃的美食；用苦薤做的菜，则是地道的药膳。

"咬得菜根，百事可做"——吃薤头别扔根须

记得小时候每天都吃用薤头或苦薤做的泡菜。这两样真是泡菜的好原料，可以久泡而不软，泡一次能吃很长时间。

薤头可以做成盐水泡菜，也可以做成糖醋泡菜。糖醋薤头特别好吃。

如果没有条件做泡菜，也可以把它做成凉拌菜。鲜薤头用刀拍破，放点盐腌一会儿，断生后就可以直接吃了。想加点调料也行，酱油、醋、糖、辣椒、花椒等都可以加。这道小菜是很开胃的。

薤头炒回锅肉是一绝，把整株的薤头连头带嫩叶斜着切成寸段来炒，比普通的蒜苗炒回锅肉风味更胜一筹。

薤头上面带有根须，一般做菜都弃之。摘下来的根须，如果是特别粗胖的那种，以前外婆也会留下来加点盐腌一下凉拌吃，能通气消食，不过吃起来有点辣辣的味道。外婆美其名曰"龙须菜"，我倒想叫它"菜根香"。古人说："咬得菜根，百事可做。"大概指的就是这类东西。

肠胃弱的人，每天坚持吃几颗苦蕌泡菜

苦蕌适合做酸味的盐水泡菜。它有苦味，需要单独泡，以前我家泡苦蕌有专用的坛子。要是怕吃不过来，拿个玻璃的罐头瓶子泡也行。

肠胃比较弱，容易得胃痛、肠炎、消化不良的人，一定要泡一瓶子苦蕌，每天坚持吃几个，肠胃慢慢地就调理好了。

调理胃气痛的止痛方——苦蕌煎鸡蛋

母亲还教给我一个调理胃气痛很有效的食疗方，是用苦蕌煎鸡蛋。

做法：把一只鸡蛋打散，十几个新鲜的苦蕌切碎，放到蛋液里调匀，放一点盐下锅煎，蛋液凝结后加一点水煮熟。

苦蕌能温中通气，鸡蛋能补中益气，两者配在一起，可以养胃。对于缓解气滞或是饮食停滞引起的胃痛很有效果。

调理胃溃疡、利于顺产食方——苦蕌炖猪肚

苦蕌炖汤吃，作用更为温和。苦蕌单吃是苦的，但是炖出肉汤来却不苦。母亲说，苦蕌沾了油就不苦了。这是因为苦蕌的苦味有降气的作用，肉食有补气的作用，苦蕌解除了肉食的油腻，肉食中和了苦蕌

的药性。因此，气虚的人不能多吃泡苦蕌，而炖苦蕌就可以吃。

苦蕌炖鸭子，苦蕌炖动物内脏都不错。

苦蕌炖猪肚是特别好的药膳。

母亲说，孕妇在怀孕的最后两个月内，吃苦蕌炖猪肚，有利于顺产。

苦蕌炖猪肚

做法： 1. 准备一只猪肚，三两新鲜苦蕌。

2. 把苦蕌放在猪肚里，用线缝合。

3. 冷水下锅，大火烧开后转小火炖熟。然后连汤带苦蕌和猪肚一起吃。

注意：不要放姜。姜会影响这道药膳的作用。

吃的时候可以少放一点盐调味。盐不能在炖汤的时候放，否则猪肚会变硬。

苦蕌炖猪肚有养胃的功效，脾胃虚弱的人也可以吃。 它跟苦蕌煎鸡蛋效果不同，它的功效比较温和，主要是养胃，促进溃疡愈合。苦蕌煎鸡蛋调理作用更强一些，主要是理气止痛。

新鲜的苦蕌叶也可以吃，有理气的功效

将苦蕌叶切成段，炒着吃，有一种特殊的香气，与葱和蒜苗都不一样。

苦荬叶炒新鲜蚕豆是最佳的搭配，有健脾利湿的功效。蚕豆吃多了容易滞气，配上苦荬叶一起吃，就可以消气了。

苦荬是菜中灵芝，常吃可延缓衰老

苦荬是养心的，能温通心阳，疏通血脉，降血脂，防止动脉硬化，是调理心脏病的食疗上品。凡是心脏功能不好的人，平时感觉胸闷、心区痛的人常吃苦荬，会很有帮助，可以预防冠心病、心绞痛，甚至心肌梗死。

苦荬能健胃，治胃炎、胃痛，尤其是对于肠胃有寒湿停滞不化，导致胃满、腹胀等有特效。

苦荬不仅养心健胃，对五脏六腑都有好处。古人很早就发现吃苦荬能延年益寿，所以把它比喻为菜中灵芝，认为苦荬能使人轻身耐饥，百病不生，宛如神仙一般。

历代讲究养生的文人，从杜甫、白居易、苏东坡到陆游都爱吃它，并留下赞美的诗文。苏东坡的弟子张耒，很懂养生之道，是著名的《粥记》的作者，也十分推崇苦荬的保健功效，甚至亲自在家里种了上百株蕹菜。

他写的一首诗特别能代表古人对蕹的认识：

蕹实菜中芝，仙圣之所嗜。

轻身强骨干，却老卫正气。

薤能"轻身"，是因为苦藠有降血脂、减肥的功能，血脂降下来，湿浊排出去了，人自然就"无浊一身轻"了。

"强骨干"，是因为苦藠能预防骨质疏松。

"卫正气"，是因为它能消炎抗菌，增强人的免疫力。

"却老"，就是延缓衰老，也不是夸张。苦藠有抗氧化的作用，能排毒、净化血液。最关键的是它能养心。

心脏是五脏六腑中最重要的器官。《内经》早就说过，心为君主之官，主明则下安，以此养生则寿。主不明则十二官危，以此养生则殃。心有问题，不能正常地给全身供血，五脏六腑都好不了。心脏健康，身体才能健康。只要保持一颗年轻的心，人又怎么会老呢？

读者评论

1. 看到陈老师的文章又想起了小时候，我们在我家后面的河堤上挖这个小根蒜，然后会拿回家炒鸡蛋吃，从来不知道小根蒜还有这些功效，谢谢陈老师，以后会一直将这些大自然赐给我们的礼物传下去。　　　　　　——玉儿

2. 我们这里管藠头叫野葱，然后加一点米汤，再加一点辣椒用来凉拌吃，特别香，很下饭。　　　　　　　　　　　　　　　　　　　　——安静

3. 按照陈老师指点，在野外拔了小根蒜，用茎叶包了饺子，蒜头泡了糖醋，真是美味极了。　　　　　　　　　　　　　　　　　　——天公作美

4. 我们这里管这个叫"藠葱"，经常吃的一种菜，炒鸡蛋、红烧鱼、炒千张豆腐干，都会放一些。　　　　　　　　　　　　　　　——风清扬

5. 我们小时候吃这个小根蒜长大的，甜甜的特别好吃。我们老家特别多。　　　　　　　　　　　　　　　　　　　　　　　　——包张

6. 我们称之为"小蒜"。有谚语曰："三月小蒜，香死老汉！"

——棋盘奕星

7. 小根蒜，东北叫大脑瓜。 ——曹阿姨

8. 以前不认得苦蘵，现在来到福建这边看见山上有很多。 ——简易食疗

9. 广东清明时节用它烧猪肉，美味！ ——露

10. 每年此时我们全家踏青，采小蒜回来炒鸡蛋，很香，但还真不知有这些药用价值…… ——青山

11. 今中午就吃了小根蒜炒鸡蛋，好吃！是看了你昨天的视频，昨晚买的！

——iris chang

12. 今天在网上买了，准备泡成咸菜，每天都可以吃一点！谢谢美丽博学的允斌姐姐！ ——wuli-love

13. 我们老家把小蒜切碎用油盐一调，就是很好吃的开胃下米饭的小菜，就着这菜吃饭一碗一碗吃不够！就是不知道它还对心脏有好处！ ——飘渺的风

"飞油水"——绿色蔬菜的健康吃法

我母亲对于吃饭的营养特别讲究，有时会把自己搞得比较辛苦。比如说做绿色蔬菜吧，为了尽量保存维生素，必须大火快炒，炒好以后必须马上吃；还要少放油和盐，这样才健康。

帮忙做家务的保姆做不到这么完美，母亲就亲自动手，在厨房里备好料等着，当家里人一踏进家门，就马上开火炒菜。确保大家一回家就吃上饭，而且还是新鲜出锅的。

夏天厨房本来就热，再开上大火爆炒，母亲往往热得满头大汗。劝了她好多次，不要这样，让保姆提前把菜做好，就算炒得不得法或者是放时间长了损失点营养也无所谓，这样自己就不用辛苦了。但她宁可自己累着。

多年前有一天，我突然灵光一现，想起了广东人焯蔬菜用的"飞油水"的方法。如果把蔬菜从炒改为焯，这样做菜的人不用受热吃油烟，吃菜的人又可以少吃点油盐，那不是很好吗？

"飞油水"是这样做的：烧一锅水，放一丁点的油和盐，水开后把绿色蔬菜放下去焯熟，马上捞起来迅速过一下凉水就可以了。

这样焯出来的蔬菜是绿绿的，颜色好看。焯过的水还可以拿来做汤，营养一点不浪费。

我家人平时吃得清淡，把焯好的菜直接装盘就吃了。如果口比较重的人，可以淋点蚝油或者放点作料拌一拌。

这方法简单，谁都会做，不用母亲亲自动手。做起来又快又方便，吃口又清淡，尤其是夏天，吃起来很舒服。它跟凉拌菜不一样的就是，焯好的菜过一遍凉水还是温的。有的人胃寒，吃冷的东西会胃痛不舒服，就可以吃这样的菜。

水里一定要放油和盐，这样才能保存更多的营养素，用植物油或动物油都可以。母亲更喜欢用动物油，它比植物油乳化效果好，容易分散，保存的营养素多，煮出来的菜颜色更加碧绿。

焯的时候不要盖锅盖，这样菜就不会被焐黄。焯好后过一下凉水，能保存更多的维生素。

自从用上了这个方法，我们家吃绿色蔬菜几乎都不炒了，全部"飞油水"，好吃又方便。

读者评论

我95岁的姥爷还天天看我给他买的《吃法决定活法》呢，姥爷年纪大了，现在不做饭了，别人做的饭他又不喜欢吃，结果看了您的书他又开始吃很多菜了，他说，书里说这些菜好。

——clover4Ever

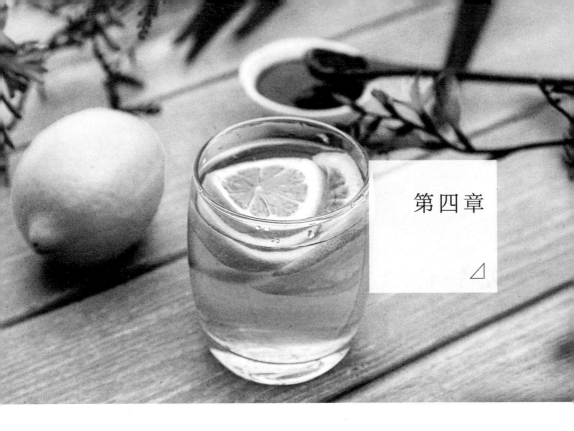

第四章

吃水果也需要智慧

　　病是一点一点得的，健康也是一点一点积累的。不怕步子迈得小，就怕方向错误。只要方向正确，总有一天会走到的。

吃橘子的智慧

江南有丹橘，经冬犹绿林。

岂伊地气暖，自有岁寒心。

可以荐嘉客，奈何阻重深。

运命唯所遇，循环不可寻。

徒言树桃李，此木岂无阴？

《唐诗三百首》以张九龄的四首《感遇》开篇，这首写橘的诗就是其中之一。张九龄身为一代名相，才识超群却遭到贬谪，其际遇正如诗中所吟咏的橘树。

为什么提起这首诗来呢？因为我在怀念越来越少见的川红橘。

历史往往会重复，一千多年前丹橘所受到的冷落，如今又重演了。人们都以为吃红橘会上火。所以，市场上行销的多半是蜜橘，而真正有药用价值的红橘却备受冷落，以至于红橘中的上佳品种川红橘种植量年年减少。

如果有一天川红橘绝迹了，那将是中药业莫大的损失。

要说药食同源的水果，红橘是当仁不让的第一名。每年红橘一上市，厨房里的药房就多了好几味良药。

为什么说是好几味呢？懂一点医理的朋友都知道，橘子各处皆可入药，而且都是好药。

单是一个橘子皮，就可以变身为五味药：陈皮、青皮、鲜橘皮、橘白和橘红。

橘皮和橘肉之间的橘络，是中药。

橘子的籽，也是一味药，叫橘核。

橘叶也是常用的中药。

而整个的橘子，连皮带肉做成蜜饯，也可以当药吃。

再说大家最熟悉的橘肉。它可以润燥生津，开胃理气。秋冬季节吃它是再合适不过了。一顿美餐过后，小孩吃个橘子可以消食，大人吃个橘子可以解酒。

吃橘子不上火的秘诀——吃橘络

橘子这么好，可是许多人怕吃了上火，不敢多吃。其实，这是您不懂吃橘子的方法。告诉大家一个很简单的诀窍，吃橘子就不用怕上火了。

剥开橘子，在橘子皮和肉之间，有一些白色的筋络，这就是橘络。每次吃橘子的时候，把这些橘络一起吃下去，就不会上火了。

这个方法为什么管用，要先从吃橘子上火的原理说起。

为什么有的人吃橘子会上火？有的人吃再多也没事？

有人以为橘子性温热，所以吃了会上火，其实不然。橘子皮的确是温性的，然而橘肉却是偏于凉性的。

那么，为什么偏于凉性的橘肉反而会引起人上火呢？

因为植物的皮和肉是一对阴阳关系。**橘皮能燥湿化痰，而橘肉的作用反之，是润肺生津，多吃可能会助湿生痰；橘皮能顺气，而橘肉则会造成滞气。**

橘子吃多了，胃里就会有湿滞，湿滞郁积就使得胃的功能失调，造成胃热，也就是胃火，上攻到头面，就会产生牙痛、嗓子痛等上火症状。

而橘络正好是顺气的，可以破除胃气的积滞，使它正常地往下走；橘络味苦，苦味的东西，可以解胃热。所以吃橘子的同时，顺便吃些橘络就可以预防吃橘子上火了。

久病必入络，橘络帮你通

橘络跟橘皮一样，也是一味中药，也能顺气、化痰。此外，它还有一样独特的作用，那就是通经络。

橘络长在橘子的第一层果皮与第三层果皮之间，是输送营养和水分的管道，所以它有疏通的作用。橘络的名字中有一个"络"字，真是名副其实，它主要疏通的是络脉。

经络是人体气血运行的通道，其中大的叫作经脉，小的叫作络脉，是经脉的分支。经脉是一条条的线，而络脉是密密麻麻的网络，把气血输送到全身的每一处。

中医讲，久病入络。一个人要是得了长期迁延不愈的慢性病，在络脉里边一定会慢慢形成瘀阻。所以，对于得病时间比较长的人，有经验的医生就会考虑加一些通经活络的药来进行辅助调理。橘络就是其中的一种，它对于痰湿瘀阻络脉最有效。

中医所说的痰湿，其实就是人体内排不出去的液体类垃圾。像脂肪肝、高血脂、高血压、血管硬化、冠心病、乳腺增生、肿瘤、慢性支气管炎、百日咳、肺结核、体虚肥胖等都是痰湿瘀阻造成的病症。

不通则痛，瘀阻严重的情况下还会引起疼痛，比如长期咳嗽造成的胸闷胸痛，而橘络通过疏通经络还能起到止痛的作用。

可以这样说，凡是患有现代文明病或是长期处于亚健康状态的人，没事吃点橘络都会有好处。它会帮助你疏通身体内各处细微的管道。只要是哪里的管道长期不通，无论是血管、支气管甚至乳腺管，你都可以多吃点橘络来保健。

橘络药效平和，用法没有太多禁忌。

可以拿干橘络泡水当茶喝，也可以在煮粥的时候放一些，怎么方便怎么来。

只要记住一条：下次吃橘子的时候，不要忽略了里面的橘络。

虽然一只橘子只有一点点橘络，但哪怕吃一点也比没吃强，吃一次总会有一次的效果。

勿以善小而不为，勿以恶小而为之。这是刘备临死前写给刘禅的遗诏。我借用来发挥一下：**勿以药小而不用，勿以毒小而近之。**

小小的橘络，看似不起眼，没准能解决您的大问题。病是一点一点得的，健康也是一点一点积累的。不怕步子迈得小，就怕方向错误。只要方向正确，总有一天会走到的。

读者评论

我一直以来就有乳腺增生，每月的乳房疼痛让我非常难受，看了陈老师的书知道吃醪糟可以消结、通乳，加上橘络泡陈皮可以通经络，我按照上面的方法吃了半个月，效果真的很好，现在经前的乳房疼痛没有了，真的很开心，非常感谢陈老师，其他的方子也很好。

——未来

橘子之美，大半在皮

一年好景君须记，最是橙黄橘绿时。秋天到了，正是吃橘子的好季节。最近全家人吃了不少橘子，剩下来的橘皮，装了满满一篮子在窗台上晾晒。顺手放几片到暖气上烘烤，橘皮所含有的芳香油挥发出来，既净化空气又提神醒脑。闻着这样的香气，人的精神为之一振，心情也变得愉快起来。

想起父亲讲过的一件趣闻：从前有些卖橘子的小贩很聪明，一车橘子卖到最后，剩下一大堆小个的卖不出好价钱，就拿到学校门口去，叫小学生们来现场品尝。不要钱，吃多少都可以。唯一的要求是，吃了橘子，把橘皮和橘核留下，分作两堆。最后，小贩把橘皮和橘核晒干了拿去卖给药店，所得的钱比单卖橘子还多呢。

的确，**在中医看来，橘子这种水果，最大的价值不在于它酸甜好吃的果肉，而在它的果皮。橘子之美，大半在皮。**听说在著名的广陈皮产地新会，带皮的橘子两块钱一斤，而去皮的橘子只要几毛钱就能买到了。

因此，咱们吃橘子的时候，要是把橘皮随手扔掉，那真是太可惜了。

建议大家一定要把橘皮留下，有了它，一些秋冬常见的小病就不用麻烦医生了。

我们都知道，橘皮做成陈皮以后，是一味常见的中药，许多药方里都要用到它。其实，新鲜的橘皮也有调理身体的作用，而且其作用与陈皮有所不同。

新鲜的橘皮，性味辛苦，气味芳香。辛味可以入肺解表，苦味可以泄下，而芳香可以理气。因此，**鲜橘皮既可以用于调理风寒感冒，又可以消食，它对脾湿或是积食导致的腹胀和便秘效果十分好。**

读者评论

1. 这几天夜里容易醒，喝了橘皮泡茶一夜睡到天亮。　　　　——ling

2. 橘皮治了我仔仔的咳嗽，多谢陈老师。　　　　——月

吃鲜橘皮醪糟水，专治风寒感冒

说起用鲜橘皮调理身体，我母亲的体会最深。1957 年我外公被错划为右派后，家里断了经济来源，没有钱买药。那时候，全家无论谁在秋冬季节得了感冒，就到路边的小店花五分钱买一碗醪糟水，再找一点橘皮切成小丁，就着醪糟水把橘皮丁喝下去，身体就感觉舒服多了。

这个方法适合感冒初起时用，也就是刚刚开始出现症状的时候，适用于风寒感冒。有橘子的时候正值秋冬，此时的感冒多半都与外感风寒有关。因此，这个季节只要一感觉到有点感冒，不要犹豫，马上用温热的醪糟水送服橘皮丁，基本上就可以把感冒控制住了。

上面这个小偏方中，用醪糟送服橘皮的原因是取其活血通经络的作用，利于药性散发，同时醪糟本身也能补肺之虚寒，与橘皮相得益彰。

这两样东西都是寻常食物，所以不用担心用量和比例失当的问题。

鲜橘皮醪糟水

做法：1. 大致来说，橘皮一次的服用量为半只到一只中等大小的橘子的皮，而醪糟水可以用两勺醪糟加大半碗水煮开即成，要趁热喝。

2. 橘皮不用煮，而是切碎以后，跟平时吞服药丸一样，直接放嘴里，再喝点醪糟水把它咽下去就好了。

3. 不用咀嚼，橘皮吃起来会有些苦。吞下橘皮以后，你的口气都是香的，会感到很舒服。

与其他通过发汗解表的感冒药不同，这个方法能解表却不发汗，一天之中，可以随时随地饮用，不用刻意关在家里"捂汗"，也没有发汗过度而伤气之忧，是比较平和的一种方法，**对于不宜用发汗法的小孩和产妇尤其实用**。大家不妨一试。

秋冬两季受凉了，如果手边有橘子，马上剥点橘子皮来吃，也有散寒的作用。

春节前的一天，在北方某电视台的美食厨房，我做了一天饭，电视台拍摄出来准备制作成系列饮食节目。那里没有暖气，为了通风还开着窗户，冷风嗖嗖地灌进来，工作人员都穿上了厚外套。为了节目需要，我只能穿一件单衣，确实冷。一天工作结束，我又立刻赶到节目组特意安排的剧场观看演出。那里室温也不高。我把外套都穿上了，坐了半天，还是没暖和过来。陪同的导演也说觉得冷。我就想，我们得采取点办法，可不能影响第二天的录制工作。

我们看演出的座位是带桌子的，服务员上了几盘茶点。我一看有几个小橘子，心想真是太好了。拿起一个橘子，可是没地方洗。看看有热茶，我就把橘子泡在热茶杯子里了。泡了10分钟，估计泡得比较干净了，我把这橘子捞出来，剥下橘子皮，把皮吃掉了，感觉不错。橘子皮被热茶泡过就没那么苦了，还有点甜味。我建议导演也吃点，她说："我应该没事的，我白天工作时穿着外套呢！"

第二天，我一切如常。见到导演，她说："我回家就感冒了，有点发烧，如果当时吃点橘子皮可能就没事了。"

读者评论

1. 去年冬天和今年春天两次感冒发烧，都喝了橘子皮和醪糟水，都是喝下去之后第二天就退烧了，真的是太神奇了。

——Chocolate

2. 有天早上起床后觉得浑身酸痛，头昏沉沉的，一摸额头还有些发热，怎么办？突然想起家里有米酒，就煮了一碗又洗一块橘皮，因浑身很不舒服也没切碎，干脆就嚼一口橘皮喝一口米酒，谁知一碗米酒没喝完就觉得身体开始发热了，不一会儿感觉就轻松了许多，头也没开始那么晕了，接着又睡了一觉，醒来后居然好了，这么神奇！自己都不敢相信，我从小体质差易感冒，在没有米酒的情况下好几次只泡橘皮水热热地喝了效果也很好。期盼允斌老师的新书！ ——蜗牛漫游绿野仙境

3. 您所有的书籍每种都有三本以上，自己亲爱的家人和朋友，我都送给他们。受益匪浅的是酒糟加橘皮，几年下来没用过感冒药。 ——彤彤

4. 听到老师有新书，这次希望我不会错过机会，用老师的橘皮醪糟水治感冒真是灵验，还有鱼腥草现在也是我家常备品，希望早点看到陈美女新书，期待，期待。

——笑口常开

5. 真幸运啊，看完这篇文章，我有点感冒，按照介绍的方法吃了1/4的橘皮喝了半碗米酒，不一会儿就感觉舒服多了，晚上我又吃了1/4的橘皮喝半碗米酒，第二天起来人好轻松啊。

——hsqinghu

6. 我买了陈老师的《回家吃饭的智慧》，里面好多食疗养生的小偏方特别管用，尤其是感冒初期醪糟水送服橘子皮屡试不爽！橘皮吞下后感觉很冲，口气都是香的，感到很舒服。这个偏方我每次都会在家人、同事感冒初期教他们服用，马上便会见效，服用后穿厚衣服捂一捂，感觉周身通畅！再次感谢陈老师的分享！

——贺文逸

家有鲜橘皮，温胃、止咳、散寒

橘肉人人爱吃，不用再多说了，但橘皮往往为人所弃，辜负了它的宝贵价值，所以要不遗余力地多宣传它一下。

我母亲在吃橘子的时候，习惯先整体清洗一遍再剥皮。这样，剥下来的皮是干净的，可以直接使用，剩下的就晾干做陈皮，比买来的陈皮要好，用起来也方便。

现在有些橘子是经过打蜡保鲜的，这样的橘皮最好不用。当然，现在连直接食用的蔬菜都滥用农药，水果也难免表皮会有些农药残留。为了保险起见，可以**在剥橘子前，先用细盐把橘皮搓一遍，去除残留的农药，再用水清洗。**做炒菜用的橘皮，还可以用淘米水泡上几天。

鲜橘皮有温胃、止咳、散寒的作用，能防治便秘和风寒感冒。做成橘皮糖（见本书上部第六章），秋冬季节，在饭后吃一点，可以消食解腻。对于不爱吃糖或是不敢多吃糖的人，如果想要食用鲜橘皮保健，怎么办呢？也有方法。可以把橘皮做成菜来吃。橘皮可以做成各种菜肴，在这里介绍两个简单的，也是我家常做的。

开胃小菜——酱拌橘皮

开胃小菜——酱拌橘皮

做法：1. 把新鲜的橘皮切碎，加少许豆瓣酱拌匀，就是一道开胃的小菜。

2. 它能消食解油腻，还有缓解腹胀便秘的作用。

3. 做一次，可以吃两到三天，不放冰箱也不会坏。

我母亲属于胃寒的人，最喜吃这道小菜。她做的时候，还会用少许油放锅里烧热，然后把热油直接淋在拌好豆瓣酱的橘皮上，这样味道更香也更暖胃，还能预防风寒感冒。

记得我有天早上吹了点冷风，为了散寒，母亲特意给我做了这道酱拌橘皮。结果全家人都沾了光，一个个吃得胃口大开，每个人都比平时多吃了一碗米饭呢。

肉丝炒橘皮，好吃又好看

将新鲜的或是晾干的橘皮用清水或是淘米水泡两天，每天换一次水。用的时候，捞出略微挤干水分，切成丝，就可以用作炒菜的配菜了。

可以加时鲜蔬菜如白菜等炒着吃，也可以配鲜肉同炒。

为什么炒橘皮之前要先用水泡呢？因为橘皮有苦味，做凉拌小菜少量地吃没有关系，做炒菜大量地吃口感不好，也过于辛辣刺激，所以要用水泡几天，去除苦味。最好是用淘米水来泡橘皮，这样可以更好地去除表皮上残留的农药。

母亲说炒橘皮菜要有油气才好吃，炒肉吃是最香的，而且解油腻。

我家做橘皮菜手艺最好的是小姨。她做的肉丝炒橘皮，颜色金黄，香味浓郁，好吃又好看。用之待客，十分别致。

这道菜的做法跟普通的炒肉丝方法一样，很家常。具体的配料比例和调料可以根据个人的口味进行调整。

做法：1. 将泡好的橘皮切丝，鲜肉切丝，蒜薹切成寸段。

2. 炒锅烧热后放油，油热后先下肉丝，翻炒几下，烹入料酒，撒少许盐。放入蒜薹，再入橘皮丝，炒几下即可出锅。

读者评论

1.已经试做过橘皮小菜了，别具风味！　　　　　　　　　　——尤尤

2.感谢陈老师的橘皮菜，非常喜欢！　　　　　　　　　　——仙鹤

3.照着老师说的方法做了橘皮糖，做了一部分陈皮，还想用鲜橘皮做菜，越来越感觉到橘皮的宝贵，很喜欢橘皮的味道。　　　　　　　　　　——馨玉

4.元旦前在网上买了一箱大红袍川橘，因为老公吸烟经常咳嗽，吃过后好了很多。橘皮我也晒了，的确有用，谢谢陈老师！　　　　　　　　　　——徐雪芹

允斌解惑

问：橘子用面粉水泡过，剥下皮来，放地暖晾，今早看已经有点变干了。就是一堆橘子肉不知怎么吃。

允斌答：可以做橘子果酱，冻坏的橘肉也不要扔，可以做橘子酵素。

祛斑、化肿块、调理乳腺的橘叶

记得小的时候见过橘林，印象很深刻。橘树不高，有点像灌木，叶片绿油油的，好像打过蜡一样；橘花是白色的，绿白相间，看起来十分淡雅，而香味却很浓烈。一般植物开白花的都香，橘树不仅花香，连叶子也是香的，真是难得。

母亲年轻时候还出城去自己动手采橘叶做药。现在找不到橘林了，但她也有办法。从市场买回来的新鲜红橘上有时候会带有两三片叶子，母亲把这些叶子收集起来晾干，经过一个秋天，居然也攒了一大袋子

了，看着颇有成就感。

母亲收集的橘叶都晒得很干了，一碰就碎，可颜色还是那么青绿。难怪古人说"江南有丹橘，经冬犹绿林"。可见橘叶具有常青的特质，不管是历经霜冻还是日晒，都不改其颜色。以之入药，一定也能促进人体的生命之气。

五行中，青色为肝的正色。因此，橘叶专入肝经。但这并不意味着，它只调理肝脏本身的病。相反，橘叶主要的功效，不是补肝脏本身，而是疏解肝气，化痰散结，缓和对胃经和肺经的压力。也就是说，**橘叶主要调理由于肝气郁结造成的跟肝经、胃经和肺经有关的病，比如慢性胃炎、胃溃疡、肺脓肿和肺热咳嗽。**

大凡植物的叶，都具有散的功能。橘叶气味芬芳，气主散，所以它散的功能是双倍的，比一般的植物叶子强得多。**橘叶不仅能够理气，还能化痰，还能散结，也就是化肿块，是调理乳腺炎、乳腺增生甚至乳腺癌的常用食材。**

用橘叶炖肺吃，可以清肺热，调理肺热咳嗽，对吐黄绿色脓痰的症状有特效。（关于橘叶炖肺的做法，详见本书上部第三章《治绿痰的食方：橘叶炖肺》）

读者评论

1.我正在哺乳期，这几天老是觉得乳房有刺痛，怀疑是乳腺炎，百度了一下对症，我就到陈老师的微博，找到了陈老师推荐的橘子叶，又对照了《回家吃饭的智慧》，幸亏年前吃橘子的时候想起了陈老师的话，留了一些叶子，中午喝了两杯，下午睡了一觉醒来，真的不疼了！

——岁月的童话先生 74839

2. 我姨试过老师的猪蹄橘叶汤，当时肿到发硬发炎有点烧，喝了三天后就完全好了。自己还尝试了老师推荐的柿子叶加凡士林祛斑，连续使用，并按摩也很有效果。

——jo

3. 因为陈老师我得知橘子叶治疗乳腺增生，这是我喝过的最有用的治疗乳腺增生的中药了。希望文中所说的川红橘能被保护起来，而不是慢慢地消失。——然宝

允斌解惑

1. 问：一个陈皮，到底是指多少量呢？一个橘子那么大的量吗？

允斌答：一个陈皮是指一个橘子的皮。

2. 问：谢谢老师的好方法，我试了一段时间，脸上基本没有斑了，不知道冬天可以喝不？给孩子喂奶可以喝不？

允斌答：冬天可以喝。给孩子喂奶，假如乳腺不通或是发炎，喝了会有帮助。但要注意：橘叶是散气的，达到祛斑效果就可以停了。

陈皮，"药中贤妻"统治百病

时间改变一切，多少人和事都禁不起它的消磨，但有些东西却能在时间的打磨中积累更多的价值。比如说，古董；比如说，良医；比如说，陈皮。

把吃红橘子剩下的橘皮，晾干保存一年以上，就变成了重要的中药陈皮。

如果把中药比作人，那么鲜橘皮有点像"野蛮女友"，特立独行；而陈皮则像贤良的主妇，是夫唱妇随的典范，**它跟什么性质的药物搭配在一起，就能相应地产生什么样的功效。**

陈皮以"陈"为佳，古人认为它放的时间越长，药效越好，所以有"百年陈皮，千年人参"之说。**大多数的药物放置时间过长就会过期，陈皮却是越保存越值钱。**

为什么呢？因为橘皮在晾干放置过程中，所含有的刺激性的挥发油会逐渐挥发掉，同时通过缓慢的发酵作用产生更多的药用成分，所以陈皮与鲜橘皮相比，药用价值更重要，用途也更广泛。

橘皮无论新陈都可以消食、化痰、止咳、理气、温胃。而鲜橘皮偏重于解表和泄下，陈皮偏重于健脾和化湿。它们之间最大的区别是：新鲜的橘皮气味强烈，刺激性更强，入药有局限性；陈皮则更加平和，可以与各种中药配伍，适用的体质和病症范围要广得多。

陈皮与补药配伍，能发挥补的作用；与泻药配伍，能发挥泄的作用；与升散的药物配伍，能发挥升的作用；而与降逆的药物配伍，能发挥降的作用。

因为陈皮有这个特性，所以在中药治疗中应用得非常广泛。在很多药方中，作为"臣药"来辅助"君药"，功效明显，又不会喧宾夺主。**古人说它能"统治百病"，这种说法一点也不夸张。**

陈皮有三大基本功能：理气、燥湿、和中。

理气是使脏腑之气畅通，并且流向该去的地方；燥湿是祛除体内的湿邪；而和中是调和中焦，也就是调和脾胃的功能。**凡是跟"气"和"湿"有关的病，如气滞、气逆、痰湿、寒湿以及脾胃不和等，都可以用它。**

陈皮的功效能通达五脏六腑，上可调理心肺系统的病，如上呼吸道感染、痰多咳喘、胸闷；中可调理脾胃系统的病，如胃痛、消化不良、呕吐、海鲜中毒；下可调理肝肾系统的病，如乳腺增生、乳癌、脂肪肝、水肿、小便不利、便秘、醉酒等。

一般生活中常见的小病，只要是跟呼吸道或是消化道有关的，如风寒感冒、咳嗽痰多、消化不良等，除了热病之外，吃一些陈皮都会有所帮助。

有的人早上起来嗓子里总有痰，吐不干净，去医院查又查不出有什么炎症。遇到这种人我就会建议他们，每天拿一个陈皮泡水当茶喝。一般的人喝上两周，嗓子就清净了。

我家上一辈传下来两个调理感冒的秘方，一个专调高烧不退（见本书上部第三章），一个调理重感冒（见本书上部第三章），其中都用到了陈皮。陈皮能够帮助发散风寒，对于发烧感冒的人是必不可少的一味药。

陈皮做调料，味美又养人

陈皮作为药中贤妻，不仅出得厅堂，还下得厨房呢。在药房它是一味重要的中药，在家里它是做菜常用的调料，而且用途也很广泛，煮粥、煲汤、炒菜都可以用到它。尤其是做鱼或肉菜的时候，最好放点陈皮，做出来的菜不仅好吃，而且还有很好的保健食疗作用。

一般我们做荤菜的时候，都会放点姜来去腥味。其实，用陈皮也能起到同样的作用。不宜吃生姜的时候，可以用陈皮代替生姜做调料。很多食疗的汤方为了避免过于辛热，都不放葱、姜等调料，而往往选择放陈皮。

陈皮作为调料的作用主要有这么几点：

一、去除腥膻味。陈皮的芳香可以去除鱼肉的异味。

二、解鱼虾毒。鱼虾类食品所含的细菌较多，陈皮有一定的杀菌作用，同时能平衡鱼虾的寒性。

三、增加鲜味。陈皮的苦、辛味与其他食物的味道混合后，有一种特别的香味。

四、分解脂肪。解除油腻，使肉更容易炖烂，同时也有助于消化。

陈皮做调料，用法很简单。做菜的时候，取半个到一个陈皮，掰成几块放到锅里就行了。放的时机，跟大料、老姜等调料一样。

我母亲在冬天做炖肉的时候，必放陈皮。她用陈皮有一个诀窍，就是事先把陈皮切成碎末，用一个调料瓶装好，跟盐、糖、酱油等调料瓶一起，放在锅台边。做菜的时候，顺手拿起来往锅里撒一点，真是太方便了。

从保健的方面说，平时吃点陈皮可以帮助降血压、降血脂，预防癌症、心肌梗死和脑溢血。

为什么陈皮有这样的保健作用呢？还是离不开它的基本功能：理气、化痰。中医讲的气，是人体生命活动的动力，人体的新陈代谢全靠它。如果气滞了，新陈代谢不畅通，废物排不出去，停留在体内，就会生湿生痰。

所谓的"湿"和"痰"，就是没有代谢掉的浊水和浊物。这种痰湿轻者是有形的，是可以咳出来的痰；重者是无形的，停留在肝脏，就是脂肪肝，停留在血液，就是高血脂，甚至化为肿瘤。

中医讲**百病从气生**，又说**怪病多由痰作祟**，就是这个道理。而陈皮的功效正好针对"气"和"痰"。它可以消除气滞，使气的运行畅通。

气行则水行，气行则血行，把一潭死水变成了活水，垃圾废物也就自然被冲刷掉了。陈皮性温，它温和的热力更加强了化解浊水的作用。

基本上，人的身体到了亚健康状态，多数都跟痰湿脱不了关系。

要想保健又怕操作麻烦的人，不妨试试在饮食中时常加点陈皮。举手之劳，就能收到意想不到的效果。**陈皮用于食疗，不用刻意去单独食用它。最好的方法是把它当作调料，做菜的时候按需要放一些就行了。**比如用陈皮煮粥，就很适合冬天食用。还有陈皮牛肉，是我母亲喜欢的一道四川名菜，秋冬季节吃也很合适。下面分别介绍一下吧。

陈皮煮粥，滋补效果相当于陈皮人参汤

陈皮是顺气的。本来气虚的人应慎用顺气药物。但陈皮配上补益中气的大米之后，却相当于一味平和的陈皮人参汤，气虚的人喝了，能补气。

而且大米本身也有一定的补脾、和胃、清肺的作用，放入陈皮之后，效果加倍。脾虚的人喝，能健脾；胃寒的人喝，能和胃；咳喘的人喝，能化痰。

陈皮粥的做法再简单不过了，煮粥的时候放入半个到一个陈皮一起煮就可以。

冬天来了，早上喝点陈皮粥，清香暖胃又能预防感冒咳嗽。小孩经常喝它，不容易积食。

运动之前喝陈皮粥，有一定的抗疲劳的作用，对于防止运动后浑身酸痛有好处。陈皮粥还有助于运动损伤的恢复，如果扭伤或是挫伤之后一段时间都不好，除了外敷药物，可以每天喝陈皮粥来作为辅助治疗，帮助行气散瘀。

读者评论

1. 您的陈皮粥，喝了一段时间，让我脸色好像红润好多。真的是太感谢您了。

——enne

2. 从陈老师这里知道了陈皮的妙用，经常喝陈皮粥，煲汤炖肉也随手放点，保健作用很好。想起小时候吃的红橘，如果那时知道用处，保存到现在也成宝贝了。从陈老师这里学到很多。投资健康和孩子教育是最重要的，谨记教诲，谢谢陈老师，感恩遇见！

——恬淡心缘

允斌解惑

问：陈老师，我买的陈皮，煮粥时放了一个，特别苦，平时泡水喝也比别的陈皮苦些，会不会坏了？

允斌答：坏的会有霉味。苦味重有多种原因，可能是年份不够，可能是品种问题（比如广陈皮比川陈皮要苦）。

陈皮牛肉，特别适合糖尿病等瘦弱乏力的人

牛肉补气，功同黄芪。它补气的作用很强，甚至可以用来辅助调理中气下陷。一般常吃的牛肉是黄牛肉，它是温补的，能养气血，对于虚寒的人很有好处，有健脾益肾之功效。

牛肉配上陈皮，补而不滞，效果更好，特别适合糖尿病、胆结石、腰腿酸软或是瘦弱乏力的人，正常人吃同样也有很好的保健作用。

陈皮牛肉名气很大，是国宴菜，所以做法也有各种变种，可以很精致，也可以很家常。说一下我母亲用的方法吧，相对来说比较简单，适合自己在家做。

陈皮牛肉

原料：牛肉、陈皮、豆瓣酱、醪糟。一般半斤牛肉，用 1 ~ 2 个陈皮（1 至 2 个橘子的陈皮）就够了。没有醪糟，可以用料酒代替。如果用料酒，做菜的时候还要再加少许白糖和水，用醪糟就不用加了。

这道菜根据各人口味可以做成微辣的、中辣的和特辣的。先说微辣的怎么做：

1. 把陈皮和牛肉都切成丝。

2. 锅内放油，开大火，将牛肉丝下锅爆炒到断生，放一勺豆瓣酱、陈皮丝翻炒两下。

3. 加醪糟（或是料酒、白糖、水）、酱油煮一会儿，至汤汁将干时起锅。

喜欢蔬菜的人，可以放一点时鲜蔬菜，最好的是胡萝卜。将胡萝卜切滚刀块，在上述加醪糟和酱油的步骤后入锅，用中火，跟牛肉一起煮。

当胡萝卜煮到看不见棱角了，那就是煮软了，这时用大火收干汤汁就可以起锅了。

中辣的做法与微辣的做法基本一样，只是不放酱油，而是放两到三勺豆瓣酱。

如果要做成特辣的，除了多放豆瓣酱，在爆炒牛肉之前先放几个干辣椒就行了。

陈皮牛肉一上桌，还没吃，辛辣鲜香的味道就已经很诱人了，特别开胃。

陈皮用于食疗，有两点要注意

一、陈皮食疗适合的人群很广，但有两种人要慎用陈皮。1. 有内热或是气虚的人，具体地说，有干咳无痰、吐血症状的人不要食用，2. 平时特别爱出汗的人要少用。

二、陈皮单独用效果会打折扣。有的人喜欢用陈皮泡水来当茶喝，如果是为了调理某一种病，这种方法是可以的，如果是日常保健，还是建议加在饭菜中作为调料为好。

这样做有两个好处：一是如果所用的陈皮不够陈，含有的挥发油成分比较多，空腹服用对肠胃多少有一点刺激性，做成饭菜后就不用担心这个问题了；第二点，也是更重要的一点，就是陈皮不是独行侠，它是贤妻，**善于辅助其他的药物发挥功效。把陈皮作为调料放在菜里，可以使它的这个特点得到充分利用。**比如说，用陈皮配大米煮粥，效果与单喝陈皮水大不相同。用陈皮炖肉，食疗的作用又不一样。这就是一加一大于二的作用。

自己做陈皮，福佑全家人——陈皮的家庭自制法

吃过红橘以后，把橘皮放在阴凉处晾干，然后收起来保存，第二年

就可以用了。存放两三年的陈皮，药效更好。

南方比较潮湿，陈皮容易长虫发霉，可以每半年拿出来晒一晒。

现在的红橘打药的比较多，最好在红橘剥皮前，先用淘米水泡上半天到一天，再冲洗一遍，可以去除农药。

注意：如果是没成熟的红橘，皮还是青色的那种，晾晒出来的陈皮叫作青皮，跟普通的陈皮作用是很不一样的，不要弄混了。青皮是走肝经的，破气的作用非常强，主要用来调理肝气郁滞，不适合一般人日常保健。

我母亲收藏了半柜子的陈皮，每一袋上都写着日期，用的时候一目了然，很方便。家里用的陈皮一直都是自己做，从来没去药店买过。

不去不知道，有一次，母亲在外地，急用陈皮，到药店一看，发现他们卖的陈皮根本不陈，很新鲜，一看就是没超过一年的，而且其中有些还是柑皮。

看似是些许的差别，药效却会大打折扣的。还是自己做的陈皮放心得多。大家以后吃红橘的时候，可不要再把这老天爷赐的宝贝橘皮给随意丢弃了。

红橘的品种很多，入药以产自四川的川红橘效果最好。

川红橘很容易辨认，它跟市场上一般的蜜橘、芦柑之类有明显的区别。

这种红橘最明显的特征是皮为鲜红色，有核。跟其他品种的红橘相比，芳香的气味更浓，皮比较松，很好剥开，里面的橘络多而长。川红橘中，最好的品种叫"大红袍"，个头比一般的红橘大，颜色鲜亮，品质最佳。

从前川红橘产量较低，身价一度很高。记得小时候在上海见过专供出口的品种，标价是其他红橘的六七倍。后来各地大量种植，结果有一段时间供过于求，泛滥于市，价格跌得很低。加上红橘药效较强，人们不了解，以为吃多了会上火。即使在产地，川红橘如今也不如蜜橘、芦柑之类畅销了。如此佳果，可惜无人赏识。张九龄若是重生，恐怕要为它再写一首《感遇》了。

读者评论

1. 2008年全国红橘滞销之时，读到了允斌《火烧红橘》等系列文章。可惜，川红橘已经有些难觅了。多年前去过一个产地，正是红橘丰收时节，满山皆金，可是价格低至一两角1斤，不抵运费，农民已经没什么种植积极性了。 ——于意云何

2. 陈老师推荐的陈皮很好用，家里人感冒咳嗽加了它，很管用。——羊角小辫

3. 从今天起一定要好好收藏陈皮，十年后我可以把这当礼物送你。——孔白象

4. 我们这里天天下雨，晾晒的陈皮容易发霉。按陈老师指导的将陈皮蒸了再晒果然没有发霉了，而且蒸过的橘皮晒干以后香气特别浓郁。我要把干的也一起蒸一次，太喜欢这味道了。 ——萃萃

5. 真的是越陈越香，自从老师奉献良方起开始留陈皮，已经有五年的陈皮了，每次打开盖子取时，都要闻闻那香味。 ——zhxiao

6. 已经开始自己做陈皮了，正在尝试着晚上把陈皮当作姜用，貌似还不错。 ——盗版猪妖

7. 两年前看陈老师的书，知道了川陈皮，在淘宝上买了20斤，有一罐子皮，现在开吃，好香，每次都是连皮吃下。第二年再买，就买不到了，好可惜。 ——Spring

8. 谢谢陈老师，我家有几麻袋川陈皮放几年了，还是那年看了陈老师的《百科全说》，剥了存下来的，我要把我们家的那几棵红橘树保护好。 ——笑口常开

9. 感恩陈老师，自从得知陈皮的奇效后，我家每年吃剩的橘皮就有着落了。 ——三福

允斌解惑

1.问：陈老师，您好，我把丁香和吴茱萸放在一起做成小枕头给小孩子睡可以吗？

允斌答：吴茱萸比较热性不适合做枕头，而丁香的味道比较浓烈。用陈皮做枕头更合适。

2.问：看到老师制作陈皮的方法是把整个橘子拿来洗，可不可以把橘皮剥下来再洗？

允斌答：那样容易污染橘子皮内层。

3.问：橙子皮也可以做成陈皮吗？

允斌答：橙子皮不行。

4.问：陈老师，婴儿可以喝陈皮水预防积食吗？

允斌答：单用陈皮效果有限，孩子太小，还是要以精心管理饮食为主。

5.问：陈老师，椪柑皮能和橘子皮同用吗？是一样的功效吗？

允斌答：不一样的，椪柑皮不如红橘皮。

6.问：陈老师，您说陈皮性质平和，适宜各种体质的人，我坚持喝了陈皮蜂蜜水，感觉不错。但是请问陈皮泡水多少合适？有次不慎一杯水里放了两个陈皮，特别苦，感觉胃也不太适应。

允斌答：一次用半个就可以了。但你一次用两个感觉胃不适应，有可能是用的陈皮不够陈。特别苦，有可能是陈皮的品种问题。如果是川陈皮，一次用两个不会有太重的苦味，也不会对胃有刺激。

7.问：陈老师，能用药店买来炮制过黑黑的那种陈皮吗？或者把新鲜橘子皮晾干不久做成的陈皮行吗？

允斌答：药店黑色的陈皮是老陈皮，很好的。自己晾晒的橘皮要等到隔年才可称为陈皮。

8.问：孕妇可以喝陈皮水吗？

允斌答：可以。

9.问：请教陈老师，产后奶水不足，舌头齿痕重，心情不是很愉快，喝什么茶健脾解郁？

允斌答：陈皮青皮茶。

10.问：陈老师，曾看某科普节目讲陈皮需九蒸九晒方可成药，有这种说法吗？

允斌答：这是陈皮的一种制法。

11. 问：陈老师，我用广东新会柑做陈皮，可以吗？

允斌答：可以的。

12. 问：陈老师，我留的陈皮老是生虫子，怎么办？

允斌答：可以蒸过再晒。不过，生虫不影响药效。

13. 问：陈老师您好，陈皮是否以广东江门、新会的为好呢？

允斌答：新会柑皮为广陈皮，红橘皮为陈皮，各有其用。药店买不到川陈皮的情况下，广陈皮是很好的代用品。

14. 问：老师，怎么穿橘皮？南方冬天少有太阳，很难晒干，有些还没晒干又下雨，容易发霉，我觉得穿起来比较容易吹干，求回复！

允斌答：用竹篾条或线都可以。

15. 问：陈老师，我邮购了川红橘大红袍，但由于路途遥远，部分橘子不太新鲜了，有的上面长了些斑点，但不太多。这样的情况还能制作陈皮吗？制作时应该注意些什么呢？

允斌答：长斑的不要。其他的最好是蒸一下再晒。

16. 问：陈皮只能保存两三年吗？还是可以一直存放十几年甚至几十年呢？

允斌答：保存得当可以存放几十年。

17. 问：昨天买了一大袋橘子，外皮浅黄色且发光。周围的人都说那橘子是放黄的，外皮还打蜡了。在处理橘皮的过程中我犹豫了，据说盐固浊，碱面水中和农药。我是否应先用碱水浸泡后拿细盐搓洗，最后去晾晒？希望老师能给予建议，不胜感激！

允斌答：晾晒陈皮前，要把橘子先洗干净：先用面粉水浸泡十几分钟，冲洗干净。打蜡的橘子不要用。这个月市面上好像还没有看到红橘，目前多是蜜橘，没有籽，药效不如红橘。

18. 问：陈老师，我有点脾胃虚，稍微吃多点就会肚子胀，就会嗳气。听说吃萝卜可以顺气，可是为什么吃了萝卜肚子里会产生很多气体往上逆？

允斌答：萝卜不适合脾胃虚的人。可以喝陈皮茶来理气。

19. 问：晾晒橘子皮过程中遇到阴雨天可以用烘干机烘干吗？

允斌答：不得已才烘干，会损失部分药效。

吃红枣的智慧

吃红枣一定要带皮

最近有位关心养生的朋友突然问我："红枣皮能不能吃？"我问她："谁告诉你不能吃的呢？"她说："听说红枣皮可能会挂在肠壁上，是不是会产生什么毒素？"

我不知道这个朋友的信息来源。但是，如果吃枣不吃皮，那就容易便秘，反而可能产生毒素。

因为枣肉容易使人便秘，而枣皮才是通便的。而且，如果你不吃红枣的皮，就起不到补血的作用，还可能发胖、长肉。

有些点心里面有枣泥馅，那里用的红枣，皮是去掉的。我们吃枣泥的时候，就要注意吃这个跟吃整个的红枣是有区别的，吃多了容易便秘。

咱们都知道红枣是补血的，但实际上主要起补血作用的却是红枣的皮。枣肉起什么作用呢？补气。枣肉补脾，而枣皮补心。

红枣是对大枣的习惯性称呼，红枣和大枣都指的是晒干的枣。

吃红枣还是要看体质的

红枣的好处宣传得比较多，所以大家都觉得枣可以尽量多多地吃，其实是不对的。红枣是不能多吃的，在补血的食品里面，吃红枣要谨慎。

红枣容易生湿热，所以有的人吃多了枣会牙疼，有的人会上火，有的人会生痰，有的人会发胖。所以，我们不能因为红枣是长寿果，就每天没事儿都吃一大把，甚至当饭吃。

吃枣还是要看体质的：瘦弱的人、不上火的人，可以吃；体内有热的人、胖的人则一定要少吃红枣，否则越吃越胖。

我有位老师曾经接诊过一位顽固性湿疹患者，这个人的湿疹总是治不好。后来，老师就发现，这个人每天要吃一饭碗的红枣。他把这个停掉以后，湿疹就治好了。

有的人无缘无故地发湿疹、上火，有时候找原因，他经常就会怪罪说吃了什么辛辣的东西。比如有些人总认为吃辣椒上火，其实辣椒一般不会让人上火，反而红枣是让人上火的。所以，最好不要把红枣当成饭来吃，对于一般体质的人来说，每天吃几粒红枣就够了。

吃少量的红枣是健脾的，吃多了就伤脾，所以，吃枣要有一个度。

吃红枣时的最好搭档——生姜、陈皮

怎么吃红枣才好呢？最好是搭配其他食物来吃。

红枣比较适合当一个辅助的角色。在中药里面，经常会用到红枣来配伍。因为红枣有调和药性的作用，而且它是保护脾胃的。

在很多药方里头，放一点红枣，用它来调和一下各种药物的偏性，避免那些药伤脾胃，有一个保护的作用，类似于中药中的甘草。

比如说，有时候小孩子感冒了，要用食疗，可能会用生姜、葱白等煮水，这时你不妨放几粒红枣进去，可以保护一下他的脾胃。但是，有一点要注意：凡是痰多的情况下，都尽量少用红枣。

用药是这样，平时饮食也是这样。如果要吃红枣，最好是少用一点，跟其他的食物搭配着吃，那样效果才好。

我把红枣比作一个和事佬，他是在一群人中做协调工作的。一个团队，少不了这样一个角色。有了他，就处处和谐了。

那么，**红枣适合搭配什么呢？第一是生姜，第二是陈皮。**

红枣生湿，生姜祛湿；红枣止汗，生姜发汗；红枣补气，而生姜是升散的，不至于让气补得滞住。**红枣和生姜搭配在一起，能调节人体的消化功能，增强抵抗力。**气血虚弱或怕冷的人，喝生姜红枣茶很合适。

红枣生痰，而陈皮是化痰的。红枣吃多了容易让人腹胀没胃口，而陈皮能消除这种胀气，又能开胃。红枣和陈皮都能健脾胃。对脾胃虚弱的人来说，吃红枣时最好配些陈皮一起煮水喝。

如果不喝茶，你也可以用红枣熬粥。各种粮食里面，红枣比较适合跟小米搭配。小米是凉性的，跟红枣一起熬粥不容易使人生胃热。

吃红枣容易生痰上火的人，可以选择吃小枣

吃红枣容易生痰上火的人，可以选择吃小枣。小枣补气补血的作用要弱一点，但是它相对红枣（大枣）来说，不那么容易生湿热。所以，怕上火或者肥胖的人就吃一点小枣，因为红枣补脾的作用比较强，小枣更偏向于补心。

吃小枣，有一种方法最好消化，那就是把它炒焦了吃。

焦枣茶

做法：1. 把干的小枣洗干净，晾干水气，放在铁锅里干炒，炒到枣的外皮有一部分已经发黑后，把它密封收起来。

2. 你可以拿这个炒过的小枣煮水或者用开水冲泡，小孩和大人都可以喝。

3. 泡的时候加一些陈皮，就更好了。

炒过的小枣，皮有点发黑，一定要留下它，这是炒小枣功效最好的部分。

小枣皮炒焦以后，能健脾，帮助消化、补血的效果更好。

读者评论

1. 最近不见我的人这几天再见时都说我瘦了，我跑去称体重发现，不知不觉瘦了4斤呢！这肯定是坚持喝姜枣茶的缘故，精神觉得好了很多，逛街也不会头疼了。谢谢陈老师推荐的姜枣茶！

——岁月的童话先生74839

2. 陈老师的书我妈妈一直在看，也是努力像书中说的那样做。几个月前的我，

脸色发黄，嘴唇暗淡，每次洗头发时会掉很多头发。自从妈妈看书后，每天早上给我配制姜枣茶，再加入红糖，一天都暖暖的。现在头发掉得少了，而且脸色也红润了。还有现在每晚我们都喝糯米酒，不但睡觉安神，对治乳腺增生也有很强大的功效。妈妈说，这一切都要感谢陈老师，每天都要看陈老师的书，现在我妈妈能治好多病呢！

——嘉蜜

3. 每到夏季的时候都会喝姜枣茶，感觉整个身体状况比以前强了很多。

——借我一生33

4. 陈老师的姜枣茶已经坚持喝了两年，受益匪浅。 ——美丽心情

5. 陈老师的书我都买了，去年喝了补肾养藏汤后，脚后跟的皮肤不再粗糙，喝了姜枣茶还改善了睡眠，真的非常感谢您的无私奉献。 ——古朵

6. 喝了两年姜枣茶，很少感冒啦，体质好多啦，真的好感谢陈老师！

——馨思海

7. 陈老师，太爱您了！接触您后，女儿几乎很少去医院，感冒了用葱姜汤，喉咙痛咳嗽用鱼腥草，喝了您的姜枣茶手上的小太阳也多了几个，只是到第二年小太阳又慢慢没了，这不正等着立夏又可以喝了嘛。谢谢您。 ——向日葵

8. 这两年经常得荨麻疹，去年看了允斌老师的书，在夏至到三伏天头伏每天早上做红枣姜茶喝，果然这一年都没有得荨麻疹，厉害。平常的方子，不平常的效果。

——Ivy

9. 陈老师，给你反馈个信息，我有好几年夏天紫外线过敏了，今年喝了姜枣茶，奇迹发生了，今年没有过敏。谢谢！ ——海水那么暖

10. 我有过敏性鼻炎，每周犯一次，一次犯一天，疯狂打喷嚏，去年就在喝姜枣茶的2个月一次没犯过，所以今年早早准备好，准时喝上了。 ——北京 宝贝

允斌解惑

1. 问：生姜大枣茶全天都可以喝吗？我看到一种说法，只能上午喝。是陈老师说过的吗？

允斌答：是的，过午不喝。

2. 问：怀孕缺铁有食补的方子吗？知道马齿苋和薏米怀孕时不能吃，姜枣茶怀孕时可以喝吗？

允斌答：牛蒡可以补铁。孕晚期不喝姜枣茶。

3. 问：痰湿体质不适合吃红枣吗？

允斌答：可以大枣减半，只泡不吃。

4. 问：老师，我连续五天早上喝姜枣红糖水，然后就起口腔溃疡了，这跟喝姜枣红糖水有关系吗？配方需要做什么调整吗？

允斌答：口腔溃疡是湿毒引起，不要吃红枣和红糖。

5. 问：喝了三天姜枣茶，我体重轻了近2斤，跟这个有关系吧？因为饮食和运动我一直坚持的，不过最初瘦4斤后一个月没变，喝了三天后，今天称吓一跳。

允斌答：体重在几天内有波动一般减掉的是水分。很多人不是胖而是水分潴留，喝姜枣茶促进水分代谢，自然会轻一点。

6. 问：如果上午喝姜枣茶，那下午还能同时喝其他养生茶吗？

允斌答：可以的。

7. 问：喝姜枣茶还要吃煮过的枣吗？

允斌答：有痰湿的人不要吃。

8. 问：12岁以下女孩可不可以喝姜枣茶？

允斌答：小孩脾胃虚寒不爱吃饭的可以喝（加麦芽糖）。

9. 问：姜枣茶昨天开始喝了，竟然没上火，太开心了！以前吃枣喝红糖水都是上火很厉害的，真是太感谢陈老师了！

允斌答：吃枣和红糖上火，说明湿气重。而姜枣茶是给红枣配上了好搭档生姜，比起单吃枣大有不同。

吃桂圆的智慧——一样桂圆三味药

小小的一个桂圆，竟给我们提供了三样中药——桂圆壳、桂圆核、桂圆肉。

桂圆壳轻，它的作用往上走，尤其是头部，专门用来调理头部的问题，尤其是祛除头部的风邪。经常喝点桂圆壳茶，到年老时就能头不晕、耳不聋。

桂圆核重，它的作用往下走，作用于人体的下焦，尤其是祛除下焦的湿气，还能行气散结。它可以调理疝气、湿疹。研成细末后，还可以用来调理长期不愈合的伤口、溃疡。

而桂圆肉呢，它不轻不重，作用在人体的中焦。它是补益心脾的，可以养气血。血虚的人常吃桂圆肉，可以补血。脾虚的人吃桂圆肉，可以补脾。

桂圆连壳一起泡，不上火

在西北，有一种传统的保健茶，叫作三泡台，里边的配料有：冰糖、茶叶和桂圆。在市场上，也可以买到这样配好的茶包。

有一天，我看见一位朋友拿来了这种茶包。她打开以后，把里边的桂圆取出来，然后仔细地一个一个剥了壳，再放进水杯里冲泡。

我笑着说："你看你费了半天劲，还把好东西给扔了！"

她很惊讶地说："桂圆壳也有用啊？"

我对她说："桂圆壳很有用，它是一味中药。你把它扔了，这道茶的保健作用就不一样了。"

好多人认为桂圆是热性的，喝桂圆茶很容易上火。其实，这是一个误区，桂圆是温性的，并不像荔枝那样是热性的。

鲜桂圆吃多了可能会有点上火，而干桂圆就平和多了。

只要不是火特别大的人，喝桂圆茶是没问题的。如果你把桂圆带着壳一起泡茶来喝，那就更不怕上火了。

桂圆壳是祛风解毒的，能祛邪气。单用桂圆壳泡茶，可以调理受风邪引起的头晕。

有的老年人出门一趟，回家无缘无故就头晕了，几天都好不了，这种情况多半是受风了。这种时候，可以取一把桂圆壳，用冷水下锅，煮20分钟，煮得浓浓的，趁热喝下去，调理这种头晕的效果会很明显。不仅是老年人，年轻人、小孩吹风了头晕，也可以这样来调理。

有的朋友可能担心，不知道桂圆壳煮出来的茶是什么味儿，孩子可能不愿意喝。其实，它有一点淡淡的桂圆甜味。你可以煮得浓一点，甜味更浓，孩子也更能接受。

读者评论

1. 桂圆壳煮水，喝一次能管很多年，现在坐车不怕吹风了。　　——无言

2. 头部受风引起的头痛，用桂圆壳煮水多次受益。感恩！　　——佳

3. 最近头晕，情况是时晕时不晕，大概持续了2个星期，我实在受不了了，想起了您的茶偏方，单用桂圆壳煮水喝几天之后，头不晕啦！感谢陈老师的智慧。

——飘飘

睡觉"轻"、贫血、气色差，用桂圆肉补血

桂圆肉补血，而且专补心血。

有的人睡觉特别"轻"，有一点动静就容易醒，有的醒了还不容易再睡着。这是由于体内血虚，不能营养心脏，由此造成了心神不宁。**这时，经常吃些桂圆肉，就能补益心血。**

桂圆肉可以泡水喝，也可以煮在粥里一起吃。

能喝酒的人，还可以用桂圆肉来泡酒。500毫升（1斤）白酒加200克（4两）桂圆肉，泡半个月就可以喝了。喝了这个酒，对改善睡眠质量会很有帮助。

有严重心血亏虚的人还会感觉心慌、心脏跳动不安等不适，这种情况可以用桂圆加上莲子、糯米一起煮粥来喝。

如果是脾虚的人，贫血比较严重，气色不好，那么可以喝桂圆红枣茶。

做法：1. 桂圆肉和红枣用 2：1 的比例，冷水下锅一起煮。

2. 水开后煮 10 分钟，加两片生姜，再煮 3 分钟起锅即可。

记住：这个茶里最好加生姜，这样才不会太过于滋腻，补脾不成反伤脾。

吃桂圆的时候也有禁忌，感冒咳嗽痰多时不吃。

桂圆核粉，止血止痛效果好

桂圆肉是补血的，而桂圆核呢，是止血的。

吃完了桂圆肉，剩下的桂圆核你可记着不要扔了，把它们收集起来，打成粉末留着。

桂圆核粉不仅止血，对促进伤口愈合也很有帮助。谁要是不小心磕了头，头皮上有小伤口，把桂圆核粉敷在伤口上，可促进伤口愈合，好了以后不容易留疤，还能长出新头发来。

桂圆核粉还能止痛，而且主要针对人体下部的疼痛，可以用来调理寒性的肠胃炎和疝气引起的疼痛。

做法：每次取 10 ～ 15 克桂圆核粉，用温黄酒送服。

记住：一定要用温黄酒，效果才好，而不是温开水送服。

中医说："不通则痛。"那么，桂圆核调理的是什么样的"不通"呢？是受寒引起的气滞不通。所以，我们要用温热的黄酒来加强它

"通"的作用。

桂圆核怎么打粉呢？

传统方法是焙干之后打成粉。

还有一个简单的方法：刚煮好的桂圆，里面的核是软的。这个时候可以马上剥去桂圆核表面黑色的光皮，把里面的核捣碎，可以当场用。或者将捣碎的桂圆核晾干之后再打粉。桂圆核晾干之后就变硬，不容易捣碎了。

读者评论

1.手破止血后一直痛，看到此方法后，当晚用桂圆核粉涂到伤口上，第二天一早就几乎不痛，第二天继续涂后，就痊愈了。谢谢陈老师。　——Grace_lcq

2.感谢陈老师推荐的桂圆核。把嚼碎的桂圆核固定在伤口上，只十几分钟，困扰我多时的伤口居然止了痛，两三天就愈合了，神奇！感谢陈允斌老师！——天街09

3.陈老师的方法，简单好学，最重要的是食材便宜。让我们这些穷人省心省钱。桂圆核真的好管用！　　　　　　　　　　　　　　　——明年的故事★

4.陈老师您好，好不容易找到您的微信，看过好多期节目，讲的东西太多了，前些天我的手弄破了，把桂圆壳里面的薄膜捣碎包在手上真好了，桂圆全身是宝物；还有香蕉皮、橘皮……很多！教给我们健康知识一定记下来，在亲朋好友需要时告诉他（她）们，谢谢陈老师，期盼您的新书，健康的知识学不完！——刘海军广乎

保健就吃整个儿的桂圆，久煮效果最好

桂圆壳和桂圆核一个祛风，一个祛湿，都是"泄"的，而桂圆肉是补的。

所以，一般体质的人平时喝桂圆茶，就可以用整个儿的桂圆，不用剥壳。这样可以利用壳、核和肉的药效，补泄平衡，比较平和，使保健的效果达到最大化。

当你使用整个儿桂圆的时候，如果用冲泡的方法，药性不能完全释放，最好还是煮一下，而且要煮 30 分钟以上。

做法：1. 抓一把带壳的干桂圆，用清水加一点面粉泡一会儿，去掉表面的脏东西，冲洗干净。

2. 把桂圆加冷水下锅，大火煮开后，转小火炖煮 30 分钟以上。

这样做，就能让药效充分地析出，发挥最大功用。

读者评论

1. 我们家人现在每天都在喝陈皮水，还加些连皮带核的桂圆，我妈妈的头疼都好了！总之很感谢您，我的家人现在特崇拜您呢！

——洋芋的烦恼

2. 陈老师的书我已经推荐给好几个人了，他们都向我反馈书的内容太好了。我一直按照陈老师书上讲的方子做，我特别对全皮桂圆不上火去头风感兴趣。还有陈皮稀饭、去下焦湿热的鱼腥草、春天的玫瑰、苦蕒等，已经成我们家的常备东西了。谢谢陈老师。

——尔雅

3. 买了您的书，用过很多种方法，例如小孩子高烧、口腔溃疡，桂圆的妙用等。确实太喜欢了，实用，材料简单安全！喜欢陈老师的书！

——佚名

允斌解惑

1. 问：陈允斌老师，您好！我觉得我是因为长期吃生的蔬菜，腹部寒凉，结果形成了腹部包块，腹部一直疼痛。应该怎样治疗呢？喝桂圆核水行吗？

允斌答：平时调理可以喝的。还是要查查有没有炎症。

2.**问：**陈老师，我现在是怀二胎并处于孕初期，脸色很难看，之前也不好看，没有点血色，觉得整个脸青青黄黄的。怎样才能让脸色好点呢？

允斌答：用葡萄干红枣桂圆一起煮粥，可以一直喝到孕中期。

3.**问：**陈老师，最近我到老中医处看病，说我脾胃困湿，开了张方子，其中有一味药店看不出来，像"元肉"什么的。请问中药里有"元肉"吗？它的功效是解困湿吗？解困湿用什么食疗方子？

允斌答：元肉就是桂圆肉。它不能祛湿，但可以健脾，在中药方子里起到补益的作用。

4.**问：**陈老师，我家宝宝跌到茶几边上，在眼皮上留了一条很深的伤口，流了好多血。用了云南白药，现在伤口还没愈合，有点发炎，医生说会留疤。他现在才20个月，有什么方法能够消除疤痕？

允斌答：如果没发炎用桂圆核粉是有效的。现在只能等伤口消炎后用蜂蜜调和桂圆核粉来敷。在此期间菜里不要放葱姜香菜等发物。

5.**问：**可以把桂圆莲子百合放到一起煮水喝吗？因为我平时睡眠不好。

允斌答：可以的。

6.**问：**陈老师，突然起荨麻疹。有一个半月了，太痛苦了，求支招儿。感恩！

允斌答：如果确定是荨麻疹（突然而起，消退后不留痕迹），可以用大量桂圆壳煮水喝帮助调理。

7.**问：**陈老师您好！昨天晚上我突然全身大面积起荨麻疹，刚开始是双臂，然后上半身，面积逐渐扩大，今天早晨已蔓延到下肢腿部，大片的扁包块奇痒难耐。起床喝了点姜片红糖水一上午都很好，可刚刚突然又开始奇痒，请教您有没有好的方法，谢谢！

允斌答：用1千克（2斤）桂圆壳煮水内服外泡澡。

吃香蕉的智慧

小时候，家里订了《漫画报》。看了若干年漫画以后，我发现了一个规律：在漫画里，如果谁在大街上突然摔一跤，那一定是踩到了香蕉皮。

只要是漫画家想让故事中的人物无缘无故地摔跤，最方便的方法就是在地上画一只香蕉皮。

漫画来源于生活。看来这随地乱扔的香蕉皮，让很多人吃过苦头。记得路边常见到宣传标语写着：请勿乱扔果皮。我就想，如果多宣传一下香蕉皮的好处，让大家都舍不得扔掉它，那比起单纯的禁止，效果应该会好多了。

香蕉皮煮水喝降压，有皮肤病用香蕉皮擦

其实，香蕉皮真的是好东西，它有很多用处。

香蕉皮和香蕉是一对阴阳。香蕉是滑的，香蕉皮是涩的。一滑一涩，作用是互补的。香蕉是滑肠的，有通便的作用；香蕉皮是涩肠的，有止泻的作用。

香蕉皮可以煮水喝，有降血压的作用，对肝阳上亢型的高血压有效果。 高血压的人如果感觉肝火大，可以用香蕉皮煮水代替茶来喝。

香蕉皮煮水还可以用来泡澡。经常感觉皮肤发热、干痒，一抓就红的人，每天用香蕉皮煮水泡澡，就会舒服一些。

香蕉皮对于皮肤病特别有帮助。 它是解毒杀菌的，还有润肤的作用。

皮肤长癣的人，吃完香蕉可以顺手用香蕉皮擦一擦。有的人一到冬天，皮肤容易裂口子。如果刮下一些香蕉皮内侧的白皮敷在裂开的地方，再贴上创可贴，裂开的地方就会慢慢收口。

吃烧烤时别忘了吃根香蕉

香蕉能分解致癌物，帮助人体排毒。

香蕉还有一个妙用，它对爱吃烧烤的人特别有帮助。

我们都知道，烧烤不能多吃，因为肉烤焦后会产生致癌物。但是好多人就好这一口，怎么办呢？

我们可以在吃完烧烤之后，再吃一根香蕉。

很多人没有注意到，烧烤的油烟其实也含有致癌物，如果吸入人体，肺部首先受到伤害，而香蕉就能帮助我们的肺解毒。

香蕉清肺热的功效对过敏体质的人也有帮助。

春天天气暖和之后，空气中灰尘和花粉很多，热风一吹，容易使人犯鼻炎或者是皮肤发痒。所以，过敏体质的人在春天可以经常吃些香蕉。

减少香蕉寒性的吃法——三分钟自制烤香蕉

香蕉是降火的，由于它比较寒凉，如果你在天冷的时候吃，有时候会感觉胃里冰凉冰凉的不好受。为了减少寒性，可以把它烤着吃。

烤香蕉很好吃，自己在家也可以烤。你可以用烤箱，也可以用微波炉来烤。

做法： 把香蕉连着皮一起放进微波炉，转3分钟就可以了。烤出来的香蕉皮有点儿发黑了，剥了皮之后，里面的香蕉已经烤得软软的了。

拿勺子挖着吃，又香又甜，而且热乎乎的，很舒服。

香蕉加热以后，会变得更甜了。有一些品种的大香蕉直接吃味道比较淡，没有什么甜味。但是烤完以后，它的甜味就增加了。

注意：烤香蕉不要用不成熟的香蕉，否则，皮的涩味会完全钻进香蕉里去，会很涩口，不好吃，而且可能会引起便秘。

烤过的香蕉皮仍然带有涩味，一般的人就不用吃了。但是有一种人，我建议你最好把皮也一起吃下去。烤香蕉皮对患有痔疮的人有食疗的作用，可以预防痔疮引起的便后出血。出现过这种情况的痔疮患者，可以经常吃烤香蕉，并且要连皮一起吃下去。

读者评论

试过您书里说的茄蒂炒青椒治口腔溃疡和香蕉皮治便血都很有效，不胜感激。

——tinafang-2010

允斌解惑

1.问：美女陈老师您好，我父亲65岁，身体瘙痒很久了，也看了中西医，可一直没能医好，请问有什么办法可以止痒去根吗？谢谢！

允斌答：如果是干痒的话用香蕉皮煮水能暂时缓解。

2.问：陈老师，我父亲的手总是裂口，还特别干，应该怎么办？在吃方面注意什么，还是多用点护手的东西？

允斌答：用香蕉皮的内皮包住裂口处，用胶布固定。每天换一两次，裂口会慢慢变小愈合。

吃猕猴桃的智慧

半个猕猴桃，一天营养全够了

某个冬天的晚上，吃过饭，母亲问我，要不要吃个猕猴桃。我不假思索地拒绝了："现在的猕猴桃还能吃吗？好多都打过膨大剂的。"

母亲执意劝说："我买的保证没有打过任何药，不信你看看。"

看看母亲递过来的猕猴桃，小小的，比核桃大不了多少，很不起眼。皮倒是很容易剥开。从这一点看，跟打过药的不同，打过药的那种猕猴桃的皮是很难一次剥掉的。

不过，这么小，恐怕会很酸吧。试着尝了一口，没想到又软又甜，比打过药的水果味道浓郁，而且没有那种硬硬的果芯。

母亲很得意："好吃吧？这可是我从市场上精心挑选的野生猕猴桃。"

我说："是挺好吃的，但是您怎么确定它们是真正野生的呢？"

母亲说："从大小上就能看出来了，**野生的猕猴桃个头比一般人工培植的要小，比打过膨大剂的就更小了。**"

我想这种野生的一定很贵吧。没想到，才两块钱一斤。在冬天的北京，这个价钱连一斤黄瓜都买不到。

我问："为什么野生的还这么便宜？"母亲说："野生猕猴桃在南方的大山里多的是。有人到山里去，给当地人一点工钱，就能采回大量的野果，装车直接拉到城里就可以卖了，成本相当低廉。"

一般人买水果都喜欢挑大的买，这种小果子不怎么受欢迎，所以卖不出好价钱。母亲在买的时候，看到那个卖的人喊破了喉咙叫卖也少有人问津。要是这样下去，大概以后他也不敢再进这种货了。

我俩不由得担心起来，也许将来有一天，在市场上再也见不到野生的猕猴桃了。那会是非常可惜的一件事。在这个农药和激素横行的时代，还能吃到天然野生的水果，是难得的福气。

更何况，猕猴桃是长寿果，在古代日本曾被称为"千岁"，号称吃一个就能活一千年。

据说徐福东渡日本为秦始皇求取长生不老之药，就是慕此"千岁"果之名。如果这个说法属实的话，想想当时的情景真有些滑稽。当徐道士漂洋过海好不容易到了生长"仙果"的小岛，赫然发现传说中的"千岁"果竟然就是中国深山老林里猴子吃的野果，在秦始皇的家乡陕西随处可见，他老人家那时脸上的表情一定够难看的。怪不得他宁愿留在当时还处在原始社会的日本也不敢回国。

听起来好像很神奇，小小一个水果，有这么多的作用吗？

传说有点夸张。不过**猕猴桃能让人年轻的作用的确很强。不仅如**

此，它还能调理糖尿病、脂肪肝、肝炎黄疸、胃热食滞、肠燥便秘、肺热咳嗽、结石……

这是古代的医家发现的，而现代的科学分析也证实了猕猴桃具有多种抗病成分。

从中医的角度说，猕猴桃性寒，味道酸，质地滑。它的寒能解热，酸能养肝，滑能泄下，所以它可以泄肝胆之热。换句话说，它最强的作用，就在于解毒保肝。肝肾是同源的，保肝就是保肾。有清洁的血液，有健康的肝肾，人自然健康长寿。

从成分上说，一些对人体很重要的营养素如维生素 C、维生素 E、钾、镁、钙、叶酸、纤维素还有各种抗癌物质，在猕猴桃中的含量都远远超出了其他大多数的水果。

就拿维生素 C 举例，你只要吃上半个猕猴桃，哪怕这一天不吃任何其他的水果和蔬菜，身体所需要的维生素 C 都够用了。

这些年流行营养药，有的人一天要吃七八种。其实，现在医学界对于人工提取的营养素是否对人体有害还有很多争议。真不如每天吃一个猕猴桃，重要的营养素就全齐了。

猕猴桃是最适合在节日宴席吃的水果：助消化，解酒毒

快过年了，节日期间难免烟酒应酬、大吃大喝。如果要说过节的养生之道，饮食有节、起居有常这些都是老生常谈，实际上却很难做到。

母亲的一个猕猴桃及时提醒了我，在放假期间，坚持每天吃一个猕

猴桃，倒是一个既简单又有效的方法。

猕猴桃是最适合在节日宴席吃的水果。**吃正餐的时候，大家习惯最后上一道果盘。其实，好多水果都不适合在饭后吃。**

但是，猕猴桃恰恰相反，空腹吃了会伤胃，最好是饭后吃，尤其是在有酒有肉的大餐后吃，节日盛宴配上它是最完美的。

如果你要为节日大餐准备一些饮料，那么建议你做猕猴桃汁。不要用超市卖的果汁，那种里边都有防腐剂。喝果汁，必须喝鲜榨的才健康。

猕猴桃汁自己做特别方便，没有榨汁机也没关系。

选软的猕猴桃，放在碗里捣碎，根据自己的口味加水和糖搅匀就行了。有了猕猴桃，年夜饭就能吃得更痛快，也更健康了。

猕猴桃含蛋白酶。蛋白酶是什么呢？就是嫩肉粉的原料，可以分解蛋白质。所以空腹吃它，对胃黏膜不利。而饱餐后吃，既助消化又能降脂。

宴席上多半有腌腊制品，比如香肠、火腿、腊肉等，它们都含有一定的致癌物质，猕猴桃可以阻断这些毒素的生成。

过节肯定要喝酒，猕猴桃解酒的效果比众所周知的柑橘还要好。谁要是酒喝多了，马上给他来一杯猕猴桃汁，可以解酒毒，保护肝脏。

常口渴的糖尿病人吃猕猴桃最合适

家里有糖尿病人，其他的水果不敢吃，但吃猕猴桃就没问题。它不仅含糖量比较低，而且能调节人体对糖的代谢，有防治糖尿病的作用。

从唐代开始，中医就用猕猴桃来治消渴病。现代的糖尿病，大多数都属于消渴病的范畴。糖尿病人有阴虚症状的，经常口干舌燥的，吃猕猴桃最合适。

过节要守岁，一家人坐在一起看电视看春晚，总要嗑点瓜子，吃点花生什么的。这些炒货耗伤人体的阴液，吃多了容易让人口干舌燥甚至上火。

猕猴桃是寒性的，可以平衡它们的火性，养阴生津。

其实，不管是不是在过节期间，只要哪天你暴饮暴食了，都可以赶快吃一个猕猴桃，亡羊补牢一下，会感觉舒服很多。

提醒一下，猕猴桃是清热降火的，自然也就很寒凉。除非是治病，可以一天吃几个，否则正常人最多一天吃一个，就达到保健的效果了，千万不要多吃。

肠胃太虚弱的人，如果想吃猕猴桃，可以把它熬成果酱，或者是捣碎了放在米粥里煮 2 分钟再吃。猕猴桃很特别的一点就是，即使经过高温，它的大多数抗病成分仍然有效，神奇吧？

母亲的经验：怎样挑选好的猕猴桃

市场上的猕猴桃有两大类。

一类是新西兰奇异果。

这是从中国传到新西兰以后经过改良的品种，也有在国内种植的。

新西兰原产的据说是有机种植的，应该比较好，当然价格也很贵。

一类是国内的品种，最常见的就是中华猕猴桃，有人工种植的也有野生的。不要买太大的，那种可能是打过膨大剂的。最好是个头特别小的，这种多半是野生的，纯天然，价格也特别便宜。

不要买表面发黄的、软的，那种是放熟的，不是长熟的。

猕猴桃的幼果表面布满黄色绒毛，成熟后皮就把毛撑开了，皮的绿色才会显露出来。

所以，**表面发绿发亮的才是真正成熟的猕猴桃。这种样子的猕猴桃如果摸上去还是硬的，那就是新鲜的。**

硬的猕猴桃刚买回家不要吃。要跟苹果一起放在冰箱里。苹果对猕猴桃有催熟的作用。几天后，猕猴桃摸上去发软了，就可以吃了。

读者评论

1.我决定不吃维生素C片了，改吃小小个儿的猕猴桃了。真的感谢您告诉我们这么多生活常识和点子。爱你。　　　　　　　　　　　　——muer

2.我喜欢吃猕猴桃，只是不知道是饭后吃，学习了！　　　——新浪网友

3.给我好好地上了一课，亡羊补牢为时未晚。谢谢！　　　　——y3001

允斌解惑

问：例假期间可以吃猕猴桃吗？

允斌答：最好不吃。

吃菠萝的智慧

菠萝皮——吸异味，做调料

菠萝的皮，大家一般是把它放在刚装修过的新房里，用来吸收异味。也有人把它放在冰箱里，当成除臭剂使用。

其实，把菠萝皮当成调料用也不错。

炖肉时，放菠萝皮有助消化的作用。

俗话说，鱼生火，肉生痰。有的人吃多了肉食，消化不了，还会引起咳嗽或是拉肚子。在炖肉的时候，放几片菠萝皮一起煮，对身体非常好。

炖羊肉时，放菠萝皮能除膻味。

在肉类中，羊肉的膻味是最难去掉的，多放葱姜蒜也不那么管用。小姨传授给我一个小秘诀：放菠萝皮。

我们可以在吃过菠萝以后，把削下来的菠萝皮晾干保存起来。炖羊肉的时候放一些晒干的菠萝皮，就可以完全去除羊肉的膻味。

菠萝皮去除羊肉膻味的作用，比葱姜要强。

如果炖羊肉放了葱姜和料酒之后，感觉还是有点膻，那你加几片晾干的菠萝皮，就会好多了。

北京人讲究吃"口外"的羊肉，就是长城以北地区的羊，因为没有那么重的膻味。新疆的羊肉也是，肥嫩而不膻。一般土壤碱性重的地方，长出来的草羊吃了肉就不膻。而南方多数地区土壤酸性重，羊肉的膻味就明显一些。

有一次，买来的羊肉不知道是哪里出的，炖好了之后，膻味很重，家里人都不爱吃。我想起小姨帮我晾晒的一瓶子菠萝皮。马上找出来，在汤里边放了几片，重新开火炖了半小时，膻味就没有了。菠萝皮吸收异味的作用真是厉害。

吃了不洁肉食拉肚子，菠萝叶煮水喝可解毒

菠萝叶子其实也有用。菠萝皮能对付肉的膻味，菠萝叶子能对付肉毒。买来的菠萝，一般上面会带有一大丛绿色的叶子。如果你有心，可以把这些叶子留下，晒干保存起来。

用菠萝的叶子煮水喝，能调理因吃不新鲜肉食引起的消化不良和夏季肠炎。

夏天天热，鱼肉类的食物很快就会变质。如果不小心吃了这些不

洁的食物，就会肚子疼，腹泻。这种时候，如果家里有现成的菠萝叶，就可以马上取一小把煮水来喝。

空腹时、过敏体质、正在发烧和皮肤病发作期的人，都不要吃菠萝

说到这里，细心的你可能会发现，菠萝皮、菠萝叶都具有解肉毒、帮助消化吸收肉类食物的作用。

菠萝肉也有相同的作用。因此，菠萝与多数水果不同，它更适宜在饭后吃，有助于消化。而饭前空腹的时候，最好不要吃菠萝，容易伤胃。

菠萝含有菠萝蛋白酶，这也是嫩肉粉的原料。所以，吃大鱼大肉后，再吃点儿菠萝，可以帮助消化肉类。

有一点要特别注意：吃菠萝过敏的人也不要随意用菠萝叶和菠萝皮。

菠萝还会引起过敏。有的人吃菠萝以后，会全身发痒、起疹子，还有的人会头痛，严重的会恶心、呕吐、心慌，甚至是休克。

所以，**过敏体质、正在发烧和皮肤病发作期的人，都不要吃菠萝。**

菠萝如何吃更好

我们都知道，吃菠萝要先用盐水泡泡。

菠萝用盐水泡过以后，菠萝所含有的菠萝甙和蛋白酶被中和了，吃

起来就不会刺激口腔，对一般的人也不容易引起过敏反应了。

盐水要泡多久呢？如果你想吃得放心，泡的时间短了不行，最好泡2个小时以上。

还有一种方法也可以去掉菠萝的刺激性：就是把它煮熟或蒸熟。

菠萝是不怕高温的，煮过、蒸过以后照样好吃，所以，菠萝是很适合用来做菜的，比如说菠萝咕噜肉、菠萝饭，还有菠萝炒饭等。

如果你做菠萝饭或是菠萝炒饭，记得事先把菠萝煮一下或蒸一下，去掉菠萝的刺激性后，再跟米饭一起烹调。

读者评论

买陈老师的书之前都没有听说过她，觉着书名好玩《回家吃饭的智慧》，就买回去看啦。之后收集完所有的书，共5本，包括《外公家书》。什么下巴长痘、胃寒腹泻、气郁血瘀，书里面的方都挺对我的症状的。

——淘淘鱼

吃桃子、李子的智慧

桃子和李子是中国人的传统水果，它们不光有甜美的果实，还有缤纷的花朵。"桃李不言，下自成蹊。"从《诗经》的时代开始，桃李就是中国春天必不可少的风景。

"春风桃李为谁容？"诗人总把桃李比作女性。桃、李对女性的确也有特别的好处，它们能帮助女性变得更健康美丽。

女子以血为本，而桃、李的功效主要就是调理血的问题。

吃桃李要看体质

李子是清血热的，能养肝。

更年期的女性会感觉体内有虚热，晚上睡觉烦躁不安，这时就可以吃些李子来缓解身体的不适。吃的时候，可以把李子皮留下来一起吃，因为**李子的皮是养肝血的**。

甲状腺功能亢进的女性，吃李子对身体有好处。

李子清肝热，有肝病的人也适合吃李子。

桃子是活血的，女性常吃桃子，气色会更好看。

桃子能通经，月经不畅的女性适合吃。桃子还能润肠，大便干燥的人可以常吃。

有句老话说，"桃饱杏伤人，李子树下埋死人"，这是很有道理的。吃桃、李、杏要看个人体质。

跟桃和杏相比，李子偏寒凉，吃多了以后很伤脾胃。所以，**脾胃虚弱的人不要多吃李子，尤其是有胃溃疡和肠炎的人。**

杏和桃偏温性，有内热的人不要多吃。桃、杏是发物，有的人吃多了会腹胀，或是皮肤病复发，也要当心。

李仁活血，桃仁破血，打成粉护肤最佳

吃桃子和李子时，果核不要扔了，砸开果核，里边有果仁，它们的药用价值更高。

果仁是果树的种子，为了繁衍下一代，果树把精华都集中在果仁里了。果仁，对于女性的皮肤来说也是精华，就像护肤品中的精华素。

桃仁、李仁都可以打成粉，加些蜂蜜或蛋清，用来敷脸，能滋润和美白皮肤。此外，它们各自还有其他特别的功效。

李仁是活血的，而桃仁比它更进一步，是破血的。

爱长痘的人，可以用桃仁，对祛痘印有帮助。

脸上有斑的人，可以用李仁，有淡斑的效果。

桃、李的果仁可治便秘、咳喘和妇科病

除了美容，桃、李的果仁还可以治疗便秘、咳喘和妇科病。

新鲜的生果仁不要直接食用，有微毒，要加工过后才可以吃。

桃李的果仁外面包裹着一层果皮，这层皮的药效很强。如果要连皮用，建议先咨询医生。最好把果仁去掉皮，炒一下，这样比较温和一点，不会太伤身。果仁的一头扁，一头比较尖，这个尖头也要去掉。

做法： 1. 把桃核或李核砸开，取出果仁，放开水锅里煮一下。

2. 煮到果仁外皮有点发皱了，捞出来，放冷水里泡凉，然后剥掉外皮，去掉尖，用铁锅干炒到微微发黄，晾干保存。

用制过的桃仁和李仁来煮粥，对大便干燥型的便秘很有效。

做法： 每次取十几个果仁，和大米一起煮粥就可以了。

造成便秘的原因有很多种，调理的方法也不一样，用错了，只会适得其反。

桃仁和李仁对于大便特别干结、口干舌燥的人比较合适。

其中，**口干舌燥总喝水的人，可以用李仁。如果只是口干，却又不太想喝水，食欲不好，感觉情绪烦躁的人，可以用桃仁。**

用桃仁煮粥的话，还可以加一点陈皮，效果更好。

如果只是排便困难，但大便并不干结的人则不适合用桃仁和李仁。

切记：孕妇忌用桃仁和李仁。

桃核"辟邪"，怡情怡身

其实，桃核也是好东西。一般的人随手就把它扔掉了，喜欢核雕的人却会到处寻找它。每个桃核上面都有天然的纹路，它是雕刻的好材料。

还记得小时候语文课本里有一篇著名的《核舟记》吗？这篇文章描述的"核舟"，就是用桃核雕刻的。在一枚小小的桃核上，雕刻了苏东坡和朋友游赤壁的场景。桃核总共不到一寸长，却雕出了一只小船，5个姿态不同的人，8扇可以开合的窗户，还刻了34个字，精巧得不可思议。

民间认为**桃木是辟邪的，桃核也是桃木，所以很多人喜欢随身佩带核雕**，随时握在手中把玩。天长日久，桃核的表面会渐渐变红，呈现出檀木的质感。

好的核雕是收藏品。经过长期把玩的核雕，上面有了一层行话说的"包浆"，就更加珍贵了。

在每天的把玩过程中，核雕的凹凸纹路会刺激手心的经络穴位，不经意间就起到了健身的作用。而对善于从生活中寻找点滴乐趣的人来说，收藏一个喜欢的核雕，带在身边随时拿出来欣赏、把玩，本身就是怡情养生的一件事。

读者评论

第一次看到美女陈老师，是我在百度搜索怎么预防感冒，看了她的讲座视频后，就开始很关注她，还买了两本她写的书，放在家里，第二天书就不见了，原来我爸拿去看了，他也很喜欢看，然后我又买了两本！

——yao1688

吃杏仁的智慧

杏是润肺的，能止咳。干咳的人或口干舌燥的人，可以吃杏。但杏是发物，吃多了容易诱发皮肤病，小孩要少吃。

大家吃完杏就随手把杏核扔掉了，其实，杏最好的东西在于杏核里面的杏仁。杏可以少吃，但杏仁却是不可或缺的。

平时大家当零食吃的大杏仁，比如美国大杏仁，跟新疆的巴旦杏是一种东西，都不是真正的杏仁，反而跟桃子是"亲戚"。

真正的杏仁是什么呢？咱们平时当水果吃的那个杏子，吃完以后剩下的杏核，把它砸开，里边就是杏仁。这是真正的杏树种子，也是中国原产的杏仁。

杏仁很小，只有小拇指指甲盖这么大。这样的**杏仁分两种，一种是甜杏仁，一种是苦杏仁。甜杏仁是平时食用的；苦杏仁是做药的，它有小毒，只能在药店出售。**

苦杏仁是治咳嗽和气喘的。甜杏仁比苦杏仁偏补一些，是补气的，还有润肺和润肠的作用。

调理慢性气管炎的食方——甜杏仁茶

甜杏仁可以做凉菜，也可以煲汤。夏天，用甜杏仁加上茴香菜一起凉拌，可以调理肠胃型的感冒。

甜杏仁还可做成杏仁茶来喝，可以滋养皮肤，对于慢性气管炎的人还有调理作用。

甜杏仁茶的做法：把杏仁磨成粉，加清水煮开后放冰糖就可以了。

给孩子补脑的食方——杏仁核桃乳

如果想要更补一些，可以做杏仁核桃乳，它的营养比牛奶还好。小姨以前最喜欢给我们做这个喝，小孩喝了很补脑。

杏仁核桃乳的做法：1. 把生的甜杏仁、核桃和糯米加清水泡3～4个小时。

2. 连水一起放料理机内，打成汁，放锅内煮开就可以了。

3. 煮的时候要不断搅拌，以免煳底。

如果家里有能制作营养米糊的那种豆浆机，就更方便了。把这三样原料放入豆浆机，加水煮成米糊就可以了。

在这道乳里，杏仁、核桃、糯米的比例大约为 2：3：5，也就是

说，一半是杏仁和核桃，一半是糯米。这样的比例，吃起来口味最适中，功效也最均衡。

杏仁核桃乳除了补脑，它还可以补肾气和肺气。甜杏仁、核桃和糯米都补气。杏仁和核桃有通便的作用，而糯米有止泻的作用，这样的搭配就比较均衡。

注意：杏仁核桃乳很补，积食、胃热或咳嗽痰多时不要喝。

读者评论

陈允斌老师好，我 2010 年买了您的《回家吃饭的智慧》上下两本书，认真通读受益匪浅，您的饮食理念深入我心，您的茴香拌杏仁、香菜炒鹅蛋、鱼腥草等经常出现在我家餐桌上。由衷地感谢。

——兰溪水

允斌解惑

问：老师，我一直买不到您说的国产的小杏仁，都是大的，或者泡罐头那种，可否说一下去哪里买呀？

允斌答：美国大杏仁不是杏仁。杏仁是小小的心形，分两种，一种是入药用的苦杏仁，有微毒，只能去药店买；一种是甜杏仁，可以食用，超市或干货店能买到。

吃西瓜的智慧

夏天消暑首选：西瓜

据说在所有的水果中，西瓜含的果汁最丰富，达到 90% 以上。西瓜在英语中叫 watermelon，直接翻译过来是"水瓜"，大概就是因为这个缘故吧。夏天，人体水分大量流失，能量消耗也多，吃西瓜正好可以生津止渴，补充营养素。

盛夏的气温很高，热气很重。"热盛为毒"，这种热毒很容易造成血热，使人心中烦躁、口渴、手脚心发热或发烧。如果血过热，就可能不走血脉的正道，而是乱走，产生血溢的现象，比如皮肤出小红疹、流鼻血，严重的甚至会出现脑溢血。

西瓜正是调理夏季这些常见症状的良药。它能入上焦的心经、肺经，能入中焦的肝经、胃经，还能入下焦的膀胱经，可以说是三焦通吃，所以西瓜对于上中下三焦之热都可以祛除。

人到夏季心火旺，西瓜能把心火往下引到膀胱经，再通过小便排出去，从而清解暑热。心为血之府，心火平了，血也就不会过热了，因此西瓜能凉血，对一切血热、血溢症状都有缓解作用。

生西瓜变甜小妙招

母亲说，她小时候从市场买来的瓜经常有不太甜的。那时候种瓜，没有现在这些催甜的生长素，全靠老天爷帮忙。但是外婆有一个办法，能让不甜的瓜变甜了。

生西瓜变甜小妙招

做法：1. 把西瓜切开一个口子，往瓜里倒一点白糖。

2. 用筷子伸进去搅动，把瓜瓤都给搅碎了，把白糖和瓜瓤搅拌均匀。

3. 放上一两个小时，瓜瓤都化成汁了，再把西瓜汁倒出来喝，那就甜甜的了。

现在的小孩爱喝果汁，但西瓜用榨汁机榨汁，有一个麻烦的地方就是要去掉西瓜子。其实，外婆的这个方法可以借鉴，不用去籽，也不用榨汁机，就可以轻松榨出西瓜汁。

吃西瓜千万别扔了皮和籽

什么是健康、环保的生活方式？很重要的一点就是要做到物尽其用。每次讲到这个，我喜欢拿来做例子的一样东西就是西瓜。

通常，人们吃完西瓜后，一大堆瓜皮、瓜子把垃圾桶塞得满满的。这样真有点可惜。其实，西瓜从里到外都是好东西，一家人吃完西瓜，应该是干干净净的，没产生一点垃圾才对。瓜皮、瓜子都有绝好的用处。就算是不小心买到了生瓜，照样可以利用起来。

西瓜跟冬瓜不一样。冬瓜的瓜肉、瓜瓤和瓜子颜色都是白的，所以作用也相似。而一个西瓜却有好几种颜色，外皮是绿色的，内皮是白色的，瓤是红的，瓜子壳是黑的，瓜子仁是白的。所以，西瓜的各个部位功效也有区别。

西瓜瓤与西瓜子，一红一黑，颜色相反，性格也相反。西瓜瓤是寒性的，西瓜子却是温性的。西瓜瓤是去心肺热火的，西瓜子是去心肺积水的。

西瓜子壳与西瓜子仁，一黑一白，黑色的壳是止血的，而白色的仁是化痰的。

西瓜外皮与内皮，一青一白，外皮是清热止渴的，内皮是利水消肿的。

心火重，用西瓜翠衣泡水喝

把西瓜皮外面青色的皮削下来，晒干了，这是一样中药，叫作西瓜翠衣。它是清热的。夏天，人容易上心火，有的人舌尖会长疱，红红的，挺疼。经常用西瓜翠衣泡茶喝，有去心火的作用。

> **做法：**西瓜翠衣（即晒干的西瓜青皮）用沸水冲泡后，代茶
> 饮用。可以加冰糖调味。

连糖尿病人也能吃的美食：西瓜皮绿豆汤，西瓜皮烧肉

西瓜性寒凉，脾胃虚寒的人不能多吃。

还有，西瓜含的糖分较高，好多糖尿病患者都不敢食用。那如果想吃怎么办呢？可以吃西瓜内皮。

西瓜内皮，就是西瓜皮去掉最外层的青皮——西瓜翠衣以后剩下的白色部分。它的营养与瓜瓤相同，只是含糖量要低得多，有糖尿病的朋友可以放心吃。用西瓜内皮做菜，经过烹煮之后，其寒性会减弱，就不易伤及脾胃了。

西瓜内皮的做法很多：可以凉拌、做沙拉、腌制酱菜；也可以用它煲汤，其滋味仿佛像冬瓜，却更加脆嫩；可以炒着吃，清淡爽口；也可以切块，加肉和酱油红烧，十分入味；也可以煮西瓜皮绿豆汤，它清热的作用更强。

> **做法：**把整个西瓜皮洗干净了，切成小块，与绿豆一起煮
> 即可。

我母亲喜欢用西瓜皮来烧肉，味道很鲜美。

西瓜皮烧肉

做法: 1. 把西瓜皮去掉青皮，刮掉里边残余的红瓤部分，切成方块。五花肉也切成方块。

2. 西瓜皮和肉的分量按 1：1 的比例比较合适。

3. 锅里放少许油（油不要多，可以放猪油也可以放植物油），先下姜片爆炒一下，然后放肉翻炒，倒入黄酒，量要多一点，要淹没肉块。

4. 再放酱油，放少许糖、盐，再放西瓜皮。

5. 烧开后，转小火炖熟，然后开大火把汁收一下就起锅。

西瓜皮这样做是最入味的，能把肉的鲜味都给吸收了。小时候，每次家里吃这个菜时，我们都抢着把里边的西瓜皮吃得一干二净。

这个菜也很适合糖尿病人吃。西瓜皮生津止渴，猪肉养胃养肝，对糖尿病人都有食疗的作用。

做这个菜还有一个秘诀，就是在这道菜里放黄酒。

黄酒是补肾补血的。一般做红烧肉都是烹一点料酒，然后加水来炖。但我们家会用黄酒来代替料酒和水。做红烧肉的时候，一滴水也不放。这样炖出来的肉，特别鲜，而且不油腻。

说起这个方法，我有点小小的得意。因为这个方法不是母亲教我的，是我教她的。其实呢，也不是我自创的，而是我小时候看苏东坡写的食谱，跟他学来的。后来，我试着用这个方法来做红烧鸡翅，也特别好吃，家里人曾一度吃上了瘾。可惜，现在养鸡场饲养的鸡不太安全，我们已经很多年不买鸡翅了。家里人想起我做的红烧鸡翅，还觉得挺怀念的呢。

时代在变迁，很多食物都跟从前不一样了。现在的西瓜品种培育得越来越先进，没有籽，皮也很薄，没法拿来烧肉。有时不小心买个生瓜回来，切开一看，不熟，瓤发白，不甜，大家吃着觉得有些失望。这时，母亲就会高兴地对我们说：太好了，这个西瓜皮特别厚，做西瓜皮烧肉才好吃呢！我们一听，一下就变得兴高采烈了。

夏季美味补方——西瓜盅

我最喜欢的一种做法，也是最具有食补功效的，就是西瓜盅。

西瓜盅

做法： 1. 将西瓜顶部大约六分之一的部分切下，挖去红瓤。

2. 把童子鸡洗净切块，放进西瓜中。再加入拍扁的老姜一块，适量的盐、黄酒或料酒。

3. 把切下的部分当作盖子盖在西瓜盅上，上蒸锅用中火蒸1个小时左右即成。

注意：千万不要加水，因为蒸的时候西瓜皮会出很多水。

做西瓜盅，用圆圆的瓜来做比较好看。而且直接放在蒸锅里就能立得住。如果是椭圆形的长瓜，一般的锅很难放得下，也不容易固定。

初次尝试的朋友，最好用厚皮瓜。因为皮厚一点容易掌握火候，不至于把瓜皮给蒸得过软而弄破了。里边的红瓤，刮得越干净越好，否则蒸出来的汤汁会偏甜，而且颜色不好看。

西瓜盅的主料为什么要用鸡肉呢？夏季人体的阳气都浮于表面，加上多食生冷，容易胃寒，暑湿又能耗气伤脾。鸡肉正好入脾胃二经，可以健脾暖胃，改善夏季常见的脾胃虚弱、胃口不佳、疲倦乏力等症状。

鸡肉性温，加上老姜和黄酒，正好与西瓜的寒性相互平衡。西瓜滑肠，吃多了容易拉肚子，而鸡肉正好可以止泻。西瓜有生寒助湿之弊，而姜和黄酒是散寒的，正好解之。

这道菜口感清淡，多热的天吃也不会感到油腻。从功效上来说，也很适合于伏天养生。它属于清补，既能消暑解热，又能补益中气，不但正常体质的朋友可以吃，对阴虚内热，有高血压、急性肾炎和膀胱炎的朋友还有辅助治疗的作用。

蒸好的西瓜盅是夏天餐桌上的一道风景。单是欣赏它碧绿圆润的外形就让人感觉清凉了，讲究一点的话，还可以在瓜皮上刻上花纹。

吃的时候，轻轻打开瓜盖，记得首先把里边的汤盛出一小碗来品尝。这是完全由西瓜渗出的汁液煮成的鸡汤，瓜的清香衬托出肉的鲜美，清淡平和，让人回味无穷。

犹记得九岁那年，奶奶教给我这道菜。事隔经年，当时那一种滋味，那一个人，如今都只能于记忆中去寻觅了，思之令人怅然。

调理慢性气管炎的食方——西瓜子煮水喝

小时候吃西瓜，不小心吞进去一粒西瓜子。旁边的大人笑着说，好啊，明年嘴里该长出西瓜来了。虽然明知道是开玩笑，可是我小小的心里还是有些担心，这西瓜子连着壳一起吃到肚子里，会不会有事啊？

结果小姨跟我说："我吃西瓜从来不吐籽，直接嚼碎了吃下去！"

后来，我明白了，**西瓜是补水的，西瓜子是排水的。如果你西瓜吃多了，脾胃容易积寒湿，西瓜子能清除这种积水。**

有的人本身脾胃寒湿较重，吃了西瓜以后，可能会感觉胸闷胃胀，还会嗳气。碰到这种情况，在吃瓜时也吃点西瓜子，有预防的作用。

怎么吃呢？可以吃晒干的西瓜子。而正在吃的西瓜里的新鲜西瓜子最好挑出来，洗净晒干，留着下次再吃。

小姨吃西瓜的方式是她根据自己体质所做的选择。对于一般的人来说，为了安全起见，在吃西瓜的时候，还是要吐西瓜子。西瓜子带着壳，如果不好好嚼碎了吞下去，吃几个没关系，如果吃得太多了，就容易堵在肠道里。而且，西瓜子连壳完整地吞下去，也消化不了。小孩子吃西瓜更得注意，别一不小心把西瓜子呛到气管里去。

你可以每次在吃西瓜的时候，把西瓜子留下来，洗净晒干。下次吃西瓜的时候，这些晒干的西瓜子就可以派上用场了。

西瓜子还有清肺化痰的作用。攒下来的西瓜子可以用来煮水喝，能调理慢性气管炎。

做法：1. 把西瓜子打碎，冷水下锅。

2. 煮开以后，加冰糖，用小火煮 1 个小时，煮得浓浓的，然后趁热喝。

每天喝 3 次，一个星期左右就能感觉身体舒服多了。

吃西瓜子剥下来的西瓜子壳，要是有心，也可以留下来。这也是一味药。

西瓜子壳对调理大便出血有好处。但是，直接吃它没法消化，要煮水喝才可以。大便有时出现轻微出血的人，可以把西瓜子壳打碎了，用水煮 1 个小时，然后滤出水来喝。

吃甘草煮西瓜子，防咳喘又润肠

晒干的西瓜子，可以直接剥着吃。如果觉得这样吃不够味儿，也可以做炒瓜子或煮瓜子，那就更好吃了。

市场上卖的瓜子，加的香料比较多，吃多了对舌头有刺激性。有的还放了香精和糖精，那就更不健康。其实，吃西瓜时攒点儿西瓜子，就可以在家自己做了。

自己做，最好是做煮瓜子，既简单方便，又不会像炒瓜子那么容易上火。

煮瓜子的口味有好几种，可以煮成五香味儿的、酱油味儿的、咸香味儿的、奶油味儿的。要说老少咸宜，我觉得还是甘草味儿的比较合适。

甘草煮西瓜子

配料比例： 500 克（1 斤）西瓜子，大约用 25 克（半两）盐，6 克甘草。

做法： 1.用一点食用的碱面，加清水把西瓜子先泡半天到一天，捞出来冲洗干净。

2.把西瓜子、甘草、盐放在锅里，加满水，搅拌一下让盐溶解，泡 2 个小时。

3.然后，把锅放在火上，大火煮开以后，转小火煮 2 个小时以上，一直煮到水干为止。

4.把煮好的西瓜子摊开晾干，看到表面结出盐霜就可以收起来了。

西瓜子壳外面有一层蜡质，用碱水泡过以后再煮，比较容易入味。如果你嫌麻烦，也可以省略。

西瓜子仁配上甘草，可以防治慢性咳喘、气管炎。 老人、小孩经常吃点儿，都有好处。西瓜子仁还能润肠通便，可以预防肠道干燥造成的便秘。

读者评论

1.陈老师好！我前些日子舌尖上火，知道是心火，买了西瓜皮煮水，真管用。

——- 利乐有情 -

2.这几天看北京奥运睡得较晚，加之广州特别热，有点上火了。想起您教的西瓜盅，今天就做了一个，一家人大快朵颐，吃得儿子直伸大拇哥。我说："别夸我，这是在网上跟允斌老师学的。"儿子惊奇得瞪大眼睛："老妈还会上网学艺？行啊！"哈哈！这道西瓜盅既好吃又养生，真得谢谢允斌老师！　　　　　　——老妪

3. 文章写得好美！想来西瓜盅一定更加美味，呵呵。小时候爷爷给我做西瓜灯，至今历历在目，倒不知道这西瓜灯里放了童子鸡还是一道药膳。　　——宝莲明灯

4. 我很少做饭，今日试做西瓜盅，火候掌握不好，但是汤很鲜，继续改进。

　　　　　　　　　　　　　　　　　　　　　　　　——习之

允斌解惑

问：陈老师好，孕妇能吃西瓜盅吗？我快五个月了。谢谢！

允斌答：可以的。

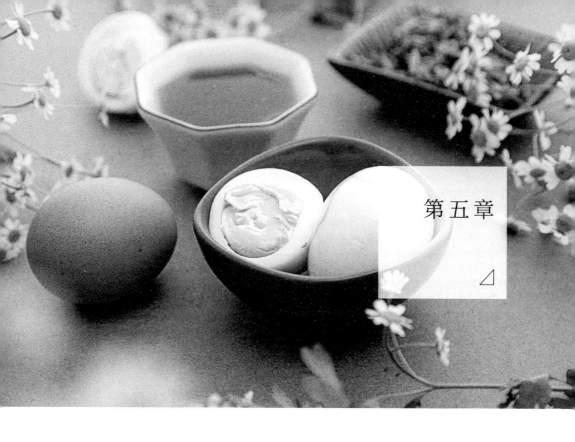

第五章

把蛋吃出最高营养

吃鸡蛋的时候，一定要蛋黄和蛋清都吃，使阴阳
平衡，才能得到全价营养。如果只吃其一，不仅营养
价值大打折扣，时间长了还会造成阴阳失调。

吃鸡蛋的智慧

煮鸡蛋用什么水对人的身体最好

提起鸡蛋，好像没什么好说的，家家的小孩都是吃鸡蛋长大的。不过，**能把鸡蛋吃出最大营养价值的人还真不多，吃出毛病来的人倒不少**。事情往往是这样，天天见的东西也不见得完全了解。要是认真说说吃鸡蛋的学问，这里头的故事和讲究还真不少。

我见过用蒸锅水煮鸡蛋的人。这种水是煮开时间过长的水，重金属含量比较高，鸡蛋会把它们都吸进去。用这种水煮鸡蛋，相当于喝了一锅蒸锅水。

还有人早上一起来，打开水龙头就接一锅水，先煮鸡蛋。这也不好。经过一夜之后，自来水管道里的存水里含的重金属特别高。一定要把这批水都放掉，然后再接水。

有条件的话，尽量别用普通自来水煮鸡蛋，而是用可以直接喝的饮用水。

有人可能会问，普通自来水，烧开了也能喝。用来煮鸡蛋有何不可？

你去看一看，家里长期烧水用的水壶，里边会不会结水垢？水烧开了喝，不仅能杀菌，也能软化水质。有害物质沉积在壶里了，我们喝下去的就少了。如果水里放了鸡蛋呢，鸡蛋的吸附作用非常强，这些有害物质就会被鸡蛋吸收，那我们再来吃这个鸡蛋当然就会受害了。

"米粥煮鸡蛋，只有家里的老人才能吃"

鸡蛋能吸收毒素，也能吸收营养。如果用好东西来煮鸡蛋，就能够增加它的价值，而跟鸡蛋最搭配的莫过于米和面了。

鸡蛋是"全价营养"食物，就是说它具有生命所需要的全部营养。想想小鸡是怎么孵出来的你就能理解了。所以，咱们中国人自古以来就讲究给小孩和产妇吃鸡蛋。

但是空腹吃鸡蛋不太好消化，还容易产生胀气，若配上米面等滋养脾胃的主食，就能弥补它的不足，帮助人体更好地吸收它的营养。鸡蛋加米粥，蛋白质几乎能百分之百被人体吸收，比喝牛奶还好。

母亲说，最滋补的煮鸡蛋，是放在米粥里煮出来的。**我家从前有一个规矩：米粥煮的鸡蛋，只有家里的老人有资格吃。为什么呢？因为煮完鸡蛋，一锅粥的精华都跑到鸡蛋里了。**

米粥煮鸡蛋

做法： 1. 把鸡蛋洗干净，不要剥壳，放在煮稀饭的锅里一起煮熟。

2. 一定要在一开始水还是凉的时候下锅，否则鸡蛋会裂开。

3. 熟了以后，把鸡蛋捞出来，剥壳就可以吃了。

扫一扫，即可观看米粥煮鸡蛋的制作视频。

米粥煮的鸡蛋，剥开来看颜色跟白水煮蛋有点不同，是润泽的玉色，而且吃起来更香。

这样煮出来的鸡蛋，补益气血的作用极强，相当于吃补中益气丸。如果你是中气不足的人，肺活量低，说话有气无力，甚至有内脏下垂的症状，每天吃一个米粥煮鸡蛋，很快就可以看到效果。吃米粥放鸡蛋还有开声的作用，爱唱歌的人多吃一些，嗓音会变得越来越洪亮。

允斌解惑

1. 问：用米汤煮鸡蛋，请问什么时候下鸡蛋呢？

允斌答：冷水、米、鸡蛋一起下锅。

2. 问：现在的鸡蛋壳上面都印着红字，还贴了张绿色食品的小标签，去不掉，怎么办呢？如果是水煮蛋那红字会消掉，可是放到粥里煮着吃安全吗？

允斌答：试试用白酒擦一下看看红字能不能消掉。如果不行，那就不能煮到粥里了。

3.问：陈老师，煮鸡蛋和姜枣茶能同时吃吗？

允斌答：可以的。

吃鸡蛋，过熟伤身，过生伤命

在酒店吃早餐，总有煎鸡蛋。那些鸡蛋往往煎得两面发黄，看起来很香，实际上有害，因为**蛋白质变焦以后会产生致癌物质。**

鸡蛋久蒸或久煮也不好，会变得硬硬的，吃下去不容易消化，更严重的是**蛋白质在长时间的高温下会产生有毒物质。**

前面说到的在粥中煮鸡蛋，由于米汤中含有淀粉，能保护蛋白质的营养，同时米汤有隔热的作用，鸡蛋是间接加温的，不会产生毒素，所以时间可以稍长一些。而平时用白水煮鸡蛋，时间就要短才好。**白水煮鸡蛋的最佳火候，是煮到蛋黄刚好凝固。这种鸡蛋吃起来嫩嫩的，营养最容易吸收。**

那鸡蛋是不是煮个半熟更好呢？绝对不行。因为不熟的鸡蛋可能含有活的沙门氏菌，会给人身体造成很大危害。

吃煮鸡蛋，偶尔会碰到"溏心"的，就是蛋黄还没有煮熟，还在流汤的那种。母亲再三告诫我们，不要吃这种没煮熟的鸡蛋。

她的两位同事，都是在吃蛋的时候感染沙门氏菌而得急病的，如果不是抢救及时就没命了。

可能有人说，我吃过生鸡蛋也没有出事啊。是的，一千只鸡蛋里边也许只有一个含有沙门氏菌。但是一个人一生要吃多少鸡蛋呢？碰到沙门氏菌的机会比中彩票的概率还是要高得多了。

鸡蛋只用煮三分钟

为了保证鸡蛋嫩，又不至于溏心，母亲经过试验，找到了煮鸡蛋的最佳方法。

做法： 1. 首先，鸡蛋放在冷水里下锅，绝不能放热水里，否则蛋壳会爆裂开。

2. 水开之后煮 3 分钟，然后关火，盖上锅盖等鸡蛋自然冷却，不烫手了再捞出来。

注意：不要提前捞出来，否则就会是溏心蛋。自然冷却以后，蛋黄凝固了，蛋白还是嫩嫩的，很好吃。

这样煮好的鸡蛋，皮还特别好剥。好多人都说把刚煮好的鸡蛋放在凉水里过一下，皮就好剥了。母亲却不以为然。她说，热鸡蛋被凉水一激，根据热胀冷缩的原理，皮肯定缩紧了，怎么会好剥呢？经过比较，她发现，还是泡在锅里自然冷却的那种最好剥。

记住水开后一定不能煮超过 3 分钟的时间。超过 3 分钟以后，每多煮 1 分钟，鸡蛋在胃里的消化时间就会相应地增加。原本只需要一个半小时消化的鸡蛋，煮 5 分钟以后，消化时间可能就是 3 个小时了。而煮的时间再长的就无法充分消化了。

怎样蒸鸡蛋羹最营养

在各种用鸡蛋做的菜中，最营养的是鸡蛋羹。蒸鸡蛋是最好消化的，特别适合老人、小孩和脾胃虚弱的人。

记得很小的时候，我就能蒸出又嫩又滑的鸡蛋羹，多亏了母亲传授的窍门。

鸡蛋要蒸得好吃，第一步是要把鸡蛋尽量打散，打得越均匀越好。

打鸡蛋也有窍门的。别人打鸡蛋用两根筷子，我用的是四根。

蒸鸡蛋羹的窍门

做法：1.四根筷子一起握在右手上，飞快地沿顺时针搅拌，一阵"啪啪啪啪"响过之后，一碗均匀的鸡蛋液就打成了，前后用不了2分钟。这样打出来的鸡蛋做熟以后更蓬松。

2.往打好的鸡蛋里加米汤。米汤的量大约是鸡蛋液的两倍。这是最关键的一步。一般蒸鸡蛋都是加水，而母亲的私房做法是一滴水也不加，完全用米汤代替水。这样蒸出来的鸡蛋才够嫩，而且米汤含有的淀粉又能促进人体对鸡蛋蛋白质的吸收。

3.放一点点油和盐。一定要放点油，鸡蛋羹的口感才会变得香滑。最好是猪油，不喜欢动物油的，放香油也可以。

4.蒸锅里放上水，把蒸鸡蛋的碗放进去。不要盖严锅盖，稍微虚掩一点，中火蒸。水开以后，再蒸3～5分钟关火就行了。

有时候，母亲还会把晒干碾成碎末的鸡内金，撒一点在鸡蛋里一起蒸熟，有健胃消积食的作用，小孩子吃是最好的。

高胆固醇食物，比如蛋黄，跟高血脂病没有直接关系

一、不吃蛋黄的人和一天吃四个鸡蛋的人，谁易得脂肪肝

很多人对鸡蛋有误解，认为蛋黄含胆固醇太高，不敢多吃。有的人更极端，吃鸡蛋只吃蛋白，绝不吃蛋黄。这样做对身体好吗？

先举两个真实的案例。

两位老年人。第一位六十多岁，身体偏瘦，一直很健康。自从二十多年前看到报纸宣传蛋黄是高胆固醇食物后，就坚持只吃蛋白，不吃蛋黄。前两年体检，查出血脂胆固醇高了，轻微脂肪肝，他很意外。去医院看病，医生看看体检结果，不假思索地说："少吃点肉，少喝点酒。"他答："我不喝酒，也从不吸烟，每天都吃蔬菜水果，很少吃肉。"医生又说："那你多锻炼身体。"他答："我每天坚持散步，走六七公里。"医生也无语了，找不出原因所在，最后只能泛泛地嘱咐他注意饮食了事。

第二位老人，八十多岁，年轻时身体不太好，得过病。他爱吃鸡蛋，每天要吃四个，早上两个，中午两个，到现在已经吃了二三十年，而他的血脂一点都不高，血压也正常。后面这位老人是谁呢？就是国家著名老中医陆广莘老先生。第一次见到陆老的时候，我非常吃惊，他的外貌看起来最多只有 60 岁，而且思维敏捷，记忆力甚至超过许多年轻人。

国外专家做过一个实验，让一批 60 岁以上的老年人每天吃两个鸡蛋，过一段时间检查，他们的血脂都没有升高。有一些胖人的腰围反而变瘦了。

鸡蛋的良性作用不仅限于老年人。为了验证鸡蛋降血脂的功效，十多年前我曾经拿自己做过一个实验。生孩子之后体检，血脂接近正常范围的上限。接着我每天吃三到四只鸡蛋。过了不到一年，再次体检，发现血脂过低了，接近于下限。

体检科的医生在体检结果上批了五个字：请加强营养。我看了不由得一笑："我吃这么多鸡蛋，还常吃动物内脏，也从不忌口，全家人不吃的肥肉都给我吃了，还要怎么加强营养呢？"

二、人离开胆固醇是活不了的

单纯从食物成分来分析，一个蛋黄含的胆固醇相当于人体一天需要的量。后面这位朋友天天吃两三个鸡蛋，血脂应该早就超标了才对，怎么会变低呢？而前面那位常年吃低胆固醇的食物，照样得了脂肪肝，又是怎么一回事呢？

其实，原因就在于，**人体内的胆固醇大多数不是吃进去的，而是自身合成的。人离开胆固醇是活不了的，所以，人体要努力维持胆固醇的数量稳定。**

怎么维持呢？就是自身合成的数量，以及肠道对食物胆固醇的吸收量。如果你吃的胆固醇少，那它就会尽量把它们充分吸收，并且自己多合成一些；如果你吃的胆固醇多，那它就会少吸收一些，同时又会少合成一些。

比如，蛋黄含胆固醇高，人体如果不需要那么多，就会指挥肠道少吸收一些，多余的就分解排出体外。但是如果你便秘，那么这些东西长期停留在肠道，就会被重新吸收，但它们已经被分解了，没有利用价值，就变成废物堆积起来了。

　　所以说，如果你身体健康，不论你吃的食物含胆固醇高还是低，你的身体都会帮你把体内的胆固醇维持在一个最佳的水平。反过来讲，如果你的代谢功能失调，那么不论你吃的食物含胆固醇高还是低，都有可能得高血脂病。

　　这里边的道理要细细讲起来，还很长，我们以后再说。在这里简单地讲讲，主要是说明，高胆固醇的食物，比如说蛋黄，跟高血脂病并没有直接关系。有些人之所以血管有胆固醇沉积，主要是因为代谢不正常造成的。

三、蛋黄含有胆固醇，也含有能降低胆固醇的物质

　　还有一点，前面的实验中，每天吃三四个鸡蛋为什么血脂会偏低呢？

　　大自然的造化是很奇妙的。鸡蛋具有完美的营养，它其中的营养成分是互相平衡的。

　　大家都知道卵磷脂吧？它最早就是从蛋黄中发现的，所以也被称为蛋黄素，它在蛋黄中的含量特别高。卵磷脂有什么作用？它能降低血脂，清除血管壁上沉积的胆固醇，还能保护肝脏。

　　蛋黄含有胆固醇，也含有卵磷脂。卵磷脂能让胆固醇变成特别细小的颗粒，百分之百地被人体吸收利用，绝不会堆积在血管里。

　　一个健康的人吃了大量蛋黄，对于其中的胆固醇，人体会自动选择不吸收多余的部分。而其中的卵磷脂被人体吸收后，却起到了降低血脂的作用。这样一进一出的不平衡，就使得血脂越来越低了。

　　而且，卵磷脂又是保肝的。古代中医早就发现鸡蛋能调理肝病，这其中就有卵磷脂的作用。人体的脂肪靠肝脏代谢，肝脏健康，血脂就

不会过剩。这就是越吃鸡蛋血脂越低的原因。

当然，各人的体质不同。有的人多吃鸡蛋也没事，但有的人体内缺乏分解蛋白质和脂肪的酶，就不能超量地吃鸡蛋。不是因为其中的胆固醇，而是因为大量的蛋白质和脂肪你分解不了。

大概吃多少合适呢？**对一般人来说，一天一两个鸡蛋就可以保持营养平衡了。**

蛋清和蛋黄一起吃，才能阴阳平衡，得到全价营养

古人把鸡蛋称为长寿果，是有深意的。

前面我说过，鸡蛋是全价营养。这种营养是由蛋黄和蛋清组合产生的，二者缺一不可。

小孩子都特别爱吃鸡蛋黄，小时候父亲老是让给我们吃。母亲看到就会制止，说："你们必须蛋白蛋黄都吃，才能酸碱平衡。"

后来，我发现，岂止是酸碱平衡。蛋白蛋黄搭配在一起，才会寒热平衡、升降平衡、气血平衡……总结起来，就是阴阳平衡，这样才对人体最补。单吃其中的任何一样都容易造成偏差。

从中医的角度说，蛋清是凉性的，能清热解毒；蛋黄是温性的，能止呕止泻。

蛋清重在气，是补气的；蛋黄重在味，是补血的。

蛋清是提神的，蛋黄是安神的。蛋清能润肺，调理热咳咽痛；蛋黄能养心，调理心烦失眠。

蛋清和蛋黄一起用，就是气血双补了，能滋阴润燥，补肾养精。

所以吃鸡蛋的时候，一定要蛋黄和蛋清都吃，使阴阳平衡，才能得到全价营养。如果只吃其一，不仅营养价值大打折扣，时间长了还会造成阴阳失调。

阴阳平衡是生命之道。小至鸡蛋，大至宇宙，概莫能外。

记得被四岁的孩子问过一个问题：宇宙大爆炸之前的世界是什么样子？我一时不知如何回答。据说宇宙最初是一片混沌的。为什么从一片混沌中，能创造出世间万物呢？有一天，我看到最新的科学发现说，宇宙是一只鸡蛋的形状，顿时受到了启发。

混沌未开的原始宇宙不就像是一只鸡蛋吗？

用中国传统哲学的语言来说，宇宙是由阴阳两类物质构成，就像鸡蛋中的蛋黄和蛋清。阴阳相聚产生了能量，聚集到一定程度，大爆炸发生，就产生了世界上的一切。正如一片混沌的鸡蛋，突然有一天裂开，钻出来一只有头有脚的小鸡。

鸡蛋就像是一个小小的原始宇宙。蛋黄和蛋清这一阴一阳组合在一起，就具备了生命所需要的全部营养，不需要借助任何外来的物质，就可以培养出一个生命。

这样完美的阴阳平衡，不要破坏它，好好地利用它，才是顺应自然之道的做法。顺应自然之道，怎么会不长寿呢？

鸡蛋壳有强壮人的体质等很多妙用

如果说蛋清和蛋黄是一对阴阳关系，那么蛋壳和它们又构成了一对大的阴阳关系。

怎么讲呢？很简单，食物的皮与肉永远是一对阴阳关系。鸡蛋之不足，正需要鸡蛋壳来弥补。

咱们现在吃了鸡蛋一般都把蛋壳扔掉，顶多用它泡水浇浇花。而古人是把蛋壳作为一味正式的中药写入本草的（古代把中药类的书籍称为"本草"）。**它的作用有：收敛、制酸、止血、补钙，能调理白内障、皮肤痘疮、胃炎胃痛、佝偻病甚至骨结核。**

1. 鸡蛋是好东西，但是吃多了会消化不良，导致反酸、口臭。还有人对鸡蛋的蛋白质过敏，吃了以后全身发疹子，甚至哮喘。这时候，鸡蛋壳就有用武之地了。只要把蛋壳碾成粉吃下去，就可以调理上面这些症状。

有意思吧，这就是自然的奇妙之处。给你一样东西，就是要让你把它从里到外都用到极致。

2. 鸡蛋是安胎的，而蛋壳是下胎的。

3. 鸡蛋可以固涩小便，而蛋壳是调理小便不通的。

4. 鸡蛋的蛋白质丰富，蛋白质过剩对眼睛不好，而蛋壳是可以明目的。

5. 鸡蛋是补血的，而蛋壳是壮骨的。

6. 吃了其他含蛋白质的食物，比如海鲜、河鲜等引起的类似症状，用蛋壳粉来调理也有效。

7. 小孩起了湿疹，如果破了，流出黄水的，还可以把蛋壳粉调上一点橄榄油来外敷。

8. 蛋壳粉相当于天然的钙片。

小孩缺钙导致营养不良、佝偻病、手脚抽搐的，都可以用蛋壳粉来调理。

用量一般按年龄算，半岁每次吃半克，一岁每次吃一克，两岁每次吃两克，以此类推，十岁以上到成年人，都是10克。每天早晚各一次就可以了。

我家没有人需要补钙。母亲就把家里吃鸡蛋剩下的蛋壳都收集起来，蒸过晾干后，碾碎给她养的赛鸽吃，效果不错，鸽子吃后长得壮，长途飞行的耐力强，还在国际大赛上得过奖呢。

9. 鸡蛋壳也是很好的止血药，凡出血症都可调理，比如咳血、便血。每次吃一小勺，每天三次，三五天就可以止血。

不仅是外出血，内出血也可以治疗，比如胃溃疡出血。我母亲亲眼见过外公用鸡蛋壳治疗胃溃疡，几次就见效了。

蛋壳有止血收敛作用，吃到胃里，能覆盖住溃疡面，帮助它愈合。胃溃疡是胃酸过多引起的，蛋壳又能中和胃酸，使它不会再腐蚀胃黏膜。

蛋壳粉

做法：先用蒸锅蒸半个小时给蛋壳消毒，晾干后再碾碎，但蒸过的蛋壳不容易碾细，可以用粉碎机来打碎。蛋壳粉磨得越细，效果就越好，也更容易吃下去。

一般家用的食物料理机都有磨粉的功能。我给大家推荐小型的中药粉碎机，大概一百多块钱就可以买一台，它可以把珍珠、冰糖和绿豆等打成非常细的粉末，对付蛋壳就更不在话下了。

读者评论

1. 我用鸡蛋壳粉治好了我同事的病。要不然她请假看病得花很多钱，便血得到控制。还有乳腺增生，也给另外的同事治好了。真的，你是我们穷人的救星。很感谢你！

——甜辣椒

2. 我儿子三岁多点，两岁前的体质特别差，特别容易感冒，一感冒就咳嗽、哮喘、鼻窦炎，反反复复，三天两头跑医院，看着呼吸困难，着急得不得了。后来看老师的书，按照书里面的方法用鸡蛋壳粉调理体质，体质好了很多，现在感冒发烧少了，去年到今年感冒发烧基本没吃过西药，都是按照老师书里的方法调理的。真心感谢。

——范

允斌解惑

问：鸡蛋壳该怎么收集？比如我一天有两个鸡蛋壳该怎么放起来，然后才可以积攒多了一起弄成粉？

允斌答：洗干净堆放起来就好，收集多了再一起蒸煮消毒。

吃咸鸭蛋的智慧

每年一到端午，从早上开始，就接二连三地收到手机短信，都是朋友们发来的过节祝福。五花八门的祝福语，离不开一个主题：吃粽子。

端午节似乎成了粽子节。其实，粽子不应该是端午节的唯一主角。还有一样同样重要的端午节美食，就是咸鸭蛋。

粽子有清热解暑的功效，可惜比较黏腻，多吃不易消化，尤其是小孩不宜多吃。而传统民俗中，咸鸭蛋，却是小孩过端午必吃之物。

端午节吃的咸鸭蛋，一般是用清明前后的鸭蛋腌制的。开春以后，鸭子吃的活食多。民谚说，清明螺，肥如鹅。鸭子吃了这些营养丰富的活食，产的蛋最饱满，气室特别小，营养最好。

新鲜的鸭蛋有些腥味，经过盐腌制，腥味去除了，而且营养更容易吸收。

鸭蛋性寒凉，能清肺火。而盐是至阴之物，经过盐腌的鸭蛋，清火的效果更好。咸味入肾，能充分发挥鸭蛋滋养肾阴的功效。

吃点咸鸭蛋，对小孩积食、咳嗽和湿疹都有调理作用。

对于大人来说，如果是阴虚火旺体质，比如说平时怕热，爱口渴，睡觉爱出汗的人，也适宜常吃咸鸭蛋，能养阴，降虚火。

"赛蟹黄"

一般体质的人，尤其是脾胃有些虚寒的人，可以换一种吃法，吃"赛蟹黄"。我最喜欢这么吃咸鸭蛋。赛蟹黄有几种做法。

赛蟹黄

做法：1. 两个鲜鸡蛋，一个生的咸鸭蛋，打散搅匀，放两到三勺姜末。

2. 然后用普通炒鸡蛋的方法炒熟，最后浇上一勺醋，翻炒几下起锅。

这道菜颜色有黄有白，香味浓郁，吃起来味道酷似蟹肉和蟹黄，在我家很受欢迎。

这道菜中，鸭蛋和鸡蛋寒热平衡，姜和醋相得益彰，是一道适合夏天吃的美食。

如何做比市场上好吃又有营养的咸鸭蛋

市场上买的咸鸭蛋往往过咸，不适宜老年人或小孩吃。如果买得到新鲜的鸭蛋，可以在家自己做。

一般制作咸鸭蛋是用盐水泡，或是裹泥。这两种方法适合大量生产，家庭采用比较麻烦。我从一位洞庭湖畔的村妇那里学了一个传统的土方法，十分简单好操作，做多少都可以，而且便于储存，推荐给大家：

自制咸鸭蛋

做法：1. 取新鲜的鸭蛋，不要用水洗，准备一小碗白酒，一碟盐。

2. 先将鸭蛋放进酒里蘸湿，然后把蛋全身沾上盐。如果想不那么咸，就把蛋的两头沾上盐就成了。用干净的容器或者塑料袋盛装，放在冰箱保存。两周以后就可以食用了。

3 如果放置的时间长一些，咸味会更重一点。

注意：这个方法的要点是鸭蛋不能沾水，否则容易坏。如果蛋壳太脏可以用白酒轻轻擦一下再做。

读者评论

我按照陈老师的方法做了咸鸭蛋，效果非常好。　　　　——清夜悠悠

允斌解惑

1. 问：老师，鸭蛋用白酒消毒后，两头蘸盐就直接放进坛子里封闭了。现在有20多天了，刚刚拿了两个上面的鸭蛋出来煮了，可是基本没有咸味，蛋黄也不是红色的。是哪里出了问题？是不是底下的鸭蛋会咸一点呢？

允斌答：可能用的鸭蛋比较大，两头沾盐的面积小了，盐的厚度可能也不够，再等十天看看。着急吃的话，可以整个沾上盐。

2. 问：允斌姐姐，看了你的书想自制咸鸭蛋，书里说有水容易坏。但是鲜鸭蛋是放冰箱保存的，放在常温下腌制会沁出水的，可以放在冰箱腌制咸鸭蛋吗？

允斌答：夏天自制无水咸鸭蛋可以放在冰箱里保存。其他季节也可以放冰箱，我自己也是这样做的。

3. 问：鸡蛋也可以用这种方法做成鸡蛋吗？

允斌答：可以的。

吃松花蛋的智慧

要吃松花蛋，就吃无铅的

松花蛋的寒性有食疗的作用，它可以清泻肺热，去大肠火。体内热重的人，吃些松花蛋会很舒服。

爱抽烟的人，往往肺上有热；爱喝烈性酒的人，往往大肠里有热。这些朋友都适合常吃些松花蛋。喝酒的时候，小菜配上一道松花蛋，还有一定的解酒作用。

松花蛋味道鲜美，但是现在很多人不敢吃，因为怕松花蛋里含铅。现在市面上有一种无铅松花蛋，实际上，这种无铅松花蛋可能不含铅，也有可能含铅。

因为国家有一个规定：1千克（1公斤）松花蛋，铅含量要在3毫克以下，符合这一标准的松花蛋就叫无铅松花蛋。所以，"无铅松花蛋"并不是说绝对不含铅，只要是含铅量低于国家规定标准的，都被称为"无铅松花蛋"。

为什么松花蛋大多含铅呢？因为在松花蛋的传统制作方法中，一般要用到一个黄丹粉。黄丹粉是什么呢？它是一种含铅的矿物质，可以入药，中药名称叫作密陀僧。密陀僧一般是作为外用药来使用的。

铅对我们身体的危害，是尽人皆知了。所以，如果你喜欢吃松花蛋，要注意适量。特别是太小的孩子，为了安全起见，尽量不要给他吃买来的松花蛋。

如何自制无铅松花蛋

如果你想吃到安全放心的松花蛋，可以试试自己制作。怎么做呢？你只需要去农村找一些蚕豆的秆就可以了。

蚕豆在南方很常见，到处都有种的。春天收完蚕豆以后，蚕豆秆就没有用了。如果你正好去郊游，就可以顺便收集一些。

下面，我来说说怎么制作无铅松花蛋。

自制松花蛋

做法：1. 把收集来的蚕豆秆晒干，还可以加一点松针，一起烧成灰。

2. 在蚕豆秆灰中加少许盐，用水调成泥状，裹在新鲜的生鸭蛋上，用坛子或食品袋密封好。

> 3.做好的松花蛋放置一个多星期后，就可以吃了。这时候松花蛋的碱性还比较重，如果再放上十来天，等碱性挥发掉一些，那口味就更好了。

没有了含铅的后顾之忧，松花蛋你就可以放心吃了。其实，不含铅的松花蛋不只是味道鲜美，与鲜蛋相比，还有它独特的营养价值。

草木灰通过蛋壳渗透进去，与蛋清和蛋黄产生化学反应，使蛋白质分解变成了多种氨基酸，这就是松花蛋鲜味的来源，也使得它的营养比鲜鸭蛋更好吸收。

吃松花蛋，要配上姜醋汁

一般吃松花蛋，都要配上姜醋汁。大家知道为什么吗？

首先，松花蛋的碱性很大，所以，咱们要加醋来中和这个碱性。对于胃酸分泌不足的人来说，这一点尤其重要，可以避免松花蛋的碱性刺激肠胃。

如果胃酸分泌过多的人呢，你吃松花蛋的时候，就可以少放醋，甚至不放，而是放点酱油，利用松花蛋的碱性来缓解胃部的不舒服。

其次，鸭蛋是凉性的。制成松花蛋以后，凉性更重，变成寒性的了。所以，吃松花蛋的时候，最好加点姜来平衡它的寒性。许多朋友爱点一个凉菜，叫烧椒皮蛋，这道菜是用新鲜青椒来配皮蛋的，松花蛋的寒性被辣椒的热性中和，吃起来特别舒服。

松花蛋虽然性寒，却不凉胃。所以，胃寒的人想吃也是可以的，多配点姜、辣椒就行了。

松花蛋有收涩的作用，醋也是收涩的，二者都寒凉，所以，女孩子在生理期间，要尽量少吃点儿松花蛋。

读者评论

1. 允斌，你的保健著作我看了很多，虽然我已80多岁了，试用了你的很多方子，简单又廉价。你介绍的都是身边随时可找到的食物，能治好很多病，又有保健作用，真好，你真是一位受人们欢迎的年轻漂亮的好老师。 ——永杰

2. 您和您的家庭就像一个无穷无尽的"宝藏"，总是带给我们这么多耳目一新又成效显著的食补方法，这个时代，还有什么比这更珍贵的呢？谢谢您的责任感和无私精神！ ——宋小样

3. 跟着陈老师养生，咽炎、秋燥等都不再困扰我了，感谢陈老师分享家族医学知识，语言简单易懂，方便家庭操作，从理论到实践由表及里深入透彻的讲解很容易令人信服，四本书我都买了，作为我家的养生必备品。 ——静萱敏

4. 在湖南卫视结识了陈老师，就成了名副其实的超级粉丝，买了多少套《回家吃饭的智慧》已经不记得了。关系近点的都人手一套，只是希望身边的每个人都能结识陈老师，能够活得健康，活得年轻！ ——笑笑

5. 感谢陈老师，您的每一本书都让我增长见识、受益，我是您的忠实粉丝，我期待您的新书出版。我每次看完您出版的书都会体验，很有效，每年新年我会买您的书送给朋友，让更多的人受益。 ——无言

6. 陈老师你是我的贵人。我身体不好，之前我跟我儿子轮流上医院。上医院身体也变得更糟糕。现在不吃药了，老师介绍的方子，一调就舒服。真的很感谢你无私的奉献，谢谢你！ ——畅洋

7. 陈老师的每本书我都读了无数遍！每次买书都要送妈妈、送姨妈、送好友，因为我太爱您的书了，忍不住要跟大家分享！我自己也借着您的方子解决了很多自己和家人朋友的小毛病，非常感谢陈老师！ ——蜜妈

图书在版编目（CIP）数据

回家吃饭的智慧 / 陈允斌著 . -- 长春：吉林科学
技术出版社，2016.4
　　ISBN 978-7-5578-0515-9

　　I. ①回… II. ①陈… III. ①饮食营养学 IV.
①R155.1

　　中国版本图书馆 CIP 数据核字 (2016) 第 079196 号

回家吃饭的智慧（中）

HUIJIA CHIFAN DE ZHIHUI

著　　者	陈允斌	
出 版 人	宛　霞	
责任编辑	孟　波　张　卓	
策　　划	紫图图书 ZITO®	
监　　制	黄　利　万　夏	
特约编辑	马　松	
营销支持	曹莉丽	
幅面尺寸	165 毫米 × 240 毫米	
字　　数	510 千字	
印　　张	46	
印　　数	165501—175500 册	
版　　次	2016 年 5 月第 1 版	
印　　次	2024 年 4 月第 27 次印刷	

出　　版	吉林科学技术出版社
地　　址	长春市净月高新区福祉大路 5788 号出版大厦 A 座
邮　　编	130018
网　　址	www.jlstp.net
印　　刷	艺堂印刷（天津）有限公司

书　　号	ISBN 978-7-5578-0515-9
定　　价	158.00 元（全三册）

鸣谢天津电视台《百医百顺》节目组对本书视频录制的大力支持

回家吃饭的智慧 下

如何善用调味品、食用油和泡菜

陈允斌

著

吉林科学技术出版社

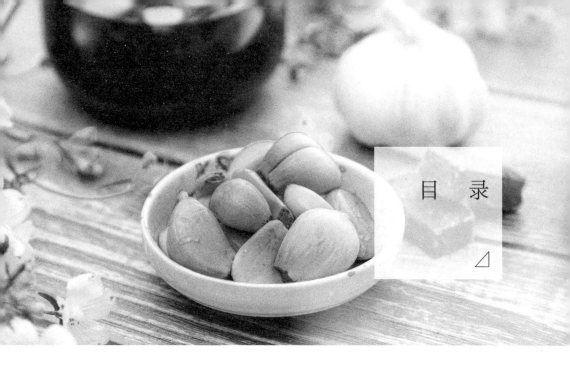

目　录

第　一　章

内脏好，身体才真的好

动物内脏最补人，不要拒绝胆固醇　_002

鸡内金，特别金贵的保健品　_005

　　鸡内金，调治积食有特效　_006

　　鸡内金，化胆结石，调理胆囊炎　_006

　　常吃鸡内金，保肝养胃　_008

全家老小一年四季的保健食方——鸡内金蒸鸡蛋　_010

脾胃不好，血糖高，多吃猪脾、牛脾　_012

吃什么都不长肉，多喝连贴橘枣粥　_013

养肝，怎么离得了血豆腐　_016

　　长期失眠，跌打损伤后的人要多吃羊血　_018

　　多吃猪血豆腐，特别养胃、补血，气色好　_018

　　血脂高、血糖高的人要多吃牛血　_019

　　孩子多吃鸭血防缺铁性贫血，老人多吃防血压高、脑卒中　_019

第 二 章

调味品，不仅仅能调味

宁可居无竹，不可食无姜　_024

早吃姜，补药汤　_024

"午吃姜，痨病戒"——中午过后尽量少吃姜　_025

"晚吃姜，见阎王"——晚上喝酒吃姜等于服慢性毒药　_026

吃姜，要去皮吗　_027

夏天吃姜最好　_027

葱涕、葱白、葱叶全是宝　_034

葱涕，能保护鼻黏膜　_034

鼻子堵，流清鼻涕，头痛，葱白连须煮水喝　_035

凉拌葱须，开胃又防病　_038

吃葱叶，降压降脂　_039

吃葱不留口气的小窍门　_040

自制葱油，滋补养颜　_041

每晚三瓣蒜，清肺清肠，抗癌抗衰老　_043

吃了不干净的东西拉肚子——吃烤蒜，可预防细菌感染　_044

香辣蒜苗根，预防感冒有一手　_045

大蒜可以给鼻子消毒　_047

用大蒜自制天然驱蚊水，效果很好　_048

酱油泡蒜味道香　_049

吃蒜有三忌：忌早、忌快、忌多　_050

"有椒其馨，胡考之宁"——神奇花椒，专治富贵病　_052

进补过头湿气重，花椒入菜可化解　_053

花椒煮水泡脚，祛湿气、通经络　_054

花椒少吃通气，多吃闭气，7粒是上限　_054

"保生酒劝椒香腻"　_055

花椒籽可是宝贝　_056

花椒芽、花椒叶，比椿芽还好吃　_058

保肝，吃自制的藤椒油　_059

怎么挑选好花椒　_061

菜籽油，炒菜用油的首选　_063

吃菜籽油，可保肝瘦身　_064

菜籽油还可消炎、养眼，调理皮肤病　_065

炒菜时如何消除菜籽油的"青气味"　_066

芥花油就是菜籽油　_068

茴香——厨房里的补肾高手和胃病克星　_070

茴香菜，开胃、养胃、补肾　_070

吃杏仁生拌茴香，可治肠胃型感冒　_072

茴香籽，厨房里的补肾调味品　_073

茴香籽——调理胃病的特效药　_074

鲜美之道：如何用蘑菇和黄豆自制纯天然味精　_077

过量吃味精会伤阴　_077

如何自制保健"味精"　_078

第 三 章

吃糖的智慧

白糖、红糖、冰糖，用法不一样 _082

白糖可解毒、润肺、清热，主要作用是调味 _084

吃红糖，补血、活血化瘀 _086

　　红糖营养丰富，含糖量低 _087

　　红糖做菜可暖胃 _087

　　怎样选原汁原味的红糖 _089

冰糖可润肺、清火 _091

麦芽糖，补脾胃，不蛀牙，是最适合小孩吃的糖 _092

自制补脾又补肾的糯米麦芽糖 _094

第 四 章

会吃蜂蜜、蜂王浆、花粉的人不会老

蜂蜜结合了动植物的精华 _098

蜂蜜外用杀菌，内服消炎 _099

　　皮肤有伤口，抹上蜂蜜好得快、不留疤 _099

　　小孩子长湿疹，敷上蜂蜜藕粉能止痒 _100

　　鼻子干燥，抹蜂蜜萝卜汁 _102

　　可以吃的护肤品——自制蜂蜜唇膏、蜂蜜面膜 _102

　　有慢性胃溃疡，喝蜂蜜陈皮茶好好养 _104

蜂蜜的正确饮用方法: 空腹喝 _106

不同的季节, 要选不同的蜂蜜 _107

　　春天蜂蜜是补品, 首选保肝油菜蜜 _107

　　夏天为什么要喝枣花蜜、槐花蜜 _110

　　秋冬为什么要喝荆条蜜、椴树蜜 _111

为什么很多中成药丸都用蜂蜜来调制 _112

在家学会古法炼蜜 _115

选购优质蜂蜜的诀窍 _117

　　怎样分辨真假蜂蜜 _117

　　怎样分辨原生态蜂蜜与过度加工的蜂蜜 _118

　　怎么鉴别蜂蜜是不是掺过杂质 _119

　　怎样分辨不同品种的蜂蜜 _121

蜂王浆、蜂胶等蜂产品适合哪些人吃 _123

　　蜂王浆适合什么人食用 _123

　　吃蜂王浆时要谨慎 _125

原生的蜂胶, 最好不要直接用 _127

蜂蜡跟蜂蜜有互补作用 _129

　　蜂蜡蒸鸡蛋, 调理荨麻疹 _129

　　蜂蜡祛热, 止痛, 特别能减轻风火牙痛 _130

　　蜜丸外的蜡衣、"秉烛夜行"中的蜡烛都是蜂蜡做的 _131

蜂毒, 可调治关节炎、荨麻疹和哮喘 _132

吃对花粉, 保肝、抗衰老 _134

"春深无客到, 一路落松花"松花粉美容、延年、强身 _136

　　如何自制美味松花糕 _137

第 五 章

泡菜、腌菜之美

泡菜，有新鲜蔬菜所不具备的功效 _142

怎样吃泡菜最健康 _144

掌握好泡菜的"火候"，就不用担心亚硝酸盐问题 _145

吃肉配泡菜，可防富贵病 _146

如何在家制作风味绝佳的泡菜 _147

怎样选择泡菜的容器 _149

做泡菜，起好泡菜盐水最关键 _151

泡菜水如何调味最可口 _152

泡菜水要好好养 _152

西红柿、黄瓜不适合做泡菜 _154

必须单独泡的菜：辣椒、大蒜、蒜薹、苦藠、藠头 _155

吃跳水泡菜，补充维生素和纤维素的最佳选择 _156

质地脆嫩的菜最适合做跳水泡菜 _156

糖醋泡菜 _158

药食同源的泡菜二宝——洋姜和螺丝菜 _161

酸盐菜，开胃和胃、散寒祛湿 _164

家里如何做酸盐菜 _165

我家传统的"病号饭"——酸盐菜泡饭 _166

下饭又补肾，要数酸豇豆 _167

酸豇豆的做法 _167

怎样吃酸豇豆不咸 _168

一家之政观于齑——主妇会做腌菜是持家本领　_170

腌菜与黄豆同吃，大有胡桃滋味　_170

最健康的腌菜方法——倒坛法　_172

我家腌菜的传统做法　_173

我家榨菜的简易做法　_174

我家大头菜的简易做法　_175

第　六　章

只有投资健康，才有终生回报

只有投资健康，才有终生回报　_178

在吃下每一种食物之前，请想十年后　_180

防止"毒从口入"，比中了毒才去补救更好　_183

没有什么补品是适合所有人的　_185

在身体需要的时候吃饭，是春雨贵如油　_187

分清人体体质，一补一个准　_190

营养人体的物质为阴，促进人体功能的能量为阳　_191

了解了五脏六腑的阴阳，就找到了食补的捷径　_192

为什么进补首选脾和肾　_193

男怕伤肝，女怕伤肾　_196

现代人有几个不肾虚　_197

不堪重负的肝是现代流行病的根源　_198

肝不宜补，肾不宜泻　_199

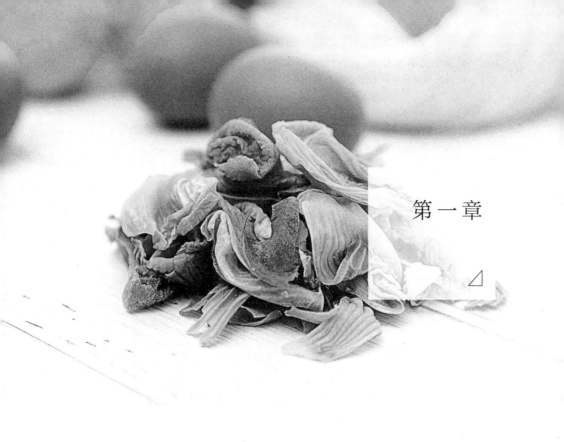

第 一 章

内脏好，身体才真的好

现在的人们为了身体好，不惜花重金购买昂贵的补品、保健药。其实，价格贵并不意味着效果一定好。要想身体好，不一定需要花很多钱，你需要的是花一点儿心思，在天然的食物中就能找到特效的保健品。

动物内脏最补人，不要拒绝胆固醇

　　中医认为，内脏是动物的精华。人也是一样，一个人没有四肢还能存活，但没有内脏就不行。精华都在内脏里，所以吃内脏是非常补人的。

　　一般大家比较熟悉的动物内脏是心、肝、肾，其实，还有一些其他的内脏补益效果也不错，它们都有补肝肾的作用。

　　朋友们一起吃饭的时候，总会有人说：我不吃动物内脏、不吃蛋黄，因为胆固醇太高了。如果反问他们一句：你知道胆固醇是什么吗？它起什么作用？往往没有几个人能答出来。对自己不了解的东西，怎么能轻易地下结论呢？

　　很多人对胆固醇有很深的误解，以为它是一个有害的东西，认为只要不吃胆固醇，就能降血脂。

　　其实，胆固醇作为一种脂类，是人体不可或缺的物质。我们身体内的激素和胆汁都需要胆固醇来合成，它也是制造细胞壁的原料。

　　如果胆固醇缺乏，人体的新陈代谢会出现问题，消化能力会变差，

抗病能力也会变差，容易生病。如果长期缺乏胆固醇，人还容易贫血，血管壁也会变脆，甚至产生脑出血；肾功能也会减退，容易早衰。

人体内的胆固醇的来源有两个：大部分是自身合成，小部分是从食物中获得。

胆固醇是维持生命活动必不可少的东西，人体每天都离不开它，单靠从食物中摄取是远远不够的，所以大量的胆固醇要靠人体自身合成。

如果你的体重是 50 千克（100 斤），那么你身体内的胆固醇要保持在 200 克（4 两）左右，这样才能维持正常的生命活动。这其中，大约 2/3 是身体自己合成的，只有 1/3 才是吃进去的。

胆固醇实在是太重要了，人体必须保证体内的胆固醇含量要足够，所以人体有一个自动调节的机制，它会根据你的饮食习惯来调节胆固醇的"产量"。**如果你今天吃的胆固醇太少了，它就会多合成一些；假如你今天吃的胆固醇太多了，它就会少合成一些。**

胆固醇是肝肾精气的物质保证，它促进肝气升发，又补充肾精。如果肝的功能正常，胆固醇的代谢就正常，血脂也不会偏高。

如果肝的功能不正常，比如肝气郁滞，肝脏分解吸收的功能失调，就会造成胆固醇不能被身体吸收利用，在血液中的就沉积在血管壁上，引起动脉硬化，而在胆汁中的就变成结石。

我们要保证肝脏的正常运转，就不能一味拒绝胆固醇。尤其是小孩，更需要吃一些动物内脏，以补充胆固醇。因为小孩要不断成长，需要胆固醇来增加身体的细胞数量，制造新血，还有生长激素。

再版补记

2008 年，我写了两篇为高胆固醇食物（比如内脏和蛋黄）正名的文章。上文《动物内脏最补人，不要拒绝胆固醇》，以及本书中部第五章中的《高胆固醇食物，比如蛋黄，跟高血脂病没有直接关系》，就是其中的部分文字，收入 2010 年出版的《回家吃饭的智慧》老版中。

多年来，在各地的讲座和电视节目中，我一直努力提醒人们避开这个饮食误区，不要盲目拒绝胆固醇，吃鸡蛋不要扔掉鸡蛋黄，吃肉不要害怕内脏……

八年过去了，在本书新版付印之际，恰好迎来了一条令人高兴的好消息——

2016 年 5 月 13 日，国家卫计委疾控局发布《中国居民膳食指南（2016）》，2016 年 1 月 7 日，美国发布新版《美国居民膳食指南》(2015-2020 版)，其中均撤销了对每日胆固醇摄入量的限制。国际社会对膳食胆固醇与心血管疾病的关联性分析结果显示，饮食中，胆固醇摄入量与心血管疾病并没有直接相关性。

我始终相信，传统饮食养生所看重的食物，一定有它的宝贵价值。鸡蛋黄和内脏，滋养了中国老百姓几千年，我们要做的不是拒绝它们，而是寻找适合自己的吃法，使它们的作用能发挥到极致。

鸡内金，特别金贵的保健品

很多年轻人爱吃鸡肫，却不知道鸡肫里边有宝贝。在料理鸡的时候，鸡肫里面有一层黄色的壳需要剥下来，这个壳就是宝贝，千万不要把它扔掉了。

这层壳叫作鸡内金，老人们都知道，它是帮助消化的。

其实，**鸡内金的功效不仅仅是帮助消化那么简单。它是一味中药，也是特别好的日常保健品，而且作用广泛，建议每家每户都要常备。**

单看"鸡内金"这个名字，就知道古人对它有多重视，把它比作鸡身体内的"黄金"。它确实也不辜负这个美名。

鸡肫，也叫鸡胗，是鸡的胃。鸡内金是鸡肫内的硬化角质层。大家可以在料理鸡的时候，把它剥下来晒干，碾碎后就可以留着待用了。你也可以到药店去买。一般在药店买的鸡内金，是晒干后碾碎的粉末。

鸡内金，调治积食有特效

鸡是杂食动物，它吃谷物、草籽，也吃虫子。而鸡是没有牙齿的，吃什么都是囫囵吞枣，全靠胃来消化，可见鸡的消化功能很强大。所以，吃鸡的补益作用主要就是补脾胃。

光是鸡肉，补脾胃的效果就不错。鸡肫是鸡的胃，它补脾胃的效果更是好上加好。而鸡内金是鸡肫直接接触食物的内层，是负责消化食物的前锋，它健脾胃、助消化的作用自然是非常突出的了。

鸡有两个胃：一个是前胃，一个是砂囊。砂囊就是鸡肫。鸡没有牙齿，所以要吃石头和砂子，吃下去存放在鸡肫里面，所以叫作砂囊。吃下去的食物到了砂囊，通过鸡内金和砂石的摩擦，就把整个儿的食物给磨得很细了。

鸡内金能消化硬的食物，所以它调治积食有特效。民间常用它来调治饮食积滞、小儿疳积等。

鸡内金，化胆结石，调理胆囊炎

鸡内金还有更大的用处，就是化结石。

鸡内金连石头都能磨，所以它化结石的功效很强。像胆结石、肾结石、膀胱结石的病人，常吃鸡内金非常好。中医治疗胆结石症，更少不了鸡内金这味药。

鸡内金能化胆结石，对调理胆囊炎也有帮助。只要是胆有问题，都能用到鸡内金。

有个成语叫作"肝胆相照"，为什么偏偏把肝和胆放在一起说呢？大家去看一下人体结构图就知道，肝和胆是连在一起的。而且，肝和胆的地位实际上是不平等的，肝那么大，胆那么小，胆是肝的附属品。胆不仅依附于肝，胆汁也是肝脏分泌的，胆只负责储存胆汁，所以说，胆有问题的人，肝必然也有问题。

有一些朋友得了胆囊炎、胆石症，实际上都跟肝的问题有关系。如果只想着治胆，那不能解决根本问题。

解决胆的问题，要注意调理肝，同时一定要养脾，因为肝有问题就会影响到脾的功能。只有养好了肝和脾，才有条件解决胆的问题。

鸡内金就是通过调肝健脾来改善胆的功能的。它既能祛肝经的湿热，又能消脾胃的淤积，健脾补脾，所以对预防和调理胆的问题很有帮助。比如，患有胆囊炎的人肝胆有湿热，可以常吃鸡内金来帮助祛除湿热。

建议胆有问题的人除了治疗之外，在平时的饮食中，可以经常吃鸡内金。

胆囊炎、胆石症等疾病往往有家族遗传的倾向。如果家里的长辈有胆的毛病，年轻一代就应该经常吃鸡内金来预防。

说到胆结石，我想提醒大家，早上再忙也要吃早饭，否则容易得胆结石。因为夜里人不需要消化，我们的胆汁就存在胆囊里。经过一晚上存储，就等着早上使用呢。可要是你不吃饭，胆汁就用不到，这样胆汁在胆里储存时间长了，就浓缩了，到最后就结晶成结石。

健康的前提就是养成好的生活习惯。好好吃饭，我们就可以少得很多疾病。

读者评论

跟着陈老师养生已经两年了，受益匪浅。妈妈多年的胆囊炎，吃了多少药都没有用，结果看了老师的书用鸡内金调理，却奇迹般地好转了。　　——云淡风轻

常吃鸡内金，保肝养胃

其实，一般人平时也可以经常吃一点儿鸡内金，有很好的保健作用，可以健脾、养胃、调肝，还能预防结石。

鸡内金特别擅长软化坚硬的东西，不仅是积食和结石，它对于人体内的一切硬块都有软化的作用，比如乳腺增生的硬块、肿瘤和肝硬化等。

常吃鸡内金，对于预防这些疾病就有帮助。

怎么吃呢？

药店买来的鸡内金是碾成小块的。如果是自己家晾晒的，把它用擀面杖捣碎就成了。

鸡内金没法碾得很碎，它很硬，不能直接生吃，要跟着饭菜一起煮过再吃。你可以在做饭的时候，放一点儿碾碎的鸡内金一起煮。

比如说，吃早餐的时候，可以把鸡内金放在粥里一起熬。现在有了豆浆机，就更方便了，在用豆浆机做五谷杂米糊的时候，顺便抓一小把鸡内金放在里面就行了。

要注意，鸡内金不会溶解在水里，它会沉底。所以，喝汤或者粥的时候，一定要从底下捞，这样才能吃到鸡内金。

没有条件在家做饭、吃饭的人，可以用家用的中药粉碎机把鸡内金打成更细的粉末，装在小瓶里，每天吃饭时取出来吃小半勺。

鸡内金对肝脾有保健作用，如果你平时想不起来吃，那么春天一定要吃一些，因为春天是调养肝脾的最佳季节。

读者评论

在我坐月子的时候，饭中会加入鸡内金，不知道是不是脾胃变好了，所以没有发胖。月子里，鱼腥草炖鸡也有吃，产后没有不舒服的地方，方子太多，都说不过来啦。总之很喜欢您……

——V彦君

全家老小一年四季的保健食方——鸡内金蒸鸡蛋

有小孩的家庭，建议四季常备鸡内金，经常给孩子吃一些，健脾助消化的效果特别好。

给孩子吃鸡内金，煮在汤里孩子一般不爱吃。我们家的传统是用鸡内金蒸鸡蛋，不仅好吃，补脾的效果还更好。蒸鸡蛋是最好消化的，特别适合老人、小孩和脾胃虚弱的人。

鸡内金蒸鸡蛋的做法跟普通蒸鸡蛋差不多。

做法：1. 把鸡蛋尽量打散，打得越均匀越好。

2. 往打好的鸡蛋里加两倍的米汤，放一点点香油和盐，再放1勺鸡内金。

3. 把材料上锅，用中火蒸，水开以后，再蒸3～5分钟关火就行了。

记住：锅盖不要盖严，要稍微敞开一点儿，不要用大火，而是始终用中火蒸。

小孩儿的脾胃比较娇嫩，现在的孩子吃的东西都特别有营养，不容易消化，所以调养孩子的消化功能是家长的重要功课。消化功能好，孩子营养吸收好，才能长得结实、聪明，而且还不容易生病。

这道菜一家人都可以吃。**小孩常吃鸡内金蒸鸡蛋，不仅助消化，还不容易尿床；男性常吃，可以预防脂肪肝；女性常吃，有调经通经的作用；老年人常吃鸡内金蒸鸡蛋，对预防白内障也有帮助。**

鸡内金消积食的作用很强大却不伤胃，相反还能养胃，对胃溃疡、十二指肠溃疡都有调理的作用。

鸡内金这么好，不负"黄金"的美誉，它的价格却很平易近人。记得小时候，市场上的鸡内金是 5 分钱一个。过了这么多年，通货膨胀了数十倍，药店里的鸡内金也只是卖到 1 块钱 10 克。市场上还要便宜，晒干的鸡内金 30 块钱 500 克（1 斤），好大的一包。

现在的人们为了身体好，不惜花重金购买昂贵的补品、保健药。其实，价格贵并不意味着效果一定好。**要想身体好，不一定需要花很多钱，你需要的是花一点儿心思，在天然的食物中就能找到特效的保健品。**

允斌解惑

1.问：鸡内金蒸鸡蛋我每周给我儿子吃两次可以吗？不会多吧？

允斌答：没问题。

2.问：鸡内金我前年买的还能再吃吗？保质期多久？

允斌答：没有变色变味就可以。

3.问：老师，消化不好，早上的黄芪粥里能放些鸡内金粉吗？

允斌答：可以放的。

4.问：陈老师，胆囊泥沙样结石吃什么好？

允斌答：多吃鸡内金粉。

脾胃不好，血糖高，多吃猪脾、牛脾

当我们的肝气太旺了，就会影响到脾。要让脾变得更强壮，可以吃动物的脾脏，例如猪的脾脏、牛的脾脏。

脾脏是一个正式的名称，一般称作猪脾、牛脾。而在很多地方，人们更熟悉的是它们的俗称。**北方人把它叫作沙肝，广东人称为横脷，在南方有些地方则把猪脾称为连贴，把牛的脾脏称为牛连贴。**

很多人经常吃连贴，却不知道它具体是哪一个内脏。有的人可能会把它误当作是腰子。比较起来，腰子像一个弯弯的豆子，而脾脏是长条形的，它们在外形上是不一样的。

动物脾脏是健脾胃的，能增强人体的抵抗力。也就是说，只要补好脾胃，我们的身体也就强壮了一倍。

猪脾、牛脾不仅对患有胃炎、肠炎的人有保健作用，还能调理由于消化失调导致的慢性腹泻。

身体瘦弱、脾虚、有慢性糖尿病的人经常吃些脾脏，对增强消化系统功能、调理体质、改善亚健康的状况很有好处。

吃什么都不长肉，多喝连贴橘枣粥

人生就像围城。许多人拼命减肥，而另外一些朋友觉得自己太瘦，想变胖一点儿。确实，太瘦也是一种亚健康的状态。

这些朋友最苦恼的是，无论怎么吃，吃多少都不长肉，总是那么瘦，但去医院一检查，又查不出有什么病。据我观察，这样的人以年轻人居多，特别是男孩。他们还有一个特点，就是脸色不好看，发青发黄。这种情况是怎么回事呢？是肝和脾的问题。

这种体质的人，往往脾比较虚，肝气比较旺。脾虚，造成吸收功能不好。肝气过旺，造成体内有虚热。这种虚热对人体能量和精气的消耗特别大，这样一来，脾就更虚了，更不能充分地吸收营养。这一进一出的不平衡，就会造成营养不良，人自然显得干瘦了。时间长了，人的身体抵抗力差，就容易生病，还可能引起贫血和胃病。

这样的体质，可以经常喝连贴橘枣粥来补养。

连贴就是猪的脾脏，是健脾养胃的好东西。这道连贴橘枣粥能消积食、开胃口，对于慢性胃炎也有调理的作用。

橘枣粥

原料：1 块连贴，50 克（1 两）大米，6 个大枣，1 个陈皮，2 片生姜。

做法：1. 把连贴切成小块，大枣掰开，生姜不要去皮，和大米、陈皮一起放入电饭煲。

2. 加冷水，放一点儿芝麻油，一起煮成粥。

注：吃的时候，不要放盐。喝粥，吃连贴和大枣，最好把陈皮也一起吃下去。

在这个方子里，大枣、陈皮对肝和脾都有调理的作用。大枣以补为主，陈皮以泄为主。大枣养肝血，陈皮排肝毒；大枣养脾之气，陈皮利脾之湿。

大米、生姜对胃有调理的作用。大米补中养胃，生姜暖胃祛湿。这个方子用大米做粥，补气的作用更好，更能发挥养胃的功效。

这道粥能清虚热、调肝、健脾、养胃。经常吃能增强消化系统的功能，对于预防胃炎和胃下垂也有好处。

瘦弱的人经常喝这道粥，可以增强体质，使面色白净起来，肌肤变得丰泽一些。

特别是消瘦又有胃炎的人，喝这个粥还可以养胃。

这也是适合糖尿病人的一道保健粥。有慢性糖尿病的人一定会脾虚，经常喝这个粥补补脾，对身体很有好处。

喝连贴橘枣粥不用担心身形矫枉过正，会变得很胖。它是通过健脾补气的作用让人体自己去调节的，以达到健康的体重。所以，瘦人喝这个粥会有增胖的效果，而普通人喝了只有健脾的效果，不会发胖。

其实，胖人也可以喝连贴粥，特别是虚胖的人。这种人通常肝脾也虚，所以体内堆积了多余的脂肪。用连贴、陈皮来调肝补脾很合适。**但胖人喝这个粥时要做一点儿调整，可以把大枣去掉，在粥煮熟起锅时，加些葱花就可以了。**

读者评论

谢谢老师的连贴橘枣粥，我吃了五次就把我八九年的毛病调好了。祝您一帆风顺，造福更多人！

——姚集小伙

允斌解惑

1.问：陈老师，连贴橘枣粥里的猪连贴可以用牛连贴吗？

允斌答：可以。

2.问：连贴橘枣粥的大枣要去核吗？

允斌答：不需要。

3.问：我的吸收有问题，每次吃得很多，就是胖不起来，请问陈老师有没有什么方法能改善我的吸收问题，谢谢！

允斌答：吃得多却胖不起来，可以喝连贴橘枣粥来解决。

养肝，怎么离得了血豆腐

血豆腐，也叫血旺，是用动物的血做的。一般我们常吃的血豆腐有猪血、牛血、羊血和鸭血，这些都非常好。它们具有人体造血所需要的营养，可以补血。

有的人对血豆腐有误解，以为它是高脂肪、高热量的食物，其实不然。血豆腐的热量和脂肪含量都很低，它的丰富营养主要来自于所含的大量矿物质，特别是含铁量特别高。所以说，吃血能补血。

春天，尤其要吃血豆腐。有人觉得，我不贫血，吃血豆腐干吗？不是这样的。我们的肝脏功能在春天很活跃，**吃血豆腐是为了养肝。**

肝气属阳，肝血属阴，如果肝气生发得太多，阳亢了，阴就不足了。肝阴就是我们所说的肝血，所以要吃血豆腐来滋养肝阴。

肝肾是同源的，养好了肝阴，也能滋润肾阴，所以吃血豆腐能肝肾双补。

经常吃血豆腐，就有抗衰老的作用。而且能增强人的耐力，不容易感觉疲劳。

血豆腐还能促进伤口愈合，恢复人体元气。

手术、放化疗后身体虚弱的人，多吃血豆腐可以帮助身体恢复。

血豆腐既有补益的作用，又有排毒的作用，它能清血毒。所以，吃血豆腐对于预防癌症和肿瘤也有帮助。

工作和生活在污染环境中的人，可以常吃血豆腐来排毒。血豆腐可以与吸入人体内的粉尘和重金属颗粒产生化学反应，把它们排出体外。经常用电器、坐飞机的人要想防辐射，也可以吃血豆腐。它既解毒，又能抗氧化，还能减轻辐射对身体的危害。

市场上有掺假的血豆腐，买的时候要注意挑选。

新鲜动物血是含有氧气的，所以凝结以后里面会有很多的气孔。如果切开血豆腐以后，看到里面光滑紧致，没有气孔，那就说明有问题。

不管是哪种血豆腐，吃的时候都有一点禁忌要注意：不要跟何首乌、生地或熟地这几样中药一起吃。

如果你正在服用汤药或者中成药，要注意看一下里面有没有这些成分。比如说，常见的金匮肾气丸、六味地黄丸、知柏地黄丸等补肾药，里面含有熟地，都不能跟血豆腐一起吃。

地黄是一种中药，生的叫生地，炙过的叫熟地。熟地就是熟地黄。也就是说，凡是中成药名称后面几个字是"地黄丸"的，最好不要跟血豆腐一起服用。

吃什么样的血豆腐好呢？不同的品种，功效略有差异。

羊血偏温，鸭血偏凉，猪牛血平；羊血养心，猪血养胃，牛血养脾，鸭血养肝。

血热的人吃鸭血，血寒的人吃羊血，小孩和老人可以多吃鸭血和牛血。

长期失眠，跌打损伤后的人要多吃羊血

羊血是养心的。很多人长期夜里失眠，是心血亏虚了。心得不到血的滋养，就会产生心火，心火扰乱心神，人就不容易睡着了。

经常吃羊血来滋养心神，就可以睡得安稳了。

羊血对于跌打损伤很有效，受伤后全身疼痛的人，多吃几次羊血就好了。

羊血偏于温性，阴虚血热的人最好少吃羊血，改为吃鸭血比较合适。

现在家畜用的饲料中往往加了很多添加剂，我们挑选时要谨慎一点。动物摄入的有毒物质都容易积在血里，所以我们现在要尽量寻找健康无害的食物来吃。相对其他的血，吃到好羊血的概率可能会大一点儿。因为猪和牛可以只靠饲料生活，但是羊光喂饲料是不行的，它一定要吃草。

多吃猪血豆腐，特别养胃、补血，气色好

猪血性平，是养胃的，多吃猪血对养胃特别好。

胃病有两种现象：有些人的胃病是吃饭后胃疼；有的人的胃病却是吃饭后不疼，吃饭前反而疼。后一种人胃酸过多，容易反酸、嗳气，可以常吃猪血来调节。

怎么吃呢？一定要在炒猪血豆腐的时候，用菜籽油来炒，这样效果

才好。因为菜籽油是走肝经的，而反酸、嗳气的问题跟肝脱不了关系。

猪血补血的效果也很好，血虚的人可以常吃。

猪血还有一个好处：就是常吃可以预防脸上过早长皱纹。猪血养胃，而人体的胃经是管我们脸色的。**多吃猪血，气色会变得好看一些，而且皮肤也比较滋润。**

血脂高、血糖高的人要多吃牛血

牛血是健脾的，脾胃虚弱的人可以吃牛血来补养。

我建议亚健康的人，还有高脂血症、糖尿病患者，平时的饮食中要有牛血。慢性糖尿病容易引发冠心病，**而吃牛血对预防冠心病有帮助。对于高血脂的人来说，牛血有降血脂的作用。**

牛血对大脑有好处，能让人记性好。中老年人常吃牛血，对预防脑溢血有好处。

牛血止血的效果也很好，特别是对于痔疮造成的出血。患有痔疮、有时大便会出血的人，可以吃些牛血来调养。

孩子多吃鸭血防缺铁性贫血，老人多吃防血压高、脑卒中

各种血豆腐都有养肝的作用，而鸭血特别养肝。它能凉肝血，帮助肝脏解毒。

对血压高、有脑卒中危险或是处于脑卒中康复期的老年人，常吃鸭血有防治的作用。

鸭血特别嫩，好消化，所以给小孩儿吃也很不错。生长发育期的小孩儿对铁的需求量比大人要大，而鸭血含铁量是各种血豆腐中比较高的，**多吃鸭血可以防止孩子患缺铁性贫血。**

鸭血也是血豆腐中比较高级的，因为它的产量小，而且口感鲜嫩。

鸭血很容易碎，适合做汤。小时候，我们常吃的是鸡鸭血汤，那个味道特别鲜美。

江苏菜里边，有一道鸭血粉丝汤也是我喜欢的。这个汤里其实不只有鸭血和粉丝，还有鸭杂和豆腐泡。把鸭血和粉丝、豆腐泡一起煮汤，加上卤好的鸭肝、鸭肠这些鸭杂，撒点香菜，浇上一勺辣椒油，就是有名的小吃——鸭血粉丝汤。

最好吃的鸭血粉丝汤是在南京。南京夫子庙的鸭血粉丝汤是比较有名的。夫子庙，就是孔庙，在秦淮河边。"朱雀桥边野草花，乌衣巷口夕阳斜"，还有"烟笼寒水月笼纱，夜泊秦淮近酒家"，说的都是那一带的风物。坐在那里，会让人感觉一代代历史记载的人或事活生生地就在眼前。

在夫子庙喝鸭血粉丝汤，总让我想起在北京的孔庙旁边吃老北京传统的小吃——卤煮火烧的感觉。卤煮火烧，也是动物的下水，跟豆腐一起煮汤，跟鸭血粉丝汤的意思差不多，都是利用便宜的动物下水做成的。所不同的仅仅是一个用鸭杂，一个用猪杂；一个用粉丝，一个用切块的烧饼。

南京和北京，一南一北，都是繁华古都，而老百姓喜欢的传统小吃却是如此质朴，我觉得这是特别有意思的一件事。

古老的胡同和巷子，一边是神圣庄严的皇家建筑，一边是人声嘈杂的集市，人们在路边的小店喝着鸭血粉丝汤，或是吃着卤煮火烧，这是我喜欢的传统市井生活。**人生在世，居庙堂之高未免无趣，处江湖之远未免冷清，还是接点儿地气好。**

朋友跟我说，夫子庙的鸭血粉丝汤并不是南京最好的。这个我不是特别地在意。六朝金粉，十里秦淮，曾经多少繁华。历史给我们留下这样一个好地方，在这样的一个地方坐坐，发发呆，喝上一碗汤，已经是够幸福的了，还有谁会计较汤的味道呢？

读者评论

陈老师的书既有深厚的国医渊源，又有隽永的文学底蕴，深入浅出，妙笔生花，百读不厌！

——中民

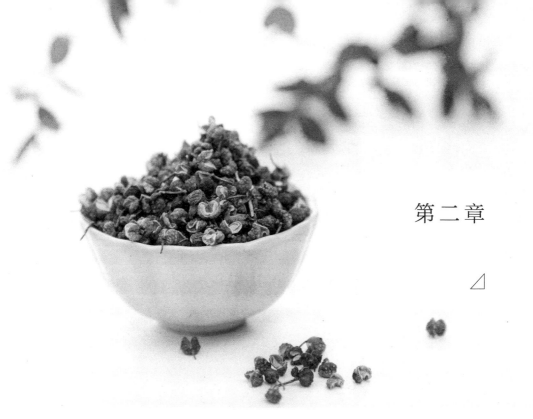

第二章

调味品，不仅仅能调味

人法地，大地生长的食物具有什么样的秉性，就能给我们什么样的补益。

宁可居无竹，不可食无姜

早吃姜，补药汤

讲到药食同源，有一样东西是不能不提的，那就是姜。姜真是老天爷送给我们老百姓的宝贝。你看，谁家的厨房少得了姜呢？而中医的药方中以姜为君臣佐使之药的也比比皆是。

早在孔子的年代，人们就知道姜的重要了。所以他老人家要特意强调"不撤姜食"，真是至理名言啊。**居家过日子，是不可一日无姜的。**

我家里不论老小，谁要是着凉受风，马上一碗姜汤伺候。出点汗，散掉表寒就没事了。胃口不开，喝两天生姜红枣茶暖暖胃就好了。

姜的好处大家知道得很多，不多讲了。只强调一点，如果是日常保健吃姜，比如喝姜茶或是以姜为主料来做菜，一定要讲究吃的时间。

以前，家里大人在吃姜的时候总要对我们小孩子反复提醒："早吃姜，补药汤。午吃姜，痨病戕。晚吃姜，见阎王。"这句话在我们代代相传，全家一直奉行不悖，每个人觉得特别受益。

"早吃姜，补药汤。"早上吃姜，保健养生的效果最好。

如果是专门吃姜保健，或者是喝姜茶，一定要在早上吃。

为什么早上吃姜胜过补药汤呢？原因有两个：

一、姜是宣发阳气的，特别是宣发阳明经的阳气。早晨 7 ~ 9 点正是人体气血流注阳明胃经的时候，此时吃姜，正好生发胃气，促进消化。

二、姜性是辛温的，能加快血液流动，有提神的功效。要是你早晨起来脑子不清醒，昏昏沉沉的，吃一两片姜马上就能让你神清气爽。

怎么吃呢？最好是早饭的时候准备一碟子泡姜，就着米粥吃。泡过的子姜口感脆嫩，入口有一丝丝的酸、辣、甜，加上粥的清香，微妙地调和在一起，简单、清爽，细细地品来，却是世间至味。这是特别养人的饮食，功效远远胜过补药汤。

"午吃姜，痨病戕"——中午过后尽量少吃姜

很多人都知道晚上不宜吃姜。其实，不仅是晚上，中午以后就应该不吃姜了。

过午不食姜，否则容易伤肺。

中国人养生，特别讲究顺应天时。大自然的阳气在中午到达顶峰。盛极必衰，午后阴气开始升起，阳气开始收敛。生姜是生发阳气的，午后自然不宜再吃了。

正午时分，心经的气血最盛。此时吃姜，对于本身心火旺的人来说无异于是火上浇油。城门失火，殃及池鱼。咱们的肺就是这个"池鱼"。心火过旺，肺就会遭殃了，会引起咳喘痰热等各种症状。

"午吃姜，痨病戕。" 这里的"痨病"是泛指，意思是各种因内热引起的心肺问题。阴虚火旺体质的人尤其要注意。

"晚吃姜，见阎王"——晚上喝酒吃姜等于服慢性毒药

为什么晚上不能吃姜？因为姜是宣发阳气的，夜晚人体应该养阴，收敛阳气，吃姜会适得其反，违背天时。此时吃姜，有几大害：

一、使人兴奋，无法安睡。

二、刺激神经，影响心脏功能。

三、郁积内火，耗肺阴，伤肾水。

仅仅如此，还不足以说明晚吃姜的危害。最关键的原因是：如果人在晚上喝酒，还以姜菜下酒，大害！

要知道，姜酒都是大热之物，姜借酒力入经络，酒借姜性入脏腑。**晚上用姜菜下酒，等于吃慢性毒药。** 民间流传的施公案中，就有用姜酒百日烂肺来谋害人命的故事。其实，姜酒同食，何止伤肺，日积月累，五脏六腑都会受伤。当然，说到底，还是酒害人。与其闻姜生畏，不如戒酒养生。

吃姜，要去皮吗

因为喜欢美食，常常读食谱消遣。但有一点总让我疑惑。现在的食谱中，凡是用到姜的，打头必然是千篇一律的三个字："姜去皮"。从什么时候开始，姜皮如此不招人待见，必欲剥之而后快？

其实，姜皮绝非可有可无之物。它本身就是一味中药。去皮吃还是带皮吃，要根据具体情况来定的。

怎么定呢？非常简单。你只要记住一点就可以了：植物的皮和肉是一对阴阳关系。**姜肉性热，所以姜皮性凉。姜肉发汗，所以姜皮止汗。**

简单吧？一旦理解了这个原理，你自然就知道什么时候去皮吃，什么时候应该带皮吃了。

简单地说，需要发汗就去皮，不需要发汗就留皮。日常长期食用，一般也不去皮，以免积内热。

受了风寒，喝姜汤发汗，自然是去皮为好。而平时喝生姜红枣茶祛寒，不需要发汗，则不去皮，这样还不容易上火。

一般做菜用姜，那肯定是带皮吃了，以免偏性。

吃大闸蟹用的姜汁可以去皮，平衡蟹的寒性。饭后再喝上一碗热热的姜糖水（此时也可以去皮），暖暖胃，那就更妙了。

夏天吃姜最好

立夏后，我开始每天喝姜茶。有人觉得疑惑，夏天到了，怎么还喝这么热性的东西？

其实，**夏天正是吃姜最好的季节呢。**

一年四季中，其他三季你不吃姜都没关系，但是到夏天最好吃一点。

夏天天热，人体的毛孔都张开了。如果把人体比作一座城池，夏天就是城门洞开不设防的时间。各种外邪都会乘机侵入。有的可能当时就发病了，有的则可能潜伏下来，到秋冬再发作。这时候吃点姜，可以保护你安然度夏，还不给秋冬留下病根。

夏天天热，细菌病毒大量繁殖，不注意的话很容易病从口入。姜是天然的抗菌剂。吃了不洁食物拉肚子、呕吐，嚼块生姜就管用。拌凉菜的时候，多放点姜末，消毒杀菌，又开胃，最好。

姜还是解暑的良药。

这话听起来有些不可思议，想想夏天吃麻辣火锅的感觉就明白了。天气闷热潮湿的时候，辣辣地吃下去，热得满头大汗，还连呼痛快。为什么呀？因为一出汗，就把暑热都给消掉了。古代治疗中暑晕倒的人，有一个方法就是给他灌点姜汁。

对现代人来说，夏天不仅是防暑的问题，更要防寒。因此夏天吃姜就更加重要了。

这个寒，从两个方面来。一是风寒。夜里开空调睡觉，寒气侵入毛孔了。早晨要赶快喝点姜茶补救一下。二是内伤寒。现在有冰箱，夏天好多人大量喝冰冻饮料。可是夏天人体的阳气都浮在表面，内里是一座空城。冰冻的东西吃下去，五脏六腑都会受害。常吃点姜，暖暖胃，不让寒气积累起来害人，是非常必要的。

冬吃萝卜夏吃姜，不劳医生开药方。这是古人经验的总结，是顺应天时的养生之道。夏天妙用姜，的确可以起到冬病夏治的作用呢。

办公室简易版姜枣茶

以前教过大家煮初夏姜枣茶的方法。有一些读者由于上班不方便煮，可以在办公室用泡茶的方法做姜枣茶。

姜枣茶

原料：家里常备的做菜的老姜和晒干的红枣。

做法：早上把姜切成薄片，用保鲜膜包好带到办公室，放保温杯中，加三四枚红枣，沸水冲泡，盖上盖子闷一会儿就可以喝一上午了。

体虚的女性，可再加点红糖。

注意：红枣最好是把皮捏破再泡，更容易出味。

夏天办公室的空调多半调得很凉，喝姜枣茶正好合适。切记不要去姜皮，否则出汗过多再吹空调的冷风可不好。

读者评论

1. 去年夏天我每天早上空腹喝 400 毫升的热生姜红糖水，每次喝完流一身的汗，一个夏天治好了我两年多的脚气。之前用生姜水泡过，用醋泡过，抹过各种西药、中药，都没断根，连续喝了两个月的生姜红糖水，脚丫子就干净了。谢谢美女！

——潘多拉的小兔子

2. 跟着陈老师的步调，按节气养生的感觉棒棒哒！谷雨开始喝陈皮生姜茶，很舒服。同事们这几天陆续都有胃凉的症状，幸好我喝了生姜陈皮茶，暗喜！

——坦荡的温暖

3. 立夏开始喝姜汤祛寒真的很受用。原本生完孩子，脸上、下巴长满了痘痘，坚持喝了两个月姜汤后发现痘痘全部消失了，真的很开心！还有那个陈皮蚕沙治发烧的方子也很有效。

——招财猫的微笑 kil

4. 转眼间又到立夏了，去年按照老师的方法喝姜枣茶，受益颇多，很适合经常坐办公室，夏天常开空调，腰腿疼痛的人。

——心向上，脚向前

5. 我按照您说的，今年 5 月 17 日至 7 月 17 日喝两个月的红枣生姜茶，每天上午出门前泡在保温杯里，一小时后到达公司就可以享用了。400 毫升，美美地喝到中午正好喝完。慢慢地喝，因为有保温杯，喝到的一直是热的，胃里温温暖暖的，很舒服。舌尖是丝丝的甜味，很喜欢，明年一定会继续！很感谢陈老师的分享。

——meila

6. 今年从立夏开始喝姜枣茶，不仅瘦了，明显觉得身上轻了，腰不觉得凉了。最近发现天气突然转凉时脸不黑了，以前天气热会白点，天冷就会黑点。真心感谢陈老师的分享！

——彦和 and 威

7. 妈妈体质估计是虚寒的，一喝姜枣茶一身汗。妈妈非常喜欢，说效果不错。

——wenfang

8. 一直坚持喝姜枣茶，感觉自己的身体在"润物细无声"中好很多呢。感谢陈老师。

——Amanda

9. 谢谢老师，我已经在准备姜枣茶了，去年喝了姜枣茶后，秋冬季的感冒几乎没有了，老公的痛风也很少发作了。真的非常感谢。

——柜柜和碗碗

允斌解惑

1. 问：我早上吃姜已经吃了两个礼拜左右了，觉得是有点效果的。原来我出去玩或者逛街，一累，头就痛得厉害。我妈妈也这样，我以为是遗传。现在每天早上吃姜，出去玩一直很有精神，不太怕累了，头也不痛了。这是什么原理呢，能解释一下吗？

允斌答：很多治头痛的药方中都有生姜一味。如果是由于本身体质的原因，外出后被外邪（比如风寒、暑热或是浊气）所扰，引发头痛，那么吃姜确实会有帮助。而且姜能够生发阳气，可以让人更精神。

2.**问：**"夏吃姜"适合任何体质、任何年龄的人吗？

允斌答：任何东西都不能不加区别地应用于所有人。夏天适宜多吃姜，这个"多"字，不是跟别人比，而是跟自己比，根据自己的体质来掌握。

打个粗浅的比方，一年四季中，如果您秋天可以每天吃两片姜，那么夏天就吃五片；如果您是肺有火，秋天不适宜吃姜，那么夏天最多每天吃一片姜。

关于年龄的问题，大人和小孩要区别对待。

孩子一般阳气很旺，不用刻意多吃姜，在凉菜里边放点给他吃就好了。

3.**问：**晚上着凉的人能喝姜糖水祛寒吗？

允斌答：可以的。

4.**问：**吃姜要做到只是上午吃，很难呀，因为我煲肉汤喜欢放很多姜，煲的肉汤都是中午或晚上吃的，晚上还居多。怎么办呢？

允斌答：中午或晚上做菜时放一点姜是没事的，因为姜作为调料的作用就是平衡其他食物的偏性。只要适度就好，不要过量。晚上煲肉汤放一块带皮老姜就好了，不要放子姜。

5.**问：**这几天我全天都在喝姜糖水，看了你的文章后，改为只上午喝了，早饭也改为做鸡蛋面汤了，这样可以放很多姜末。夏天吃姜，必须早上吃吗？

允斌答：夏天吃姜，也是早上吃。中午和晚上不吃姜，是指正常情况下不专门去吃。做荤菜凉菜放姜当调料是没关系的，它的热性与菜正好平衡了。还有如果当药吃，也不受这个时间限制，而是根据需要决定的。

6.**问：**您说姜只能上午吃，那午餐和晚餐还能不能吃姜？您又说吃大闸蟹用的姜汁可以去皮，平衡蟹的寒性。饭后再喝上一碗热热的姜糖水，暖暖胃，那就更妙了。大闸蟹一般是午饭和晚饭吃，这和您说的矛盾吗？

允斌答：不矛盾。因为蟹性最寒，此时用姜是平衡寒性，否则伤胃。同时，蟹的寒也中和了姜的热，自然就没事了。凡事没有绝对，五行贵在平衡，明白阴阳调和的道理，自然就知道什么时候该吃什么时候不能吃。

总结：当您对什么时候，该不该吃姜有疑虑的时候，只要根据姜的功效，思考一下，基本上就可以判断了。比如，吃大闸蟹时要吃姜，不必顾及早晚。因为，此时姜的热性都用来平衡蟹的寒性了，不会引发心火。

任何事情都不能不加区别地对待。只要了解了原理，我们使用任何方法就能游刃有余了。

7. 问："晚上不宜吃姜。其实，不仅是晚上，中午以后就应该不吃姜了。"这样的说法，我觉得是相对的。对于正常人来说是对的，但对于虚寒很重的人，不必如此绝对。午后和晚上的时辰属阴，阴盛时阳更虚，病情会更加严重。我以前总是在晚上容易咳嗽，起来吃点腌制的姜，或者喝点姜汤，马上止咳，并不会影响睡眠。

允斌答：当然任何事情都是相对的。晚不吃姜是指正常人的饮食习惯，当药吃自然另当别论。吃姜调理肺寒咳嗽是很好的方法，与风寒感冒咳嗽喝姜汤同理，不拘早晚。

补充一点：吃姜生发阳气，但阳虚的人，同样不太适宜晚上食用姜，否则只能收一时之效，而阳气过度宣发，得不到收敛，不利于养阳。

8. 问：吃姜上火怎么办？

允斌答：如果是阴虚火旺体质的人，那就应少吃姜。不过上火有不同类型，很多时候，上火是内寒太甚，逼得虚火上浮，吃姜反而有益。

9. 问：什么是阴虚火旺呢？有哪些表现呢？

允斌答：阴虚火旺体质的人，一般手心脚心发热，舌头发红，容易口干舌燥，晚上睡觉爱出汗。这种人就不要多吃姜。

10. 问：生完孩子后，我的腰受凉就疼，有时一个月要疼好几次，很难受。平时，我的手脚较凉，有便秘现象，特别是生完孩子上班后，很严重，脸上的色斑也格外明显，而且下巴爱生粉刺。我不知道自己到底是哪里出了问题，很想得到您的帮助！

允斌答：如果月子里没有很好地祛除陈寒和补养身体，容易造成气血亏虚和下焦虚寒，腰疼、粉刺和便秘的问题都与此有关。要好好地补肾，长期调理才行。做了妈妈的女性下巴长粉刺多半不是青春痘，而是气血亏虚造成。可以观察一下下巴生粉刺的现象是不是在生理期前一周最严重。如果是的话，在这一周加上生理期期间坚持每天用一块老姜，拍扁后和四枚红枣煮水，加适量红糖代茶饮，过一两个月粉刺就会少多了。

11. 问：我想自己做红枣姜茶，有没有什么方法？

允斌答：姜和红枣一起用水煮。（《吃法决定活法》一书中有详细做法。）

12. 问： 我想把红枣姜茶制成干剂，早上在办公室里泡一杯喝。我不知道我这方法对不对，红枣在铁锅里炒一下，生姜切片晒干？

允斌答： 生姜切片晒干就变成干姜了，药性改变。在中医的药方中，生姜和干姜是两种药材，作用不同。生姜性温，适宜日常食用。而干姜性热，一般只入药。同样，红枣炒过以后药性也变化了。可以按书里教的方法在办公室用泡茶的方法做姜枣茶。

13. 问： 姜肉性热，姜皮性凉，受了风寒，喝姜汤发汗要去皮为好。可喝生姜红枣茶是为了驱寒，为什么要把性凉的姜皮留着呢？我不太理解。难道是因为发汗与驱寒所需要热的程度不一样吗？

允斌答： 感冒喝的姜汤去姜皮，是为了更好地起到发汗的作用，让病邪通过汗液从皮毛发散出去。平时喝姜枣茶，是为了温暖中焦，调和营卫，多发汗无益，而且作为保健品每天喝，不宜过度发散，以免耗伤津液。所以留姜皮，取中庸之道，让生姜发挥整体的功效。

感冒姜汤只喝几次，而姜枣茶要喝两个月，这样长期喝，就不能一味地太热性，带着姜皮才不容易上火。至于中医所讲的性凉性热，不能简单地理解为热者寒之，寒者热之。另外，吃姜不只是为了发散寒气，它的作用是多方面的。

14. 问： 陈老师，早上吃泡姜，姜是否去皮？

允斌答： 不用去。

15. 问： 陈老师，感冒初期再喝姜茶还有效吗？

允斌答： 有的，加葱白连须、陈皮更好。

16. 问： 三伏期间可以继续喝姜茶不？

允斌答： 有点热性了。

17. 问： 陈老师，喝姜枣茶，家里有蒸晒过的干姜可代替鲜姜使用吗？

允斌答： 会比较热性，但是也可以用。

允斌解惑

泰戈尔的诗写道："若你把所有的错误都关在门外，真理也将被拒之门外了。"以此再次回答还在纠结各种情况能不能喝姜枣茶的留言。如果不属于书中讲过的不宜情况，不妨喝两天看看是否符合您的体质。其实，姜、枣大家平时也吃的，不用想得那么可怕。

葱涕、葱白、葱叶全是宝

葱涕，能保护鼻黏膜

新鲜的葱里有黏黏的汁液，有的朋友不知道这是什么东西，洗葱的时候就用清水把它洗掉了。其实，这个汁液叫作葱涕，也是一样好药。它有什么作用呢？就是抗菌和止血。

如果不小心被刀划伤，用带着黏液的葱叶内膜贴在伤口上，就能止血，还能防止伤口发炎，以后不容易留下疤痕。

特别有意思的是，葱的汁液叫作葱涕，而它的功效正好跟鼻涕的作用有些像。正常情况下，我们鼻子分泌的鼻涕是保护鼻黏膜的，既能湿润鼻腔又能防止病菌入侵。**葱涕对鼻黏膜也有同样的保护作用，而且还有止鼻血的功效。**

患有慢性鼻炎的人，有时候会觉得鼻子里面特别干燥、发痒，忍不住想去掏一下，一不注意就弄破了，会流一点点血。这个时候，你就可以用干净的药棉蘸上葱涕，塞到流血的鼻孔里，就能止住。此外，**平时也可以经常用葱涕来滴鼻子，有消炎的作用。**

葱保存一段时间后，如果能取到的葱涕比较少，那么可以把葱捣烂，加一点点白酒，放入干净的纱布里，绞出汁液用，也是可以的。

读者评论

　　之前我女儿流鼻涕很久也不止，后来看到陈老师说到葱涕，我给女儿擦了 3 天左右就好了。

——静如水 368

鼻子堵，流清鼻涕，头痛，葱白连须煮水喝

大家平时做饭用到葱，往往一刀就把葱的根须给切掉了。实际上，这样做是很可惜的。因为葱须是可以治病的，它是中药的一种。

葱须连同少量葱白切下来的这一段，中医叫它葱白连须，能够祛散风寒。

有人会问，厨房里很多吃的东西，像生姜等都有散风寒的作用，那葱须与生姜及其他散寒的东西比起来，有什么区别呢？

区别就在于，葱须的主要特点是一个"通"字。用它来调理风寒感冒，有两大作用：一是能通鼻塞，二是可缓解感冒引起的头痛。痛是因为不通，通了则不痛了。

很多人平时得了风寒感冒或者着了凉，都知道要喝姜糖水。但是，如果感冒时鼻塞或流鼻涕，那么往往你在喝完姜糖水以后，还不能很快

缓解。为什么呢？因为姜主要起到散寒的作用，而通气还要靠葱，这时用葱白连须才管用。如果感冒后头特别痛，也要用葱白连须效果才好。

葱须除了能散风寒、通鼻塞，还能消炎杀菌、抗病毒，预防感冒、支气管炎等。

如果你受了点凉，感觉鼻子有点堵了，或是有点儿流清鼻涕，就可以马上用葱白连须煮水喝，有预防感冒的作用。

> **做法：** 1. 把洗干净的葱白连须放到冷水里煮。
> 2. 水开了以后，最多煮 3 分钟就立即关火，趁热喝掉。

如果小孩不愿意吃葱须，让他闻一下葱须的味道，也有一点通鼻塞的作用。

如果风寒感冒比较重了，可以用葱白连须，再加上几片生姜和一点儿陈皮，一起煮水喝。

这里需要注意的是：水开以后，煮 3 ~ 5 分钟就可以了。

因为我们是要用葱姜的发散性来驱走风寒，所以，这个水煮的时间不可以太长，否则，葱姜的有效成分就会挥发掉了。

为什么调理重感冒时，用葱白连须煮水还要加生姜和陈皮呢？因为生姜发汗、散风寒的作用特别强，而陈皮是保护脾胃的。感冒的人一般胃口不好，这样煮水喝的话，既可以把风寒散掉，又可以把胃口不开的问题也解决了。尤其是小孩子，一定要给他放陈皮。因为孩子感冒往往跟消化不良有关系。

注意：这个方法是针对风寒感冒的。

如果感冒鼻塞，同时还感觉嗓子疼痛，那就不要放姜了，而要放白菜根和萝卜皮，再加一两个葱白连须一起煮水喝。

大多数感冒的情况，我们都能用得上葱须。

平时做菜的时候，即使没感冒，也不要随手把葱须扔了。把葱须切下来后，可以晒干保存起来。

等到有人感冒的时候，用这个干的葱须煮水也会有一样的效果。我家里就经常备着晒干的葱须，以备万一哪天突然感冒了，家里没有葱的情况发生。

读者评论

1. 葱白连须煮水治感冒，效果非常好！谢谢美女陈老师。 ——球状五迷

2. 陈老师的大部分小食疗方都在使用，每个节气都是照做的，身体调理得非常好，这是以前不曾有的。厨房里晾晒了很多葱须，每次有点感冒就赶快煮水，超有效，一次就好。陈老师支持你，多给大家推荐食疗方。 ——一路飘摇一路独舞

3. 一般我家小孩感觉有点要感冒，基本上都是用陈老师教的用葱白和葱头煮水喝，一般第二天流鼻涕就好了。真的大爱陈老师和您的书，如果能收徒弟就好了，非常感谢陈老师！ ——宝贝

4. 在《百科全说》看到你介绍用陈皮、葱须加生姜治疗感冒，正巧感冒了，试了试，效果出奇地好。喝了一天（三次），比吃药还好，不鼻塞了，谢谢。 ——阿曼达2010

5. 不管是自己的身体出现小问题，还是我家的他伤风感冒，第一时间就是生姜葱须汤，浓浓的、热热的，喝下去，第二天必好！手中有允斌老师的书，但凡一有"问题"就翻书。现下正是冬季，是吃羊肉的时候，按照允斌老师的方法，放甘蔗、胡椒粉，羊肉汤会很好喝且不会上火。我已经好几年没有吃过一颗药，身上有小毛病时，都用食疗。有些方法我能用起来，有的用不起来，比如路边的花草——繁缕，我不认识，就无奈地放弃了…… ——南京 风且悠然

凉拌葱须，开胃又防病

很多人不知道，葱须是可以当菜吃的，你可以用新鲜的葱须做一道凉拌的小菜。

凉拌葱须怎么做呢？

做法：1.把葱须切下来洗干净，用盐腌一下，这样它就没有那么辣了，大概腌10分钟。

2.根据自己的口味，拌上喜欢的调料。

我们家一般会拌点糖和醋。因为葱须是比较辣的，拌上糖醋以后，就能减缓它的辣味，吃起来才不会刺激到胃。

凉拌葱须是一道很开胃的小菜，能帮助消化，还有预防感冒的作用。它对患有慢性鼻炎的人也有帮助。

吃葱须一般吃新鲜小葱的根，比较鲜嫩。北方的大葱保存时间长，根比较老。老的葱须可切下来晒干，留着感冒时煮水喝。（注：大葱和小葱的葱须功效是差不多的。）

有的人觉得，葱须上有泥沙比较脏，其实，只要撒上面粉，好好泡洗，就可以把葱须洗干净。洗的时候，先不要把葱须切下来，要整根葱一起洗。

一次在央视做电视节目时，我与著名主持人张悦老师同台。张悦老师曾主持家喻户晓的《为你服务》节目，生活经验也很丰富，她教了一个好玩的方法：把葱须放水里，转着圈洗。我回家后，把自己的方法跟这个新办法一结合，发现这样洗葱须更加轻松了。

怎么洗呢？首先，把面粉撒在葱须上，轻轻搓一搓，然后抓住葱叶的部分，把葱须放进水盆里，转着圈搅动。你可以顺转几圈，再逆转几圈，这样泥沙就很容易洗掉了。这个转圈的方法，跟洗衣机的工作原理是一样的。

吃葱叶，降压降脂

北方的大葱有个特点，葱白部分越长的，口感就越好，越适合生吃。这样的葱，葱白吃起来并不太辣，而是带甜味的。葱白部分短的，相对就比较辣，适合做菜。

北方人喜欢葱白，而对葱叶兴趣不大。超市卖的大葱，往往把葱叶给整整齐齐地切掉了，就留下一截绿色的葱秆和白色的葱白。

其实，**葱叶切掉了很可惜。它是入肝经的，有清血脉、降脂的功效。吃葱叶能提高肝脏分解血脂的能力，对预防高血压和高脂血症有帮助。**小葱的葱叶、大葱的葱叶，都有这个功效。

葱叶怎么吃？

葱放的时间长了，葱叶就会发黄、发蔫，不能吃了。但我建议你也不要扔掉它，可以用来煮水泡脚。

葱叶水泡脚能预防冻疮。葱叶是通血脉的，能改善脚部的血液循环，让双脚暖和起来，就不容易被冻了。

夏天吹空调受寒了，也可以用葱叶水泡脚来祛寒气。葱叶水还有杀菌的作用，对轻微的脚气也有治疗作用。

注意：泡脚的水温不要太高，否则发汗太多，会使人气虚。

其实，吃葱也有发汗的作用。所以爱出汗的人，特别是出汗以后体味比较重的人，最好不要吃太多葱。

吃葱时还有一点要注意：吃滋补的中药时，最好少吃葱。

因为葱是发散的，会干扰补药的效果。葱不要跟六味地黄丸、杞菊地黄丸、知柏地黄丸等这些含有熟地的补肾药在一起吃，否则会影响疗效。

吃葱不留口气的小窍门

南方人吃小葱，葱叶是精华部分。小葱叶很嫩，一般是不下锅的，切成细细的葱花，汤烧好了以后趁热撒进去，一烫就熟。吃面条的时候，假如是汤面，葱花是放在碗底的，再盛入热汤面，拌匀了吃。假如是拌面呢，碗里先放面，葱花撒在面条上，再浇上一勺烧得滚烫的猪油，葱花的味道顿时就飘散出来了，那叫一个香啊！

小葱是清香的，而大葱的味道则比较厚重。

北方人爱吃大葱，但吃凉拌豆腐时一定会用小葱。因为大葱的叶子是不适合生吃的，吃完会让人产生很重的口气。

小葱的葱叶香，怎么吃都行。而大葱葱叶的吃法就有讲究了。很多南方人认为，北方人吃大葱，会口臭。我发现，这主要还是葱叶惹的祸，不知道这是不是北方人不爱吃葱叶的原因。

怎么吃葱叶才能不产生口气呢？其实很简单：大葱叶一定要见油，

这样就不会臭，而且最好是荤油。葱叶做菜，配肉类很合适，切成段当调料一起烹调，比用葱白还解油腻。

自制葱油，滋补养颜

我特别喜欢吃上海的一道传统面食——葱油拌面，它用的是小葱。在北京，我试着用大葱的叶子来自制葱油，味道也很不错。

我家的葱油是用猪油熬的。这样的搭配能养胃、养皮肤，还能补脑，预防头痛。

自制葱油

做法：1. 买一块猪板油，切碎，把大葱的葱叶切成小段。

2. 锅里放一点水，猪板油下锅，用小火熬出少许猪油时，放葱叶继续熬。

3. 猪油全部熬出来后，把油渣和葱叶捞出来，葱油就熬好了。

4. 猪板油和葱的比例是 1 : 1，这样熬出来的油，葱味最浓。

熬好的葱油可以放在冰箱里，很快就会凝固成白白的膏状。吃的时候，用勺子挖出一块，放在碗里，放一点酱油，再把热面放进去，葱油就化开了，搅拌均匀就可以吃了。这种葱油用来炒米饭或者烧菜，都很香。

用猪油熬出来的葱油味道非常好。别怕猪油太油，因为葱叶是解油的。

这样的葱油能预防皮肤的小问题。葱叶和猪油的功效都与皮肤有关，一个帮助皮肤去毒，一个帮助皮肤保水，两个搭在一起，特别养颜。

生葱是通气的，气虚的人不能多吃生葱。而小火慢熬出来的葱油，则以滋补为主，气虚的人也可以吃。它还有养胃的作用，对胃寒的人很合适。

读者评论

1. 葱白真的很好用。 ——心雨咚咚

2. 陈老师，关注你的养生节目很久了，学到了很多很实用的东西，比如感冒时用葱根须、姜、红糖煮水，很有效！ ——天使爱惜

3. 作为一个怀孕七个月的孕妇，我今天也见识了葱须汤和鱼腥草的功效，喝了几次，一夜过去都好了。支持食疗，学习用智慧维护健康！ ——会蛙泳的狗

4. 昨天我好友也来了，吃完我的节气大餐，用煮葱叶水泡脚，临睡我又给她喝了一小杯蜂蜜玫瑰醋水，她很惊奇。我发现我不知不觉地已被您深深地影响着。谢谢！ ——知难而退1

5. 用陈老师介绍的葱白陈皮汤调理感冒，这么多年来，让我受益匪浅。祝愿陈老师及家人身体健康、平安如意。 ——想咬人的猫

允斌解惑

1. 问：陈老师，夏季感冒可以吃葱花粥吗？症状：低烧、咽痛、清鼻涕。

允斌答：要加豆豉和萝卜皮。

2. 问：小孩有鼻涕，嗓子有点红。咳嗽时，一会儿感觉有痰，一会儿又没有。玩的时候不咳，一躺下要睡觉就开始咳。您说的方法是用橘皮煮蒜水喝吗？谢谢。

允斌答：对的，有鼻涕要加葱白连须。

每晚三瓣蒜，清肺清肠，抗癌抗衰老

我父亲有一个坚持了几十年的习惯，每天吃点蒜，不多吃，就吃三瓣。他的身体在全家人中是最好的，走路飞快，感冒、腹泻等常见病跟他完全绝缘。

大蒜能消炎、杀菌、抗癌，对我们的肺和肠道都有清洁的作用，还能抗衰老。

父亲喜欢吃大蒜，也注重用大蒜来保健。他曾在我家的餐桌中间贴过一个纸条，上面写着"早姜晚蒜"，以此来提醒我们别忘了。

父亲喜欢随时随地给大家这种小小的生活提醒，我觉得特别好。像这种吃姜、蒜的小方法，一定要持之以恒。你不能说今天一高兴，吃一盘大蒜，然后一个月都不再吃了。要知道，养生本身就是一件细水长流的事。

早上吃点生姜，晚上吃点大蒜，长期坚持对身体有好处。

有些人对大蒜的保健作用有误解，要不就不吃，要不就拿它当药吃，其实这样效果不好。你只有每天坚持吃一点点，时间长了才会有效果，正所谓水滴石穿。

每天吃蒜不要多，就是三瓣，把它切碎了吃。这个蒜要放置 15 分钟，接触空气氧化以后再吃，这样它里面的抗癌物质才能发挥作用。

吃了不干净的东西拉肚子——吃烤蒜，可预防细菌感染

大蒜能抵抗细菌感染，它的作用类似于青霉素，特别是对于肠道细菌感染和传染性的肺病有预防作用。很多人在吃海鲜的时候，都愿意吃两瓣生蒜，目的就是杀菌消毒。

我们外出旅游时，如果吃了生猛海鲜等不干净的东西或喝了不干净的水，很容易传染上细菌性痢疾。得了菌痢，人就会一趟一趟上厕所，甚至拉出脓血，而且拉完后还是感觉不舒服，总想跑厕所。这种细菌性痢疾肯定需要马上治疗。同时在家的饮食怎么配合呢？我建议你可以用大蒜来调理。

烤蒜

做法：1. 选取中等大小的紫皮独头蒜，放在炉子上，用火烧到外皮变焦脱落，蒜瓣变软。

2. 取出蒜，剥掉皮，把蒜瓣直接吃掉，也可以蘸上一点白糖吃。

把大蒜烤软，是为了去其辛辣味，蘸上白糖又甜又好吃，一般人都能吃得下去。

如果有人吃生蒜感觉烧心，吃海鲜的时候可以把大蒜烤来吃，就不会烧心了。**夏天全家出门旅游时，有条件的话可以每天吃一点烤蒜，以防止细菌感染引起的腹泻和咳嗽，这样就可以玩得安心了。**

蒜有白皮的和紫皮的两种。紫皮的蒜是独头蒜，它是不分瓣的，一头蒜就是一整个。说到紫皮蒜，其实它是真正源自中国的蒜。为什么我们现在把蒜叫作大蒜呢？就是为了区别于中国原产的小蒜。古代的小蒜个头小，非常辣。张骞出使西域带回了大蒜，个头大，辣中带甜，比小蒜好吃，就流传开了。

香辣蒜苗根，预防感冒有一手

大蒜能助消化，尤其是消面食。吃面条的时候，一定要配一点蒜。更讲究的吃法是配青蒜，连调料带绿叶青菜都有了。

青蒜是北京的叫法，大多数地方把它叫作蒜苗。大蒜种在土里长出来的苗叶，就是蒜苗。蒜苗用来炒肉是很香的。

很多人不知道，蒜苗的根也是可以吃的，而且还有预防感冒的作用。

> **做法：**把蒜苗根洗干净以后，用盐腌一会儿，再拌上调料来
> 吃，比如糖、醋、辣椒，吃起来又香又辣，是一道很开胃的小菜。

蒜苗在自己家里就可以种，自己种的蒜苗干净卫生，不用担心有农药，而且种植方法也特别简单。

母亲就喜欢在家种蒜苗，方法有两种：一种是用土，一种是用水。

做法：用土种蒜，只需要找一个花盆，把蒜头掰成一瓣一瓣，插在土里，浇透水，等一个多星期就发出芽来了。你可以事先把蒜瓣用冷水泡一晚上再种，这样发芽更快。注意掰蒜瓣的时候，不要把下面的蒂给去掉。

用水种蒜的方法，与种水仙花的方法相似。冬天的时候，家里种水仙花；夏天的时候，我们就种蒜苗，权当水仙花来欣赏了。

做法：拿一个种水仙花的盆，或是盆底没有眼的水钵、水盆，里面放一些石子，把整头的蒜一头一头地放在石子中间，水只淹没它的根部。很快，蒜就发芽了，抽出青青的蒜苗，放在窗台上，特别好看。长高了以后，你就可以用剪刀剪下来做菜吃。

用水种蒜是不需要掰开的，只要去掉外面一层皮，整头种就可以了。

自己种蒜既可以吃，还可以观赏。等第一茬收割后，根继续留在水里，它很快又会长出来，种蒜苗的过程真是很有趣。

母亲说，蒜一般在每年农历的八月份种为好，所以叫七葱八蒜。蒜头是有休眠期的，如果在其他的时间种，发得就不好。

葱蒜不分家，农历的七月份也是种葱最适宜的季节。

北方很难买到小葱，以前偶尔买到小葱，母亲觉得很宝贵，就想多买一点。但是小葱不如大葱容易保存，买回来又怕它坏了，所以母亲把它种在沙子里，这样可以保持新鲜。

用一个花盆放点沙子，把小葱插进去，浇点水。这样，葱就在沙子里长了起来，变得郁郁葱葱的。做菜的时候，随手掐几根葱苗就可以用了。

大蒜可以给鼻子消毒

大蒜消毒杀菌的作用特别强，可以媲美酒精。在家里一时没有酒精的紧急情况下，可以暂时用大蒜来代替。

小姨小时候种牛痘，由于正值困难时期，连酒精都没有。当时她是班干部，由她负责给同学们消毒。怎么消毒呢？就是把大蒜瓣切成两半，在每个同学手臂上的种痘处涂擦一遍，就算消毒了。结果，她手臂上种痘的伤口愈合得特别好，比她的哥哥姐姐还有我们这些晚辈用酒精消毒的效果还好。全家人伸出手臂跟她一比较，她手臂上的痘印是最小、最淡的。

大蒜还可以给鼻子消毒。

蒜和葱在植物学上都归于葱属，它们是一家人，葱能通鼻塞，蒜也能。**流清鼻涕时用葱，流脓鼻涕时可以用蒜。**

做法：把大蒜捣成蒜汁，用棉签蘸着塞在鼻子里；还可以剥一瓣大蒜，把蒜的两头削成一头有点尖的圆锥体，直接放鼻子里也可以。

用大蒜自制天然驱蚊水，效果很好

爱吃大蒜的人，蚊子是不咬的。

大蒜的味道专门窜皮肤，这就是大蒜跟其他的辛辣调料一个最大的不同点。人吃完大蒜以后，浑身的皮肤毛孔都会散发出蒜味。夏天的晚上，吃一点蒜，既保健，又能防蚊，是一举两得的事。

如果不想吃蒜怎么办？可以外擦。我家有个传统的小方法，用大蒜来自制天然驱蚊水。

自制天然驱蚊水

做法：1. 把剥好皮的蒜瓣放入普通白酒里，400 毫升（8 两）酒用 100 克（2 两）蒜，浸泡 1 周后就制作好了。

2. 用的时候，涂一点在身上，蚊子就会躲开。

被蚊子叮咬过的地方，用蒜酒直接涂擦，可以消毒消肿，不留下疤痕。

我们常用的花露水、清凉油等驱蚊剂里边有中药成分，有的人不适宜多用，还有的人不喜欢闻它们的味道。而制作蒜酒的原料是食品，经皮肤吸收后不会对人体产生任何副作用，是天然的驱蚊剂。这里面的蒜，以后还可以捞出来吃的。

顺便提醒一下，因为大蒜专走皮肤，所以用大蒜外敷治病时，一定要注意时间要非常短，因为它对皮肤的刺激性很大，敷太久会起大疱。

不仅蚊子怕蒜味，虫子都怕蒜，因此**大蒜还可以用来避虫。把大蒜放在大米桶里，或者是面粉缸里，米面就不会生虫了。**

酱油泡蒜味道香

有的人不愿意吃生蒜，因为生蒜吃起来辣，吃下去烧心，吃完以后口气又特别重。所以，北方人有吃糖蒜的习惯，还喜欢在冬天的时候，用醋泡成腊八蒜来吃，这样就不辣了。

腊八蒜是酸甜味儿的，我们家还有一种大蒜的吃法，跟腊八蒜有异曲同工之妙，但口感是咸味儿的，并且制作特别方便。

那是什么呢？就是用酱油来泡蒜。

以前的酱油都是豆子酿制的，原料纯，营养丰富，也不放化学防腐剂，所以那时候的酱油在天热的时候容易生花。

于是，家里人就在酱油瓶里放上几瓣大蒜，这样酱油就不会生花了。而大蒜在酱油里泡上一段时间以后，也变成了棕褐色，把它捞出来，吃面条的时候当调料用，或者配着粥当小菜吃，味道很不错。

吃生蒜容易产生内热。蒜用酱油泡过以后，平衡了它的热性，吃起来就更舒服了。

酱油泡蒜的方法再简单不过了。

酱油泡蒜

做法：把大蒜瓣剥去皮，放进酱油瓶里，泡上一段时间就可以吃了。泡着蒜的酱油，照样可以用来做菜、当调料。

泡的时间长了，酱油带有轻微的蒜味，用来做一些只需要少量蒜提味的菜更为方便。

吃蒜有三忌：忌早、忌快、忌多

母亲常说一句话："姜辣嘴，蒜辣心。"大蒜是很刺激肠胃的，所以我们早上不能空腹吃蒜。经过一晚上，胃里空空荡荡的，即使吃了一点早饭，胃可能还不够充实，比较容易受到刺激。

吃大蒜还忌吃得太快。生大蒜剥完了以后，让它晾一会儿，氧化了再吃，抗癌的作用就更强了。

忌吃多，这个要特别注意。很多人都知道吃蒜太多伤眼睛。为什么啊？因为大蒜有一个很大的问题就是会产生风热。吃多蒜以后，风热太重，这会伤到眼睛。尤其对有干眼症的人来说，最好少吃大蒜。而且，大蒜吃太多对皮肤也不好，会使皮肤变得粗糙。

读者评论

第一次泡腊八蒜，且是在腊八前一天泡的，泡的是紫皮蒜，才泡了5天，每天看着蒜颜色的变化，一点点地变绿，很是神奇。谢谢老师！

——随缘

允斌解惑

1.问：宝宝七个半月已经腹泻两天，呈黄色，水状，胃口欠佳。医生开过药，试过杜拉宝，还是没见好转。您有什么办法吗？

允斌答：吃烤大蒜捣烂拌白糖，乌梅煮水日饮三次。

2.问：陈老师，宝宝17个月，咳嗽不止，连睡觉都咳，嗓子完全哑了，还伴有低烧，已两天。今天去医院诊断为肺炎，打了两瓶点滴，但还是一直咳，不吃东西，也不喝水，庆幸的是宝宝还是很精神。现在怎么办？吃些什么东西会有帮助？

允斌答：先喝两次大蒜水，然后用鱼腥草水消炎。

3.**问**：谢谢陈老师！按照你的方子给宝宝喝了些大蒜水，可他食欲还是不怎么样，唯独肯喝市面上所谓的成长奶。请问陈老师可以喝吗？（宝宝 17 个多月，母乳喂到 14 个月，这中间基本没怎么喝奶粉。）

允斌答：大蒜水可以加点葡萄糖。喝牛奶的话，这么小的孩子最好是喝配方奶，病时少喝。

4.**问**：我家孩子 2 岁 8 个月，现在感冒流鼻涕咳嗽。他感冒总是这样，先流两天鼻涕，接着就咳嗽，老师有什么办法吗？不想给他吃药。

允斌答：大蒜切碎煮水给孩子喝。

"有椒其馨，胡考之宁"
——神奇花椒，专治富贵病

花椒是中国最古老的麻辣味调料。辣椒、胡椒都是外来的品种，只有花椒是中国原产的，所以花椒的英文是 Chinese pepper，意思是"中国椒"。

《诗经》里就出现过花椒："有椒其馨，胡考之宁。"意思是**馨香的花椒，可使人平安长寿。**

花椒有两大保健功效：第一是祛湿气，第二是通气。

花椒祛湿气的作用，在调料里头是最强的。

所以，北方人做菜不大用花椒。什么地方人最爱用花椒呢？四川，因为那里湿气重，是个盆地，湿气捂在里头出不去，于是四川人就用花椒祛湿气。

其实，古时候花椒不仅是川菜的调料，全国人民都在吃，连做个馄饨都要往馅里边加花椒，认为这样才够鲜。为什么后来逐渐改了呢？可能还是气候改变的原因。以前的中原气候比现在潮湿，天气也冷得多，那时大家都喜欢吃花椒。

进补过头湿气重，花椒入菜可化解

对于现代人来说，虽然外界环境可能不那么潮湿了，很多人还是需要花椒来调理一下，因为我们体内的湿气偏重。为什么？第一是不爱运动，总是坐着，体内的水分堆积了；第二是爱吃补品，特别是一些比较昂贵的补品，这些补品往往很滋腻，不好消化，很容易补过头。长期下去，就会导致人们所说的一些富贵病。所以，我建议大家，特别是一些养尊处优的人士，还有办公室一族，做菜的时候可以经常放一些花椒来祛祛湿气。

什么时候用花椒比较好呢？夏天，因为夏天湿气偏重，而且吃凉菜比较多，花椒正好适合用来拌凉菜。秋冬天气比较干燥，可以少用花椒。

有些朋友不习惯吃花椒，一看见菜里有花椒就不愿意动筷子，怕一不小心吃到一粒花椒，麻得受不了。我有个吃花椒不麻口的方法，你可以在家试一试。

> **做法：**1. 炒菜的时候，先不要放油，在锅里放几粒花椒，开小火，把花椒干焙一下。
> 2. 等花椒的香味出来了，再放油，依然是小火，把花椒稍微炸一下。
> 3. 用漏勺把花椒捞出来。留下油，再开大火炒菜。

这样炒出来的菜，吃不出麻味，又比平常的做法增添了香味。

经常这样做，慢慢习惯了以后，就可以增加花椒的用量了。我就是用这个方法，让害怕花椒的人都爱上了花椒。

花椒煮水泡脚，祛湿气、通经络

对于北方的朋友来说，如果受不了花椒的麻味，又想用花椒祛湿气，还有一个好方法，就是用花椒水来泡脚。

为什么花椒水泡脚对北方的朋友合适呢？因为北方气候比较干燥，有些北方的朋友去了一趟南方，回来后会发现自己得湿疹了。这是因为北方人不习惯南方那种潮湿，这个时候你就可以用花椒水来泡脚。

花椒水泡脚能温和地祛除我们体内的湿气。

> **做法：**你就拿一块棉布或者纱布包上一包花椒，大约是跟自己脚掌差不多大的一包，用棉绳系好口，放在锅里煮开 30 分钟就可以用来泡脚了。这个花椒包可以反复煮好几遍，因为花椒那个味儿煮好多次还会有，所以这是挺经济的一个方法。

用花椒水泡脚还有一个作用，就是通经络。这是源自花椒的第二大作用——通气。

花椒少吃通气，多吃闭气，7粒是上限

花椒通气的作用很强。以前，有的人突然一口气憋住了，闭气了，牙关紧闭，这时候给他灌花椒水，让气一通，人就醒过来了。

你要是觉得有一口气憋住了，胸闷或者是气不顺，可以嚼几粒花椒顺顺气。

不少人有这样的经验：肚子受凉以后，会感觉肚子里边有气在涌动。有的人随后还会腹泻，或者是感觉腹痛。受凉感到肚子里胀气的时候，就可以吃点儿花椒。如果还觉得肚子痛或是腹泻了，可以取 7 粒花椒，加一碗水煮几分钟，放点儿红糖，趁热喝下去。

花椒真的很有意思，你适量地吃它是通气的，吃多了却会闭气。因为花椒有麻味，会麻痹咽喉部位的神经。所以，我们**用花椒时要有一个限度，吃的时候就以 7 粒为限，不要超过 7 粒，超过 7 粒以上它就是闭气的了。**

有的人吃了特别麻辣的菜感觉喘不上气，那就是里边的花椒放多了。

做菜的时候，如果是整粒的花椒，你撒一小把不会有什么事儿，因为花椒只是调料，你不会把整粒的花椒吃下去的。但如果你要用花椒粉，那么一个人一次不要超过 7 粒的量。

允斌解惑

问：陈老师，我下焦有寒湿，请问用花椒泡脚时，花椒也不能超过七粒吗？还有煮水的时间？万分谢谢您！

允斌答：泡脚要放一包才够，多煮一会儿。

"保生酒劝椒香腻"

如果把花椒比作人，那么可以说它"下得厨房，上得庙堂"。平民的厨房里有它，古代天子的庙堂、皇宫中也用它。

现在的花椒是平常调料，而在古代它曾经是珍贵的香料，古人用它做酒来祭祀神灵。柳永写词描述这种极为隆重的场面："保生酒劝椒香腻，延寿带垂金缕细。"系上金丝编织的长命缕、延寿带，献上椒香浓郁的保生酒，以祈求来年无病无灾，健康长寿。

古人逢年过节的时候，也要喝花椒酒。花椒酒是把花椒泡在白酒里制成的，可以散风寒、祛风湿、化瘀通络，它还有一个好处：含在嘴里能缓解牙痛。

宋人有诗自怜：椒酒难医百病身。那时候的人喜欢用花椒酒来避邪祛病，如果是病到了连花椒酒都不能医的地步，就只能叹息自己无药可救了。

花椒籽可是宝贝

如果你经常吃麻辣香锅、麻婆豆腐这些放很多花椒的菜品，有没有注意到你吃的花椒是什么样的？

很多人都不知道，我们平时吃的花椒其实是花椒果实的外皮，花椒果实里边还有花椒籽。

花椒外皮是红色的，也就是我们平常所说的作为调料的花椒。**花椒籽是黑色的，小小的，圆圆的。**

花椒的味道是麻中带香，花椒籽的味道也有点儿麻，但它是苦的。

花椒籽放到菜里会影响菜的味道，所以**好的花椒应该是裂口的，方**

便去除花椒籽。闭口的花椒粒里面有花椒籽，做调料味道就差一些。

花椒的等级，其中一个标准就是看含花椒籽的比例。里面花椒籽比较多的，就被定为等级差的。

但这样的花椒如果被我母亲碰到了，她一定不会抱怨，因为花椒籽可是宝贝。以前家里买来花椒，她都会仔细筛选出里面残留的花椒籽收藏起来。

花椒籽是药引子，它是引药入脑的。在吃调理头部问题的药膳时，家里人就会往里边放一点儿花椒籽。

比如说有一道著名的调理头晕的药膳——天麻炖鱼头。母亲做的时候，就喜欢加上花椒籽一起炖，效果更加好。

花椒是祛湿气的，而花椒籽祛湿的作用更强。

花椒籽可以利水。经常水肿的人可以吃花椒籽来帮助消肿。

有的人哮喘或是慢性咳嗽，晚上睡觉都不敢躺平，一躺就难受，而且咳出来的痰很清稀，这种情况可以吃些花椒籽来调理。

吃花椒籽也能祛下焦的湿气。女性如果白带很多，是清稀、白色的那种，就可以吃花椒籽来调理。

花椒籽也有杀虫的作用，能帮助抵抗肠道寄生虫。

注意：多吃花椒籽容易便秘，阴虚火旺的人不能吃。

如果不小心吃多了花椒籽，导致便秘，有一样中成药可以调治，叫作麻仁润肠丸，在药房可以买到。

花椒是可以榨油的。花椒油有一点儿淡淡的椒香。它分两种：一种是带皮生产的，这种花椒油颜色深，含有棕榈油的成分，一般用来制作肥皂或是用于工业；一种是去皮压榨的花椒籽油，这种花椒油颜色浅，适合食用，而且含有对人体很有好处的亚油酸和亚麻酸，有清血降脂的作用。

花椒籽油的油味很清淡，比较适合拌凉菜吃，北方一些农村还拿它当便宜的香油来用。

记得有一年，我和家人去北京周边的一个村子旅游，住在村民的家里。他们请我们吃小米饭，平时吃小米都是熬粥的，第一次吃煮得硬硬的小米饭，感觉很粗，咽半天就是咽不下去。

这时，村长来视察旅游接待工作，看到我们坐在那里努力地对付一碗小米饭，很有经验地指示村民："给他们的饭里拌点儿花椒籽油。"村民拿来一瓶子花椒籽油，倒了一点儿在小米饭里，拌一拌。我们一吃，还真灵，小米饭马上就润滑了，不再卡喉咙了。

我们常用的油质地比较厚腻，而花椒籽油很清淡，拌米饭吃也不会觉得油腻，反而增加了香味，很开胃。

花椒芽、花椒叶，比椿芽还好吃

人们比较习惯吃香椿芽，其实，有很多树的芽也是可以吃的，比如说柳树芽、栾树芽，这些都略带苦涩。还有一种是花椒芽，也就是花椒树春天发的嫩芽和嫩叶，它比其他的树芽都好吃，有一种特殊的辛香味，并且不像花椒那样麻口。

特别嫩的花椒芽叶，直接焯一下，凉拌吃就很好。

　　做法：1. 锅里烧开水，把花椒芽放进去，马上关火。

　　2. 把花椒芽捞出来过一下凉水，拌上盐、醋、糖、香油就可以吃了。

　　嫩花椒叶还可以当调料和配菜，配上肉丝炒着吃。花椒叶配鸡肉丝尤其有味道。

　　花椒叶炸着吃很香，比香椿还好吃。一般人的做法是软炸，就是挂上鸡蛋面粉糊来炸。我更喜欢清炸，就是在油锅里放一点儿盐，把花椒叶直接放入油锅，用小火炸一下，花椒叶很快就变成透明的，马上起锅，放在大漏勺里把油控干净，再盛到盘子里上桌。这样炸出来的花椒叶脆脆的，不油腻，特别好吃。

　　花椒叶是温胃散寒的，它能顺胃气。

　　有的人受寒以后会胃痛，或胃里有胀气的感觉，有的人还会嗳气、打嗝，就可以吃些花椒叶来缓解。

　　古人还用花椒叶来做调料，炖鸡味道很好。老的花椒叶不能做菜吃了，还可以用来煮水泡脚，能祛湿气，对有脚气病的人有好处。花椒叶与花椒的功效是相似的，都能祛湿、顺气。只不过**花椒叶偏于走心肺，化痰湿的作用比较强；花椒偏于走肾，去下焦寒湿和通肠气的作用比较强。**

保肝，吃自制的藤椒油

　　除了食用普通的花椒，现在还流行吃一种青花椒。这种花椒是青绿色的，配菜很好看。

有人以为青花椒是没有成熟的花椒，其实不然。**青花椒不是花椒，而是花椒的近亲，叫作藤椒，它的果实成熟以后依然是青色的。**

青花椒跟花椒的味道很接近，但花椒的麻香比较醇厚，而青花椒则具有一种清新的辛香味。

青花椒有通窍的作用，还能疏解肝气，适合高血脂、脂肪肝的人调理身体。

青花椒跟花椒的用法不同。它不适合高温久煮，久煮之后会失去它的清香味。它适合做成花椒油，做菜的时候当作调味料，能增加一种独特的香味。那种感觉怎么形容呢？麻麻的，但又是沁人心脾的香味儿。平常一道菜，有了它就脱胎换骨了。

市场上有现成的藤椒油出售。我们在家也可以自己做藤椒油，用来拌菜味道好极了，而且还有保肝的作用。

青花椒不要放油锅里热炸，这样会变颜色，香味也会变，最好是用泡制的方法。

　　做法：1.把青花椒放在瓷碗里，准备一小把香芹菜，洗净晾干水分，切碎。

　　2.油锅放菜籽油烧热，放芹菜，用小火炸香。

　　3.关火，迅速用漏勺把芹菜捞出来，然后把锅里的热油倒入装青花椒的瓷碗，藤椒油就做成了。

将做好的藤椒油盖上盖子，保存起来，需要用的时候，拿出来拌菜吃就可以了。

这个油是保肝的，常吃有降血脂的作用，还能使人心情舒畅，特别适合患高血脂、高血压的人吃。

怎么挑选好花椒

为了与青花椒区别，普通的花椒就叫作红花椒。红花椒有好几个品种，其中以大红袍和子母椒最好。

大红袍的颜色是红色的，颗粒很大、麻味浓，喜欢花椒的人会觉得吃起来过瘾。大红袍的原产地，其中一个就在5·12地震灾区汶川和它附近的金川一带。金川在大渡河畔的群山之中，是嘉绒藏族聚居的地方。那里虽然属于青藏高原地区，气候却很温和湿润。

一方水土养一方人，这里的藏族居民性格也特别温和。在金川，我第一次见到地道的大红袍花椒树，花椒果结得密密麻麻的，怪不得古人认为花椒是多子的象征。

花椒是要靠人手来细心采摘的。大红袍的麻味名不虚传，采完花椒之后，人连手都麻了。

可以与大红袍媲美的，就是子母椒。它也是大粒的花椒，买的时候可以注意看。子母椒的颜色有一点儿发紫，在每粒花椒的底部会附生一粒芝麻大小的子花椒。这种花椒麻味不如大红袍，但是香味胜之。

最好的子母椒产地在汉源。汉源在四川省的雅安地区，是历史上的"清风雅雨"之地。齐白石先生曾给人刻过一方印，"家在清风雅雨间"，说的就是汉源和雅安的双绝——汉源清溪古城的风、雅安的雨。

清溪古镇出产的花椒品质特别好，所以汉源土生的子母椒又叫"清椒"，它在古代一直是被列为贡品上贡朝廷的。

雅安是出名的雨城，那里的雨细而且柔，所以得名"雅雨"。记得有一年，我去川藏北线旅游，车离开成都时是晴天，仅仅一个多小时的车程，进了雅安城，果然雨城名不虚传，到处烟雨。

与雅安市区隔山相望的汉源，常年有充足的阳光，又得了雅雨的滋润，所以花椒的品质特别好。花椒虽然不怕干旱，但好花椒往往产自气候湿润的地方，气候干燥的地方产的花椒品质往往一般。在吃小米饭拌花椒籽油的那家，村民告诉我，花椒籽油是他们自己家种的花椒压榨的。临走时我向他们买了一袋花椒，回家打开一看，这种花椒不是普通的花椒，而是"伏椒"。怪不得油里没有一点儿麻味。伏椒香味、麻味都很淡，它的颗粒很小，北方比较多。而正宗的好花椒，还是在南方比较容易找到，这就是水土的关系。

常年住在雅安的人们，不知道会不会抱怨天天下雨不方便。然而，雨水这样多的地方，附近恰好出产能祛湿气的上等花椒。面对大自然如此精心的安排，我们除了感恩、惜福，还有什么可说的呢？

读者评论

1. 儿子蛀牙疼，让他嚼几粒花椒，马上就不疼了，真好！只是嚼完舌头好麻。
　　　　　　　　　　　　　　　　　　　　　　　　——哈雅儿

2. 陈老师您好，看您的文章很有启发！我小腿寒凉，冬天按照您的方子用花椒水泡脚，很管用。谢谢！
　　　　　　　　　　　　　　　　　　　　　　　　——江河

3. 按陈老师教的，天麻炖鲤鱼头时加花椒籽，治好了头痛。
　　　　　　　　　　　　　　　　　　　　　——田苗苗家芝稻谷

菜籽油，炒菜用油的首选

有一年冬至的时候，我去了川西高原。正是一年中最冷的季节，那里的油菜花却开得正好。一路走去，高原清澈的阳光下，大片大片金黄与碧绿交织的油菜让人百看不厌。

油菜不仅可以在冬季开花，它对于环境的适应性也是非常强的。我发现，走遍中国，在哪里都能看见油菜花盛开的美景。"青海青、黄河黄"的地方有，"敕勒川、阴山下"有，"杏花春雨"的江南也有。从北到南，从西到东，不分地域和气候，油菜都能生长，可见它的生命力之强韧。

人法地，大地生长的食物具有什么样的秉性，就能给我们什么样的补益。对于体质弱、富贵病缠身的亚健康人群来说，油菜籽油是炒菜用油的首选。

油菜籽榨出的油就是菜籽油，也叫菜油。以前许多地方的人炒菜都用菜籽油，是最便宜的食用油。

后来食用油的品种丰富了，传统的菜籽油用的人就少了。**其实，历**

经时间考验留下来的东西往往是经典。我们中国人吃了上千年的菜籽油，自有它的道理在。

吃菜籽油，可保肝瘦身

现代人之所以得"三高"这类的富贵病，主要原因有两个：营养过剩、压力太大。这两大原因直接伤到的就是肝脏。而菜籽油最大的优点，就是它入肝经，有保肝的作用。

我们常吃的各种食用油中，只有菜籽油和橄榄油是入肝经的。可惜橄榄油不耐高温，不适合用来做讲究大火爆炒的中国菜，而菜籽油可以。

菜籽油入肝经，可以促进肝脏分泌胆汁。胆汁的作用是什么呢？一是消化脂肪，二是清利肝胆的湿热。

因此，菜籽油主要有两大保健作用：

一、清肝利胆。肝胆有毛病的人，比如得了脂肪肝、肝炎、胆结石或是胆囊炎，炒菜可以选择放菜籽油。

二、降血脂、瘦身。油菜促进脂肪分解的作用很强。

一位儿时在农村长大的好朋友回忆童年趣事的时候，就曾说到油菜的这个作用。他说，小时候帮家里打猪草，打的数量不够，就偷偷剥一些油菜叶子塞到下面充数。大人发现后就会打骂，因为油菜叶是刮油的，猪吃了会变瘦。菜籽油也有同样的作用，血脂高的人、肥胖的人，吃菜籽油可以降脂减肥。

而且，菜籽油是最容易消化的一种油，它在人体内的消化吸收率可以达到99%。有肝炎、胆囊炎的人，别的油不能多吃，吃菜籽油就没问题。

菜籽油含维生素 E 很丰富。50毫升的菜籽油，就含有足够一个人一天所需要的维生素 E 总量。很多人喜欢补充维生素 E，认为可以抗衰老，改善生育能力。其实，人工合成的维生素 E 没有天然的好，而且人为地补充高浓度的维生素 E，如果把握不好用量就会出问题。

与其吃维生素 E 胶丸，不如每天都用菜籽油炒菜，享受纯天然的营养素，既方便又不用担心过量的问题。

菜籽油还可消炎、养眼，调理皮肤病

除了日常保健，菜籽油还可以用来调治疾病。

菜籽油有消炎的作用。看过一则报道，说抗战时期有一名战士得了急性阑尾炎，老乡给他喝了一大碗菜籽油，病痛得到了很大缓解。看了以后我就想，这碗菜籽油一定是生油。

生菜籽油消炎的作用有多么强，我有亲身体会。我曾经被严重烫伤过，母亲给我在伤处淋上生菜籽油和盐，结果一点儿疤痕都没有留下。这个小秘方我家用了几十年，百试百灵。**要点就在于：治烫伤一定要用生的菜籽油，烧熟的或是现在那种精炼过的色拉油就不行。**

菜籽油调理皮肤问题很有效，因为它既能入血分，有凉血排毒的作用，又能入肺经，有促进皮肤生长的作用。所以，古人用它外敷调治风疹、湿疹和各种皮肤瘙痒症。

菜籽油是养眼睛的，常吃可以预防老年性的眼病。

菜籽油还能帮助眼睛抵抗强光的刺激，对预防小孩的弱视很有帮助。 现在有些人夏天出门就得戴上墨镜，以免阳光伤眼。以前的人没有墨镜可戴，全靠菜籽油来养。

生活中，可能会发现有些小孩戴着蒙上一只眼睛的特殊眼镜，这就是为了治疗弱视。弱视是怎么回事呢？婴幼儿需要家长夜里照顾，有些家庭为了方便就在孩子的卧室开一盏长明灯。长时间下来，这种光线影响孩子的视力发育，就会造成视力发展特别慢，看不清楚东西。

除了这些严重的病例，现在的小孩喜欢看电视、电脑，玩手机游戏，长时间盯着很亮的屏幕也会影响孩子的视力发育。有多少家庭是在晚餐的时候，全家人一边吃一边在看电视？这样的吃法对肠胃、对眼睛都是伤害。现今的文明病，不仅影响到成年人，连小孩子也未能幸免。

我常常想起小时候，晚上放学回来，母亲刚炒好菜，空气中弥漫着菜籽油特殊的香味，一家人说说笑笑地吃过饭。就着客厅的一盏大灯，父亲在沙发上看报纸，我们在旁边看书。菜籽油的清香、白炽灯的黄色光线、坐在一起看书的几个人，这就是我心目中真正的家的模样。

炒菜时如何消除菜籽油的"青气味"

菜籽油有一种特殊的气味，南方叫"青气味"，有些人不习惯这种味道，怎么办呢？母亲介绍了一个秘诀，可以消除这种气味。

这个秘诀是外公的大哥，也就是我的大舅爷爷传授的。以前，他俩的家里曾经请过一个大厨，带着一个学徒。旧社会的大厨都比较保守，唯恐教会徒弟饿死师傅，所以，对于一些关键性的技术都会保密。徒弟每一道菜从头到尾都跟着做，配料、火候都学得丝毫不差，但是炒出来的菜总是不如师傅做的好吃，徒弟百思不得其解。

其实，这里边有一个小诀窍师傅没有告诉他，那就是：**当油烧热，菜要下锅前，用手指蘸一点凉水弹到锅里。凉水遇到热油，顿时爆出一阵青烟，菜籽油的"青气味"和油里的毒素就随着这股烟挥发掉了。**

每到菜要下锅的关键时刻，大厨就会让徒弟去帮他拿调料，趁徒弟一转身的工夫，大厨迅速完成往锅里洒水的小动作，前后不过几秒钟，徒弟根本看不到。

大舅爷爷喜欢烹调，经常请这位大厨喝酒，向他请教。一来二去，大厨就把这个秘诀传授给了他。

这个小诀窍非常简单实用，不但可以去除菜籽油的气味，还可以去除油里的毒素，所以也适合于别的油，尤其是花生油。花生油含有微量对人体有毒的黄曲霉素，用这个方法就可以减少黄曲霉素的含量。

母亲自己也有一招：用菜籽油炒菜，在菜快要炒熟时再放盐。

她说，盐会使蛋白质凝固，又会使蔬菜中的水分流失。如果炒菜时早放盐，炒出来的肉就会变老，而蔬菜会变软，损失许多维生素，而且口味也不够鲜美，所以盐一定要后放。

北京冬天的白菜，厚厚的帮子，水分特别大，炒的时候会出很多汤汁，还需要勾芡。用母亲的方法来炒，就不会出汤，水分都保留在菜里了，吃起来又嫩又脆，别有风味。

菜籽油还有一个优点，就是不容易氧化，不容易过期变质。有些油接触了空气中的氧气，会很快产生"哈喇"味。菜籽油没有那么容易氧化，比一般的食用油都耐储存，密封好了放一两年都可以。喜欢吃油泼辣子的人，用菜籽油来做最合适了，做好了放上几周也不会产生异味。

芥花油就是菜籽油

记得小时候，家家炒菜都用菜籽油，后来食用油的品种越来越多，传统的菜籽油好像显得落伍了。

其实，从全世界范围来说，每年的菜籽油消耗量非常大，说明它在国外还是非常普遍食用的植物油之一。

在北京，一直很难买到原汁原味的菜籽油。不过，这几年我又在超市发现了它的踪迹。只不过它换了一个更洋气的名字：芥花油。

广告说，这是一种从国外引进的油，还把它的功效宣传得十分神奇。其实，芥花油就是菜籽油，只不过它的芥酸含量比较低，是国外培育出的一种低芥酸的油菜品种所榨出的油。因为国际上对菜籽油的芥酸含量有上限规定，所以培育了低芥酸品种的油菜。广告所宣传的芥花油的功效，其实就是菜籽油的功效。

关于芥酸，国外有一种观点认为它可能会诱发冠心病，实际上还没有定论。为了保险起见，全世界都在推广低芥酸的油菜，中国也不例外。据报道，中国目前所种植的油菜大部分都是低芥酸的品种。也就是说，现在我们在市场上买到的菜籽油基本上都是低芥酸的，与芥花油可以说是一回事。

如果你去超市买不到菜籽油，那就买点芥花油回来炒菜吃，也是一样的。只是外用的效果有区别。因为**芥花油是精炼油。如果治烫伤还是要没有经过精加工的生菜油最好。**

我家现在存着一瓶生菜油，还是父亲特意从上海买了带过来的。全家当宝贝似的，平时舍不得用，实在需要的时候才拿出来。原本是厨房里的寻常之物，现在倒成了专门的救急药了。

读者评论

我一直以为茶籽油药效很好，没想到菜籽油更好。我鼻子里靠近喉咙那儿发炎、很干，早上起床有绿色痰。我用菜籽油擦了两天鼻子，很舒服，再也没绿痰了。

——简易食疗

茴香——厨房里的补肾高手和胃病克星

茴香菜，开胃、养胃、补肾

天热了，每次在超市看见新鲜的茴香菜，我都会买一把回来。那天，一位常来家里的大姐碰见了，马上自告奋勇地说，晚上给你们包饺子吧。我笑："真是地地道道的北方人，看到茴香就会条件反射地想到包饺子。"

她一脸茫然："那你想怎么吃？包包子？"

我不禁莞尔。那不是换汤不换药吗？还是做馅儿。真是一位可爱的大姐。的确，我认识的所有北方朋友，几乎都一致认定茴香菜就是做馅儿用的，从来没有想过它还能有别的吃法。

茴香馅的饺子的确好吃。不过，总是一种做法，未免有些单调，委屈了这样药食同源的好东西。

茴香菜其实是可以当作蔬菜来吃的，炒菜、做汤、凉拌都行。

我家的茴香菜多半都被我们生吃了。

> **做法：**把新鲜的茴香菜洗净切碎，拌点酱油和醋就是一道芳香开胃的凉菜。

凡绿叶蔬菜大多偏于凉性，而茴香菜却是温性的。**茴香温热的作用，在绿色菜中可以说排名第一。**

韭菜、香菜、大葱，这些绿色菜也是温性的，但茴香比它们更胜一筹。

为什么这么说呢？因为茴香主要入肾经，直接温补肾的阳气。

阳虚的人，也就是体质虚寒、平时比较怕冷的人，最适合多吃茴香，可以补肾助阳。

茴香不仅能调虚寒，也能调实寒。外感寒邪的时候，吃茴香可以发散风寒。

这么说吧，茴香对于所有的寒证都有保健调理作用。凡是身体局部或是整体有寒冷症状的人，比如手脚发凉、胃寒爱吃热食或是小腹冷痛等，吃茴香可以改善症状。

茴香也入胃经，能暖胃、开胃、养胃，调理各种胃寒型胃病。

胃寒胃痛的人吃茴香能暖胃止痛，食欲不振的人吃茴香能开胃，消化不良的人吃茴香能帮助消化，情绪抑郁的人吃茴香能振奋精神。

茴香气味辛香，所以它理气的作用也很强，对于气滞气逆引起的病可以通调，比如胸闷、打嗝、肠痉挛、腹部胀气、疝气、口气，甚至寒湿脚气等。

茴香是助阳的，所以阴虚阳亢、平时特别怕热的人不适合吃茴香。

茴香有轻微的发汗作用，特别爱出汗的人不要多吃。体质偏热的人，如果一定要吃茴香馅的饺子，不要配热性的肉类，比如羊肉，而要配偏凉性的肉类，比如猪肉。如果吃素馅，最好不要配鸡蛋，而是配豆腐，因为豆腐是偏于凉性的。

一般体质的人，春天和夏天吃些茴香，可以助长阳气。特别是夏天，天热使人胃口不好，贪吃生冷又容易伤胃，吃茴香既开胃助消化，还健胃养胃。

茴香的香味能杀菌、杀虫和化解浊气。夏天容易吃到不洁食物，造成拉肚子，吃点茴香就能预防。

吃杏仁生拌茴香，可治肠胃型感冒

吃生拌茴香菜的时候，如果能在里边加一点甜杏仁是最好的，既可使阴阳平衡，又能增强茴香的功效，还能预防肠胃型感冒。

肠胃型感冒是外感风寒加上过食生冷或是油腻的食物引起的，主要症状是头痛、恶心、呕吐、腹痛或是拉肚子。夏天的感冒多半都是这种类型的，尤其是喜欢睡觉开空调、吃大量生冷食物的人最容易得。

经常吃点杏仁拌茴香菜，就能防治这种感冒。

茴香能发散风寒，杏仁能润肺平喘；茴香能暖胃、消食，杏仁能和胃、化痰；茴香顺气，可以止呕，杏仁降气，可以止咳。茴香杀菌止泻，杏仁润肠通便，两者同用可以维持肠道功能平衡。而且，茴香助阳，杏仁滋阴，搭配在一起就是阴阳双补了。

这道菜早上就着粥吃最好，因为茴香气味浓郁，有提神的作用。

杏仁生拌茴香

做法：1. 甜杏仁用水煮 10 分钟。

2. 茴香菜切碎，加入甜杏仁，以 2：1 的比例。

3. 放入酱油和醋，拌匀就可以了。

注意：拌茴香不要放糖，否则会影响这道菜的功效。

杏仁要用甜杏仁，不要用苦杏仁。苦杏仁是一味很好的中药，但是有微毒，一般只能入药，平时不能多吃。

茴香籽，厨房里的补肾调味品

我家备有几个茴香盐袋，是把等量的小茴香和粗盐混合装在布袋里。用的时候放微波炉里热两分钟，然后用来热敷腰部、腹部、颈椎、膝盖等处，有祛寒止痛和通经络的作用。我的床头就放着一个，用它取暖、熏香、醒神，已经用了好几年了，香气始终不减。

茴香菜是药用植物茴香的茎叶。而茴香的种子，**茴香籽，就是我们平时所说的小茴香，是做卤菜常用的香料，著名的五香粉里边，就配有小茴香。**

小茴香是种子，它温补的作用，比起茎叶自然要大多了。它可以大补肾阳，肾阳虚的人，平时做菜常放点小茴香，就相当于吃补肾药了。

小茴香大补肾阳，所以能温暖下焦，又能理气，因此历代医家特别推崇它治疗疝气的功效。实际上，凡是下焦有寒湿、气滞、疼痛诸证，比如肾虚腰痛、肠痉挛、痛经、遗尿等，小茴香都能调理。

如果突然下腹疼痛，又怕冷喜暖的，马上抓一把小茴香煮水，加一点盐喝下去，就能缓解症状。

茴香籽——调理胃病的特效药

小茴香大补肾阳，同时也是调理胃病的特效药。为什么有特效，还是来自于大补肾阳这个基本作用。

这是什么道理呢？我想先从香料的作用讲起。

小茴香温热的作用这么强，为什么会是常用的香料呢？难道人们不怕上火吗？

对于大多数人而言，小茴香做香料用，是不会上火的，只有阴虚火旺的人除外。

你看，我们常用的大料，全是辛热之品。

一般认为大料是用来去除肉食的腥膻之气的，但为什么卤黄豆、蚕豆也要用？

其实，这里边暗含着阴阳之理。

不管是肉、鱼还是豆类，都是高蛋白的食物。**凡高蛋白的食物，阴性就强，卤菜一般都是冷着吃，冷的食物阴性更强，而大料是阳性的，可以平衡它们的阴性。**

具体地说，我们吃下去的东西，在胃和小肠里会经过一个再加工的过程，变成人体能够分解吸收的水溶液。而肉鱼和豆类营养丰富，比较难消化，肠胃的压力很大。这时候就需要大料来帮忙，给它们增加一点动力。

可以把肠胃想象成一只文火慢炖的汤锅，这只锅需要保持适当的温度，才能煲出一锅好汤。温度太高了不行，锅里的水就烧干了；温度太低了也不行，锅里的食物炖不熟。

当温度太高的时候，就会造成胃热，出现一系列上火的症状，比如口干、口苦、口舌生疮、牙龈肿痛、小便黄、大便秘结等。长期胃热成病的人，还会胃痛、呕吐酸水，有的人会感觉特别容易饿，吃得很多却吸收不到营养。

当温度太低的时候，就会造成胃寒，脾胃的消化能力变弱，消化不良甚至胃痛、呕吐清水。大多数的慢性胃病都跟胃寒有关系，比如慢性胃炎、胃溃疡、胃下垂、胃神经官能症等。

什么情况下温度会太高呢？就是有邪火了。这把火，可能来自于外界环境，比如外感风热之邪；也可能是吃进去的，比如喝酒太多，过食辛辣、积食；还可能来自于身体内部，比如肝火。

有胃热的时候，就不要吃小茴香和其他热性的大料了。

什么情况下温度会太低呢？有外因：饮食不节制，过食生冷，或是胃部受寒，相当于老给锅里加冷水；有内因：火太小，锅里的水老烧不热。

如果把肠胃比作汤锅，那么脾和肾就是下面烧的那把火。脾肾的火不足，肠胃就冷了。

冷肉吃下去以后，锅里的水就不开了，而大料的作用，就是给脾和肾添点柴，使火烧得更旺一点。

这就是做卤菜要用到大料的主要目的。

这也是大补肾阳的小茴香却能够暖胃、调理胃病的根本原因。

读者评论

1. 多年的膝盖疼痛，用了您教的茴香盐袋后明显好转了！　　　　　——特儿

2. 油泼豆瓣酱拌茴香很好吃！以前一直不敢尝试，每次鼓足勇气买了茴香，都浪费了。刚才试了下，真好吃。没有很冲的味道，就是豆瓣酱有点多，咸了。

——微博用户

3. 两年前买齐了陈老师的四本书，我有空就拿出来看看，一有症状也拿来学学，受益匪浅。感谢允斌老师，大爱您的书！姜枣茶喝了三个立夏，感冒真的远离我了！鱼腥草水也经常喝，核桃红糖茶、小茴香也准备了好多，都有显著的效果。介绍给朋友用，都说效果不错，从中受益。允斌老师不愧出身于中医世家！棒棒哒！

——卜想说

允斌解惑

问：已经感冒生病了的人还能吃茴香吗？

允斌答：风寒感冒可以吃茴香的。

鲜美之道：如何用蘑菇和黄豆自制纯天然味精

过量吃味精会伤阴

味精到底对人有没有害处？这是一个讨论了好多年的话题。

你有没有发现，放大量味精的汤，喝再多过后也会觉得口渴？

这是因为味精含大量的钠，吃3克味精相当于吃1克盐。有一点健康常识的人都知道，过多的钠会导致高血压。**人们为了健康吃低钠盐，但同时又吃味精，结果摄入的钠还是超标了。**

有个年轻女孩，她听我说了味精的问题后，三年都没吃过味精。上个星期她在别人家里住了几天，那家人做菜喜欢放大量的味精，连煮的粥里都放，她感觉吃过以后很不舒服。前天她跟我提起这件事，我说："你这两天是不是感觉特别燥热？"她惊奇地说："对，你怎么知道？我每天喝好多水都不管用，还流鼻血了。"

我告诉她，味精含的钠会使人丢失水分，当然会觉得干了。她本来就是有点偏阴虚的体质，这一来就更伤阴了，导致虚火亢盛、流鼻血。

这个女孩还说了一件有趣的事。她试图劝说那家人少吃点味精，但他们认为不放味精菜就不好吃。于是那天她偷偷做了一个实验，炒了一个青菜，不告诉他们里边一点味精都没放，结果大家津津有味地吃光了，谁也没发现有什么区别。

女孩说："真有意思，怎么他们吃不出区别来呢？"

我问她："他们家炒菜是怎么放味精的？"她说："是在菜炒到半熟的时候，先放味精炒几下，再放盐炒。他们家讲究味精要先放，以为这样才能入味。"

原来如此！难怪他们吃不出来菜里放没放味精。味精只能在起锅的时候放。若经过这样的高温爆炒，味精已经发生化学变化，丧失了鲜味，更可怕的是，味精经过高温，还转变成了致癌物。

有好几次，我跟一些阿姨说起味精的事情，她们都回答："我家不用味精，只用鸡精，鸡精可是纯天然的！"

其实，**鸡精跟味精本质上是一回事。它的主要成分还是味精，再加上一些助鲜剂、盐和糖。**

如何自制保健"味精"

我家厨房里有各种稀奇古怪的调料，唯独找不到味精和鸡精。每个刚来家里的保姆，发现厨房没有味精都有些紧张，这怎么做菜啊？但很快，她们就发现不放味精的菜也能做得很香。时间长了，她们也都与味精说拜拜了。

凡是在我家住过一段时间的人，最后都被如此同化了。奥妙就在于，我们有自制的"味精"。这是母亲做菜的绝招，轻易不外传呢。

母亲自制的"味精"的材料有两种，一种是蘑菇，另一种是黄豆。

自制味精

蘑菇"味精"做法简单：把市场上买来的晒干的蘑菇，什么蘑菇都行，比如松蘑、香菇等，用粉碎机打成粉末，装在调料瓶里。做菜的时候，撒一点蘑菇粉，跟用味精一样方便。

黄豆"味精"的做法要稍微复杂一点：1. 干的黄豆用水泡几个小时直到泡涨，沥干水分。

2. 锅里放油，放黄豆，用大火炸到起泡，再改小火炸到金黄色、酥脆起锅。用瓶子装好，保存在冰箱里。

3. 用的时候，放十几粒到菜里一起煮就行了。也可以直接做凉拌菜的调料。

如果是做汤，这两种调味料可以在一开始就放。如果是炒菜或者炖菜，在菜下锅之后随时可以放。要注意的是，别在菜还没下锅之前放，锅里的热油会把它们给炸煳的。

蘑菇是抗癌食品，每天吃一点，保健的效果是最好的。平时我们不一定天天都能吃到用蘑菇做的菜。把它磨成粉做调料，就可以随时给自己补充蘑菇的营养了。

黄豆是抗衰老食品，但是多吃不好消化，容易胀气。做菜的时候加一点调味，吃的量不多不少，正合适。

这两样东西都很鲜，一般的菜，不管放哪一种都可以。如果一定要找出区别，那么**蘑菇"味精"更适合放在肉类菜里，黄豆"味精"则更适合米粉、面条、凉粉等淀粉类食物**。如果是做青菜或者炖汤，它俩的味道则各有千秋，你可以自己去试一试哪一样更符合你的口味。

我曾经问过母亲这两种调味料的来历。母亲说，蘑菇粉是家里传下来的，以前没有味精的时代，讲究一些的厨师就是用这个方法给菜肴提鲜。

而油酥黄豆是南方一些地方小吃常用的配料，在吃面或者吃凉粉时加上一些炸黄豆作为"臊子"，吃起来更香。她由此受到启发，用炸过的黄豆煮汤烧菜，这种黄豆一煮就软，鲜味渗入到菜里，味道果然更好。

读者评论

1. 陈老师，你好！非常喜欢你，也很感谢你的无私。我一直都按照你说的方法食疗，比如喝桂圆核桃茶，用黄豆当味精，等等，感觉美味又健康。

——嫣然依笑 V 号 1244561483

2. 我家自制了纯天然味精"油酥黄豆"，不愧是陈允斌女士家轻易不外传的绝招，炸好的黄豆又香又漂亮！
——心雨咚咚

3. 自从做了"油酥黄豆"后，觉得用这个炖汤更好些。老师说过黄豆也可以炒好磨成黄豆粉当调料，我家也试着做了，用来炒菜更方便，味道还真的不一样啊！
——心雨咚咚

4. 我按陈老师教的自己买新鲜香菇晒干后打粉，炖汤和炒菜时放点，很不错！
——风云儿 2010

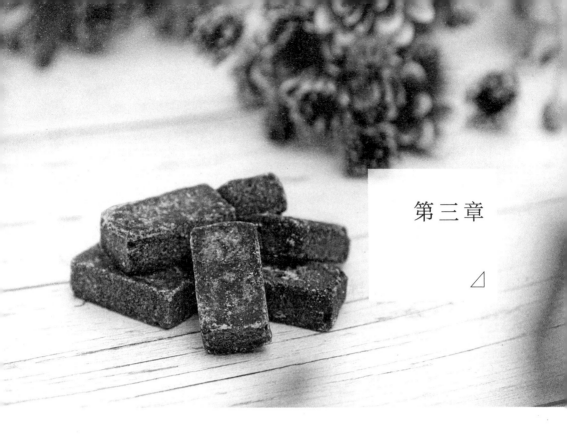

第三章

吃糖的智慧

　　每种糖的作用是不一样的。我们在饮食中用到糖时，就要提醒自己：糖，不光是一个调味剂，不是加点儿甜调口味那么简单，它自有它的作用。如果糖加错了，不但没效果，有时还会适得其反。

白糖、红糖、冰糖，用法不一样

我们生活中常吃到的糖有三种：白糖、红糖和冰糖。但平时使用时，很多人可能都没有想过它们的区别。

其实，糖与糖的作用大有不同，不能用错。

比如，如果着凉了喝姜糖水，一定要用红糖。我曾经给大家介绍过一个调治严重风寒感冒的小方法，就是生姜加上葱白连须和陈皮一起煮。在这个小偏方里，如果要放糖调味，就只能放红糖。

有一次，一位北方的朋友说她的孩子得了风寒感冒。我就教她说，回家用几片生姜、加两三个葱白（连着根须）和一个陈皮煮水给孩子喝，并且特意嘱咐说："因为是小孩，如果怕他不爱喝，你可以在水里加一点点红糖。"

她回去做了以后，第二天跟我说，孩子的感冒是好了，但怎么有点儿咳嗽了？我就问她，你昨天是怎么做的？她说："我用了你说的生姜、葱白、陈皮呀！后来我婆婆说，咱们孩子生病了，得用点儿高级的糖。红糖不好，我们加点儿冰糖吧。而且，婆婆还想着，哎哟，我这孙子生病了，很心疼嘛，多用点儿糖，于是就加了一大块冰糖。"

我跟这位朋友讲，你用错糖了。为什么呢？因为红糖是温性的，而冰糖是凉性的。调治风寒感冒的时候，要驱寒，如果用了冰糖，就等于把药的温性抵消了。而且还用了一大块，这就超量了。孩子吃下去以后，由于糖分太高，又影响了消化功能，所以第二天就咳嗽起来了。

所以说，**每种糖的作用是不一样的。我们在饮食中用到糖时，就要提醒自己：糖，不光是一个调味剂，不是加点儿甜调口味那么简单，它自有它的作用。如果糖加错了，不但没效果，有时还会适得其反。**

那什么时候用糖，用哪种糖呢？这都有讲究。**当用糖来调味，搭配食物的时候，首先要掌握一个大的原则，就是根据糖类的温性和凉性来判断什么时候该用什么糖。**

糖入药是有作用的。凡是糖，都有解毒止痛的功效，而不同的糖还有其他不同的作用。所以说，当你使用一些传统的食疗方、小偏方的时候，方子里如果没说加糖，你最好不要随意添加。方子里边如果说到要加糖，那你最好按要求去加。不要认为这不就是增加个甜味吗，我不想吃糖就不加了，或者是家里有什么糖就加什么糖。如果这样，有可能就破坏这个方子的完整性了。

白糖可解毒、润肺、清热，主要作用是调味

白糖是我们平常用得最多的调味品了，但我不是特别推荐你大量地用它。因为白糖是经过精炼的，里边除了糖分，其他的营养素很少，它主要起一个调味的作用。

有时候，我们在饮食保健中也会用到白糖，因为它有一定的润肺、清肺热的作用。不过，冰糖清肺热的效果更好，炖汤品时首选冰糖。

白糖，还有一定的解毒作用。

实际上，所有甜味的糖类都有一点儿解毒的作用，而白糖由于糖分的含量非常高，效果比较快。以前，如果有人吃了一些有毒性的东西，在紧急情况下，人们就会给他马上灌白糖水来解毒。

喝白糖水也能中和鱼虾的毒。比方说吃螃蟹，不应该放红糖。为什么呢？因为螃蟹是寒性的，红糖跟它有冲突。所以，吃完螃蟹以后，我建议大家可以喝一碗姜糖水。

做法： 1. 姜去皮，切成细丝。

2. 在这个姜丝里放一点点儿白糖，然后用开水一冲，稍微闷
1分钟，就可以喝了。

喝完以后，你会觉得肚子里面暖洋洋的，很舒服。

有的人突然肚子疼了、不舒服了，马上喝热的白糖水，就有缓解疼
痛的作用。当然，如果你能够鉴别出自己腹痛是寒性的，可以喝红糖
水。但如果突然肚子有点儿痛，无法马上判断，那用白糖是比较方便
的选择。

有的人一天没吃饭，感觉头晕，这是低血糖的反应，马上喝一杯白
糖水就能缓解。

咱们习惯上烹调都用白糖，一个原因是白糖溶解快，还有一个原因
是红糖不适宜久煮，而白糖没有这个顾虑。

但我要提醒一下大家，白糖是一种偏酸性的食物。我所说的酸性，
不是说它本身的酸碱度，而是说这个食物吃下去以后，会让我们的血
液偏向于酸性。

吃白糖会让血液偏向于酸性，并且这种作用很强。我们都知道，人
的身体要在偏于弱碱性时才能保持健康状态，如果血液长期偏于酸性，
我们体内的毒素会堆积。癌细胞是在酸性环境中生长的。所以，大家
用白糖的时候，尽量控制它的用量，这样会比较健康一些。

相对来说，红糖就要好一些，因为红糖里面含有很多的矿物质，而
矿物质能让我们的血液保持碱性。所以，在可能的情况下，我们做菜
时可以尽量考虑用红糖代替一部分白糖。

吃红糖，补血、活血化瘀

说到红糖，虽然它不是精炼的糖，但你不要因此认为它是比较低档的。红糖是一个很好的东西，女性朋友一般都比较熟悉它，它是补气血的。

女性产后一定要喝红糖水，不仅补气血，还能帮助她尽快排恶露。此外，调治风寒感冒的时候，我们要用到红糖；调理脾胃虚弱，红糖也不可少。

我们可以把红糖的作用概括为两大特点：第一是补血，第二是活血化瘀。红糖既补血又活血，这是非常难得的。

女性都想补血，但有时吃昂贵的补血药都补不好，这是因为不得其法。我们都知道"旧的不去，新的不来"的道理，一味地补是不行的，一定要把旧的瘀血化掉了以后才方便新血的产生，红糖刚好就有这个作用。

所以，女性朋友如果要吃糖，就尽量地吃红糖，既补血又活血，能让你的气色变得更好。而且，红糖又是一个温性的东西，在调理一切寒凉的疾病时都可以派上用场。

红糖营养丰富，含糖量低

红糖不是女性的专用品，体虚的人、老年人吃红糖都有补益的作用。

现在的人一般都会担心吃糖过多对身体不好，要控制糖的摄入量。但如果你想吃一些糖，又想控制一下糖分，这时候怎么办呢？吃哪种糖摄入的糖分会相对少一点儿呢？

在白糖、红糖和冰糖这三种我们常用的糖中，如果你用同样的量，红糖的糖分是最少的，因为它是初榨出来的糖，含糖量只有95%，剩下的是矿物质和维生素。

红糖不仅仅是糖，它其实还含有很多的营养素，不像白糖那样经过提纯了。跟白糖相比，红糖含有更多对我们人体有益的东西。红糖所含的微量元素对人体的造血机能有很强的刺激作用，这正是它能补血的关键。

所以，红糖不仅仅是一个调味品，**好的红糖是可以直接当零食吃的，而白糖就不可以了。**

红糖做菜可暖胃

日常生活里，你完全可以考虑在烹调饮食时尽量用红糖来代替白糖，这样就可以让家里人有更多的机会吃到红糖。这样既控制了糖的总体摄入量，又利用到了红糖的营养。

平时，在家做菜我都会用到红糖。我会在厨房放一罐子白糖，一罐子红糖。**红糖不宜下锅久煮，一般用来做凉菜比较适合。**凉拌菜里放一点点红糖，口味会更好。而且，**生拌的菜多半寒凉，用一点儿红糖还可以暖胃。**

比如鱼腥草，用加红糖的调味汁凉拌来吃是特别好的。因为红糖可以平衡鱼腥草的凉性，而且红糖的味道跟鱼腥草很相配。用我母亲的话说，就是鱼腥草很"服"红糖的味道。特别是鱼腥草的叶子，拌了红糖能消除它的涩味，吃起来有特殊的风味。

凉拌鱼腥草

原料：准备盐、红糖、醋，比例是 1：2：3。

做法：1. 把新鲜的鱼腥草洗干净，放盐腌 10 分钟。

2. 另用一个小碗，放红糖和醋，搅几下让糖化开，浇在鱼腥草上。

3. 撒上少许花椒粉，拌匀，就可以吃了。

喜欢吃辣的朋友可以把干辣椒瓣成小块，放在拌好的鱼腥草上，再用炒锅烧一点儿热油，浇上去，这样就更香了。

这道凉菜并没放酱油，因为现在的酱油大多放了调味料，会影响凉菜的风味。

红糖是成块的，不如白糖溶解快，最好不要直接拌菜，在调味汁里搅化了以后再放。

有一点大家要注意：红糖里面的矿物质很丰富，它容易产生化学反应。你如果用红糖来烹调食物，就要注意不要让它在锅里加温时间太长。尤其是在你用铁锅的时候，更容易和红糖产生化学反应，所以红糖一般在起锅时放比较好。

怎样选原汁原味的红糖

超市卖的袋装红糖是粉末状的。年纪大一点儿的人应该记得，以前的红糖都是成块的，有的是方的，一片一片的；有的是圆的，一坨一坨的，用的时候需要用刀切开。那是原汁红糖，是用传统方法熬制出来的，现在要到南方的甘蔗产地才能买得到了。

原汁红糖比粉末状的红糖保留的营养素多，口味也更好。红糖在熬制过程中会焦化，产生一种特有的焦香，吃起来有类似巧克力的味道。与其吃添加各种香精色素的水果糖，还不如来上一块原汁原味的红糖健康。

红糖因为产地和制作方法不一样，有好几种颜色。有的偏黑，有些地方就管它叫黑糖；还有的偏黄甚至是浅黄色的，南方有的地方就管它叫黄糖。但不管是黑糖还是黄糖，都是我们所说的普遍意义上的红糖，只是因为制作方法和产地有所差异，所以颜色和形状不一样，熬制火候老的，颜色就更深一些。

而每个地方水土的矿物质不一样，所以不同产地的红糖含有的矿物质也有少许的差异。

如果有可能的话，我们可以多选择几种颜色的红糖，这样你摄取到的营养就更加全面了。

注意：1.红糖是温性的，热性体质的人要慎用，吃多了容易生湿热。

2.小孩子也不适宜多吃红糖。

3.一年四季中，春季要少吃红糖。

允斌解惑

1.问：原来听过经期不能饮绿茶乌龙茶，貌似红茶以及性温的花茶可以。不知道正确不？是不是只能喝白开水？

允斌答：喝这些茶都不合适。可以喝红糖水。

2.问：陈老师，我想问玫瑰柠檬茶配红糖或者蜂蜜的差别在哪里？

允斌答：配红糖活血，配蜂蜜健脾，配冰糖清肺。初春，以冰糖为好，到阳春改用蜂蜜，女性胃寒可用红糖。

3.问：陈阿姨，我每个月都会痛经，吃了好多中药都没有好。快要高考了，你能告诉我吃什么能治疗或者缓解痛经吗？

允斌答：用生核桃加红糖煮成浓浓的茶来喝，一般的痛经当时就能缓解。

4.问：陈老师，我产前发烧，产后睡觉出汗多，现在还有这种情况，吃什么能补一下呢？阴虚火旺体质。

允斌答：产后出汗是正常现象，多喝红糖水可以缓解。

5.问：柠檬红糖减肥法中，一天一个柠檬会不会对胃和牙齿有伤害呢？

允斌答：如果是牙齿不好的人，建议喝完之后立即漱口。多放红糖可避免柠檬酸伤胃。

6.问：老师，炖银耳可以加红糖吗？

允斌答：不宜加红糖，加冰糖比较合适。

冰糖可润肺、清火

和红糖相反，冰糖是凉性的。如果风寒感冒用红糖的话，风热感冒咱们用什么呢？就是冰糖。

红糖适合夏天和冬天吃，而冰糖适合春天和秋天吃。

春天，天气刚开始慢慢热的时候，会有很多人容易咳嗽上火、干咳。如果是没有痰的干咳，就可以用冰糖了。它既能清火，还可以润我们的肺，清除肺热。所以，春天我们用到冰糖的机会会比红糖多一些。如果平时爱喝红糖水，那春天你可以适当地减点儿量，因为红糖是温性的，有可能会引起上火。

秋天干燥，需要润肺，同样可以用到冰糖。

冰糖清肺热，同时又有润肺的作用，所以，当肺里有热、干咳的时候，我们往往要用到冰糖。比方说冰糖炖梨，既润肺还清肺热。同样，咱们炖银耳的时候，一定要放冰糖，因为银耳也是润肺的，它和冰糖在一起有一个"1+1>2"的作用，如果放别的糖就没这种效果了。

麦芽糖，补脾胃，不蛀牙，
是最适合小孩吃的糖

从化学成分上说，我们吃的红糖、白糖、冰糖，它们都属于蔗糖。除了蔗糖之外，中国人传统上还用一种糖，就是麦芽糖。**麦芽糖是粮食糖，是用麦芽加上糯米、玉米或小米这些粮食发酵做成的。**

民间庙会上有吹糖人儿的，他们用的糖稀就是麦芽糖熬制的。北方人冬天吃的关东糖，南方人吃的饴糖、麻糖、叮叮糖，这些都是用麦芽糖制作的。

做调味品的麦芽糖是稀的，像蜂蜜的样子，一般用来做甜食或果酱，非常便宜又实惠。如果超市找不到，可以到卖烘焙原料的商店或是调料批发市场去买，网上也有卖的。

麦芽糖是一种非常好的糖。如果想吃糖，又怕太甜怎么办？你可以吃麦芽糖，因为麦芽糖的甜度要比其他糖低得多。它不是单纯的甜，而是有点儿回味的苦。麦芽糖好吃，就好吃在有这一层苦味打底。

麦芽糖甜中带着这一丝微微的苦，是有作用的。它的甜味能健脾，

它的微苦能健胃。脾虚、胃不好的人尤其适合吃麦芽糖。

麦芽糖是麦芽加粮食一起发酵做成的。麦芽可以入药，并且是一味常用的中药，它的主要作用是消食。

粮食是补脾胃的，还补气。而粮食一旦发成了芽，它的主要作用就变成了消食、通气。麦芽是麦子发的芽。凡是吃粮食过多不消化造成的积食，就可以用麦芽来调治。

用粮食加上麦芽一起发酵做成麦芽糖，对脾胃特别有益，还能缓解胃溃疡的疼痛。

中药方子里，用蔗糖的时候少，用蜂蜜、麦芽糖的时候多。麦芽糖跟蜂蜜都能补脾胃，还能润肺，有生津止渴的功效。它们的区别是：蜂蜜偏凉性，而麦芽糖是温性的。

麦芽糖有类似甘草和大枣的作用，既能补脾胃，又能调和药性，一些中药方子往往用它做药引。

自制补脾又补肾的糯米麦芽糖

在糖类中，麦芽糖是最适合小孩吃的糖。麦芽糖和红糖都是温性的，但红糖暖血，麦芽糖暖脾胃。所以，红糖虽然补气血，却更适合女性，而不是小孩。小孩子要吃糖，可以吃些麦芽糖。红糖、冰糖、白糖都属于蔗糖，而麦芽糖与蔗糖不同。吃麦芽糖有个好处，不容易长蛀牙。

南方的麦芽糖，一般是用麦芽加上大米或者红薯做的；北方的麦芽糖一般是用麦芽加上小米或者玉米来做。原料不同，做出来的味道也有些差异。其实，**最好的麦芽糖是用麦芽加糯米做的，这才是传统中医入药用的麦芽糖，既补脾又补肾。**

可惜，这样好的麦芽糖现在不知道上哪里去买了。我曾经问过老人，糯米麦芽糖怎么做？方法并不复杂，只是要花工夫。有兴趣的朋友，可以自己在家试一试。

糯米麦芽糖

原料： 5 千克（10 斤）糯米、0.5 千克（1 斤）大麦。

做法： 1. 把大麦用温水泡一晚上，平摊在竹编的笸箩里，厚度不要超过 1 厘米，上面盖上一层干净的湿纱布。

2. 每天早晚淋两次温水，保持湿润，大约一星期就发好芽了。这个时候麦芽都缠绕在一起了，把它切成块，捣碎，越细越好。

3. 糯米用水泡一晚，上锅蒸熟，把捣碎的麦芽加进去搅拌均匀。

4. 麦芽放在一个大缸里，倒进去 3 倍的温水，盖上盖子密封，放在暖和的地方让它发酵。这个过程需要 8 ～ 9 个小时。

5. 发酵好之后，糯米的淀粉都转化成糖分溶化到水里了。这时候用干净纱布把糖汁过滤出来，放到锅里，不盖锅盖，开大火熬。

6. 这个过程会比较长，一直熬到颜色变深了，再转小火，一边继续熬一边搅拌，直到糖水变得很黏稠，像胶一样，就算熬成了。

发麦芽的时候要注意： 一定要淋洒温水，水温要合适，用手摸起来感觉温乎就行。

读者评论

1. 感谢允斌老师对孩子的厚爱，太体贴入微了！
　　　　　　　　　　　　　　　　　　　　　　　　——沂灵

2. 谢谢陈老师。一直按陈老师的方法，一年来小孩没吃过药了。真心谢谢！
　　　　　　　　　　　　　　　　　　　　　　　　——A 玖玖

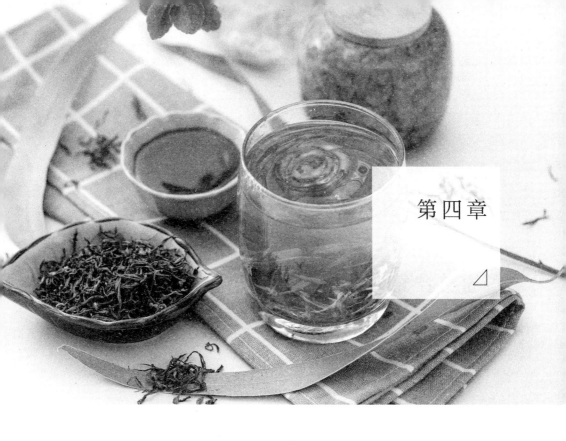

第四章

会吃蜂蜜、蜂王浆、花粉的人不会老

蜂蜜的来源是花蜜。花蜜是百花的精华，它在采集时混合了蜜蜂分泌的酶，就像人类酿造的酒、酱、醋一样，经过了营养转化的过程，因而更加滋补，更容易被人体吸收。

蜂蜜结合了动植物的精华

蜂蜜跟许多天然食物的不同之处是：它是植物和动物共同创造的。

蜂蜜的来源是花蜜。花蜜是百花的精华，它在采集时混合了蜜蜂分泌的酶，就像人类酿造的酒、酱、醋一样，经过了营养转化的过程，因而更加滋补，更容易被人体吸收。

蜂蜜既是药也是食物。它的作用很多，举例来说：

1. 蜂蜜有止痛的作用。胃痛、肌肉痛的人都可以喝蜂蜜水来缓解。

2. 蜂蜜能滋养脾胃。

3. 蜂蜜可以清肺热、止咳，防止大便干燥。

4. 蜂蜜有解毒的作用，可以保肝。

5. 蜂蜜能消炎杀菌，不仅可以外用在皮肤上，对人体内的病菌和毒素也有作用。

6. 经常喝蜂蜜水，可以帮助我们的血液维持弱碱性的状态。而在弱碱性环境中，体内的毒素就不容易堆积，癌细胞也不容易生长。

蜂蜜外用杀菌，内服消炎

世界上唯一不变质的食物是什么？是纯的蜂蜜。据说，1913 年美国的考古学者在埃及的金字塔中，惊奇地发现一坛蜂蜜，经鉴定约有 3300 年的历史了。考古人员发现它仍然可以食用。

蜂蜜为什么不变质呢？主要是因为蜂蜜当中含有 0.1% ~ 0.4% 的抑菌素。抑菌素能抑制细菌的生长，使蜂蜜里面的细菌很难存活。正因为如此，用蜂蜜来腌制食物，除了能增添甜味，还有防腐的作用。

蜂蜜涂抹在人体皮肤上，也同样可以杀菌消炎。

蜂蜜是厨房里一样现成的消炎药，民间有很多蜂蜜外用的偏方，我家也传下来一些小方法。

皮肤有伤口，抹上蜂蜜好得快、不留疤

蜂蜜杀菌消炎，是治外伤的良药。它可以抗菌，防止伤口感染，还

能促进皮肤生长，帮助伤口愈合。

如果身上有一些伤口，可以把蜂蜜涂在伤口上。古代的人就是这样做的。

皮肤上有烫伤，或是烧伤，也可以抹上蜂蜜。它能起到消炎的作用，使伤口好得快，又不容易留下疤痕。

我母亲有一个对付口腔溃疡的小方法：口腔溃疡特别疼痛的时候，用蜂蜜加一点板蓝根冲剂的颗粒拌匀，涂在溃疡部位，可以很快止痛。

小孩子长湿疹，敷上蜂蜜藕粉能止痒

小孩子长了湿疹，会感觉痒，老去抓，抓破了会流黄水，留下疤痕。家长可以用蜂蜜加藕粉外敷，给孩子止痒。

做法：1. 买一包藕粉，就是大家平时用开水冲调服用的那种。
2. 用一份的藕粉，加上五份的蜂蜜，调匀了，敷在长湿疹的地方。

这样做，就不容易发痒或者渗黄水。湿疹不去抓挠，红疹子渐渐地就能退掉。

小婴儿包尿不湿，会长红红的尿布疹，涂这个也有用。

这个方子是用来婴儿湿疹急性期（红色小粒疹）止痒的。成年人湿疹，特别是慢性湿疹，原因和症状多样，不一定适用，要对症治疗才行。

读者评论

1. 陈老师，您好！我用您教的方法蜂蜜加藕粉治好了宝宝的湿疹，蜂蜜加板蓝根治好了自己的口腔溃疡，非常感谢！

——八宝粥的妈咪

2. 前几天儿子脸上长了一些红疹子，两天时间蔓延得很快，满脸都是。我想起陈老师书中说可以擦蜂蜜，于是马上给儿子擦了，擦了四五次，脸上完全好了。谢谢陈老师！

——招财猫的微笑 kil

3. 有次我们家小朋友手被开水烫伤，奶奶情急之下想起你书里讲过蜂蜜可以治烫伤，马上拿一罐蜂蜜，把烫伤的小手涂了个遍，果然第二天手就没事了，一点儿疤也没留下。

——湖南省长沙市 王嫚

允斌解惑

1.问：您好！我用您的藕粉和蜂蜜的方法，涂在我手上的湿疹处，结果出现了一个很奇怪的现象：不但没有解痒，反倒在湿疹上又起了一片一片的疙瘩，奇痒无比，我就马上洗了。但是第二天早上发现手上的湿疹（已经长了好久了的）好像比以前好一点了。我经常喝蜂蜜，也没出现过对花粉过敏的情况。您知道是怎么回事吗？我要不要再试一次，看能不能好点？

允斌答： 可能跟蜂蜜掺杂花粉有关系，也可能是蜂蜜的品种关系。下次换种蜂蜜试试。这个方子是针对婴儿设计的，因为婴儿湿疹的原因和症状比较简单。成年人用要根据自己的症状来判断。如果确实觉得适合自己再用。

2.问：陈老师，我手臂上长了一块东西，看了医生后说是湿疹，都快两个月了还没好。我上次看电视上您说可以用蜂蜜加藕粉涂，可我涂了一星期了，还是没见好，而且还出水泡，碰一下就破皮出水了。您有更好的办法吗？

允斌答： 蜂蜜加藕粉不是用来根治湿疹的，而是用于婴儿湿疹止痒。成年人慢性湿疹症状多样，不一定适用。

鼻子干燥，抹蜂蜜萝卜汁

有一种人，鼻子容易发干，干得发痒就会去抠，很容易把鼻黏膜给抠破出血。这种情况往往是肺燥引起的，有可能会发展成慢性鼻炎。你可以经常在鼻子里抹点蜂蜜萝卜汁，缓解这种干燥。

做法：1. 把白萝卜切小块，用干净的棉纱布包着挤出汁，加一点蜂蜜调匀。

2. 用医用棉签蘸一些拌了蜂蜜的白萝卜汁，轻轻地涂抹在鼻子里面。

萝卜汁加上蜂蜜，既缓解肺燥，又杀菌，能滋润和保护鼻黏膜。每天抹几次，一个星期就能见效了。

可以吃的护肤品——自制蜂蜜唇膏、蜂蜜面膜

大家都知道蜂蜜有滋润皮肤的效果，其实蜂蜜对皮肤还有修复作用，无论是破损，还是干裂，都有效。所以，蜂蜜自古以来就是天然的美容品。

冬天的时候，我会用蜂蜜来代替润唇膏。**如果外出被寒风吹了，嘴唇很干，我就临睡前在嘴唇上涂一点蜂蜜。早上起来时，嘴唇就会恢复原来的滋润了。**

怀孕的女性担心化妆品的副作用，不敢用润唇膏，那么可以用天然的蜂蜜来代替，既方便又安全。

早上起来，用井水加蜂蜜调一下，涂在脸上，这就是从前一些女性用的擦脸油。

我们现在可以用这个方法来做美容面膜。

　　蜂蜜美容面膜的做法：把蜂蜜加两倍的纯净水稀释一下，就可以敷在脸上了。

这个面膜简单又滋润，对皮肤没什么负担，每天都可以用。

感觉皮肤发干的时候，可以用牛奶代替纯净水来调和蜂蜜，更加滋润。

如果觉得皮肤有点出油呢，可以用红酒来调蜂蜜。蜂蜜加红酒是很好的搭配，能促进皮肤的代谢，经常用的话，会让人容光焕发。

很多天然的食物和中药粉，都可以跟蜂蜜搭配来制作面膜。蜂蜜是很好的调和剂，既滋润，又有足够的黏度。

要注意的是，如果是用中药粉调点儿蜂蜜直接敷在脸上，其实作用不够好，因为中药的药性出不来。我建议你最好先把中药粉、蜂蜜和水调匀，放炉子上小火加温煮一会儿，让药性渗透出来后，再用小刷子涂在脸上，这样皮肤才能吸收，效果更好。

想要美白的人，可以自制一个蜂蜜茯苓面膜来用。

　　做法：把茯苓打成粉，加蜂蜜和牛奶调匀，用小火稍微加温，就可以敷在脸上了。

这个面膜有淡化脸上色斑的作用，而且它是可以吃的。做这款美容保养品的时候，一半喝下去，留下一半用来敷脸，那效果就更好了。

现在还有很多中药加蜂蜜的面膜配方，你还可以发挥创意，自己调制配方，做可以吃的蜂蜜面膜。

当然，**过敏性皮肤，对花粉、酒精、中药过敏的人，就不要用这些方法了。**

有慢性胃溃疡，喝蜂蜜陈皮茶好好养

怎么吃蜂蜜，能够发挥它养胃的作用呢？可以用蜂蜜配上陈皮一起煮水喝。

蜂蜜陈皮茶

做法：1. 将半个陈皮和 5 杯冷水一起下锅。

2. 煮开后，再小火煮 5 ～ 10 分钟。

3. 将煮好的陈皮水凉到温热时，加上几勺蜂蜜调化，当茶喝。

4. 如果上班族没有时间煮水，也可以把陈皮放在茶杯里，开水冲泡，闷上 20 ～ 30 分钟，等水凉温了以后再加蜂蜜。

陈皮，它是健脾的，也是理气的，可以调理肝气郁滞。

陈皮有一个特点，就是跟其他食物搭配时能增强对方的食疗功效。陈皮搭配蜂蜜，既健脾又舒肝，是很适合春季饮用的保健茶。

蜂蜜陈皮茶还可以养胃。春天是慢性胃溃疡容易复发的季节，喝这个茶能缓解胃溃疡发作时的疼痛。

有胃溃疡的人，喝这个茶可以增加蜂蜜的用量。

做法： 1. 用 5 杯水煮陈皮，配半杯蜂蜜。

2. 在饭前空腹喝蜂蜜陈皮茶，养胃的效果更好。

蜂蜜能帮助溃疡愈合，而陈皮可以理气止痛。其实，胃病往往跟肝气有关。陈皮疏泄了肝气，胃痛的问题就自然解决了。

读者评论

1. 胃不舒服，用的是陈皮水加蜂蜜，居然不用吃药就好了。 ——kezhi

2. 谢谢陈老师，我吃了陈皮和蜂蜜效果很好，本来胃平时一直有点痛，现在吃完不痛了，我从谷雨开始吃到现在还坚持着。 ——美美

3. 喝了老师教的陈皮蜂蜜茶，舅舅的胃溃疡有所好转。很感谢老师把这么好的小方子传给大家！支持老师发起的川红橘拯救行动，希望集大家之力保留住这味古味！ ——来自外太空

蜂蜜的正确饮用方法：空腹喝

要提醒一下，如果你想喝蜂蜜来补脾，那就不要加在茶里了，单独喝蜂蜜水比较好。

蜂蜜水适合空腹喝，有利于营养吸收，还能养护胃黏膜。我们都知道，空腹喝茶不好，对于平时爱喝茶的朋友，建议你早上起来后，不妨空腹喝点蜂蜜水，这样既能给身体迅速补充能量，又能帮助肠道排毒。然后，你再吃早饭，休息一下，到了上午的时候喝茶。

冲蜂蜜水的时候，要注意：最好是用 40℃左右的温水，这样不会破坏蜂蜜的营养活性。

蜂蜜的功效很多，但也不能长期没有节制地吃。它的性质是偏一点儿凉性的，如果吃的量大了，容易便溏、腹泻。

吃蜂蜜也有禁忌：痰多咳嗽的人就不要吃蜂蜜了。蜂蜜可以润喉，还能润肺，但是痰多就表示肺里脏水已经很多了，所以这时我们就不要再润了，要先把脏水排掉，再去润它。

不同的季节，要选不同的蜂蜜

市场上有很多品种的蜂蜜，不同的蜂蜜是蜜蜂从不同的花中采的，它的作用也会各不相同。**一年四季，我们可以选择不同品种的蜂蜜来养生。**

春天蜂蜜是补品，首选保肝油菜蜜

经常会有朋友问我，从中医的角度来说，春主肝，既然春天是人体肝气升发的季节，那我们是不是要在春天好好补肝呢？我说，你有没有想过，春天人的肝气本来就很旺了，你再去补它会怎么样呢？会升发得太过，就成"火上浇油"了。

肝气升发得太过会造成什么问题呢？会引起肝火过旺。过旺的肝火是最霸道的，它喜欢往上窜，影响头部和面部。所以，春天人们常有过敏症、鼻炎、眼睛发红、失眠等问题。

对于中老年人，那就更危险了。

有些老人会感觉在春天血压变高了，有的人会感觉头晕、浑身不舒服，甚至有些慢性病也复发了，加重了。如果体内这种过于旺盛的肝气不受控制，冲到头顶，严重的可能会造成脑卒中、脑溢血。

所以，**我们在春天不要补肝，而是要泄肝，也就是舒解肝气，防止肝气上冲头顶，或是郁积成病。**

肝气升发是需要能量的，肝气过旺，会消耗过多的气血。而脾为人体气血生化之源，这样一来，它的工作负担特别重，就会受伤了。所以说，**肝气过旺，首先伤到的就是脾。**

因此，**在春天我们不要去补肝，而应该特别注意补脾。**让脾有力量来跟过盛的肝气"打"成平手，否则的话，脾的功能就会减弱。

脾为气血之源，它是帮助我们身体吸收和运化营养的。春天，如果我们把脾养好了，那整个春夏身体的营养就会吸收得特别好，气血充足，也为一年的健康打下了很好的基础。

春天来了，你看花园里的园丁做的事情是什么？挖开土，往里面施肥。我们春天补脾就等于是帮身体施了肥。

吃什么东西对脾好呢？就是中医里称为甘味的东西。说到甘味两个字，大家可能会以为是甜味的东西吧，这只理解对了一半。实际上，**甘味的东西一半是甜的，一半是淡味的。**像我们平常吃的大米、面粉这些主食，没什么味道，但你细细地咀嚼它，嘴里又会有点儿微微的甜，这个就是我们所说的甘味。

我们吃的各种杂粮，包括白薯、玉米之类的，只要是含淀粉高的食物，都是甘味的食物。

淡味是甘味的正味，甜味是辅助的，太甜的东西不能多吃，吃多了反而伤脾。

春天如果要用甜味的调味品，蜂蜜是首选。蜂蜜是偏凉性的，既补脾又不容易上火。

首先给大家推荐一种蜂蜜，就是最便宜的油菜蜜。这可能是咱们中国蜂蜜中最常见的一种了，产量也非常大，据说占全国蜂蜜产量的30%～40%。在中国，哪儿都有油菜花，从东北一直到大西南，而且在南方冬天它也开。

咱们平时吃的蜂蜜，很多是来源于油菜蜜，只不过有些并没有标注出来。

油菜花真的太普遍了，油菜蜜也因为太常见了，价格也便宜，因此容易让人以为这可能是一种低档的蜂蜜。其实，我觉得它特别好。因为跟其他的蜜相比，**油菜蜜有一个突出的特点：它是保肝的**。

这里是保肝，不是补肝，请大家注意我这个用词的区别。因为**肝不宜补，补过头会出问题，肝应该是以保养、排毒为主**。

油菜蜜可降血脂，而且还能清肝毒，可以帮助调节我们的肝脏功能。

所以在春天，如果要喝蜂蜜，我建议你不妨选择油菜蜜。蜂蜜补脾，而油菜蜜补脾又养肝，春天吃再合适不过了。

油菜蜜有这样的作用，还因为油菜本身就是一个保肝的东西。

在古代，油菜曾被用于顽固性皮肤病。那种多少年都不好的、全身上下没一块儿好地儿的皮肤病，吃油菜苗就能将它治好。顽固性皮肤病已经不是皮肤的问题了，而是血里边的问题，是患者的肝脏解毒功能有问题。通过吃油菜苗，把这个血毒一清掉，皮肤自然就好了。

春天是皮肤容易过敏的季节。喝点儿油菜蜜，对预防皮肤过敏是有帮助的。

蜂蜜本身有防腐的作用，所以纯正的蜂蜜保质期很长。不过对于油菜蜜，你最好还是选当季的，因为新鲜的油菜蜜保肝的作用更好。

春天来了，油菜大面积地开花，新鲜的油菜蜜一般是在四月底就上市了。一季菜花可以摇三次蜜。为什么叫摇蜜呢？因为蜂蜜是在旋转的桶里利用离心作用摇出来的。

提醒一下：天然纯正的油菜蜜应该是呈结晶的状态。

油菜蜜开盖后，放几天就结晶了，白白的，像猪油一样。油菜蜜特别容易结晶，而且有油菜花的特殊香味，这也是区别油菜蜜和其他蜂蜜的要点。

夏天为什么要喝枣花蜜、槐花蜜

在超市摆放的一瓶瓶蜂蜜中，比较常见的是枣花蜜和槐花蜜。

春天喝油菜蜜，那夏天呢？可以喝枣花蜜和槐花蜜。

枣花蜜和槐花蜜的性质其实是相反的，枣花蜜偏温，槐花蜜偏凉，它们适合的体质不同。需要养脾、胃的人，就喝枣花蜜；需要养心、肝的人，就喝槐花蜜。

枣花蜜偏温性一些，有补气补血的作用，比较适合老年人、产妇和体虚的人。

枣花蜜也温养脾胃。**脾胃虚寒的人喝多了蜂蜜容易滑肠，引起便溏或腹泻。对于他们来说，喝蜂蜜应当选枣花蜜。**

槐花蜜有什么作用呢？槐花蜜在这几种蜂蜜中，是最偏凉性的。它的凉性，主要是凉血。夏天天热，人的血也热，心火旺，喝槐花蜜能消暑，清热去火。

槐花蜜能帮助肝脏解毒，还能泻大肠经的湿热，对于眼睛经常发干发红的人，痔疮和便血的人，皮肤长痘、长疮的人，有调理作用。常喝槐花蜜，还可以明目，降血压。

枣花蜜和槐花蜜一个偏于补，一个偏于泄。如果你是气血虚弱的人，脾胃虚寒的人，就选择枣花蜜；如果你是湿热体质的人，肝火、心火旺的人，高血压的人，你就选择用槐花蜜。

秋冬为什么要喝荆条蜜、椴树蜜

每年七八月，山里野生的荆条开满了花，这时候产的蜂蜜大多是荆条蜜。荆条花的药味很重，有杀菌的功效，所以**荆条蜜能祛风散邪，对预防伤风感冒有帮助，对心脏也有保护作用。**

在北方，夏天还出产椴树蜜。秋天喝椴树蜜，可以润肺，预防咳嗽、支气管炎。椴树蜜也适合晚上喝，有安神的作用。

椴树蜜和荆条蜜，性质介于槐花蜜和枣花蜜之间，没有槐花蜜那么凉，也没有枣花蜜那么温补。秋冬季节，喝这两种蜜可以养心肺。

为什么很多中成药丸都用蜂蜜来调制

传统上，很多中成药丸都用蜂蜜来调制，这是大有道理的。

有的人不喜欢传统的大蜜丸，觉得嚼起来有药味，喜欢选择小粒的水丸，不需要嚼，直接用水吞服。其实，你**买药的时候，如果发现同一种药有蜜丸和水丸两种形式，我建议你选择蜜丸，比水丸效果好。尤其是吃滋补类的中成药丸，比如说补中益气丸、归脾丸、乌鸡白凤丸等，更是要选择传统的蜜丸。**

蜂蜜可以滋补脾胃，又能调和药性，功效类似于甘草。蜂蜜还能防止中药氧化变性。**用蜂蜜制作中药丸，不仅是因为蜂蜜有黏性，方便药丸成形，且有甜味，能调和中药的苦味，更在于取它缓和药性和保护脾胃的作用。**

中医的一个重要特色是因人施治，大夫根据病人的体质、病情、生活习惯等综合情况开出个性化的药方，针对性特别强，还能根据身体的情况和季节随时做调整，所以吃汤药往往比吃中成药效果要好得多。

只是有一点，吃中药汤方实在不太方便。在家熬中药比较麻烦，就是请药房给代煎好了，一包包的药液，出门也不好随身携带。

如果你需要长期吃中药来调理慢性病或者补养身体，可以把它制作成蜜丸服用。这样就方便多了。

你可以自己在家制作这种中药蜜丸。

自制中药蜜丸

原料：中药粉、蜂蜜、香油。

做法：1. 按医生处方，把从药店抓回来的中药打成粉。

2. 把蜂蜜放锅里，放一点清水，用小火加热，这叫作炼蜜。炼制到蜂蜜冒出大量黄色的泡沫时，马上关火。把药粉倒进锅里，搅拌均匀。

3. 凉到不烫手的时候，将双手抹上芝麻香油，然后像揉面那样，把拌好蜂蜜的药粉揉成面团状，搓成一个个的长条，用刀切成一个个小丸子，搓圆。

4. 把做好的中药蜜丸放在电饭煲里，开"保温"挡，烘6个小时。然后，装在不透光的瓶子里保存就可以了。

药粉和蜂蜜的比例是多少呢？

大约是500克（1斤）药粉配600克（1斤2两）蜂蜜，你可以根据中药的不同和蜂蜜的黏稠度适当调整。跟和面的方法差不多，稀了就再加些药粉，干了就再加点蜂蜜。一开始揉的时候，一般会感觉比较干，不要急于往里加蜂蜜，多揉几遍就不那么干了，反复揉匀以后再看看是不是合适。

要注意炼蜜的火候

火候不到，蜂蜜稀，做出来的蜜丸太软，会变形、粘连；火候过了，蜂蜜熬老了，做出来的蜜丸会硬。

如果蜂蜜多了，药粉不够，最后揉成的药粉团比较稀怎么办呢？加一些厨房用的淀粉进去，这样就可以搓成形了。

在家学会古法炼蜜

做中药蜜丸，蜂蜜要经过炼制，这样做出的药丸才能存放。

炼过的蜂蜜性质会有所改变。**生蜂蜜性凉，偏于清热；炼过的蜂蜜性温，偏于滋补脾胃。**

脾胃虚寒的人，经常腹泻的人，想吃蜂蜜，就可以选择炼过的蜂蜜。

现在市面上的蜂蜜，有一些是经过过度加工的。不管什么品种，什么花的蜂蜜，吃起来都是一个味道。如果你去养蜂场，买到了新鲜摇出来的生蜂蜜，蜜中往往含有水分、尘土和蜡质。你可以用传统的炼蜜方法自己进行加工，体会一下原汁原味的蜂蜜味道。

古法炼蜜

做法：1. 用一口大铜锅，把生蜂蜜放进去，按 1 : 1 的比例放水，加热，一边煮一边搅拌。

2. 煮到蜂蜜溶解后关火，把上面的泡沫撇掉，然后用筛子过滤，把杂质滤干净。炼到这种程度的蜂蜜叫作嫩蜜。

3. 把滤过的蜂蜜再放到锅里，煮开以后，小火熬一会儿，看见冒很多黄色小泡泡时关火。炼到这种程度的蜂蜜叫作中蜜。

4. 如果不关火，继续小火熬，看到泡泡发红的时候，用筷子蘸一点蜂蜜往上拉，拉出来的丝发白了。炼到这种程度的蜂蜜叫作老蜜。

嫩蜜适合直接食用。

用来做蜜丸的话，不容易做成形，会粘连。只有本身有黏性的中药粉，比如含胶质、淀粉的药，可以用嫩蜜调和做蜜丸。

中蜜适合做蜜丸。

做蜜丸，把蜂蜜炼到中蜜的程度比较合适，做出来的蜜丸不软不硬。

老蜜做出来的蜜丸太硬，不好吃，只适合一些特殊的中药。

一般家里自制蜜丸用不着炼到这个程度。

读者评论

陈老师，照你的配方做的八珍蜜丸，早上配上姜枣茶服用，弟弟说吃了身体好像好了不少，真的好开心！

——佚名

选购优质蜂蜜的诀窍

母亲说，从前蜂蜜是很高级的东西，产量不高，做食疗效果真是不错。不知怎么蜂蜜就渐渐普及了，价格也便宜了，家家户户都用，很多人是天天吃，效果却不明显。后来才发现，市场上有很多掺假的、不纯的或是过度加工的蜂蜜。

怎样分辨真假蜂蜜

以前的养蜂人怎么掺假呢？他们给蜜蜂喂白糖，这样就能多产蜂蜜。

而现在的掺假手段就太多种多样了，掺什么的都有，比如用陈旧大米做的糖浆，用白糖加明矾，加淀粉等，五花八门，防不胜防。现在还有没有人给蜜蜂喂白糖生产出糖蜜啊？如果有，那都可以算是相对比较优质的货了吧！

现在大家都很关心蜂蜜掺假的问题。**我们怎么去选购安全放心的蜂**

蜜呢？这里，我告诉大家三个最直观、最简单的小方法。

一、真蜂蜜可以拉出很长的丝；蜜丝被弄断后，马上回弹。

买蜂蜜时，可以随身带一根筷子或者一个小勺子，然后当场把蜂蜜挑起来，一挑就会看到蜂蜜的拉丝。这个蜂蜜如果没有掺过假，拉的丝会越来越长，不会那么容易就断，甚至拉多长它都不断。如果你要让它断，把筷子或勺子在瓶子边碰一下，会发现拉丝断了以后马上就回弹了。

假如这个蜂蜜掺过假，要是掺的是麦芽糖，也能拉出长丝来的，但是丝不会回弹，它没有真蜂蜜那么好的弹性；假如是掺了一些别的什么像淀粉之类乱七八糟的东西，它根本就拉不出很长的丝来。

真蜂蜜的黏性和弹性都很好。如果你把装了蜂蜜的瓶子倒转，就会看到，瓶底的蜂蜜长时间都不会流下来，而是呈乳头状。

二、用打火机点火烧，能燃烧的是蜂蜜，咝咝响的是掺了果糖的，起泡的就说明掺了水。

三、纯的蜂蜜有浓浓的蜂蜜味，有花香味，而不是白糖味。不论是什么花的蜂蜜，都会带有这种花的淡淡香味。

怎样分辨原生态蜂蜜与过度加工的蜂蜜

大家对假蜂蜜比较关注。其实，就算是真的蜂蜜，其本身的品质也有很大区别，营养价值和功效也相去甚远。

好蜂蜜应该是经过蜜蜂充分酿造的，通过蜜蜂所分泌的酶的作用，把花蜜转化为蜂蜜。而花蜜刚采来一两天就从蜂巢中取出的蜜，是没有完全酿造成熟的，营养价值差一些，而且水分很大，容易变酸，后期加工的时候需要脱水浓缩，经过这个过程营养又会损失一些。

如果你想要吃到真正原生态的纯蜂蜜，要注意看它是否会结晶。

结晶是蜂蜜的特点。掺过假的蜂蜜和过度加工的蜂蜜就不会结晶。

很多年轻人买蜂蜜时就说："哎哟，这蜂蜜这么透亮、清澈，这个好；那瓶蜂蜜看着里边很混浊，有白色的东西，可能是掺白糖了。"其实，他们可能搞错了。

蜂蜜凝固成白色，那是结晶了，说明这个蜂蜜比较纯。

不管什么品种的蜂蜜，都是会结晶的，这是蜂蜜的特性。只不过有些品种的蜂蜜比较容易结晶，有些品种的蜂蜜要长时间放在低温下才会结晶。比如，油菜蜜和椴树蜜很容易结晶，而槐花蜜和枣花蜜结晶就需要较长的时间。但不管怎样，在室温 14℃ 以下，大多数蜂蜜就开始结晶了。

所以，如果你看到这个蜂蜜里面有白白的、混浊的黏稠物，可能不是掺了假。不过你要分清楚是不是因为这个蜂蜜很纯，才结晶的。

因为不是白的、混浊的就是纯蜂蜜，这不是判定蜂蜜好坏的唯一标准。有些掺了东西的蜂蜜也是白的。

怎么鉴别蜂蜜是不是掺过杂质

一、蜂蜜结晶的话，应该是均匀的，整瓶都结晶。

如果天比较热，表层会融化，但这层液态蜜与下面的结晶之间，分界面应该是整齐的。如果这层分界面不齐，或者只有底部结晶，那么这瓶蜂蜜可能是经过过度加工的低档蜜。

二、蜂蜜的结晶体，有的细腻，有的粗，但不管粗细都应该能看到颗粒状的结晶体。

有的朋友可能分不清什么是结晶，什么是杂质。你可以把那个蜂蜜的结晶体取一点出来，放在手上捻一捻，假如它是纯蜂蜜结晶体的话，捻一捻它就化了，因为你的手温就足以让它融化；如果不是结晶体而是杂质，它就化不了，就这么简单。

油菜花蜜最容易结晶，尤其是刚采的新鲜油菜花的蜜。如果你去过蜂场，就会看到，菜花蜜刚摇出来的时候是清澈的，放两天，它就结晶凝固了，白白的，好像猪板油一样了。这才是没掺过一点东西的油菜蜜。

如果你有幸去大山里买过山花蜜，也就是野蜂采的蜜，会发现那个蜜结晶得更快，就像白白的肥皂块儿那种感觉。所以，如果你看到像肥皂块儿似的蜜，可别以为就是有什么问题，它有可能是山花蜜。这种野蜂蜜凝固性很好，比肥皂块颜色更白一些，表面光滑，而里面不光滑。

如果你买到了结晶的蜂蜜，天热的时候最好放在冰箱冷藏，防止结晶融化。蜂蜜结晶以后再融化会损耗一些营养。

可惜，现在市场上卖的大多数蜂蜜都看不到什么结晶了。听说是采用了现代加工的技术，破坏了蜂蜜的晶体结构。

现在的年轻人，是否还知道蜂蜜真正的味道？那不是一味地甜。**纯**

正的原味蜂蜜，会有一点涩喉或是辣嗓子的感觉，而且带着花香。闻到这种香，才真正能让人感觉吃到了百花的精华，那不是其他任何糖类可以比拟的味道。

允斌解惑

问：陈老师，我想请教一下，蜂蜜放在塑料罐里很久了，现在闻起来有股酒味，还能喝吗？

允斌答：这说明蜂蜜不纯，含水分过多，所以发酵了。因怕混有杂菌，建议不喝为好。

怎样分辨不同品种的蜂蜜

怎么区别各种蜜呢？可以从结晶、颜色、味道和香味三个方面来区分。

1. 结晶。蜂蜜是会结晶的，结晶后呈白色的半固体状。

油菜蜜最容易结晶。椴树蜜、荆条蜜也比较容易结晶。槐花蜜、枣花蜜与上面那几种蜜恰恰相反，很不容易结晶。

如果是透明的，不结晶的，很可能掺假了，或是过度加工了。

2. 颜色。没有结晶的状态下，它们的颜色不同。

这几种蜜之间怎么区别呢？**油菜蜜是深色的，而椴树蜜颜色很浅，荆条蜜的颜色则发红。**槐花蜜颜色浅，香味清淡；枣花蜜颜色很深还发红。

3. 味道。新鲜的油菜蜜有一点辣嗓子，椴树蜜的口味比较特殊，有一点杏仁的味道，而荆条蜜不怎么甜，带一丝清苦味。枣花蜜香味浓郁，甜得有些腻人。

油菜蜜和枣花蜜属于深色蜜，价格比较便宜。槐花蜜、椴树蜜、荆条蜜颜色浅，价格比较贵。

市场上还有一些特殊的蜜，不是蜜蜂采花蜜酿制成的，而是在蜂蜜中添加了某种植物的成分制成的，这样的不能叫作蜂蜜，而是蜜膏。它们的作用要根据添加成分的性质和质量来说了。至于效果是不是像宣传的那样神奇，你可以自己把握，只要是吃得明白就好。

尤其是现在的蜂蜜，我们不能够完全保证它的质量非常纯粹，所以我觉得，大家在食用时不要对这些所谓的特殊蜂蜜抱有太高期望，毕竟它的主要成分还是蜂蜜。你就吃个味就行了。我们吃蜂蜜，最重要的是蜂蜜本身的质量。比较常见的蜂蜜，像油菜蜜、枣花蜜、槐花蜜、荆条蜜等，因为这些花很多，蜜源广泛，所以成分就比较纯，相对比较有保障。

蜂王浆、蜂胶等蜂产品适合哪些人吃

除了蜂蜜，蜂产品也有很好的保健作用。蜂产品主要有蜂花粉、蜂胶、蜂蜡、蜂王浆，甚至还包括蜜蜂住的地方——蜂房，其中每一种都有独特的功效。

蜂王浆适合什么人食用

蜂王浆不是由花蜜酿制的，而是蜜蜂分泌的，专门用来喂养幼虫和蜂王。蜜蜂的幼虫生下来要喂三天蜂王浆，以后就喂花粉和蜂蜜了。幼蜂吃蜂王浆，相当于人类的小婴儿吃母乳。但是蜂王浆的特别之处在于，三天之后，改喂花粉、蜂蜜的幼虫会长成为没有生育能力的工蜂，而继续吃蜂王浆的幼虫就会长成为生育能力超强的蜂王了。这种神奇的现象，是蜂王浆所含的激素在起作用。

说到激素，一定要记住，它是一把双刃剑。

所有的激素，除了我们体内自己合成的，另外吃进去的都叫外源性激素。

外源性激素好不好呢？那要看我们体内是不是真的缺乏。如果不缺，它就可能引起问题。比如说一些滥用激素葆青春的人，年纪轻轻就长了肿瘤。

蜂王浆，相对来说是一种比较安全的外源性激素，有几种人可以使用它。

一、手术后身体处于恢复期的人可以用。

手术伤元气又伤血，蜂王浆能补气血，又能促进伤口的生长、愈合。所以手术后在家调养身体的人，如果医生同意，可以每天喝点蜂王浆来帮助身体康复。

二、肝功能不好的人，慢性肝炎的人，除了正常治疗之外，可以补充一些蜂王浆，它有养肝、护肝的作用。当然，一定要征求医生的意见，避免跟正在采用的治疗方案冲突。

三、长期失眠的人，用蜂王浆来改善睡眠，功效很明显，一般情况下2～3周就能见效。

四、精神长期紧张、情绪特别焦虑的人，可以适当地用一点儿。蜂王浆有安定心神的作用。

五、气血亏虚的老年人，有慢性病的人，比如得高血压、糖尿病、冠心病、风湿病、胃溃疡的人，平时可以吃点蜂王浆来调养身体。

年轻人呢，如果身体不好需要调理可以吃一点，平时没事儿不要多吃。

湿热体质的人，不要吃蜂王浆。其他的人，如果是正在拉肚子的时

候，也不要吃。

适合吃蜂王浆的人，每次也不要吃太多，一天几克足矣。要在早晚空腹的时候吃，才便于吸收。最好是含在舌头下面，透过舌下直接让身体吸收，这样利用率最高。

吃蜂王浆时要谨慎

新鲜蜂王浆一定要放在冰箱冷冻存放，否则就失去活性了。

市场上有掺假的蜂王浆，买的时候要注意辨认。真正的蜂王浆，味道并不好，是辣嗓子的，而且有点酸。如果发甜的，就有可能掺蜂蜜了。还可以用燃着的火柴靠近蜂王浆看看，如果马上有一些东西快速融化了，那就是掺蜂蜡了。

有的女孩以为吃了蜂王浆，就能青春美丽。实际上，蜂王浆促进人体生长的能力很强，很容易让人发胖。我观察到一些手术后的病人，他们吃蜂王浆以后身体恢复得很好，但原来很瘦的人，体形大了一圈，有的人会增重一二十斤。

瘦人增重是好事，但胖人肯定不希望再长肉了。所以肥胖的人，吃蜂王浆要谨慎。

年轻的女性，如果你想要补充激素，那比较安全的方法是选用植物性激素。哪一种食物含植物性雌激素多呢？那就是豆类。除了大家熟知的黄豆，扁豆、黑豆也是可以的。豆类含有的激素物质有一个好处，它是双向调节的。当人体激素量不足的时候，它能起到补充的作用；

而当人体激素量过多的时候，它又能起到抑制的作用。

至于蜂王浆所含激素对人的影响，现在还有很多的争议。特别是小孩能不能吃，家长们都想弄清楚。

实际上，小孩不是绝对不能吃蜂王浆。如果确实是营养不良、身体瘦小、弱不禁风的小孩，是可以适当吃点蜂王浆来增强体质的。只是时间不要太长，看到效果了，体重增加了，抵抗力提高了，就可以停服了。

为什么呢？因为蜂王浆特别地补肝。而小孩本来就肝气足，补过了以后容易造成过度的发育。

对女性来说也是一样，肝气过剩就容易造成乳腺和子宫的问题。

总之，凡是特别补的东西，我们在使用的时候都要谨慎。宁缺毋滥，是最基本的原则。

原生的蜂胶，最好不要直接用

有些人问我，用蜂胶泡白酒来喝，是不是能保健？

其实蜂胶是什么呢？它是蜜蜂采集树脂加上蜂蜡和自己的唾液混合而成的。如果把蜜蜂的蜂房比作房子的话，蜂胶就是水泥，它是用来黏合蜂巢、填补缝隙的。

蜂胶最重要的作用是防腐、杀菌。蜜蜂用蜂胶是为了让蜂巢保持干净。

母亲曾经听养蜂人讲过这么一个故事：

有一只老鼠钻进蜂房里面去偷吃蜂蜜，结果淹死在里边了。蜜蜂没办法把它拖出去，为了防止老鼠腐烂在它们的蜂房里面，蜜蜂就在它的全身涂了一层蜂胶。结果，这只老鼠过了十几年才被人发现。发现的时候，老鼠不仅没有腐烂，血都是鲜红的。你看，蜂胶防腐的作用就是这么强。

现在关于蜂胶的保健作用宣传得比较多。**但我要提醒大家，原生的蜂胶你最好不要直接用。**因为现在的污染太严重了，所以蜂胶里面重金属的含量可能会比较高。你如果再用白酒一泡，等于把这个毒性都浸泡到酒里边了。而酒性是最窜的，喝下去以后很容易把毒素带到全身。

其实，**民间将蜂胶外用的情况比较多。它抗菌的能力很强，可以消炎止痛。它还有一个作用，就是可以软化皮肤，所以对付鸡眼和硬茧很有效。**

怎么用呢？

做法：1. 把手或脚上长老茧的地方用热水泡软，贴上一块蜂胶，再用伤湿止痛膏贴牢。

2. 每天晚上取下来，用热水泡手脚以后，再换一块新的伤湿止痛膏把蜂胶贴回去。十几天，这个老茧就可以软化脱落了。

蜂蜡跟蜂蜜有互补作用

蜂蜡蒸鸡蛋，调理荨麻疹

其实，比起蜂胶，蜂蜡更适合内服。

蜂蜡和蜂胶都是蜜蜂用来建筑蜂巢的原料。蜂胶是黑色的，蜂蜡是白色的。

蜂蜡自古以来就是一味中药。古人把蜂蜡跟蜂蜜相提并论，认为它们都是日常保健的好东西，而且有互补的作用。

蜂蜜养脾，蜂蜡护胃。蜂蜜润肠通便，蜂蜡止痢疾。

蜂蜡怎么吃呢？可以蒸鸡蛋吃。它能祛肠胃的湿热，可以防治气管炎、胃痛、肠炎，对皮肤过敏的人也有帮助。

蜂蜡蒸鸡蛋

做法： 1.把鸡蛋打成蛋液，加上一倍的水，放一小块蜂蜡。大约是一个鸡蛋，配小指甲盖那么大的一块就可以了。

2.放蒸锅蒸熟就可以吃了。

经常过敏起风疹（荨麻疹）的朋友，用这个方子连吃 7 天，就能有明显的效果。

蜂蜡祛热、止痛，特别能减轻风火牙痛

风火牙痛的人，牙龈红肿得特别厉害，还容易出血。对于这样的牙痛，我家常用一个小方法来止痛。

做法： 1.把蜂蜡泡在白酒里，微微加热。

2.等蜂蜡溶化后，敷在牙龈红肿疼痛的地方，30 ~ 40 分钟，就能感到痛感减轻多了。

3.蜂蜡和白酒的比例是 1∶5。

这个方法是外敷止痛，有立竿见影的功效。

如果是长期反复发作的风火牙痛，那就要用到蜂窝了。蜂蜡是取自于蜂窝的，它们的作用类似，而蜂窝还多了一些其他成分，比如蜂胶。因此，蜂窝有轻微的毒性，调治牙痛时要用豆腐煮过再喝汤。如果只是偶尔牙痛一次，就没有必要内服药，用蜂蜡泡白酒敷上就能管用。

蜜丸外的蜡衣、"秉烛夜行"的蜡烛都是蜂蜡做的

传统中药制成蜜丸以后，要在外面包上一层蜡衣，这样就不容易变质，可以久存。这层蜡衣也要用蜂蜡来制作。

现在我们用的蜡烛，一般是石蜡，是从石油里面提炼的。其实，古人最早用的蜡烛是用蜂蜡做的。所以，蜡烛这两个字都有"虫"字。石蜡做的蜡烛，冒出来的烟有一种难闻的气味，人吸进去以后对身体不好。蜂蜡做的蜡烛就没有这个问题。可惜现在蜂蜡的身价高了，**要学古人秉烛夜行，已经变成了一件奢侈的事情。**

允斌解惑

问：请问陈老师，治荨麻疹有什么妙招？孩子面临高考，很影响学习。

允斌答：药店买蜂蜡切成小粒吞服或蒸鸡蛋，连吃 7 天。

蜂毒，可调治关节炎、荨麻疹和哮喘

夏天被蚊虫叮咬后人可能会生病，但蜜蜂蜇人却可以调治疾病。

20世纪60年代初，父亲去乡下支农。当时，农村医疗物资很匮乏，农民看了病也买不起药，有病只好忍着，特别是得关节炎的人很多，农民靠劳动吃饭，痛起来干活不方便，很着急。

见到这一情况，父亲就去找蜂农买了一桶蜜蜂。遇到有关节痛的人，就戴上手套，抓几只蜜蜂在他们身上痛的地方和周围的穴位上扎。关节痛得不能干活的人，扎过以后都能得到缓解。有一个老大爷，是家里人抬着来的，扎了几次就能慢慢站起来了。

蜜蜂蜇人的时候，会排出毒汁。这种毒汁叫作蜂毒。用蜂毒来调治疾病是民间的土办法。它的作用主要是祛风祛湿，对风湿性关节炎特别有效，还能调理荨麻疹和哮喘。

在缺医少药的年代，用蜜蜂蜇刺治病是一种方便的手段。它就像是用蜜蜂的毒汁来给病人打针注射。蜜蜂的毒针刺到穴位上，还有点针灸的效果。只要抓一只蜜蜂，放在疼痛的地方，蜜蜂蜇过以后，毒针会留在皮肤上，继续排出毒汁。等过几分钟毒汁排空了，再拔出毒针就可以了。

蜜蜂蜇过的地方会红肿，这是正常的反应。如果同时用好几只来蜇，有的人还会头晕、恶心，休息休息就好了。但有少数人对蜂毒过敏，只要蜇一次就全身不舒服，那就不要用这个方法了。

蜜蜂分好几种，有家蜂，有野蜂。一般用家蜂是比较安全的，而野蜂的毒性非常强，特别是大马蜂，是可以蜇死人的。马蜂非常团结，只要招惹了一只，就会遭到它们集体出动来反攻，那是非常危险的。

平时，如果不小心被蜜蜂蜇了，皮肤肿起来了，可以采一点野菜——马齿苋，捣烂了外敷，这样就能好得快了。

其实，偶尔被蜜蜂蜇一下，倒不是坏事，少量的蜂毒能帮助我们净化血液里的毒素，这叫以毒攻毒。被蜇一下，对人来说，只不过是有点疼，但是蜇人的蜜蜂却活不了了。蚊子叮人，是为了吸血。蜜蜂蜇人，只是为了自卫，还能给我们祛病。古人说蜜蜂：采得百花成蜜后，为谁辛苦为谁忙。对这小小的蜜蜂，我们是不是也应该常怀一颗感恩的心呢？

吃对花粉，保肝、抗衰老

花粉是植物用来繁衍后代的，所以它的营养价值很高。而花粉有两种：一种是人工采集的花粉；一种是蜜蜂采集的花粉，叫蜂花粉。

蜜蜂采集花粉是有选择性的，采集后混合花蜜和唾液加工成花粉球，所以蜂花粉会含有蜜蜂的分泌物，活性酶的成分比较多。而人工采集的花粉只含有纯植物成分。**蜂花粉是一粒粒的，而人工采集的花粉是细末状的。**

不管哪种花粉，都有两个共同的作用：一是保肝，二是抗衰老。

花粉入肝经，对维护肝脏功能有好处，能帮助肝脏排毒、降血脂。

花粉能抗氧化，又能促进细胞生长，可以防止人体提前衰老。

花粉还能激发人体的免疫功能，常吃花粉，人体的抗病能力会增强。

蜂蜜是滋阴的，而花粉是补人体阳气的。凡是补阳的东西，都不可以过量食用。

花粉是自然原生态的东西，是没有经过酿制的，所以性质没有蜂蜜那么平和，花粉的营养素不如蜂蜜容易被人体吸收。有些人可能吃蜂蜜没事儿，但是吃花粉就有事儿，这是我们要注意的。

如果平时想要吃花粉，在量上就一定要控制。

肠胃比较敏感的人，花粉如果吃多了，可能会有一些不舒服。还有过敏体质的人要注意，吃花粉过多容易引起一些过敏症状。

除了保肝、防衰老这两个共同的作用之外，不同的花粉来自于不同的植物，功效也各有特色。

"春深无客到，一路落松花"
——松花粉美容、延年、强身

如果喜欢吃花粉来保健，有一种花粉不要错过，那就是松树的花粉——松花粉。

各种花都有花粉，但唯独松花粉最受古人青睐。松花粉，自古以来就是咱们中国人用来美容、延年、强身的。

松花粉为什么具有别的花粉没有的好处呢？因为它是松树的精华。松树是百树之长，是长寿树。在北京皇家园林公园里边，随便一棵松树都有几百岁了。

松花粉有延年益寿的功效。古人甚至相信，服用松花粉会让人身轻如燕。这其实是因为松花粉有降脂的效果，多吃可以减肥。

对于现代人来说，松花粉有一大好处，就是可以调和肝脾功能，对于预防亚健康很有帮助。

松花粉是一味正式的中药，它入药主要的作用是祛风、祛湿。有的老年人经常头晕，感觉天旋地转，晕得不行，这样的人就适合常吃松花粉来调理。有的人肠胃不好，一吃得不合适就拉肚子，这样的情况也可以常吃松花粉。

松花粉中的氨基酸含量特别高，是补充营养的好东西，能保护牙齿、预防脱发。

如何自制美味松花糕

现在有些朋友买来松花粉装在胶囊里，当保健药吞服。其实，这样可惜了松花粉的美味。

而且，要注意一点：松花粉是偏温性的。所以，**有内热的人、实火便秘的人不要多吃。如果吃的话，最好是做成松花糕来吃。**

松花粉本来是药食同源的，在民间常把它做成点心来吃。你也可以试一下，把它做成美味的松花糕。

松花糕可以说是最好做的点心了，连火都不用生。

自制美味松花糕

做法： 1. 买散装的新鲜松花粉，用蜂蜜调和起来。

2. 调到比较黏稠后，铺在一个平的容器上，让它形成一块。

3. 等它稍微干一下，切成小块儿。

吃松花粉时，像这样用蜂蜜来调和着吃是最佳的吃法。

松花粉偏温性，吃多了容易上火；而蜂蜜偏凉性，可以很好地平衡。

松花粉利湿止泻，蜂蜜清热通便，两者搭配在一起对肠道功能有双向调节的作用。

松花粉是很细的粉末，直接吃不方便。有的人把松花粉用开水调服，但是这样口感并不算好，我们调的时候要注意水温不能高。花粉跟蜂蜜一样，是怕高温的。如果用开水去调服它的话，营养就会被破坏很多。

而用蜂蜜去调的话，口感又好，营养还不会被破坏，大人小孩都爱吃。

记得有一年，我去南方一个温泉胜地度假。在那里一个古镇的大榕树下，我看到一位老奶奶在卖自家制作的松花糕。当地的松花糕制作很讲究，先铺一层松花粉，一层红豆沙，再铺一层松花粉，一层红豆沙。这样的搭配，吃起来口感很独特，豆沙香甜，花粉细腻，好吃极了。

松花粉和红豆沙搭配，祛湿的效果更好。你在家也可以用这样的方法来做红豆松花糕。只是要注意适量，红豆松花糕吃多了不好消化。而且，这糕点必须现做现吃，不能久放。

我问老奶奶，松花粉从哪儿采的？她说："我家就住在那边山坡上，山上多的是松树。"我们沿着山路走上去，果然，满山都是松树。这些松树又高又直，枝叶挺秀，透露着蓬勃的生命力。

当时正是五月初，松树都开着花。走进松林里，微风拂面，金黄色的松花粉末飞舞在空气中。**前人有诗说："春深无客到，一路落松花。"**直到来了这里，我才真正体会到诗里那种宁静的意境。待在松林里，连心都是安静的，静到似乎能听到松花飘落的声音。

古人认为，松柏之气，令人长寿。心境清宁，自然气血和顺。如果我们在忙碌的生活中，能抽出一点时间来，吃吃松花粉，品品松花糕，去公园到松树下走走、坐坐，借松树之精气神，养养身心，那是一件多有福气的事儿啊！

读者评论

　　自从认识陈老师，并跟从《回家吃饭的智慧》季节的步伐回家吃饭，忽然觉得对于未来的衰老没有了太多的恐慌！因为好像掌握了一条规律，就算他年他日衰老，也可以衰老得美丽、健康、优雅……　　　　　　　　　　　　　　　——安

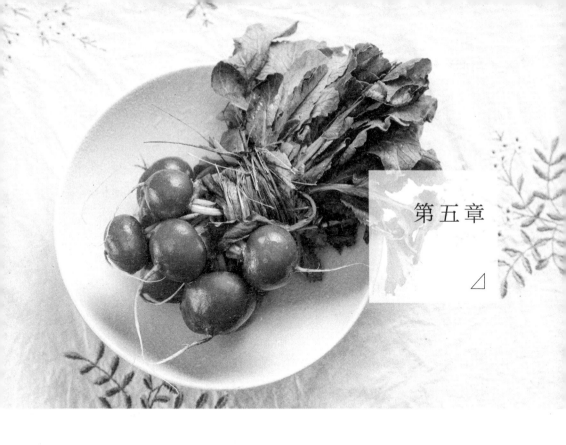

第五章

泡菜、腌菜之美

　　一种东西，如果能历经千年而不衰，一定有它的
道理。中国人发明泡菜的初衷，大概只是为了长期保
存蔬菜。祖祖辈辈吃了几千年，渐渐总结出泡菜的许
多好处。

泡菜，有新鲜蔬菜所不具备的功效

一种东西，如果能历经千年而不衰，一定有它的道理。中国人发明泡菜的初衷，大概只是为了长期保存蔬菜。祖祖辈辈吃了几千年，渐渐总结出泡菜的许多好处。正因如此，在冷冻、保鲜技术发达的今天，泡菜仍然是许多人离不了的那一口。

吃泡菜不只是吃它的那个味道。**蔬菜经过泡制发酵以后，增加了新的营养成分。**可能大多数喜欢吃泡菜的人并不一定意识到了这一点，但是我们的身体知道，所以泡菜会让人感觉胃口大开，这就是"胃以喜者为补"。

泡菜具有新鲜蔬菜所不具备的功效，对一些症状还有防治作用。

我家无论老少，如果有个头痛脑热肚子疼之类的小病，就会吃用泡菜做的"病号饭"。这种饭开胃、散寒、解毒，即使病得胃口再差，什么都不想吃，吃这个也能吃得下。

泡菜是酸味的，这种酸味来自发酵产生的乳酸菌。乳酸菌对于维持人体肠道功能平衡很重要。酸奶的营养价值之所以远远超过牛奶，就是因为它含有乳酸菌。以前的人没有酸奶喝，怎么保持肠道健康？靠的就是泡菜。

乳酸菌能维持肠道的生态平衡，还能激发肠道的免疫功能。它有双向调节的作用，既可以杀灭有害菌，调理腹泻，又可以润肠通便，缓解便秘。

它能清洁肠道，促使肠道中堆积的垃圾排出体外，包括多余的胆固醇和一些致癌物质。

现在市场各种乳酸菌饮料数不胜数，据说质量良莠不齐，引起过不少争议。其实，**在家吃点泡菜，摄取的乳酸菌就足够了，而且保证是活性的。**

老话说，泡菜是"刮油"的，能"刮"掉身体里的油脂。

泡菜能促进人体对油脂的分解代谢，使它们更多地转换成营养和能量，不至于堆积在体内变成垃圾。

一个人得不得高血脂或是脂肪肝，不在于他吃多少肉，而是在于他的身体分解代谢脂肪的功能如何。

我见过一些老人，从小嗜吃肥肉，到了七八十岁一点事没有，有的还特别瘦，因为他们的身体能够及时把吃进去的油给代谢掉。而现在呢，从不吃肥肉的年轻人也照样得脂肪肝。

比如我认识的一位男士，他有一个奇怪的特点，天生不能吃肥肉，据说从不满一岁开始，菜里边哪怕夹杂一点点肥肉末他吃到了都会反射性地吐出来，被其家人戏称为"肥肉过滤器"，但他才三十多岁竟然也得了脂肪肝。

好多年纪轻轻就得了脂肪肝的人，都跟他一样，是由于喝酒、精神压力过大、生活不规律等因素，伤了肝，导致肝脏代谢脂肪的能力变差，吃下去的油都瘀在体内，既不能转化成能量，又排泄不掉，造成血脂过剩。

泡菜能够提升人体分解代谢油脂的功能，对这类人最有效果。

有高血脂、脂肪肝的人，常吃点泡菜对降脂会很有好处。尤其是吃肉的时候，一定要配着泡菜一起吃。

怎样吃泡菜最健康

各种咸菜中，泡菜的营养价值最高。而各种泡菜中，又以四川泡菜数第一。四川泡菜的好，在我看来，不仅仅在于它的品质和味道，它无论从配方、选料到食用方法上都很有讲究，蕴含着前人总结的饮食阴阳之道。

凡咸菜，不论是泡菜、腌菜还是酱菜，都得用大量的盐。盐是重阴之品，长期泡过的蔬菜会比鲜品更偏于寒凉。

为什么四川泡菜很少大量地泡黄瓜、白菜？就是因为这两样本身就寒凉，泡过之后更凉。

韩式泡菜以白菜为主，所以不得不加大量的辣椒粉和大蒜来调和阴阳。这种吃法对胃的刺激性比较强。顺便说一下，韩式泡菜其实不是泡菜，而是腌菜。

而**四川泡菜的三大主力品种都是偏于辛温的蔬菜：青芥菜、辣椒和生姜。**还有一个比较常用的豇豆，也是偏温性的，由于温性不强，久泡偏于凉性，用的时候一般配上干辣椒同炒，以做平衡。除此几种之外，各种蔬菜，很少有久泡的，一般泡半天到一天就吃了，吃的时候还讲究拌上辣椒油，才是正宗的吃法，其实深层的道理就是中和泡菜的凉性。

掌握好泡菜的"火候"，就不用担心亚硝酸盐问题

有一种说法，泡菜含有大量亚硝酸盐，吃多了对身体不好。其实，这是不了解泡菜的制作方法而造成的一种误解。

我们做菜要讲究火候。没煮熟的肉有毒，烧过头烧焦了的肉也有毒。同样地，泡菜也要讲究火候。泡的时间不合适才会造成亚硝酸盐超标。

四川泡菜对于泡菜泡制的时间是很有讲究的。不同品种的菜，泡法不同，泡的时间长短也不同，分两种情况：第一种是"跳水泡菜"，泡2～3个小时或者半天就熟了，最多不超过一天就要吃掉，不宜久泡；第二种是老坛子泡菜，泡一个月以上才吃。

而亚硝酸盐是要从泡菜进坛子的第三天起，才会大量增加的，泡一个星期左右，含量最高，以后就开始下降了，到第二十天以后基本上就消失了。按照普通的泡菜吃法，在泡的一天之内吃掉，和等一个月吃掉一样，基本上不用担心亚硝酸盐的问题。

吃肉配泡菜，可防富贵病

泡菜实在是川菜的精髓。品鉴一家川菜馆好不好，只要尝尝它家的泡菜做得怎么样，就心中了然了。

要是泡菜的口味不佳，那其他的菜就难以做得地道。因为，川菜中十之七八，都得用到泡菜做配料。

传统的川菜，常用肉类配泡菜，尤其是做鱼的时候，几乎必佐以泡菜。这种烹调手法，不仅仅是为了增加菜的风味，更有保健养生的道理在里边。

泡菜与肉类一起烹调，可以发挥这些作用。

一、解腻、去油，防止发胖

泡菜能解肉类的油腻，其实就是把肉类的脂肪分解和转换成更易于吸收和代谢的营养物质，方便人体充分吸收其中的精华，排泄掉多余的油脂，避免堆积起来使人发胖，血脂超标。

二、开胃、助消化，防治肠胃病

泡菜是开胃的，它的酸味促进了人体消化液的分泌，使人的消化功能增强。

泡菜和肉类一起烹调，能把其中的营养成分分解成更容易消化的物质，既提高营养的利用率，又减轻肠胃的消化负担。特别是，这样一来，缩短了肉食在胃肠中的消化时间。肉食最怕在体内停留时间太长，会腐败产生毒素，引起胃炎、肠炎和肠道癌症。

三、去腥、杀菌，预防食物中毒

酸菜鱼好吃，整个汤里一点不带河鱼泥腥味，全靠其中的酸菜起作用。

泡菜能去腥味，实际上就是消毒杀菌。凡生的肉、鱼类，都带有致病菌和毒素，它们的腥味，就是对我们的一种警示。泡菜含有活性益生菌，能抑制有害的病菌，这样做出来的菜吃起来更安全，也更不容易变质。

如何在家制作风味绝佳的泡菜

泡菜是要现捞现吃的，想常吃泡菜，还是得在家里自己做。我的外婆善做四川泡菜，母亲和她的姐妹得其亲传，也都做得一手好泡菜。

吃过不少好的川菜馆，有的相当正宗，但是泡菜的风味，我总感觉比家里做的差了那么一点。

母亲她们做的泡菜之所以特别好吃，关键是有一个秘诀，这一点是跟常规的做泡菜方法不同的，一般人都不知道。

这个秘诀，说破了极其简单。

起泡菜盐水的时候，不放一滴清水，用醪糟水代替。这样起的盐水全是由米酒和菜汁泡成，没有一滴清水，味道当然好了。

外婆教的传统泡菜做法，最适合家庭制作。我先介绍一下整个过程，后面再详细说说一些具体的注意事项和经验。

按下面所说的步骤一步一步去做，整个过程大约只需要 1 个小时就可以完成了。

自制泡菜

原料： 干净无油的广口玻璃瓶 1 只，醪糟 1 千克（2 斤），红糖，花椒，盐，新鲜辣椒，子姜，时令蔬菜。没有新鲜辣椒和子姜，可以用干辣椒和老姜代替。

做法： 1. 慢慢地把醪糟里面的水倒入玻璃瓶。不要醪糟里边的米渣，只要醪糟水，也就是米酒。

2. 放红糖和花椒。1 千克（2 斤）醪糟，能出 500 毫升以上（1 斤多）醪糟水，大约需要放 20 克红糖、20 ~ 30 粒花椒。

3. 辣椒、子姜和其他待泡的蔬菜洗净沥干，放进瓶子。

泡什么蔬菜比较好呢？刚起的盐水，最好泡一些柿子椒，或是尖椒，既增加盐水的味道，又容易泡熟，2 ~ 3 个小时以后就可以吃了。

4. 放盐，根据自己的口味决定盐的多少。把菜全部放进瓶子，最后在上面盖一层盐，不需要一层菜一层盐。盐会自己溶解，往下渗透的。高浓度的盐水封在瓶口，菜就不会坏。

5. 盖紧瓶盖，放在阴凉处。如果是夏天，要放进冰箱冷藏保存。

特别提醒：1. 做泡菜不要沾一点油，否则盐水会坏。

洗菜的水用家里普通的自来水清洗就可以，水分稍微沥干一下就好，有点水珠也不要紧。只要每次洗菜的时候，都用同样的自来水，泡菜盐水就不会坏。

2. 新做的泡菜，不要放太满，到八分满就可以了。

新起的泡菜过几天会"翻泡"，就是发酵膨胀，所以要留点余地。过一段时间，就可以放满了。

3. 一定要先放菜，后放盐。

因为盐是沉底的，如果先放盐，上面的菜就会坏。后放盐，它会慢慢往下渗透。做泡菜不需要用一层盐一层菜的做法，那种做法适用于无水起盐水法，也就是坛子里没有水的那种，比如做榨菜。

4. 玻璃瓶可以换成泡菜坛子，做法一样，只是不需要放冰箱保存。

5. 每次放新菜的时候，一定要加一点盐，多少都可以，如果盐水咸，就少加一点；淡，就多加一点。但是绝不能不加，否则菜会坏。

怎样选择泡菜的容器

刚开始做泡菜，或是家里人口少，泡的菜不多的话，其实不需要买专门的泡菜坛子，找个干净的玻璃瓶就可以了。口要大一点的，方便取菜。

如果是金属瓶盖，要用保鲜膜包一下，金属难免生锈，带锈的水滴到瓶里会产生污染。

用玻璃瓶做泡菜，夏天一定要放进冰箱。因为玻璃不透气，不能散热，夏天泡菜容易坏。

如果长期吃泡菜，就要买专门的泡菜坛子了。

泡菜坛子，又叫养水坛子，坛口有一圈边槽，叫作坛衣。坛盖扣在坛衣里，再往坛衣里注满水。

泡菜的香味是靠乳酸菌发酵形成的，乳酸菌喜欢没有氧气的环境，同时它发酵的时候又会产生气体。坛衣里注满水，坛外的空气进不去，坛内产生的气体却可以排出来，这样的设计非常巧妙。

母亲建议，**新起盐水的时候，不要用大的坛子，否则要很多醪糟水才够用，太浪费。用小的坛子，或者用玻璃瓶都可以，这样买1千克（两斤）醪糟就足够用了**。泡一段时间以后，菜汁泡出来以后，盐水会越泡越多的。

这时候可以再换到大的泡菜坛子里。要是泡出来的水太多了，还可以取出来烧菜。**凡是需要放泡菜或者泡姜、泡辣椒的，就可以用泡菜盐水代替，味道很不错的**。把煮熟的鸡爪用泡菜水泡上半天，就是现在流行的凉菜——泡椒凤爪。

要做出好吃的泡菜，选一只好的坛子很重要，所以母亲对于泡菜坛子的选择很讲究。

一、要选土陶坛子，称为瓦坛，里外都不上釉的那种。土陶坛子透气，容易散热，做的泡菜不爱坏。外层上过釉的坛子好看、光滑、容易清洁，但不透气，泡菜容易坏。里面上过釉的就更不行了，釉料中的有毒成分会析出到泡菜水中。

泡菜的土陶坛子必须用新的。土陶有气孔，用过的坛子里边会渗透进去油污，没有办法洗干净的。

二、泡菜坛子要挑没有砂眼和裂纹的。新的土陶坛子买回来要用清水泡至少两天，一天必换三次水，这样才能去除气孔中的杂质。同时顺便可以观察坛子是否漏水。

现在也有玻璃做的泡菜坛子，这种坛子也可以用，它的好处是可以看清楚里边的内容，比较漂亮，缺点还是不透气，夏天必须放进冰箱。

做泡菜，起好泡菜盐水最关键

泡菜的味道完全取决于盐水。盐水起得好，泡菜才会好吃。**好的盐水越陈越香，称为老盐水，那可是家中一宝。**

一般起盐水是用清水。而母亲做泡菜，不用一滴清水，全部用醪糟水，也就是米酒。这样的盐水，在发酵时不容易产生杂菌，味道醇香。

泡菜有"生下""熟下"之别。

"熟下"是起盐水和洗菜用的水都用"熟水"，就是凉开水。这种做法有点麻烦，每次洗菜都必须用凉开水，沾了一点生水，泡菜就坏了。

"生下"是起盐水和洗菜都用"生水"，就是普通的自来水，从前是用井水。这样做出来的盐水不娇气，不怕沾生水，每次往里边放的菜，只需要用自来水清洗就行了，甚至不用晾干，带一点水珠也不妨。

母亲说泡菜盐水有一个特点：头一次用的什么水，以后也用这种就没问题，一旦沾了别的水就会坏。因此泡菜不仅要分"生下""熟下"，还不能搬家，搬了家，水质不同了，盐水也保不住。

泡菜水如何调味最可口

泡菜用最普通的食盐就可以了，尽量不要用营养强化盐。讲究一点的话，可以到超市买一包专门的泡菜盐，也叫腌制盐，这种盐是粗盐，与精盐不同，不是粉末状，而是大粒的。泡菜盐泡出来的菜更爽口，不容易发软。

泡菜水只放盐是不够香的，还要再加四样东西：红糖、花椒、辣椒、姜。

盐水里边加一点糖，吃起来并没有甜味，却比不加糖的要香得多。加红糖又比加白糖味道好，泡出来的菜颜色也更好看。

花椒可以给泡菜水增加香味，还能起到杀灭杂菌的作用。一坛子菜，放二三十粒花椒是吃不出麻味的，所以怕麻的人也不用担心。

第一次泡菜，泡菜坛子里要加一些辣椒和姜调味。没有新鲜辣椒和子姜，放干辣椒和老姜也可以。泡过的姜可以捞出来炒菜，子姜比较嫩，切丝、切片都行，老姜呢，可以剁碎了再炒。

泡菜水要好好养

泡菜水的养护，一是保持适当的口味，二是防止生花。

如果感觉泡菜太酸了，就再放一点盐。感觉咸了，就再放点糖。

辣椒和姜是最养泡菜水的，**如果感觉泡的菜不香了，再加点辣椒和姜就行了。**

红萝卜皮、芹菜、甘蔗，都是养盐水的，可以长期泡在坛子里，用来调味，一般不吃。

新鲜的紫苏也可以改善盐水的味道，放几株就够了。

母亲说，她小时候紫苏还是野菜呢，市场上没有卖的，都是去郊外玩的时候顺便找找。找到一点，回来就放到泡菜坛子里，下次找到了，再放。

有一些菜是坏盐水的，就是会影响盐水的发酵和味道，泡着好吃但不宜多泡、久泡。**这样的菜一般是含水量比较大的菜，比如黄瓜、圆白菜、白菜、茄子和西瓜皮等。**这些菜适合用来做跳水泡菜，要在半天到一天以内捞出来吃掉。

泡菜是最讲究卫生的，一点不能污染，一旦污染，泡菜水就会生花，就是长出白膜来了。这种白膜是酒花菌，它能分解乳酸菌。酒花菌多了，泡的菜就会变软，甚至腐烂了。

如果泡菜长花，起白膜，要及时清除掉，再放些白酒去杀菌。

防止泡菜生花，有几点要注意：

一、每次放完新菜，要加点盐，多少都可以，重点是一定要放。

二、洗菜的水不能换。

"熟下"法做的泡菜，洗菜的水得用凉开水。"生下"法比较方便，蔬菜用自来水冲洗干净，稍微沥干，不滴水了，就可以下到坛子里。

三、切菜的时候，能不用刀则不用刀，刀有铁味。最好是用手撕开或者掰开。

四、一定要单独准备一双新筷子，专门捞泡菜用。用过的筷子即使洗干净也难免会有油。

从前的人家里用大泡菜坛子，下面的菜用筷子捞不到，都是用手捞的。不仅手要洗得很干净，指甲也要洗干净才行。

老人有一种很玄的说法：手出不出菜因人而异。有的人抓菜坛子里的菜越抓越香，有的人抓菜越抓越臭。母亲分析，这其实就是手干净不干净的区别，还有一种人是汗手，他抓的菜就容易坏。

母亲特别强调，**如果用泡菜坛子，也就是养水坛子，坛衣水不能干，干了就"喝风"了，就是进空气了，起不到密封作用。**

泡菜的最理想温度是在 20℃～30℃。太热了泡菜会变软，太冷了乳酸菌又不容易发酵。

夏天泡菜最容易坏。玻璃瓶子装的必须放冰箱。最好放在冰箱的蔬菜格，也就是温度在 4℃～8℃之间的那一挡。

泡菜坛子不用放冰箱，但是也要尽量放在阴凉的地方，同时用盐和白酒来保护盐水。多放一点盐，经常加点白酒就能保护好。

不用每次泡菜都加白酒。尤其是那种泡半天就熟的菜，不要放酒，否则泡出来的菜有酒味。而泡一些需要泡时间很长的菜，就可以加点酒。

西红柿、黄瓜不适合做泡菜

记得上学的时候，被北方的同学问："南方人都用什么做泡菜？"

我想了半天，好像品种太多，数不过来，只好说："什么都泡啊！"

几位可爱的北方同学们不约而同地脱口而出："比如西红柿和

黄瓜？"

我一时语塞。在那个年代，北方的蔬菜品种实在有限。难怪一说起蔬菜，大家脑子里首先跳出来的就是西红柿、黄瓜了。

好半天，我才向他们解释清楚："四川泡菜什么都泡，唯独不泡西红柿和黄瓜。"

准确地说，西红柿不能泡，黄瓜是可以泡的，但一般很少泡黄瓜，要泡的话最好时间短一点，2～3个小时就捞出来吃掉。

为什么不泡黄瓜呢？原因有两个：第一，黄瓜坏盐水；第二，黄瓜性凉，泡过以后更寒凉，对脾胃虚弱的人不利。

必须单独泡的菜：辣椒、大蒜、蒜薹、苦藠、藠头

普通的泡菜坛子里加辣椒，是调味用的。如果需要泡辣椒，必须单独用一个坛子来泡。母亲说，辣椒与别的菜一起泡，会变"空"，也就是里边的肉质没有了，只剩一层皮，没有吃头。泡辣椒的坛子里可以加少量的姜，味道更好。辣椒和姜一起泡不会变"空"。**除了姜之外，别的什么菜都不可以放。**

大蒜、蒜薹、苦藠、藠头也需要分别单独泡，否则会串味儿，影响别的菜的味道。

蒜薹和藠头要泡成甜酸味的才更好吃。母亲说，从前善做泡菜的人家，泡菜坛子都是一排排摆着的，每一个里边都是不同的品种和口味。现在家里吃不了那么多，母亲就用罐头瓶子来泡。一瓶一瓶地摆在冰

箱里，也挺方便。

姜可以跟其他的菜一起泡，没有禁忌。

吃跳水泡菜，补充维生素和纤维素的最佳选择

好多朋友喜欢吃各种营养药片，但这种以人工方式补充的营养素是否对人体有益，还是个全世界争论的话题。与其做现代医学的小白鼠，不如每天吃一小碟跳水泡菜，就足以补充维生素和纤维素了。

跳水泡菜，是指泡 2～3 个小时或半天就可以吃的泡菜。因为泡的时间很短，下到坛子里很快就捞出来，所以被形象地比喻为"跳水"。

跳水泡菜一般不做调料，而是用来直接食用。泡半天以内最好吃，超过一天，就咸了，超过两天，就变软，不好吃了。

这种泡法能最大限度地保存蔬菜的天然营养，尤其是因为没有经过高温蒸煮，其中的维生素 C 不会被破坏。而泡制过程中，又增加了新鲜蔬菜所不具备的 B 族维生素。

质地脆嫩的菜最适合做跳水泡菜

哪些菜适合做跳水泡菜呢？一般质地脆嫩的菜都可以。

菜椒、莴笋头、圆白菜、白菜、黄瓜这些菜，泡 2 个小时就可以吃了。

胡萝卜、水萝卜、茄子和苦瓜，泡的时间要长一点，需要半天。早上泡的，晚上吃；晚上泡的，第二天早上吃。

还有一些菜泡的时间可长可短。**像洋姜、螺丝菜和萝卜皮，半天就熟了，又耐久泡，泡几个月也不会软。**

跳水泡菜的首选是菜椒，绿色的或红色的柿子椒和尖椒都可以，洗净后先拉一刀，这样好熟，也可以用手撕成几块来泡。菜椒要挑肉质厚的，比薄的好吃。

菜椒是"维生素 C 之王"，维生素含量特别丰富，很适合生吃或泡着吃，维生素不容易被破坏。

莴笋头，去掉叶子，削掉皮再泡。

泡好之后切成条装盘，浇上点红红的辣椒油，就是有名的小菜"水晶莴笋"。**莴笋含钙和纤维素很多，泡莴笋还能清胃热。**

圆白菜用手撕成一片片的泡就行了。

慢性胃溃疡的人吃泡圆白菜，有消炎的作用。

白菜、黄瓜是坏盐水的，不要多泡。

夏天买到生的西瓜，可以拿瓜皮来泡。

要先去掉青皮，并且一定要把红瓤刮干净。母亲说她小时候家里还专门去买甩卖的生瓜，回家泡瓜皮吃。生瓜的瓜皮脆嫩，泡出来别有风味。老瓜皮就不适合泡了，但可以拿来烧菜吃，也非常不错。

泡胡萝卜也是非常好吃的。

不用切，整根地泡下去，过半天捞出来再切成段就可以吃了。

茄子不要用圆茄子，要用长茄子，而且越嫩越好。

这样的茄子泡出来是绿绿的，有一个好听的名字叫"绿丝茄"。不过，刚起的盐水不要泡茄子，要等到酸水出味道以后再泡才好吃。

苦瓜剖开，去瓤，整根泡。

苦瓜虽然是凉性的，但它与黄瓜不同，它的寒凉是清心火的，不伤胃。所以老人可以吃泡苦瓜，但要少吃泡黄瓜。

糖醋泡菜

四川泡菜除了酸菜之外，还有一种糖醋口味的，也非常好吃。糖醋泡菜一般泡的是藠头大蒜、大藠头、蒜薹和子姜。

糖醋泡藠头

做法： 1. 准备一个干净的玻璃瓶或泡菜坛子。

2. 藠头剪去空心的叶子，实心的青头部分可留下，摘去根须，洗净。

3. 放盐拌匀，过一会儿尝一下，不辣了就是熟了，就可装坛。一定要用盐腌熟，否则会坏。

4. 加入红糖、米醋，盖上盖子，一个月左右就泡熟了。糖、醋的比例大约是三七开，也可以按个人口味而定，多少不拘。

同样的方法也可以泡大蒜、蒜薹和子姜。每种单独泡一个坛子，这样才不会串味。糖醋泡菜酸甜可口，又不咸，一坛子很容易就能吃完的。

蒜、姜、藠头，都是辛辣之品，虽然有防癌抗老、增强免疫力等许多好处，但刺激肠胃，又容易产生内热，让人又爱又怕。泡成糖醋味之后，辣味减轻，温和不刺激，就可以尽享它们的美味了，不用担心伤阴、上火。

糖醋泡菜中，最有特色、最好吃的是糖醋藠头，还有开胃健脾的作用。

外婆泡的糖醋藠头非常好吃。母亲记得她小时候，每当一坛藠头刚刚泡熟，外公的学生们就会闻风而来，个个都要求吃"师母做的藠头"。不到两天，好大一坛子藠头就被吃得精光了。

读者评论

1. 老师，我三年前按你说的方法做泡菜，今天打开来看，水还是很清澈，就是花椒放多了，味道很生猛。又复习了一遍泡菜的制作方法，原来我的那坛泡菜放了三年还脆是因为放了红糖的缘故。差点忘了起坛水用的是糯米酒，有时间再做一瓶。
——木子

2. 我是北方人，自从看了老师的书，我就开始学习做泡菜。去年年底从网上买的醪糟做了些泡菜，唯一不足的是盐放得太多了。后来我就自己学做醪糟，结果一下就成功了。现在我又复习了一下制作泡菜的步骤，今后再也不用发愁吃不上好的泡菜了。衷心感谢陈老师！
——心向上，脚向前

3. 我在浙江，平时都是自己做四川泡菜。真的很可口，没有胃口的时候，一碗粥，一碟泡菜。那种味道，别人不懂。我爱人说，我家里最值钱的就是这几罐泡菜坛。我身边的朋友烧酸菜鱼都找我要酸菜，都说跟超市买的绝对不一样。　——酸

4. 一有空就会拿着陈老师的书看，照陈老师的方法做的泡菜非常美味。前段时间朋友的孩子发烧，给他推荐了书中的方法也很有效。非常感谢陈老师！——梅秀

允斌解惑

1.问：看了您讲的泡菜的制作方法，我想问一下，是不是每次放菜都要泡一个月以上才能吃？

允斌答：3天内也可以吃。

2.问：陈老师，我超爱看你的节目，照你的方法做酸菜（味道很好），吃了几次后酸菜坛里的水起白花了，里面的酸菜还能吃吗？

允斌答：放点红糖和白酒进去白花就散了。

3.问：陈老师，放在泡菜中养盐水的甘蔗是去皮的甘蔗还是不去皮的呢？

允斌答：去皮的。

4.问：陈老师，做老坛子泡菜的时候还可以做跳水泡菜吗？

允斌答：可以的。

药食同源的泡菜二宝——洋姜和螺丝菜

有一些东西好像就是为了做咸菜而生的，比如洋姜和螺丝菜，口味平淡无奇，但做成泡菜之后却特别出众，又脆又嫩，清香爽口。

洋姜和螺丝菜泡起来还特别方便，泡下去半天就可以吃。要是来不及吃，留在坛子里，泡多少天都不会变软，什么时候想吃都可以。

洋姜，北方人俗称为鬼子姜。它长得像姜，但是跟姜完全没有关系。我总觉得洋姜开的花像迷你的向日葵，特意查了一下，原来它跟向日葵是同一属的植物。怪不得习性也像，不怕冷，又耐旱。

母亲说，洋姜很贱，特别容易活，连洗洋姜的水泼到地里都能长出洋姜来。

人类的食物中，凡是自身生命力超强的东西，往往具有很强的保健作用。洋姜就是一个例子。

洋姜有清热祛湿的作用，尤其善于祛除脾经的湿热。当人体内蕴结了多余的湿热，影响到脾，就会打乱人体的消化功能，特别是对水液的代谢功能。人体内的水液不能被输送到该去的地方，而是在不该停留的地方泛滥成灾，就会出现小便短少发黄而大便却稀溏不成形，严重的还会出现水肿或是湿疹。

洋姜做成泡菜之后，祛湿利水的效果更好，因为泡菜的盐水能引洋姜的药性到膀胱经，促使湿热之邪通过小便排出去。

因此吃泡洋姜有消除水肿的作用，还可以调理消渴病。

早上起来眼泡浮肿的人，还有久坐之后下肢浮肿的人，可以常吃些泡洋姜。

消渴病，就是糖尿病。凡是糖尿病出现消化道症状的，比如腹胀、口渴、胃热等等，每天吃点泡洋姜就能缓解。

洋姜也可以炒着吃，切成片炒肉。洋姜不适合清淡的做法，最好是加点豆瓣酱来炒，才有味道。当然，洋姜还是泡着吃更加爽口。

螺丝菜更是专走泡菜和凉菜一路的了。它和洋姜口感有些相似，但个头要小得多，样子有点像螺丝钻，所以得名。

北方人把它称为甘露。老北京酱菜的一个品种就是甜酱甘露。它还有别名叫宝塔菜、地蚕、地牯牛等等。

螺丝菜跟洋姜吃起来差不多，作用却不尽相同。

这两样菜都是清热解毒的，但是**洋姜以祛湿为主，而螺丝菜以祛风为主，可以调理风热感冒和风湿性关节炎。**

洋姜主要入脾经，调理湿热蕴脾之证。而**螺丝菜主要入肺经，调理风痰阻肺之证，比如咳嗽、哮喘、支气管炎。**

洋姜利小便，而螺丝菜通大便。便秘的人可以吃螺丝菜，便溏的人则要吃洋姜。

洋姜能消水肿，而螺丝菜能消血肿，比如牙龈肿痛、咽喉肿痛。

洋姜是糖尿病病人的保健菜，而螺丝菜是肺结核病人的药食。

母亲管螺丝菜叫地纽儿。她说，从前地纽儿很常见，引进洋姜以后，因为洋姜产量高，种地纽儿的人就少了。但母亲始终怀念它那种比洋姜细嫩的口感。

做成酱菜的甘露倒是很容易买到，可惜失之过咸，非母亲所喜。她念念不忘的，还是地纽儿泡菜的清爽味道。

酸盐菜，开胃和胃、散寒祛湿

泡的时间长的菜，叫老坛子泡菜。 这样泡出来的菜一般是用来做烧菜的作料的。

这其中，最具有代表性的是酸盐菜。

酸盐菜，简称酸菜，著名的酸菜鱼用的就是它。 川厨做菜，离不开两样东西，一个是豆瓣酱，另一个就是酸盐菜。酸盐菜在四川泡菜中的地位，就像朝鲜泡菜中的辣白菜。母亲说，她小时候家里都是成百斤地买回来泡。泡一次，能吃一两年。

酸盐菜的原料是包包青菜。 这种菜是芥菜的一种。

芥菜分不同品种，有的吃叶，有的吃茎，有的吃根。 比如芥菜疙瘩就是吃根的，雪里蕻是吃叶的，盖菜的茎和叶都可以吃。包包青菜跟盖菜很像，它的叶柄特别膨大，白白的，鼓起来像一个小包，所以叫包包青菜。

包包青菜的"包包"可以切下来单独做跳水泡菜，脆脆的，非常好吃。它的肉质肥厚，泡的时间比一般菜要长一点，需要两天。包包青菜没泡熟的时候含有氢氰酸，最好不要吃。

家里如何做酸盐菜

整株的包包青菜做成老坛子泡菜，就是酸盐菜了。母亲是这样做的。

自制酸盐菜

做法：1. 将整株的包包青菜从中间纵切一刀，不要切断，沿切面分开，在两个切面上再纵切几刀，也都不要切断。这样剖开以后，包包青菜容易干，而且不会继续生长了，不会长老。

2. 把剖好的包包青菜放在通风处晾蔫，北方干燥，差不多要晾两天；南方潮湿，大约要四五天。晾到七成干就好，不用完全干。

3. 把晾干的包包青菜放水里泡一下，轻轻搓洗干净，沥干水，放泡菜坛子里。

这种菜比较消耗盐水，坛子里的盐水要比较多才可以泡。

4. 一个月以后就可以吃了。一般泡酸盐菜都是一次多做点，吃上一年。

泡酸盐菜不需要用单独的泡菜坛子，它跟其他菜泡在一起，味道还会更好。泡酸盐菜的坛子里一定要有辣椒，否则不好吃，出不了酸盐菜特有的风味。

酸盐菜是做菜常用的调料，烧肉烧鱼都可以，既解油腻，又增添鲜味。

酸盐菜烧汤是最鲜的，抓一把酸盐菜切末，下锅放油炒一下，加水煮开，再随便放点配菜，就是一锅好汤了。

我家传统的"病号饭"——酸盐菜泡饭

凡普通泡菜的保健功效，酸盐菜都具备。它能散寒却不过热，能祛湿却不过燥，能开胃又能和胃，能止呕又能通便。

有时候因为轻微的外感，或者是饮食内伤，感觉有点不舒服，但又不想吃药的时候，就可以吃点酸盐菜，既能尽快恢复，又能避免药物的伤害。尤其是孕妇和小孩，特别适合用这种温和的方法来调理。

酸盐菜泡饭是我家传统的"病号饭"，它对感冒头痛胃口不佳者尤其有效。

酸盐菜泡饭

做法：1. 随意从泡菜坛子里抓一把酸盐菜，多少都可以，如果加几根泡辣椒更好。

2. 挤干水分，切细末。锅里放植物油，下酸盐菜和泡椒炒一下，加水。

3. 水开后放入米饭（也可以把米饭变成面条，有同样的作用）。可以再加点青菜，煮 2 分钟起锅。

切记两点：

一、不要用动物油，否则不香。

二、不能加鸡蛋。感冒需要散寒，而鸡蛋是补气的，会把寒气关闭在体内。

这种泡饭平时也可以吃，是很方便的快餐。如果没有感冒，就可以往泡饭里加鸡蛋了。再加上虾皮和紫菜，营养更全面了，还补钙。把上一顿剩下的米饭，做成这种泡饭，连汤带菜就全有了。冬天吃尤其好，热热地吃下去，感觉非常舒服。

下饭又补肾，要数酸豇豆

老坛子泡菜中，酸盐菜是大众菜，比较高级一点的是酸豇豆。

酸豇豆不仅好吃，它还具有普通泡菜所没有的作用。

酸盐菜、泡椒、泡姜等都是辛散的，散寒、祛湿，而酸豇豆却是补的，可以补肾。

酸豇豆补肾不是大补，而是清补，补中有泄，既能补肾气，又能清湿浊。它的作用特别平和，**男女老少皆宜，是特别适合慢性病和亚健康状态人群的日常保健饮食。**

酸豇豆的做法

泡豇豆一定要用嫩豇豆，也叫线豇豆，越细越好，籽鼓出来的就不好吃了。

夏天出豇豆的时候，把新鲜的豇豆买回来洗干净就可以直接泡。也

可以稍晾两天，有点干了再泡。

泡得比较多的时候，可以把豇豆一捆一捆地编成辫子，放太阳下晒一下，稍微有点打蔫再泡。如果泡菜坛子大，散的豇豆得一根一根去捞，编成辫子就方便多了，一抓就是一把，切的时候也好切。

豇豆泡 20 天以上就可以吃了。

新泡好的豇豆，可以直接吃。泡得越久，味道越酸。泡一次豇豆，可以吃一年。用的时候捞出来，切成碎末，跟肉末一起炒就是酸豇豆炒肉末了。

怎样吃酸豇豆不咸

泡的时间长的酸豇豆比较咸，怎么吃呢？母亲自创了用酸豇豆炒新鲜蔬菜的方法，来中和它的咸味。

母亲最常做的是酸豇豆炒青椒和酸豇豆炒芹菜，都是下饭的好菜。

酸豇豆炒青椒（芹菜）

做法：1. 把酸豇豆冲洗一遍，去掉一些咸味，切成碎末。

2. 锅内放几粒花椒，再放油，小火把花椒炸香，加入几个干红辣椒炝一下锅，迅速把豇豆末倒入炒 1 分钟。

3. 加青椒末或者芹菜末翻炒一下马上起锅。

4. 这道菜也可以加肉末，在放干辣椒之后，先放入肉末炒到断红，烹入料酒，再放豇豆。

　　干辣椒很容易炸煳，需要一手放辣椒，一手放肉末，先后紧跟着下锅。新手可以把干辣椒先用水淋湿，再下锅就不会煳了。

　　有时候家里吃芹菜留下了老秆，没什么用，母亲就会把它们细细地切碎了，跟酸豇豆一起炒着吃。这样吃起来一点都不觉得老，反而别有一番风味。

　　母亲特别提醒：酸豇豆炒芹菜末最好在晚上吃，因为有的人吃芹菜会产生光敏反应。

一家之政观于斋——
主妇会做腌菜是持家本领

腌菜与黄豆同吃，大有胡桃滋味

比起泡菜，腌菜的普及范围要广得多。在没有冰箱的年代，中国人地无分南北，户无分贵贱，几乎家家都做腌菜。

腌菜不如泡菜含乳酸菌多，含盐量也更高。但腌菜比泡菜容易做，储存、运输都更方便。所以**四川泡菜虽然好，走遍全国乃至行销海外的还是四川榨菜。榨菜就是腌菜的一种。**

南方人吃的最多的是盐腌雪里蕻。腌雪里蕻，上海叫雪菜，大江南北都能见到。雪菜豆瓣酥、雪菜黄鱼汤、雪菜肉丝等都是经典的家常菜。

在北方常见的是东北的酸菜和朝鲜泡菜。朝鲜泡菜名为泡菜，其实

也是腌菜。

四川的腌菜比较特别，用料、做法都有独到之处，在别的地方少见。

有著名的四大腌菜：涪陵榨菜、叙府芽菜、资中冬尖、内江大头菜。这其中，榨菜最有名，但风味并不算第一。冬尖、芽菜腌的都是芥菜叶和梗，一咸一甜，各有妙处。四川人过年必吃的烧白，就得用这两种腌菜来做。

四种腌菜中，最好吃的还是内江大头菜。做得好的，一开坛香气四溢，号称十里香，滋味绝佳。它最大的好处是不太咸，甚至可以当零食吃。

寻常饮食，加点腌菜就能增添许多滋味。江浙人可算是最爱吃腌菜的了。那一带的老一辈人普遍长寿，尤其是农村，九十岁以上的老人很多，而他们的一日三餐，大多只是以腌菜佐饭而已。

腌菜的营养并不比新鲜蔬菜差。虽然经过长期的晾晒腌制，仍然保留蔬菜大部分的营养，而且矿物质含量比新鲜蔬菜还高，比如钙、铁、钾，等等。

腌菜中的钙，是乳酸钙，比普通的钙更容易被人体吸收。吃钙片补钙很难吸收，还可能得结石，不如喝点腌菜汤，连钙带维生素一块儿都补了。

腌菜与泡菜的功效类似，可以降血脂、抗病毒、开胃、助消化。

做肉食加上腌菜，能杀菌、去腥、解油腻，促进营养吸收。梅菜扣肉和烧白用的是肥腻的五花肉，可是加上腌菜一蒸，就化腐朽为神奇了。

豆子营养好，但是难消化，吃多了还会胀气，配上腌菜一起吃就好消化了。而且豆子加上腌菜，还特别美味。大才子金圣叹临死前特意写信给家里人：**"腌菜与黄豆同吃，大有胡桃滋味。此法一传，我无憾矣。"** 看来美食之道，与健康之道，往往是殊途同归的。

最健康的腌菜方法——倒坛法

古人说："一家之政观于齑。"客人来了，尝尝这家的腌菜做得怎么样，就可知这家主妇持家的本领了。

腌菜的做法五花八门，各家有各家的方法。不同的方法做出来，口味和营养相差很远。

最好吃最健康的腌菜是用传统倒坛方法做出来的那种，有特殊的发酵香味，是普通方法做出来的腌菜所不能比的。

倒坛腌菜是把腌菜坛子倒扣在装满水的盘子里，既隔绝空气，又能排出坛内的菜水，亚硝酸盐什么的都随着菜水排净了，还不产生杂菌，腌出来的味道特别醇香，而且越陈越香。讲究的，要放置一年以上。

超市里卖的那种工业化批量生产的腌菜是丢在大池子里腌制的，不会用这种费时的方法。要吃这样的腌菜，得到农贸市场去找。

这种做腌菜的方法，在江浙一带叫"倒笃菜"，在西南等地叫"匍菜"。

倒坛腌菜的主要原料是芥菜。

芥菜的种类很多，其中雪里蕻是比较大众的，做法比较讲究的是用青芥菜、棱角菜和大头菜。母亲说，她小时候家里还用萝卜缨做，做出来也一样好吃。

四川著名的四大腌菜，传统正宗的都是用这种方法腌制的。

用棱角菜做的腌菜，就是大名鼎鼎的榨菜；大头菜做的呢，就是大头菜；青芥菜嫩尖做的，咸的就是冬尖，甜的就是芽菜。

整株的青芥菜、雪里蕻、萝卜缨这些绿色蔬菜做出来的腌菜，又通称盐菜。盐菜可直接吃，也可炒菜，做扣肉、包子。四川人做的咸包子，都是用盐菜做的。

看一下它们的制作过程，你就会明白为什么传统方法做出来的腌菜特别好吃了。

以下介绍的是我家多年来一直沿用的做法。

我家腌菜的传统做法

自制腌菜

材料： 匍罐，青芥菜，干净的干稻草一把，竹片几根。
匍罐的形状与泡菜坛子一样，但没有装水的坛沿。

做法： 1. 晾菜。整株的青芥菜从中间纵切一刀，不要切断，沿切面分开，在两个切面上再纵切几刀，也都不要切断。把剖好的青芥菜放在通风处晾几天，晾到七成干。

2. 拌盐。把晾好的青芥菜用清水搓洗干净，沥干水。放到一个大的陶钵或不锈钢盆中（注意不要用搪瓷或塑料的容器），撒上盐，拌匀，晾开，稍微晾一下水气。

3. 装坛。把青芥菜装入匋罐，压得越紧越好，不要装太满，与罐子口留一点距离，再用干稻草塞满坛口。把竹片扎成米字形，放在坛口用力按下去，使竹片周围卡在坛边，中间压紧稻草，这样倒扣时就不会漏菜。

4. 倒坛。把整坛菜翻过来，扣在专门的盘子里，盘子里放入水，使其与空气隔绝，同时坛子里的水也能往下流。

5. 食用方法。坛子里的菜大约一个月以后，就可以吃了。取出来的菜要马上吃，放到第二天就会长白霉了。每次取出菜后，再用同样的方法把坛子倒扣回去保存。坛子里的菜变黑的时候，香味就会出来了。盐菜是越陈越香，腌一年以上的更好吃。只要盘子里的水不干，泡几年都不会坏。

如果用青芥菜的嫩尖做这种盐菜，就是好吃的冬尖，做扣肉的最佳原料。雪里蕻、萝卜缨也可以用同样的方法做成盐菜。

我家榨菜的简易做法

榨菜的原料是棱角菜，也是芥菜的一种，但它是专门吃茎的。棱角菜靠近根部的茎特别膨大，还有一个个的鼓包，外皮绿色，里边白色，口感是脆脆的。

榨菜分辣的和不辣的两种。要吃不辣的，最好用前面说的倒坛腌菜法来做。把晾蔫的棱角菜切块或切片，加盐腌一下，装坛，其他步骤跟做腌菜一样。

如果吃辣的，则不需要用坛子，找一个干净的容器，在家就可以自制了。

自制榨菜

做法：1.把棱角菜晾蔫，洗干净，切成片，稍微晾一下水气。

2.拌上盐、花椒粉、辣椒粉，加盖密封。一天以后就可以吃了，放得越久越好吃。榨菜不用加工，取出来就可以直接当小菜吃。

母亲再三嘱咐，榨菜特别娇气，容易坏，操作过程一定要保持清洁，千万不能污染。

我家大头菜的简易做法

大头菜，是芥菜中专门吃根的一类，有点类似于北方的芥菜疙瘩。长得像不规则的圆柱形，褐色，皮皱皱的，水分比较少，口感有韧劲。

传统方法也是用倒坛法腌制的。现在家里人口少，吃不了那么多，母亲试着用瓶子来做，也不错。

自制大头菜

做法：1.大头菜晾蔫，洗净，从中间剖开，不要剖断，在断面上划几刀。

2.撒上盐、花椒粉、辣椒粉，然后合拢，用麻绳或棉线扎紧，装到瓶子里，瓶口用保鲜膜扎紧密封。

几天后就熟了，可以吃了。把大头菜取出来，横着切成片，因为腌制之前用刀划开过，每片都散开成一丝一丝的，每根丝上都沾着辣椒粉，吃起来干、香、辣，有一种嚼豆腐干的感觉，跟其他所有的腌菜都不一样。

如果是用倒坛法腌制一年以上的，一打开坛子那香气真是浓郁极了。那种好吃的味道难以形容，绝对是腌菜中的经典。

从前路边常有卖大头菜的小贩。小孩子花一两分钱就可以买到用一小张纸包着的几片，当作零食吃。可惜，现在的小孩没有那个口福了。

读者评论

陈老师，只要你的书我都抢着买，好喜欢，如获至宝。看了你的书，从此我爱上了厨房。简单的食材、简单的方子却有很大的效果，大爱陈老师。 ——铜雀楼

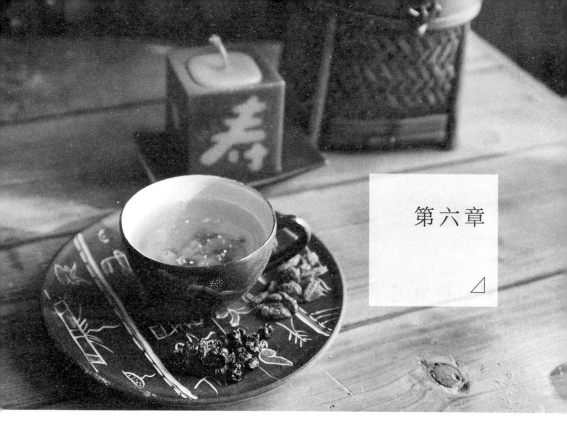

第六章

只有投资健康，
才有终生回报

在我看来，人的一生中，最值得投资的就两样东西：一是孩子的教育，二是身体和内心的健康。好好地投资在这两件事上面，你获得的将是一生的回报。

只有投资健康，才有终生回报

好多朋友见面都爱讨论投资的事情，是买房子赚钱多，还是买股票，或是收藏艺术品？我想说，在你考虑这些以前，先看看你有没有做好人生必需的投资。

在我看来，人的一生中，最值得投资的就两样东西：一是孩子的教育，二是身体和内心的健康。好好地投资在这两件事上面，你获得的将是一生的回报。

要知道，教育和健康，一旦失去，无论多少钱也无法买回，所以对于教育和健康的投资，再多也别嫌多，都是值得的。

孩子的教育不见得是花多少钱去上贵族学校，而是你花了多少时间在关心孩子的成长。

健康也是如此，你不需要去买昂贵的补品，那些东西吃不好反而是毒药。

对健康的投资非常简单，把你每天看股票的时间拿出 10 分钟来就行了。每天花 10 分钟的时间，关注一下自己的身体，学习听懂身体的语言，帮助身体自我修复。你得到的回报，是生命的质量和长度的提升。现在少看 10 分钟股票，未来你的炒股生涯可能会延长 10 年。

不管你有多么忙碌，记住健康是你做一切事情的基础。从今天开始，每天为你的健康投资 10 分钟吧，你得到的回报将远远大于任何其他的投资。健康是福，生命无价。请珍惜活着的每一刻。

读者评论

1. 我遇见你后得到的益处太多，不一一细数。我将你推荐给我身边的每个人，她们也深深地成为你的粉丝。让每个人都学食疗，是对整个社会最大的贡献。谢谢你！
——蓝天白云

2. 老师的书我都买了，真的不能错过任何一本，最受用的就是陈皮。现在真的是不可缺少的宝贝，已经存了三年了，今年又买了川红橘，再就是鱼腥草，现在基本不用西药了。很多以前不知道的东西原来都是宝贝，我每天都按照老师书里写的食方吃。刚开始觉得身体哪儿都有问题，后来才发现原来身体有好多小信号在提醒我们，只是我们不知道所以都忽略了，以致发展成大问题。老师给的方子太受益了！爱你，老师！
——black

3. 跟着陈老师学到的不止是养生，还有中国传统文化，更教会了我们怎么做人。受益匪浅，千金难买。
——SUSIE

4. 生活中把老师的书当知己、当事业来爱，真比亲人还亲。可以说老师的书是家里的贴心医生，受益颇多。
——Laney

在吃下每一种食物之前，请想十年后

曾经，在四川"5·12"地震中，最令人深思的消息之一，是在地震重灾区的北川县，有一所山区小学创造了"无一死亡"的奇迹，8.0级的大地震竟未能将之撼动，全体师生得以安全撤离。

奇迹的发生，得益于10年前这所希望小学兴建时，当时的工程监理对建筑质量进行了严格控制。当他发现施工单位的水泥含泥土太多，对施工队大发雷霆，逼着他们把沙子里的泥冲干净，把扁平石头全部拣走。

他对有关单位穷追不舍，才使得捐助款项及时到位，工期不再拖延。他据理力争，为学校平整出了一块整齐漂亮的操场，10年后成为孩子们避难的场所。

报道这件事的人说了一句意味深长的话：所谓奇迹，就是你修房子时，能在10年前，想到10年后的事情。是的，如果我们能在10年前，想到10年后的事情，我们就可能创造多少奇迹，避免无数悲剧！

养生也是如此。疾病并不是在一天之内得的，往往病根在10年之

前就已经种下了。**而今天我们所做的事情，对我们 10 年之后的健康状况同样会产生莫大的影响。**所以，养生是随时随地的事情。

现在，最关注养生的是中老年人群，年轻人很少。**人往往在健康的时候不懂得珍惜身体，等到身体有病了才四处求医。可是房子都开始垮塌、变形了，再修补是很困难的事情。**如果我们平时就定期地进行检修和维护，那不就省去了日后的很多麻烦了吗？

孩子的健康更是如此。今天我们为孩子所做的一切，决定了他们一生的健康状况。父母的责任，就是要给孩子打造一个结实的身体建筑。

准备为人父母的，在孕前期的准备，相当于给房子打地基。不是等到怀孕了才开始讲究饮食起居，这已经贻误了打地基的时机了。地基打不好，先天不足，后天是很难补起来的。

从怀孕开始，到孩子出生，长大，这是建造房子的阶段。我们每天给他们吃的食物，就是建房子的一砖一瓦。这些食物是否健康，关系到孩子的一辈子。想明白了这个道理，我们就不会觉得孩子吃零食喝可乐与身体没多大关系了。孩子吃零食，绝不只是长蛀牙这么简单。这些含有大量添加剂的零食和可乐，就像含有泥土和扁平石头的水泥，会严重地影响到孩子身体建筑的质量，进而影响他们的一生。

现在的孩子们真的很可怜，他们面对的是一个充斥着无数垃圾食品的世界，只有父母可以帮助他们做出正确的选择。如果我们能在递给孩子每一份食物之前，想一想 10 年、20 年以后的事情，那将是孩子之福，也是社会之福。

读者评论

1.想健康就得从每一顿饭、每一口水做起。无论感冒、发烧、咽炎，都照着陈老师的方子去实践。自从跟着陈老师食养，几年下来不吃药不打针，身体比之前好很多。家人都称陈老师为"陈善人"。感恩遇到陈老师！　　　　　　　　——尤尤

2.2015年9月23日，很普通的一个日子，无意中看到了陈老师关于自制葡萄酒的节目。出于好奇，百度搜索了一下，从此一发不可收拾，差不多看遍了陈老师所有的书籍、节目和公众号文章。因为初学，也只是依样画葫芦照吃，结果半年多来，所有的朋友都说我气色好了，自己感觉也越来越精神，心底深深感恩。感谢陈老师，感谢您的无私付出！　　　　　　　　——艳歌行

防止"毒从口入"，比中了毒才去补救更好

现在有些保健品的广告，对人们多少有一点误导。动不动就是补肾壮阳，或者是降火排毒。不是大补，就是大泄。好像现在的人要不就虚得不行，要不就浑身是毒。

实际上，大多数人只是有些阴阳不平衡罢了，没有必要大动干戈下猛药。阳台上的花花草草施肥多了还受不了，何况是人呢？

保健保健，贵在一个"保"字；养生养生，重在一个"养"字。这都是细水长流的事情。正如春雨贵如油，能够催化万物，唤醒天地间一切生机，可它是润物细无声的，不是暴风骤雨式的。

对于大多数人来说，根本用不着大寒大泄的药去排毒，那样会严重损伤人体的正气，就像泼洗澡水连孩子一块儿泼出去了一样。

如果懂得食物的阴阳之道，家常便饭之间就把毒给化解了，根本不用吃药，如果肝功能正常，人体自己就能解毒，不必借助外力。**如果少吃一些含化学添加剂的东西，防止"毒从口入"，那比中了毒才去补救更好。**

就拿很常见的便秘来说吧，吃排毒药只会使人越吃越虚，不能解决根本问题。便秘有好多种，搞清楚自己是属于哪种类型的便秘，才能对症下药。

如果你工作忙常熬夜，出现大便干燥难解的情况，那你可能是阴虚造成的肠燥型便秘。这时候你要吃的不是泻药，反而应该是补药，比如说枸杞。补什么呢？补肾阴。肾水充足，滋润内脏，肠道自然就润滑了。

如果你大便并不干，但就是排得不畅，很可能是气虚型的便秘，那你可以多吃一些杏仁来补补肺气。身体比较弱的人，还可以熬点黄芪粥来喝，黄芪补气的作用是非常强的。只要把气补足了，肠道蠕动的力度就会增强，浊物自然就排出了。

老年人便秘更不能轻易吃所谓的排毒通便药。老年人长期的习惯性便秘，大多数属于以上两种类型的范围。用滋阴、补气的食物来调理，是最平和安全的方法。

没有什么补品是适合所有人的

没有什么补品是适合所有人的，也远非商家广告中宣称的"有病治病，无病保健"。

"补"字的真正意思是补救、补漏。衣服破了才需要补。新衣服打个补丁那就成毁衣服了。

不是越贵重的东西越补人。

决定一样东西价格的是它在市场上的稀缺程度，而不是它真正的价值。人参、鹿茸都不是随便吃的，服用不当反而对身体有害。

即使是用普通的补品也要慎重。

红枣是好东西吧，补气血，但你知不知道红枣生湿热，痰湿体质的人越吃越胖？枸杞子是好东西吧，补肝肾，但你知不知道脾胃虚寒的人吃多了会拉肚子？

一样东西真正的价值体现在哪里？体现在你有多需要它。什么东西最补？是你的身体最需要的那一样。

有时候对你最补的不一定是世俗意义上的补品，反而可能是某个寻常食物。所以说，补无定法。

其实，不管是治病，还是养生，补和泄都不能截然分开，配合使用才是正道。所以中医很少用单味药，讲究各种药物配伍使用。六味地黄丸大家都认为是补的吧，它一共由六味药组成，其中只有三味是补的，另外三味药都是泄的，比如其中的牡丹皮泄肝火，这也是护肾的一种方法。

只泄不补，易伤人体正气；只补不泄，则会生痰滞气。只有做到攻邪不伤正，扶正不敛邪，才是养生的最高境界。

在身体需要的时候吃饭，是春雨贵如油

吃东西是食疗，不吃东西也是一种食疗法，"无为而治"嘛。学生上学有寒暑假，吃饭和学习一样，必要的时候，也得给肠胃放个假。

很多的疾病都是从饮食上来的。最典型的例子是儿童。普通正常的孩子得一些小儿常见病，90% 都跟饮食有关系。而且大多数情况下，都是饮食过度惹的祸。

小孩子的脾胃很娇气，饮食稍有不节就会受伤。这种时候，首先出现的症状往往不是直接表现在消化系统，而是在呼吸系统。

最常见的症状之一是咳嗽。小孩吃太多甜腻之物，很容易使脾的运化功能变差，产生痰湿，引起咳嗽。不明白病因何在的话，看到孩子咳嗽就着急用药物止咳是不行的，用感冒药甚至抗生素更是错误。即使症状消失了，身体受到的伤害并没有得到修复。**而且人为地镇咳，会使痰湿无处宣泄，反而有害，造成更严重的肺部感染。**

孩子出现发烧和感冒症状，也极有可能跟饮食过度有关。孩子在身体正常的情况下，如果偶感风寒，打几个喷嚏，流点鼻涕就过去了。

如果刚好赶上饮食不节伤了脾胃，才会真正生病。

如果知道病因在于饮食过度，就很好调理了。症状不太严重的话，完全可以"无为而治"，无须动用任何医药手段。就让孩子吃两天清淡的饭菜就好了。如果他正好食欲不佳，一两餐不吃饭都可以。

好多家长，尤其是家里的老人，最怕孩子饿肚子，唯恐孩子吃少了营养不良。孩子不想吃饭，也要拼命劝。

其实，人的身体从一出生就已经具备了足够的智慧。**孩子不想吃的时候，正是他的身体认为不需要进食的时候。**这时候勉强吃下去，脾胃不会好好工作，吃下去的营养得不到吸收，反而使本来就已经受伤的脾胃更加不堪重负。

这种时候，不如给脾胃减减负，或者干脆放个假，让它们好好休息一下。等脾胃恢复活力了，再吃东西，它们会加倍努力工作的。

饥饿疗法，中医叫损谷。对于大病初愈的人，往往会让他饮食清淡，以免伤及脾胃导致病情反复。一旦出现病情反复，调理方案就是损谷，症状就会缓解了。

金元四大家之一的李东垣对此研究得很透彻。他在《内外伤辨》中写到："脾胃有伤，则中气不足，中气不足，则六腑阳气皆绝于外，故营卫失守，诸病生焉。"

因此，不仅是对病人，对老人来说，饭吃八九分饱，不使脾胃劳累，也是一种养生之道。我非常喜欢的大才子苏东坡就推崇"已饥方食，未饱先止"，他认为这是养生的好方法。

现代著名的老鼠实验也证明了这一点。科学家给一箱老鼠每天吃得饱饱的，另一箱老鼠每次只给喂个大半饱。结果暴饮暴食的老鼠都早天了，而天天饮食适量的老鼠却活得好好的。

的确，**食能养人，亦能损人**。正如水能载舟，亦能覆舟。在身体需要的时候吃饭，是春雨贵如油。而过度的饮食，则变成了夏天的暴雨，会带来泛滥的洪水，冲垮我们身体的免疫防线了。

读者评论

大家又有福了，又可以看到老师的新书了。感谢每个节气老师都提醒我们，谢谢老师的万能药——鱼腥草、陈皮。以前是追什么东西好吃，现在是花少的钱，吃得更健康。谢谢您！

——黎静

分清人体体质，一补一个准

在进行健康讲座时，我经常问大家一个问题：药店里治什么病的药都有，为什么我们还要去看医生？

很多人会回答："因为我们不确定自己得了什么病啊。"

说得没错。要治病，首先得诊病。食补也是一样的，**再好的东西，如果不适合你，也会变成毒药。要搞清楚吃什么好，首先得搞清楚自己是什么体质。**然而，好多朋友感到最困惑的，就是不知道怎么辨别自己的体质。教你一招最容易入手的方法，先从阴阳上分。人分阴阳，人体分阴阳，人的五脏六腑分阴阳，人的病也分阴阳。女怕伤阴，男怕伤阳。

人怎么分阴阳？这个问题你不用想就能回答：女为阴，男为阳嘛。但它对于养生的意义是什么，你想过吗？

女为阴，男为阳。从养生的角度来看，就是女子以阴为根本，男子以阳为根本。所以，女性最怕伤阴，男性最怕伤阳。仅此一个男女之别，食补的重点就有所不同了。

如果你身体不错，那么不需要吃什么补药，女性注意补充一些助阳的食物，男性注意补充一些滋阴的食物，就能锦上添花，弥补先天的偏性。

身体不太好的朋友，不管你得的是阳虚病还是阴虚病，在调理的时候，女性一定要兼顾养阴，男性一定要兼顾养阳。

血属阴，气属阳，所以女性要注意补血，男性要注意补气。

你看古代的宫廷御方，为什么给皇后吃的多是燕窝、阿胶之类滋阴的东西，给皇帝吃的多是人参、鹿茸这些壮阳的东西，就是这个道理。

营养人体的物质为阴，促进人体功能的能量为阳

人体怎么分阴阳？

人体内滋润和营养全身的物质为阴，温煦血液和促进人体功能的能量为阳。

常看中医的人，会听到医生诊断的时候提到什么阴虚火旺啊，肾阴亏虚啊，命门火衰啊。听起来很玄，其实，这些不过是中医用的一些专业术语罢了。其中的道理，离不开阴阳二者的基本特点。只要你抓住这些特点，理解起来就不难了。

人体的阴，就像地上的土和水，起营养和滋润的作用。人的骨髓、血液、津液，都是阴。阴虚的人，身体的体液不足，他们会感到口干舌燥，还会上虚火，这就叫阴虚火旺。

人体的阳，就像天上的阳光和空气，起推动和温热的作用。人的气

息、热量、活力，都是阳。阳虚的人，身体的能量不足，血液流动缓慢，他们会感到全身冰凉，怕冷，有气无力。什么叫命门火衰？命门是肾，火是阳，其实就是严重的肾阳虚。

了解了五脏六腑的阴阳，就找到了食补的捷径

人的五脏六腑怎么分阴阳？

心、肝、脾、肺、肾属阴，胆、胃、膀胱、大肠、小肠、三焦这六腑属阳。

为什么五脏属阴，六腑属阳？因为五脏主藏，六腑主泻。从它们的形状上就可以看出来。五脏都是实体，而六腑都是空腔，像容器一样。

五脏的功能是存储营养，维持人体的生命活动，中医说五脏是"藏而不泻"，就是说它们藏着人体的精气，不能外泻，否则人就虚了。

六腑的功能是消化、传导，负责分解食物，给人体吸收营养，排出剩下的废物。它们是营养物质的通道，所以中医说六腑是"泻而不藏"，就是说它们的作用是传送而不是贮存，要保持畅通才好。

了解了五脏六腑的阴阳，就找到了食补的捷径。

五脏主藏，所以我们对它们要多用"补"法；六腑主泻，所以我们对它们要多用"泻"法。

那么，这里就有一个现成的捷径可走了——当你要调理五脏中的某一脏，直接用泻法不见效，就可以在跟它阴阳相对应的那个腑下功夫；同样地，当你要调理六腑中的某一腑，也可以补跟它阴阳相对应

的那一脏。

举个例子，肾和膀胱是一对阴阳关系，假如得了肾盂肾炎，这是有湿热，怎么泻？肾不宜泻，一泻就肾虚了。应该泻膀胱，把湿热从膀胱赶出去。再比如，老年人夜尿多，这是虚证，要用补法，小便是膀胱负责的事儿，可膀胱是管排泄的，没法补，你听说过哪味药是补膀胱的吗？所以只能是补肾，才能治标。

五脏六腑的阴阳分别都可以配对。肺为阴，大肠为阳，这是第一对；脾为阴，胃为阳，这是第二对；心为阴，小肠为阳，这是第三对；肾为阴，膀胱为阳，这是第四对；肝为阴，胆为阳，这是第五对；心包为阴，三焦为阳，这是第六对。这种配对关系，也就是经络学所说的脏腑表里相合。

记住脏腑之间的阴阳关系，我们就不会头痛医头、脚痛医脚了。

阴（脏）	阳（腑）
肺	大肠
脾	胃
心	小肠
肾	膀胱
肝	胆
心包	三焦

为什么进补首选脾和肾

为什么古人要说"肾为先天之本，脾为后天之本"？因为它们在五脏中是"阴中之阴"。

人体的阴阳可以无限地细分下去，五脏相对于六腑来说属阴，但它们自身之间也有偏阴偏阳之分。

如果在五脏之中分阴阳，那么它们可以分为两组——心、肺是一组，属阳；肝、肾、脾是一组，属阴。

说起来似乎有些复杂，列个表你就清楚了。

腑	脏				
阳	阴				
大肠、胃、小肠、膀胱、胆、三焦	阳		阴		
	阳	阴	阳	阴	至阴
	心	肺	肝	肾	脾

从这个表你可以看出，在五脏中，心肺是一对阴阳，肝肾是一对阴阳。它们可以相互影响。

心、肺这一对阴阳中，心为阳中之阳，肺为阳中之阴。有一类心脏病叫作肺心病，是由于肺的问题引起的心脏病。病人会咳喘、气短、胸闷、心悸，肺和心都出现问题。这种心脏病，就要通过补肺气来补心。

肝肾这一对阴阳中，肝为阴中之阳，肾为阴中之阴。现在以补肾为主打的保健品特别好卖。其实，补肾的第一步是别伤肝，保肝就等于补肾，补肾不一定都是吃补药，泻肝火、引火归原，也是补肾。

在这个表中还可以看到，如果按从偏阳到偏阴的程度排序，那么五脏中依次是心、肺、肝、肾、脾。最偏阴的是脾。

脾为阴中之至阴，那我们就知道它不太容易阴虚，而容易阳虚。所以补脾要以温补脾阳为主。

最关键的一点，你有没有发现？五脏在人体属阴，而其中肾又为阴中之阴，脾为阴中之至阴。

阴主藏，凡是属阴的脏腑，都是负责贮存精气的。因此，五脏六腑中，脾和肾"藏"精气的功能最突出。

脾是管消化的，所以它藏的精气是人体后天之精，就是营养。

肾是管生殖的，所以它藏的精气是人体先天之精，就是元气。

越是属阴的脏腑，越适宜多用"补"法。那么，如果我们平常要进补，重点应该补哪里呢？我想你现在已经知道答案了：当然就是脾和肾。这两脏补好了，其他的脏腑就不容易生病了。

读者评论

陈老师，我非常喜欢你。以前我总贫血，看过各大医院专家，吃药就好，不吃就贫血。自从吃了你给的健脾方后便好了，已经5年没贫血了。非常感谢你，期待你的新书。

——江上彩虹

男怕伤肝，女怕伤肾

当你了解了肝肾是一对阴阳，就能找到补肾的捷径。

现在以补肾为主打的保健品特别好卖。其实，补肾的第一步是别伤肝，保肝就等于补肾，补肾不一定都是吃补药，泻肝火、引火归原，也是补肾。

有一句家喻户晓的俗话，叫作男怕伤肝，女怕伤肾。这句话的意思表面上听起来，是男人养肝最重要，女人养肾最重要。

然而，中医还有一句话，叫作女子以肝为本，男子以肾为本。因为女子的月经是否正常要靠肝来调节，而男子的精气则靠肾的功能。

那么，这两句话是不是互相矛盾呢？

当然不是。男怕伤肝，女怕伤肾。这句话使用了一种修辞手法：就是互文。

互文在古代汉语里是很常见的。记得我第一次懂得这种修辞手法，还是小时候背诵《木兰辞》。最后有两句：雄兔脚扑朔，雌兔眼迷离。双兔傍地走，安能辨我是雄雌？

当时我读到此处，十分不解。既然一个扑朔，一个迷离，那应该可以辨认啊。听了母亲的讲解才恍然大悟。原来，这句诗的意思是，雄兔雌兔都是脚扑朔眼迷离，所以一块儿跑起来是无法辨别的。

同理，"男怕伤肝，女怕伤肾"这句话的正常写法应该是：男女怕伤肝伤肾。也就是说，**只要是人，就最怕伤肝和肾。**

为什么呢？因为肝肾本是同源的，伤肝则会伤肾，伤肾则会伤肝，它们俩原本就是分不开的。

现代人有几个不肾虚

记得二十年前随团出去旅游，最后安排的一个项目是让当地的老中医给大家检查身体。有好事者逐一打听每个人的检查结果，回来以后笑嘻嘻地说，你们猜怎么着？咱们团里十几个男的，所有人都被诊断为"肾虚"！

听起来有些可笑是吗？其实，身处现代社会的人，有几个不肾虚？如果一位 40 岁以上，工作繁忙，有家庭负担的人，不论男女，基本上都有程度不同的肾虚。

肾是生命之本。肾功能随着人体的老化逐渐衰退本来是自然规律。如果肾永远不虚，那人就可以永远不老了。

问题是，现在许多人的肾是提前虚了，其功能衰退的程度超出了自己的生理年龄。

为什么？现代人肾虚的最大原因，是没有保护好自己的肝！

现代社会的生活方式，处处在与我们的肝脏为难。过度疲劳、不良情绪，这些都是直接伤害肝脏的因素。现在发病率特别高的脂肪肝、乳腺增生等都是伤肝之后的表现。

肝肾同源，肝一伤，肾必伤，久而久之，本来很强壮的人也会变得肾虚了。

不堪重负的肝是现代流行病的根源

既然人最怕伤肝伤肾，保肝养肾就是养生的根本。如果一定要在其中选择一个，那么我要说，对于现代人来说，不论男女，首先要考虑的是保肝。

肝藏血。肝的功能失调，血就不会健康，就会得心血管疾病。比如说，血脂的代谢全靠肝的疏泄功能完成。肝不好好工作，脂肪和胆固醇不能被人体吸收和分解，停留在血液里就导致高血脂、动脉硬化，停留在胆就变成胆结石。

肝是负责解毒的器官。生活在现在的社会，土地和水源都是被污染的，食物是不安全的，有化肥，有农药，有各种化学添加剂，这么多的毒，吃到肚子里去，给肝脏造成的负担多大。

每天从早到晚盯着电视和电脑，我们的视力都下降了，眼睛经常感觉干涩，有时候还有像飞蚊一样的影子。为什么？因为久视伤肝血，造成肝阴虚了。

卧则血归于肝，肝得血才能正常工作。可现在的人多繁忙，哪有时间睡觉呢？**过度疲劳最伤肝**。夜里要应酬，本来是人体生物钟设定的休息时间，却在大吃大喝。结果是酒肉穿肠过，留下脂肪肝。

不良的情绪对人体的伤害比什么都大。思伤脾，怒伤肝，肝气长期郁结，慢慢地，气滞就导致血瘀，所以现在很多女性出现乳腺增生，甚至二十来岁很年轻的女孩就已经得了。

为什么癌症和心血管病成为文明社会的两大杀手？因为现代化的生活方式实在令我们的肝脏不堪重负。

读者评论

自从看了你的书，才知道我之前那些症状的缘由，谢谢你！　　　——畅洋

肝不宜补，肾不宜泻

肝肾同源。因此历代中医治病，都讲究肝肾同治。

治疗肾病，一定会用调肝的药物，治疗肝病也一样。

肝肾是从一个源头出来的一对阴阳关系，相辅相成。肝为阳，肾为阴。它们俩这一阴一阳必须平衡，如果不平衡必定两败俱伤。

虽然肝肾自身也分阴阳。肝有肝阴肝阳，肾有肾阴肾阳。但是肝肾自身的阴阳却必须依靠对方的阴阳才能达到平衡。比如说，肝阳上亢，就会伤到肾阴，那人就会阴虚火旺了。

肾气常恐不足，所以肾宜补不宜泻，一泻就伤元气了。如果下焦有火，能不能靠泻肾阳来找平衡？当然不行。怎么办？泻肝火就行了。

比如说，痢疾、肠炎、女性白带发黄，这都是下焦有火的表现，就可以用泻肝火的方法来调。怎么泻呢？你可以取一些新鲜的马齿苋，用开水焯一下后拌上调料当凉菜吃。马齿苋是酸味的，入肝经，能清肝火，解毒，而又不会伤肾。

肝气常恐有余，所以肝宜泻不宜补，一补容易上肝火，烧起来了。那如果肝阳虚怎么办？温补肾阳就可以了。比如说，长期得脂肪肝的人，往往感觉特别累，总觉得睡不够，甚至情绪低落，干什么都打不起精神。这其实就是肝病造成肝的功能衰退，生命的活力下降，发展到一定地步就是肝阳虚。这种时候就要补肾。

可以在炖肉的时候，放一些肉桂作为调料。肉桂补肾的作用非常强，它专补肾阳。肾阳补足了，肝气自然就能得到升发。这种补法，不用担心上肝火。不仅如此，如果一个上肝火的人，少量地吃一点肉桂，还有降肝火的作用。为什么？因为，肉桂可以引火归原，也就是把肝火往下引导到肾，既泻了肝火，又温煦了肾脏，一点不浪费人体的阳气。

读者评论

1. 自从有了陈老师的书以后，就好像有了依靠，一点小毛病那都不是事了，真心感谢陈老师。

——向日葵

2. 很庆幸自己在退休这个年纪，接触了陈老师的养生保健观念，真正享受到食疗带来的甜头。不瞒您说，以前我不看养生书籍，根本没兴趣，只喜欢看一些消遣杂志。现在我见到朋友就滔滔不绝地讲，推荐她们买书，朋友说操作了两年才感觉到效果真好。真的，不怕年龄大，就怕自己无知，糊里糊涂过一辈子。感谢！感谢！

——多多阿嬷

3. 陈老师，你是开启我中医之门的人，你写的书非常实用，看了你的书就很容易走进中医大门。真的非常好！干货很实用！

      ——A00 爱中医

4. 认识您之后，我的人生开启了另一扇门。老师的每本书都自习研读，书中的方子也渗透到生活中。微甜的葱姜陈皮水（感冒法宝）、万能的鱼腥草（消炎法宝）、野蜂窝炖豆腐（牙痛法宝）……跟着老师养生的这几年，身体和精神，都越来越好。最大的收获就是养成了健康的生活方式，和对传统医学和传统文化的爱好，充实和沉淀了自己。谢谢陈老师！

      ——xin110022

5. 得知陈老师马上又出新书了，我恨不能马上一睹为快！因为之前的几本书，都让我回味不已。每每夜深人静，我都捧着老师的书本细细品味。随着四年来和疾病的亲密接触，由原来只关心书中病例的我，到现在已能多次一字不落地研读老师的书，深深被书中对阴阳的分析，对五脏六俯的解剖，再配以季节性的属性娓娓道来所吸引。真的是一套值得研读的好书。

      ——小日月

6. 这几年来，老师及老师的几本书对我具有深刻的影响。毫不夸张地说，这几年带着孩子走南闯北，身边带的都是陈老师的书。自从我开始对养生食疗渐渐痴迷，不自觉地向周围的人传播着养生观念，并将老师的感冒食疗方一一教会了周围的人，如葱姜水、鱼腥草水等。大家好奇地问我，你为啥知道那么多？还有那么多好用的食疗方！我和盘托出，我买了陈允斌老师的书，我用的所有食疗方都取自那里，很棒！

      ——脑瘫双胞胎家长 mingchiu 闯天涯

7. 陈老师，新年第一天我收到了您的两本书《回家吃饭的智慧》（1）（2）。翻阅片刻就觉得像是阅读优美的散文，将生活中的柴米油盐酱醋茶编撰成这么美好的文字，在这样一个张扬躁动的环境中，好似清风徐来贴心亲和。感谢您通过一日三餐的方式告诉我们回家吃饭的智慧！

      ——青海 金碧蓝

8. 听了陈老师的课，我把老师课上讲的一些重点编成了一首歌诀：

吃姜要带皮，吃葱要带须。银杏不超七，煮壳汤去毒。桂圆补心血，煮壳能去风。人参杀人无过，大黄去病无功。香蕉梨为寒，有火才可吃。白菜性为凉，冬季应多吃。药方何为好，首当不伤肾。二便有异常，必对肾有伤。其次不伤肝，消化有异常。头部有晕痛，必是肝有损。最后不伤胃，胃舒则为好。有胃气则生，无胃气则死。胃以喜为补，肥肉能护肤。养生遵天时，依阳来养生。日出而起，日落而安，熬夜早不补，中午来休补。晚睡又晚起，阴阳两俱伤。四立之当日，饮食要调整。立冬要吃苦，食羊肉红薯。羊肉立冬吃，补阳茴香菜。雪后要收藏，小雪补肾汤。核桃加栗子，要留外皮煮。枸杞和陈皮，陈皮二年陈。煮汤能养藏，喝后全身暖。大雪全补肾，前汤加葡萄干。体湿忌枸杞，舌厚白为湿！葡萄干来补，煮汤或醋泡。冬饮苦咖啡，喝茶要选红。冬至需进补，日当三倍功。过冬大过年，羊肉甘蔗汤。冬至日失眠，心脏功能弱。必要补心阳，加当归12克，黄芪五倍量，配比补最好。立冬补肾阳，阳虚生外寒，阴虚生内热，怕凉为外寒。小便频又多，是肾开始虚。补钙吃酸菜，咸菜也补钙。养生有地域，不同有区分。移民要慎重，身体未必适。病发高当地，传统菜要吃。十胖九个寒，血气易凝滞。啤酒为大寒，白酒为热性。过寒造内湿，内湿要去除，润肺生湿气，大枣要泡水。烤后苦而温，锅巴汤治儿胃。牛肉性为甜，春季吃最好。猪肉性为咸，夏季食当时。大蒜冰糖水，蒸饮去儿咳。儿烧勿降温，葱姜水擦背。

——吉林省长春市王华

图书在版编目（CIP）数据

回家吃饭的智慧 / 陈允斌著 . -- 长春 : 吉林科学
技术出版社，2016.4

ISBN 978-7-5578-0515-9

I. ①回… II. ①陈… III. ①饮食营养学 IV.
①R155.1

中国版本图书馆 CIP 数据核字 (2016) 第 079196 号

回家吃饭的智慧（下）

HUIJIA CHIFAN DE ZHIHUI

著　　者	陈允斌
出 版 人	宛霞
责任编辑	孟　波　张　卓
策　　划	紫图图书 ZITO®
监　　制	黄利　万夏
特约编辑	马　松
营销支持	曹莉丽
幅面尺寸	165 毫米 × 240 毫米
字　　数	510 千字
印　　张	46
印　　数	165501—175500 册
版　　次	2016 年 5 月第 1 版
印　　次	2024 年 4 月第 27 次印刷

出　　版	吉林科学技术出版社
地　　址	长春市净月高新区福祉大路 5788 号出版大厦 A 座
邮　　编	130018
网　　址	www.jlstp.net
印　　刷	艺堂印刷（天津）有限公司

书　　号	ISBN 978-7-5578-0515-9
定　　价	158.00 元（全三册）

鸣谢天津电视台《百医百顺》节目组对本书视频录制的大力支持
版权所有，侵权必究
本书若有质量问题，请与本公司联系调换
纠错热线：010-64360026-103